全国高等学校教材

供护理学及相关专业用

妇产科护理学

主　编　廖碧珍

副主编　谢莉玲　王富兰　王龙琼

编　者（按姓氏笔画排序）

王　琼（第三军医大学第三附属医院）　　武　倩（重庆医科大学附属第一医院）

王龙琼（重庆医科大学附属第一医院）　　周小利（重庆医科大学附属第一医院）

王富兰（重庆医科大学附属第一医院）　　蒋红梅（第三军医大学第三附属医院）

李　玲（重庆医科大学附属第一医院）　　舒春梅（重庆医科大学附属第一医院）

杨晓畅（重庆医科大学附属第一医院）　　谢玲玲（西南医科大学附属医院）

何华云（重庆医科大学附属儿童医院）　　谢莉玲（重庆医科大学附属第一医院）

张先红（重庆医科大学附属儿童医院）　　廖碧珍（重庆医科大学附属第一医院）

秘　书　杨亚宁（重庆医科大学护理学院）

人民卫生出版社

图书在版编目（CIP）数据

妇产科护理学/廖碧珍主编. —北京：人民卫生出版社,2017
重庆医科大学"5+3"整合教材
ISBN 978-7-117-24475-6

Ⅰ.①妇…　Ⅱ.①廖…　Ⅲ.①妇产科学-护理学-医学院校-
教材　Ⅳ.①R473.71

中国版本图书馆 CIP 数据核字(2017)第 100010 号

人卫智网　www.ipmph.com	医学教育、学术、考试、健康，	
	购书智慧智能综合服务平台	
人卫官网　www.pmph.com	人卫官方资讯发布平台	

妇产科护理学

主　　编：廖碧珍
出版发行：人民卫生出版社（中继线 010-59780011）
地　　址：北京市朝阳区潘家园南里 19 号
邮　　编：100021
E-mail：pmph @ pmph.com
购书热线：010-59787592　010-59787584　010-65264830
印　　刷：北京人卫印刷厂
经　　销：新华书店
开　　本：787×1092　1/16　印张：26
字　　数：633 千字
版　　次：2017 年 6 月第 1 版　2017 年 6 月第 1 版第 1 次印刷
标准书号：ISBN 978-7-117-24475-6/R·24476
定　　价：69.00 元

打击盗版举报电话：010-59787491　E-mail：WQ @ pmph.com
（凡属印装质量问题请与本社市场营销中心联系退换）

前　言

本教材严格按照国家教育部规定的护理学高等教育培养目标及护理学专业教学大纲的要求,以《教育部、卫生部关于实施护理教育综合改革的若干意见》为指导,为适应21世纪高级护理人才培养的需要,在教材编写中体现了淡化专科意识,强化护理专业知识的特征,本着"以人为中心"的服务宗旨,从服务对象的生理、心理及社会等不同层面评估其需求,实施有针对性的整体护理。本教材适合全国高等医药院校护理学专业本科学生、在职护士、成人自学高考护理学专业学员学习使用。

本教材设计仍以常见病、多发病为重点,坚持培养学生掌握妇产科护理学的"三基"知识(基本理论、基本知识和基本技能)原则。按照妇产科护理学基础、产科护理学、妇科护理学、计划生育、妇产科常用护理技术及诊疗技术的护理顺序进行排列。其中基础知识主要介绍女性生殖系统解剖与生理;产科部分,根据妊娠期、分娩期、产褥期三个时间段顺序排列,各个时段内按先生理、后病理连续排序,便于学生对比学习;妇科部分主要介绍常见疾病的护理评估及护理措施;计划生育部分主要介绍女性常用的节育方法、原理及护理措施;妇产科常用护理及诊疗技术的护理主要介绍其操作步骤及注意事项或护理要点。教材内容前二十章,每章前按"识记、理解、运用"展示学习目标,每节前提供关键知识点,正文内容的护理评估按临床护士工作思维与流程:临床表现、健康史、相关检查、心理社会状况、治疗原则进行编排;章后思考题以案例形式设置,帮助学生巩固本章节理论知识学习的临床运用。教材力求做到内容精选、合理编排、深浅适宜、详略有度、文字通顺、便于教学。

在教材的编写过程中,得到了重庆医科大学护理学院、重庆医科大学附属第一医院、重庆医科大学附属儿童医院、第三军医大学第三附属医院、西南医科大学附属医院等护理界同仁们的大力支持。教材编写得到了重庆医科大学附属第一医院令狐华教授的精心指教和帮助,在此深表感谢。

由于我们临床一线教师编写教材经验不足,加之时间比较仓促和能力有限,在教材编写方面难免有不妥之处,殷切希望使用本教材的师生们及妇产科的同道们批评赐教。

廖碧珍

2017 年 4 月于重庆

目 录

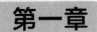

第一章

绪　论

学习目标

识记:
1. 描述妇产科护理学发展简史。
2. 陈述妇产科护理学范畴。
理解: 学习妇产科护理学的重要性。
运用: 运用现代护理观为女性提供生殖健康服务。

一、妇产科护理学发展简史

在古代,护理学仅为医学领域的一个组成部分。直至近代,护理学才逐渐发展成为医学领域内一门独立的学科;妇产科护理学作为护理学的一个亚学科,已逐渐形成其独特的专业特色。

妇产科护理最早源于产科护理。据史载资料显示,大约在公元前数千年,古埃及、印度、希腊及罗马等国家和流域就有妇产科的医疗护理实践。祖国医学发展历史悠久,诸多的中医护理方法、经验和理论都分别记载于浩瀚的历代古医著中。初期产科的唯一手段就是"接生",分娩场所多在家庭,助产者是没有经过任何专业训练的妇女,接生过程无任何医疗设备及消毒措施,产科并发症、产妇及新生儿死亡率极高。12 世纪后,助产士先驱们通过不断的医疗护理实践和总结前人经验,建立了医学堂,产生了简易的妇产科解剖学教材,开始传授助产知识,分娩场所由家庭逐渐转为医院,并不断发展妇产科治疗技术。如 14 世纪的妊娠试验、公元前 600 余年前的剖宫产术、17 世纪早期的产钳助产、18 世纪早期的卵巢切除术、19 世纪的麻醉及无菌手术等。18 世纪以后,妇科手术的进步使妇科从产科中分离出来,产科和妇科进入飞跃发展的现代医学时代,如围生医学的发展、妇科诊治技术的发展、助孕技术的完善及妇女保健学的建立等。妇产科医学的发展带动着妇产科护理的发展,对妇产科护理工作提出了更高的要求和挑战,同时也为妇产科护理领域未来的发展开辟了广阔的前景。

二、妇产科护理学范畴

妇产科学(obstetrics and gynecology)是专门研究女性特有的生理、病理变化以及生育调

1

控的一门临床医学学科,包括产科学(obstetrics)、妇科学(gynecology)和计划生育学(family planning)。

产科学是研究女性在妊娠、分娩及产褥期全过程中孕产妇、胚胎及胎儿的生理、病理变化,协助新生命诞生的一门学科,主要包括生理产科、病理产科、胎儿学及早期新生儿学四大部分。围产医学(perinatology)是一门新型交叉学科,专门研究围产期孕妇、胎儿及早期新生儿的监护及其病理变化的预防、诊断及处理。母胎医学(maternal fetal medicine)概念是随着产科学母胎统一管理新理论体系的建立而出现的,主要致力于降低孕产妇及围产儿死亡率,减少围产儿出生缺陷,达到保证母婴健康和提高人口素质的目的。

妇科学是研究非孕女性生殖系统生理病理改变,并对病理改变进行预防、诊断及处理的学科,包括女性生殖系统生理、女性生殖器官炎症、女性生殖器官肿瘤、女性生殖器官损伤以及其他疾病。计划生育主要研究女性生育调控,包括生育时期的选择、生育数量及间隔的控制以及非意愿妊娠的处理等。

妇产科护理学范畴紧紧依托于妇产科学范畴,在产科护理、妇科护理及计划生育管理中发挥重要作用。

三、妇产科护理发展趋势及主要任务

为适应医学模式转变和社会发展过程人们对生育、健康及医疗保健需求的变化,妇产科护理概念也从单纯的"护理疾病"发展为"保障人类健康"的护理;护士的工作场所逐渐由医院扩大到家庭、地区和社会;工作内容也从传统的、机械地、被动地执行医嘱,完成分工的常规技术操作和对患者的躯体护理,扩大到提供整体化护理。

产科护理涉及孕产妇从妊娠、分娩到产褥期的全过程,为妊娠、分娩及产褥期妇女提供全方位服务,保证母儿安全。开展"以家庭为中心的产科护理"(family centered maternity care)是当代产科护理学中最具典型意义的整体化护理,代表了产科护理的发展趋势。"以家庭为中心的产科护理"被定义为:确定并针对个案、家庭、新生儿在生理、心理、社会等方面的需要及调适,向他们提供具有安全性和高质量的健康照顾,尤其强调提供促进家庭成员间的凝聚力和维护身体安全的母婴照顾。国内目前开展的"爱婴医院"、"温馨待产"以及"母婴同室"等形式,均属提供类似家庭环境的待产和分娩机构,是贯彻执行"以家庭为中心的产科护理"的具体表现。

妇科护理是研究非妊娠女性生殖系统生理、病理与心理变化,主要包括对女性生殖系统炎症、肿瘤、内分泌疾病、生殖器官损伤性疾病等患者的护理。随着妇科疾病谱的变化,肿瘤患者发病率越来越高,妇科护理更加关注患者心理变化及干预,服务范畴从患者延伸至照顾者、服务地点由医院延伸至家庭;妇科诊治水平的不断提高和微、无创技术的广泛应用,对妇科新技术的护理配合也提出了更高要求。

四、妇产科护理学的学习目的及方法

妇产科护理学是一门独立的、实践性很强的学科,服务对象均为女性。课程可分为理论学习和临床实践两个阶段,理论学习阶段主要是讲授《妇产科护理学》的重点内容,并融入情景模拟教学、PBL教学等手段及方法;临床实践阶段,要关注患者生理、心理及社会的反应,要特别尊重患者、保护其隐私。学习妇产科护理学,要充分认识女性生殖健康的重要性,充

分理解其对女性生殖及生理功能的影响,要有为女性解除病痛、为女性生殖健康服务的目标。

思考题

1. 在现代服务模式中,最适宜的产科服务模式是哪一种?
2. 根据你对妇产科护理学的了解,如何尊重服务对象、保护其隐私?

（谢莉玲）

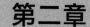

第二章

女性生殖系统解剖与生理

学习目标

识记：
1. 阐述女性生殖器解剖特点。
2. 陈述卵巢功能及雌孕激素的生理功能。
3. 说出骨盆及骨盆底的组成及作用；月经的临床表现；内生殖器的周期性变化。
理解：女性一生各时期的生理特点。
运用：分析月经周期调节机制。

第一节　女性生殖系统解剖

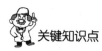 关键知识点

▲ 大阴唇皮下含丰富血管，外伤后容易形成血肿；小阴唇及阴蒂富含神经末梢，对性刺激敏感；前庭大腺若发生炎症致管口闭塞，可形成囊肿或脓肿。

▲ 阴道后穹隆最深，紧邻直肠子宫陷凹，行后穹隆穿刺有助于临床诊断；阴道黏膜受性激素影响可发生周期性变化。

▲ 子宫体与子宫颈之间的狭窄部分称子宫峡部，在妊娠及分娩中具有重要临床意义；子宫内膜功能层受卵巢性激素影响发生周期性变化及脱落；子宫韧带固定子宫于盆腔正中央、前倾前屈位。

▲ 输卵管壶腹部为受精部位。

▲ 卵巢为性腺器官，皮质中有各级发育卵泡。

▲ 真骨盆是胎儿娩出的骨产道；坐骨棘和骶棘韧带宽度是判断中骨盆是否狭窄的主要指标。

▲ 骨盆底的功能是维持盆腔脏器的正常位置；在骨盆底肌肉中，肛提肌起最重要的支持作用。

▲ 各邻近器官解剖及病理变化可影响女性生殖器官；分娩及女性生殖器官手术时应避免损伤邻近器官。

一、外 生 殖 器

女性外生殖器又称外阴（vulva），是女性生殖器官的外露部分，位于两股内侧之间，前为耻骨联合，后为会阴，包括阴阜、大阴唇、小阴唇、阴蒂和阴道前庭（图2-1）。

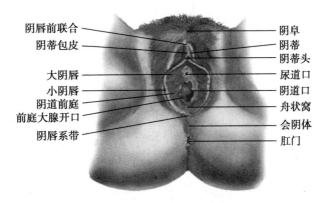

阴唇前联合　　　　　　　　　　　　阴阜
阴蒂包皮　　　　　　　　　　　　　阴蒂
　　　　　　　　　　　　　　　　　阴蒂头
大阴唇　　　　　　　　　　　　　　尿道口
小阴唇　　　　　　　　　　　　　　阴道口
阴道前庭　　　　　　　　　　　　　舟状窝
前庭大腺开口　　　　　　　　　　　会阴体
阴唇系带　　　　　　　　　　　　　肛门

图2-1　女性外生殖器

（一）阴阜（mons pubis）

为耻骨联合前面隆起的脂肪垫。青春期该部皮肤开始生长阴毛，分布呈倒置的三角形。其疏密、精细、色泽可因人或种族而异。

（二）大阴唇（labium majus）

为两股内侧一对纵行隆起的皮肤皱襞，起自阴阜，止于会阴。大阴唇外侧面与皮肤相同，内含皮脂腺和汗腺，青春期长出阴毛；内侧面湿润似黏膜。大阴唇有很厚的皮下脂肪层，内含丰富的血管、淋巴管和神经。外伤后易发生出血，形成大阴唇血肿。未婚妇女两侧大阴唇自然合拢，遮盖阴道口及尿道口，经产妇受分娩影响向两侧分开，绝经后大阴唇呈萎缩状，阴毛逐渐稀少。

（三）小阴唇（labium minus）

为位于大阴唇内侧的一对薄皱襞。表面湿润、色褐、无毛，富含神经末梢。两侧小阴唇前端相互融合，并分为两叶包绕阴蒂，前叶形成阴蒂包皮，后叶形成阴唇系带。经产妇阴唇系带受分娩影响已不明显。

（四）阴蒂（clitoris）

位于两小阴唇顶端联合处，类似男性阴茎海绵体组织，在性兴奋时勃起。阴蒂分为三部分，前端为阴蒂头，暴露于外阴，富含神经末梢，对性刺激敏感；中为阴蒂体；后为两阴蒂脚。

（五）阴道前庭（vaginal vestibule）

为两侧小阴唇之间的菱形区，前为阴蒂，后为阴唇系带。在此区域内，有前庭球、前庭大腺、尿道外口和阴道口。阴道口与阴唇系带之间有一浅窝，称舟状窝（fossa navicularis），经产妇受分娩影响，此窝消失。

1. 前庭球（vestibular bulb）　又称球海绵体，位于前庭两侧，由具勃起性的静脉丛构成，表面为球海绵体肌覆盖。

2. 前庭大腺（major vestibular gland）　又称巴氏腺（Bartholin glands），位于大阴唇后部，被球海绵体肌覆盖，大小如黄豆，左右各一。腺管细长1~2cm，向内侧开口于前庭后方小阴

5

唇与处女膜之间的沟内。性兴奋时分泌黏液以滑润阴道。正常情况下不能触及此腺,遇有感染致腺管口闭塞,可形成囊肿或脓肿。

3. 尿道外口(urethral orifice)　位于阴蒂头后下方,为一不规则的圆形孔,尿道外口后壁有一对并列腺体,称尿道旁腺,此腺常为细菌潜伏之处。

4. 阴道口(vagina orifice)及处女膜(hymen)　阴道口位于尿道外口下方的前庭后部,其形状、大小常不规则。阴道口周缘覆有一层较薄的黏膜皱襞,称为处女膜,内含结缔组织、血管及神经末梢。膜中央有一小孔,其形状、大小及厚薄因人而异。处女膜多在初次性交时撕裂,或因剧烈运动破裂,经阴道分娩后仅留有处女膜痕。

二、内 生 殖 器

女性内生殖器(internal genitalia)位于真骨盆内,包括阴道、子宫、输卵管及卵巢,后二者常被称为子宫附件(uterine adnexa)(图2-2)。

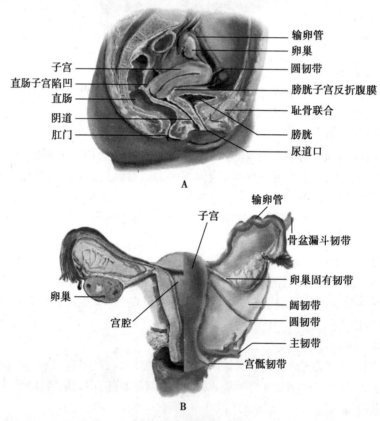

图2-2　女性内生殖器
A. 矢状断面观　B. 后面观

(一)阴道(vagina)

是性交器官,也是月经血排出和娩出胎儿的通道。

1. 位置及形态　位于真骨盆下部中央,为一上宽下窄的管道。上端包绕宫颈,环绕子宫颈周围的组织称为阴道穹隆,按其位置分为前、后、左、右四部分,其中后穹隆最深,与盆腔最低的直肠子宫陷凹紧密相邻,当盆腹腔有积液时,可经阴道后穹隆行穿刺或引流,是诊断某些疾病或实施手术的途径。下端开口于阴道前庭后部,前壁与膀胱和尿道邻接,后壁与直肠贴近。

2. 组织结构　阴道壁自内向外由黏膜层、肌层和纤维层构成。黏膜层由非角化复层鳞状上皮覆盖,无腺体,有许多横行皱襞,具有较大伸展性。在性激素的作用下,阴道黏膜可发生周期性变化,幼女及绝经后妇女阴道黏膜上皮甚薄,皱襞少,伸展性小,容易受创伤及感染。阴道壁富有静脉丛,局部受损易出血或形成血肿。

（二）子宫（uterus）

是孕育胚胎、胎儿和产生月经的肌性器官。

1. 位置及形态　呈倒置的梨形,位于骨盆腔中央,前与膀胱相邻,后与直肠紧邻,下端接阴道,两侧有输卵管及卵巢。子宫前面扁平,后面稍凸出,其大小、形态依年龄或生育情况而变化。成人子宫约重50g,长7～8cm,宽4～5cm,厚2～3cm,宫腔容量约5ml。子宫上部较宽,称子宫体,子宫体顶部称子宫底。子宫底两侧为子宫角,与输卵管相通。子宫下部较窄呈圆柱状,称子宫颈。子宫体与子宫颈的比例因年龄和卵巢功能而异,青春期前为1:2,育龄期妇女为2:1,绝经后为1:1(图2-3)。

子宫腔为上宽下窄的三角形,上端两侧接输卵管,尖端向下接子宫颈。子宫体与子宫颈之间形成的最狭窄部分,称为子宫峡部,在非孕期约长1cm,其上端因解剖上较狭窄,称为解剖学内口;其下端因黏膜组织在此处由宫腔内膜转变为宫颈黏膜,称为组织学内口。妊娠期子宫峡部逐渐伸展变长,妊娠晚期可达7～10cm,形成子宫下段,成为软产道的一部分。子宫颈主要由结缔组织构成,亦含有平滑肌纤维、血管及弹力纤维。子宫颈内腔呈梭形,称子宫颈管,成年妇女长约3cm,其下端称为子宫颈外口,开口于阴道。宫颈以阴道为界,下端伸入阴道内的部分称宫颈阴道部,占子宫颈的1/3,阴道以上的部分称宫颈阴道上部,占子宫颈的2/3(图2-4)。

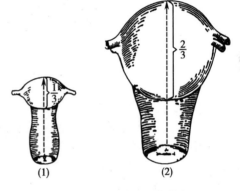

图2-3　不同年龄子宫体与子宫颈发育的比例
(1)婴儿子宫;(2)成年子宫

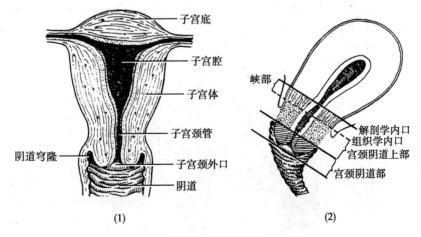

图2-4　子宫各部
(1)子宫冠状断面;(2)子宫矢状断面

2. 组织结构 子宫体和子宫颈的组织结构不同。

（1）子宫体：宫体壁由内向外分为子宫内膜层、子宫肌层和浆膜层。子宫内膜即黏膜层，衬于宫腔表面，分为功能层（包括致密层与海绵层）和基底层两部分。功能层从青春期开始，受卵巢激素影响，发生周期性变化脱落。基底层与子宫肌层紧贴，不受卵巢性激素影响，不发生周期性变化，具有再生及修复功能。中层为子宫肌层，是子宫壁最厚的一层，由平滑肌束及弹性纤维组成，大致分为3层：外层多纵行，内层环行，中层交织如网，子宫收缩时可压迫血管起到止血作用（图2-5）。外层为浆膜层，最薄，覆盖在子宫底及子宫的前后面，与肌层紧贴。

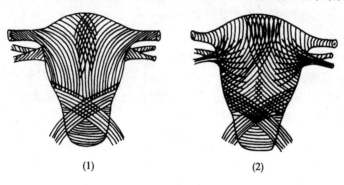

（1）　　　　　　　　　　　（2）

图2-5 子宫肌层肌束排列

（1）浅层；（2）深层

（2）子宫颈：子宫颈管黏膜为单层柱状上皮，受性激素影响，也可发生周期性变化。黏膜内腺体可分泌碱性黏液，形成黏液栓堵塞子宫颈管。子宫颈阴道部由复层鳞状上皮覆盖，子宫颈外口柱状上皮与鳞状上皮交界处是子宫颈癌的好发部位。

3. 子宫韧带 子宫借助4对韧带以及骨盆底肌肉和筋膜的支托维持正常位置。①圆韧带（round ligament）：呈圆索状起于两侧子宫角前面，向前方伸展达两侧骨盆壁，再穿越腹股沟，终止于大阴唇前端，有维持子宫前倾位置的作用；②阔韧带（broad ligament）：为一对翼形的腹膜皱襞，由子宫两侧至骨盆壁，将骨盆分为前、后两部分，维持子宫在盆腔的正中位置，子宫动、静脉和输尿管均从阔韧带基底部穿过；③主韧带（cardinal ligament）：又称子宫颈横韧带，横行于子宫颈两侧和骨盆侧壁之间，为一对坚韧的平滑肌与结缔组织纤维束，是固定子宫颈正常位置的重要组织；④宫骶韧带（uterosacral ligament）：从子宫颈后上侧方，向两侧绕过直肠达第2、3骶椎前面的筋膜。韧带含平滑肌和结缔组织，将宫颈向后上牵引，间接保持子宫前倾位置（图2-6）。

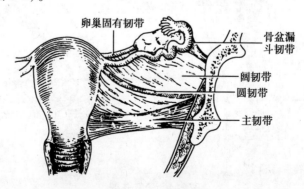

图2-6 子宫各韧带

（三）输卵管（fallopian tube）

为一对细长而弯曲的肌性管道，是精子和卵子相遇的场所及运送受精卵的通道。内侧与子宫角相连，外端游离呈伞状，与卵巢相近，全长8~14cm。根据输卵管的形态由内向外可分为4部分：①间质部：潜行于子宫壁内的部分，长约1cm，管腔最窄；②峡部：在间质部外侧，管腔较狭窄，长2~3cm；③壶腹部：在峡部外侧，管腔较宽大，为正常情况下受精的部位，长5~8cm；④伞部：形似漏斗，是输卵管的末端，开口于腹腔，长1~1.5cm，有"拾卵"作用。

输卵管壁分3层：外层为浆膜层，是腹膜的一部分；中层为平滑肌层，该层肌肉收缩有协助拾卵、运送受精卵等作用；内层为黏膜层，由单层高柱状上皮覆盖，其中有分泌细胞及纤毛细胞，纤毛向宫腔方向摆动，可协助受精卵运行。输卵管黏膜受性激素影响，也有周期性变化，但不如子宫内膜明显。

（四）卵巢（ovary）

为一对扁椭圆形腺体，是女性性腺器官，产生和排出卵子，并分泌激素。其大小因个体及月经周期阶段的不同而异，左右两侧卵巢的重量也不相同。成年女子的卵巢约为4cm×3cm×1cm大小，重5~6g，呈灰白色，青春期开始排卵，卵巢表面逐渐变得凹凸不平。绝经后，卵巢萎缩变小、变硬。卵巢表面无腹膜，有利于成熟卵子的排出，同时也易于卵巢癌播散。卵巢表层为单层立方上皮即生发上皮，其下为致密纤维组织，称为卵巢白膜。白膜下的卵巢组织分为皮质与髓质两部分，皮质在外，其中含数以万计的原始卵泡和发育程度不同的卵泡及间质组织，髓质为卵巢的中心部分，内无卵泡，含有疏松的结缔组织及丰富的血管、神经、淋巴管及少量的平滑肌纤维（图2-7）。

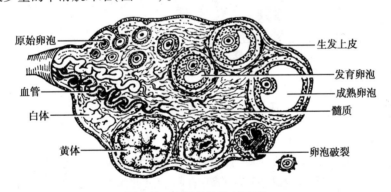

图2-7 卵巢的构造（切面）

三、血管、淋巴及神经

（一）血管

女性内外生殖器官的血液供应主要来自卵巢动脉、子宫动脉、阴道动脉及阴部内动脉。各部位的静脉均与同名动脉伴行，数量较其动脉多，在相应器官及其周围形成静脉丛，互相吻合，使盆腔静脉感染易于蔓延。

（二）淋巴

女性生殖器官具有丰富的淋巴管及淋巴结，均伴随相应的血管而行。女性生殖器官淋巴主要分为外生殖器淋巴与内生殖器淋巴两大组，当内、外生殖器发生感染或肿瘤时，往往沿各部回流的淋巴管传播，导致相应淋巴结肿大。淋巴液首先汇集进入沿髂动脉的各淋巴结,然后注入沿腹主动脉周围的腰淋巴结,最后汇入第二腰椎前方的乳糜池。

(三)神经

女性内外生殖器由躯体神经和自主神经共同支配。支配外阴部的神经主要为阴部神经,系躯体神经,由第Ⅱ、Ⅲ、Ⅳ骶神经分支组成,行走与阴部内动脉途径相同,在坐骨结节内侧下方分为3支,分布于肛门、阴蒂、阴唇和会阴部。内生殖器官主要由交感神经和副交感神经支配。交感神经纤维由腹主动脉前神经丛分出,进入盆腔后分为卵巢神经丛及骶前神经丛两部分,分别分布到输卵管、子宫、膀胱等部。子宫平滑肌有自律活动,完全切除其神经后仍能有节律收缩,能完成分娩活动。临床上可见下半身截瘫的产妇顺利自然分娩。

四、骨 盆

女性骨盆(pelvis)是躯干与下肢之间的骨性连接,是支持躯干和保护盆腔脏器的重要器官,也是胎儿娩出的通道。其大小、形态对分娩有直接影响。

(一)骨盆的组成

1. 骨盆骨骼 骨盆由左右2块髋骨、1块骶骨和1块尾骨组成。每块髋骨又由髂骨、坐骨和耻骨融合而成;骶骨由5~6块骶椎组成;尾骨由4~5块尾椎组成(图2-8)。

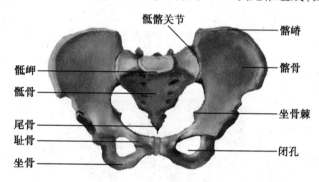

图2-8 正常女性骨盆(前上观)

2. 骨盆关节 包括耻骨联合(pubic symphysis)、骶髂关节(sacroiliac joint)及骶尾关节(sacrococcygeal joint)。骨盆前方两耻骨之间由纤维软骨连接,称为耻骨联合,妊娠期受性激素影响变松动,分娩过程中可有轻度分离,有利于胎儿娩出。骨盆后方两髂骨与骶骨相连,形成骶髂关节。骶骨与尾骨相连形成骶尾关节,有一定活动度,分娩时尾骨后移,利于胎儿通过。

3. 骨盆韧带 在连接骨盆各部之间的韧带中,以骶、尾骨与坐骨结节之间的骶结节韧带(sacrotuberous ligament)和骶、尾骨与坐骨棘之间的骶棘韧带(sacrospinous ligament)较为重要(图2-9)。妊娠期受激素影响,韧带松弛,利于分娩。

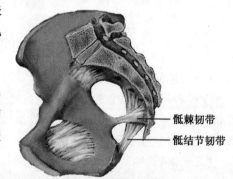

图2-9 骨盆的韧带

(二)骨盆的分界

以耻骨联合上缘、髂耻缘、骶岬上缘的连线为界,将骨盆分为假骨盆和真骨盆两部分。分界线以上是假骨盆,又称大骨盆,为腹腔的一部分,与产道无直接关系,但某些径线可作为了解真骨盆大小的参考。分界线以下部分为真骨盆,又称小骨盆,是胎儿娩出的骨产道。真骨盆上口为骨盆入口,下口为骨盆出口,两口之间为骨盆腔。真骨盆的标记有:①骶骨岬:第一骶椎向前凸出,形成骶岬,是骨盆内测量的重要依据点;②坐骨棘:坐骨后缘中点突出部分,可经肛门或阴道检查触到,是分娩过程中衡量胎先露部下降程度的重要标志;③耻骨弓:由耻骨两降支前部相连构成。

（三）骨盆的平面

一般人为将骨盆分为三个与分娩有关的假想平面:①骨盆入口平面:为真假骨盆的交界面,呈横椭圆形,前方为耻骨联合上缘,两侧为髂耻线,后方为骶岬;②中骨盆平面:最狭窄,呈前后径长的纵椭圆形,前为耻骨联合下缘,两侧为坐骨棘,后为骶骨下端;③出口平面:由两个不在同一平面的三角形组成,前三角形顶端为耻骨联合下缘,两侧为耻骨联合降支,后三角形顶端是骶尾关节,两侧为骶结节韧带,坐骨结节间径为两个三角形的共同底边。

（四）骨盆的类型

骨盆形态、大小因人而异。按 Callwell 与 Moloy 骨盆分类法,分为 4 种类型(图 2-10):①女性型;②男性型;③类人猿型;④扁平型。其中女性型骨盆最常见,为女性正常骨盆,我国妇女占 52% ~ 58.9%。

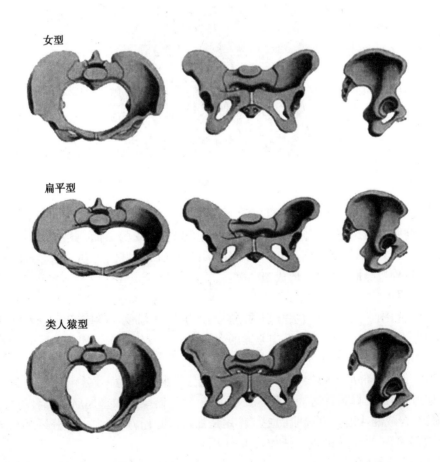

女型

扁平型

类人猿型

男型

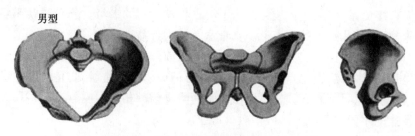

图 2-10　骨盆 4 种基本类型及其各部比较

五、骨　盆　底

骨盆底(pelvic floor)由多层肌肉和筋膜组成,封闭骨盆出口,有尿道、阴道及直肠穿过。其主要作用是支撑并保持盆腔脏器于正常位置。若骨盆底结构或功能异常,可导致盆腔脏器膨出、脱垂或出现功能障碍。分娩会不同程度损伤骨盆底组织。

骨盆底前面为耻骨联合下缘,后面为尾骨尖,两侧为耻骨降支、坐骨升支及坐骨结节。骨盆底由外向内分为三层(图 2-11)。

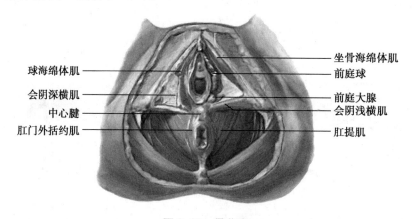

图 2-11　骨盆底

(一) 外层

为浅层筋膜与肌肉,位于外生殖器、会阴皮肤及皮下组织的下面,有一层会阴浅筋膜,深部有三对肌肉(球海绵体肌、坐骨海绵体肌及会阴浅横肌)和肛门外括约肌。此层肌肉的肌腱汇合于阴道外口与肛门之间,形成中心腱。

(二) 中层

即泌尿生殖膈。由上、下两层坚韧的筋膜及一层薄肌肉形成,阴道和尿道穿过此膈。两层筋膜间有一对由两侧坐骨结节至中心腱的会阴深横肌及位于尿道周围的尿道括约肌。

(三) 内层

即盆膈(pelvic diaphragm),为骨盆底的最内层,是最坚韧的一层,由肛提肌及其筋膜组成,亦为尿道、阴道及直肠贯通。每侧肛提肌由耻尾肌、髂尾肌和坐尾肌 3 部分组成,两侧肌肉互相对称,合成漏斗形。肛提肌的主要作用是加强盆底托力,其中一部分纤维与阴道及直肠周围密切交织,加强肛门与阴道括约肌的作用。

会阴(perineum)有广义与狭义之分。广义的会阴是指封闭骨盆出口的所有软组织。狭义的会阴是指阴道口与肛门之间的软组织,厚 3~4cm,又称会阴体(perineal body)。由外向内逐渐变狭窄,呈楔状,表面为皮肤及皮下脂肪,内层为会阴中心腱。妊娠期会阴组织变软,伸展性很大,有利于分娩。分娩时需保护此区,避免发生裂伤。

六、邻近器官

女性生殖器官与尿道、膀胱、输尿管、直肠及阑尾相邻。当女性生殖器官发生病变时,常会累及邻近器官,邻近器官病变也会累及女性生殖器官,可增加诊断及治疗难度。

(一) 尿道(urethra)

位于阴道前、耻骨联合后,从膀胱三角尖端开始,穿过泌尿生殖膈,止于阴道前庭的尿道外口。女性尿道长约 4cm,短而直,邻近阴道,易发生泌尿系统感染。

(二) 膀胱(urinary bladder)

为囊状肌性器官,位于耻骨联合与子宫之间,膀胱充盈时可凸向盆腔甚至腹腔。膀胱分为顶、底、体、颈 4 部分。膀胱顶有腹膜覆盖,腹膜移行至子宫前壁,两者之间形成膀胱子宫陷凹。膀胱底部与子宫颈及阴道前壁相连,组织疏松,盆底肌肉及其筋膜受损时,膀胱与尿道可随宫颈及阴道前壁一并脱出。

(三) 输尿管(ureter)

为一对圆索状肌性管道,全长约 30cm,粗细不一。起自肾盂,沿腰大肌前面偏中线侧下降,在骶髂关节处,经过髂外动脉起点前方进入骨盆腔继续下行,至阔韧带底部向前内方行,于宫颈旁约 2cm 处,在子宫动脉后方与之交叉,然后再经阴道侧穹隆绕向前方进入膀胱。行子宫切除结扎子宫动脉时,应避免损伤输尿管。

(四) 直肠(rectum)

上接乙状结肠,下接肛管,全长 15~20cm。前为子宫及阴道,后为骶骨,直肠前面与阴道后壁相连,盆底肌肉及筋膜受损时,常与阴道后壁一并脱出。肛管长 2~3cm,在其周围有肛门内、外括约肌和肛提肌。肛门外括约肌为骨盆底浅层肌肉的一部分。妇科手术及分娩处理时均应注意避免损伤直肠及肛管。

(五) 阑尾(vermiform appendix)

上连接盲肠,通常位于右髂窝内,长 7~9cm。其位置、长短、粗细变化颇大,有的下端可达右侧输卵管及卵巢部位。妊娠时阑尾的位置可随妊娠月份增加而逐渐向上外方移位。女性患阑尾炎时可能累及子宫附件。

第二节　女性生殖系统生理

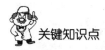 关键知识点

▲ 女性一生分为 6 个不同生理阶段,月经初潮是青春期的主要标志,性成熟期是卵巢功能最旺盛的时期,绝经提示卵巢功能衰退。

▲ 月经是伴随卵巢周期的子宫内膜剥脱及出血,正常月经周期一般为(28±7)天,月经量为 20~60ml,规律月经是生殖功能成熟的标志。

▲ 卵巢具有生殖和内分泌双重功能；卵巢周期性变化包括卵泡的生长发育与成熟、排卵、黄体形成及退化；排卵时间一般在下次月经来潮前 14 天。

▲ 卵巢周期使子宫内膜发生周期性变化；子宫内膜在雌激素作用下发生增生期变化，在雌、孕激素作用下发生分泌期变化，雌、孕激素撤退后分泌期子宫内膜脱落形成月经。

▲ 月经周期主要受下丘脑-垂体-卵巢轴的神经内分泌调节；下丘脑合成与分泌 GnRH，通过调节垂体的 FSH 和 LH 合成与分泌，达到对卵巢功能的调控；卵巢产生的性激素对下丘脑和垂体有正、负反馈调节作用。

一、妇女一生各时期的生理特点

女性一生各阶段具有不同的生理特点，其中以生殖系统的变化最为显著。根据女性生理特点可分为新生儿期、儿童期、青春期、性成熟期、绝经过渡期和绝经后期 6 个阶段，但并无截然界限，因遗传、环境、营养等因素可有个体差异。

（一）新生儿期（neonatal period）

指出生后 4 周内的新生儿。女性胎儿在母体内受到性激素影响，子宫内膜和乳房均有一定程度发育，新生儿出生后脱离母体环境，血中性激素水平迅速下降，可出现少量阴道流血或血性分泌物，即假月经，乳房可稍肿大，甚至分泌少量乳汁。这些都是正常生理现象，短期内会自行消失。

（二）儿童期（childhood）

从出生 4 周至 12 岁左右为儿童期。此期儿童体格生长发育很快，生殖器官仍处于幼稚状态。10 岁后，卵巢有少量卵泡发育，但不成熟也不排卵，乳房和内生殖器开始发育增大，脂肪分布开始出现女性特征，其他性征也开始出现。

（三）青春期（adolescence or puberty）

从月经初潮至生殖器官发育成熟的时期，世界卫生组织规定为 10～19 岁，是从儿童向成年阶段的转变期，是生殖器官、内分泌、体格逐渐发育至成熟的阶段。此期的重要标志是月经来潮。第一性征进一步发育，表现为生殖器从幼稚型变为成人型。阴阜、大阴唇、阴道逐渐发育为成人型；子宫增大，尤其是子宫体明显增大，子宫体与子宫颈比例为 2:1；输卵管增粗，黏膜出现许多皱襞与纤毛；卵巢增大，皮质内有不同发育阶段的卵泡，开始分泌雌激素。此时已初步具备生育能力，但整个生殖系统的功能尚未完善。

除生殖器官变化外，出现第二性征，如声调较高、乳房丰满、阴毛和腋毛出现、骨盆宽大、皮下脂肪增多等。此外，青春期少女有较大的心理变化，出现性意识，容易激动，想象力和判断力增强等。

（四）性成熟期（sexual maturity）

又称生育期，一般自 18 岁开始，持续 30 年左右。此期是卵巢生殖功能与内分泌功能最旺盛阶段，卵巢功能成熟并分泌性激素，已建立规律的周期性排卵和月经，妇女性功能及生育能力旺盛。

（五）绝经过渡期（menopausal transition period）

指开始出现绝经趋势至最后一次月经的时期。一般始于 40 岁，历时短至 1～2 年，长至 10～20 年，此期卵巢功能逐渐减退，卵泡数量明显减少或卵泡发育不全，性激素水平下降，月经不规则，直至绝经，生殖器官开始逐步萎缩，丧失生育能力。此期由于雌激素水平降低，可出现血管舒缩障碍及神经精神症状,表现为潮热、出汗、情绪不稳定、抑郁或烦躁、失眠等,称为绝经综合征。

(六)绝经后期(postmenopausal period)

指绝经后的生命时期。一般 60 岁以后妇女机体逐渐老化进入老年期。此期卵巢功能已完全衰竭,生殖器官进一步萎缩老化,雌激素水平低下,不能维持女性第二性征,容易发生老年性阴道炎等生殖系统炎症,骨代谢异常导致骨质疏松等,其他各脏器也容易发生疾病。

二、月经及月经的临床表现

月经(menstruation)是指伴随卵巢周期性变化而出现的子宫内膜周期性脱落及出血。规律月经是性功能成熟的重要标志。第一次月经来潮称为月经初潮(menarche)。初潮年龄为 11～18 岁,多数为 13～15 岁,可以早至 11～12 岁。月经初潮早晚受遗传、营养、气候、环境等因素影响。两次月经第 1 日的间隔时间,称为月经周期(menstrual cycle)。一般为 21～35 天,平均 28 天。周期长短因人而异,每位妇女的月经周期有自己的规律性。每次月经持续的天数称为月经期,一般为 3～7 天。月经量为 20～60ml,超过 80ml 为月经过多。

月经除血液外,尚含有子宫内膜碎片、宫颈黏液及脱落的阴道上皮细胞等。月经血呈暗红色,不凝固,偶尔亦有小凝块。目前认为月经血在刚离开血液循环后是凝固的,但剥落的子宫内膜中含有一定量的激活因子,能激活血中的纤溶酶原,以致月经血呈液体状态。一般月经期无特殊不适,不影响妇女的日常生活和工作,由于盆腔充血,可以有腰骶部酸胀等不适。个别妇女可有膀胱刺激症状(如尿频)、轻度神经系统不稳定症状(如头痛、失眠、精神忧郁、易于激动)、胃肠功能紊乱(如食欲缺乏、恶心、呕吐、便秘或腹泻)以及鼻黏膜出血、皮肤痤疮等,一般不影响正常工作和学习。

三、卵巢的功能及周期性变化

在女性一生不同阶段,卵巢功能有较大变化。

(一)卵巢的功能

卵巢的主要功能是产生卵子并排卵和分泌女性激素,分别称为卵巢的生殖功能和内分泌功能。

(二)卵巢的周期性变化

卵巢的卵泡自胚胎形成后就开始进行自主发育和闭锁的过程。在胎儿 16 周至出生后 6 个月,形成了始基卵泡,这是女性的基本生殖单位,也是卵细胞储备的唯一形式。胎儿期的卵泡不断闭锁,到出生时约剩 200 万个,儿童期多数卵泡退化,至青春期只剩下 30 万～50 万个。从青春期开始到绝经前,卵巢在形态和功能上发生周期性变化,每个周期性变化包括以下阶段:

1. 卵泡发育和成熟 每个周期有 3～11 个不同发育阶段的卵泡发育,其中一般只有一个优势卵泡可发育成熟并排卵,其余卵泡发育到一定程度会自行退化,称卵泡闭锁。女性一生中一般只有 400～500 个卵泡发育成熟并排卵,仅占卵泡总数的 0.1% 左右。卵泡的生长过程包括始基卵泡、窦前卵泡、窦状卵泡和排卵前卵泡,可将其生长过程分为以下几个阶段(图 2-12)。

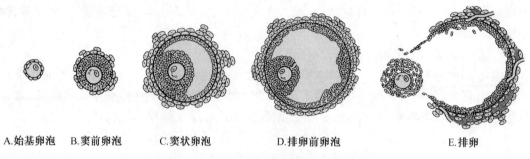

A.始基卵泡　B.窦前卵泡　　C.窦状卵泡　　　D.排卵前卵泡　　　　　　E.排卵

图2-12　不同发育阶段的卵泡形态示意图

2. 排卵　发育成熟的卵细胞和其周围的卵丘颗粒细胞一起被排出的过程称为排卵(ovulation)。随着卵泡发育成熟,其逐渐向卵巢表面移动并向外突出,当接近卵巢表面时,该处细胞变薄,最后破裂,形成排卵(图2-13)。排卵一般发生在下次月经来潮前14日左右。卵子可由两侧卵巢轮流排出,也可由一侧卵巢连续排出。

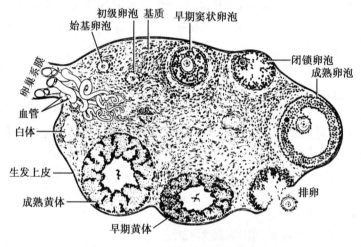

图2-13　人类卵巢的生命周期

3. 黄体形成及退化　排卵后卵泡液流出,卵泡壁塌陷,形成很多皱襞,卵泡壁的卵泡颗粒细胞和卵泡内膜细胞向内侵入,周围由卵泡外膜包围,共同形成黄体(corpus luteum)。排卵后7~8日(月经周期第22日左右),黄体体积和功能达到高峰。若卵子未受精,黄体在排卵后9~10日开始萎缩、退化。黄体期一般为14日,是指从排卵日至月经来潮。若排出的卵子受精,黄体则在胚胎滋养细胞分泌的人绒毛膜促性腺激素(human chorionic gonadotropin,hCG)的作用下增大,转变为妊娠黄体,至妊娠3个月末退化。

(三)卵巢性激素的合成、分泌及功能

卵巢合成及分泌的激素主要有雌激素、孕激素及少量雄激素,均为甾体激素。排卵前雌激素主要由卵泡膜细胞分泌,大量孕激素及排卵后雌激素由黄体细胞分泌,雄激素(睾酮)主要由卵巢间质细胞和门细胞分泌。

1. 雌激素(estrogen)　卵泡开始发育时,雌激素分泌量很少;至月经第7日分泌量迅速增加,于排卵前达高峰;排卵后暂时下降。排卵后1~2日黄体形成后,黄体开始分泌雌激素,其水平又逐渐升高,在排卵后 7～8 日黄体成熟时,雌激素水平又达到一个高峰。此后,黄体萎缩,雌激素水平急剧下降,在月经期达最低水平。

雌二醇(E_2)是妇女体内生物活性最强的雌激素。雌激素的主要生理功能有:促进卵泡及子宫发育,使子宫内膜增生,增强子宫对催产素的敏感性;增加输卵管上皮细胞的活动;促进阴道上皮的增生、角化,使细胞内糖原增加;促进乳腺管增生;并促进体内水钠潴留及骨中钙质沉着等。

2. 孕激素(progesterone) 黄体酮是卵巢分泌的具有生物活性的主要孕激素。排卵前,黄体酮主要来自肾上腺;排卵后主要由卵巢内黄体分泌,在排卵后 7～8 日黄体成熟时,分泌量达高峰,以后逐渐下降,到月经来潮时降到卵泡期水平。

孕激素的主要生理功能有:使子宫肌松弛,降低妊娠子宫对催产素的敏感性,有利于受精卵在子宫腔内生长发育;使增生期子宫内膜转化为分泌期内膜;抑制输卵管节律性收缩;促进阴道上皮细胞脱落;在已有雌激素影响的基础上,促进乳腺腺泡发育;兴奋下丘脑体温调节中枢,可使基础体温升高 0.3～0.5℃。此特点可作为判定排卵的重要指标。此外,还可促进体内水钠排泄等。

3. 雄激素(androgen) 女性雄激素主要来自肾上腺,卵巢能分泌少量雄激素,排卵前雄激素升高。近年发现,雄激素不仅是合成雌激素的前体,也是维持女性正常生殖功能的重要激素。

四、生殖器官的周期性变化

卵巢周期使女性生殖器官发生一系列周期性变化,尤以子宫内膜的周期性变化最为显著。

(一)子宫内膜的周期性变化

子宫内膜从形态学上可分为功能层和基底层。功能层受卵巢激素变化的调节,发生周期性增殖、分泌和脱落的变化;基底层在月经后再生并修复子宫内膜创面,重新形成子宫内膜功能层。现以正常月经周期 28 日为例,将子宫内膜的变化周期说明如下:

1. 月经期 月经周期第 1～4 日,为子宫内膜功能层脱落期。经前 24 小时,内膜螺旋小动脉节律性收缩及舒张,继而出现逐渐加强的血管痉挛性收缩,导致远端血管壁及组织缺血坏死、剥落,脱落的内膜碎片与血液相混排出,即月经来潮。此期体内雌激素水平降低,无孕激素存在。

2. 增殖期 月经周期第 5～14 日。与卵巢周期中的卵泡期相对应。在雌激素作用下,功能层内膜很快修复,逐渐生长变厚,细胞增生,此期子宫内膜厚度可增生至 3～5mm。增殖期又可分为早、中、晚 3 期。子宫内膜的增生与修复在月经期即已开始。

3. 分泌期 月经周期第 15～28 日,与卵巢周期中的黄体期相对应。排卵后,黄体分泌的孕激素与雌激素使子宫内膜在增殖期的基础上,继续增厚,腺体增大弯曲,出现分泌现象,腺体内的分泌上皮细胞分泌糖原,为孕卵着床做准备;血管迅速增加,更加弯曲;间质疏松并水肿。至月经周期的第 24～28 日,子宫内膜可厚达 10mm,呈海绵状。此期亦可分为早、中、晚 3 期。

(二)阴道黏膜的周期性变化

阴道的周期性变化以阴道上段最为明显。排卵前,阴道黏膜上皮在雌激素作用下,底层细胞增生,使阴道上皮增厚,表层细胞角化。其程度以排卵期最明显。细胞内富含糖原,糖原被阴道杆菌分解为乳酸,使阴道保持酸性环境,可以抑制致病菌的繁殖。排卵后,受孕激素影响,阴道黏膜上皮大量脱落,脱落细胞多为中层细胞或角化前细胞。临床上常根据阴道脱落细胞的变化了解体内雌激素水平及有无排卵。

(三)宫颈黏液的周期性变化

子宫颈内膜腺细胞的分泌活动受雌、孕激素的影响,并发生明显的周期性变化。月经干净后,体内雌激素水平低,子宫颈黏液的分泌量很少。随着雌激素水平不断增高,宫颈黏液分泌量逐渐增多,黏液稀薄透明,呈拉丝状,有利于精子通行,至排卵前黏液拉丝可长达10cm以上。取黏液涂于玻片,干燥后可见羊齿植物叶状结晶。这种结晶于月经周期第6~7日即可出现,至排卵前最典型。排卵后,受孕激素影响,黏液分泌量逐渐减少,质地变黏稠混浊,拉丝易断,不利于精子通过。临床上可根据宫颈黏液检查了解卵巢功能。

(四)输卵管的周期性变化

在雌、孕激素的影响下,输卵管黏膜也发生周期性变化,但不如子宫内膜明显。

五、月经周期的调节

月经周期的调节是一个非常复杂的过程,主要涉及下丘脑、垂体和卵巢。下丘脑、垂体和卵巢之间的激素互相调节、互相影响,形成一个完整而协调的神经内分泌系统,称为下丘脑-垂体-卵巢轴(hypothalamic-pituitary-ovarian axis,HPO)。此轴的神经内分泌活动又受高级中枢神经系统控制(图2-14)。与月经周期调节相关的主要激素如下:

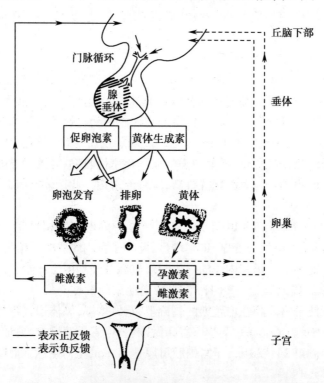

图2-14 下丘脑-垂体-卵巢轴之间的相互关系示意图

（一）下丘脑性调节激素及其功能

1. 促性腺激素释放激素（gonadotropin-releasing hormone，GnRH）　为下丘脑调节月经的主要激素，其分泌特点为脉冲式释放，主要调节垂体促性腺激素的合成及分泌。

2. 生乳素抑制激素（prolactin inhibitory hormone，PIH）　下丘脑通过抑制作用调节垂体分泌和释放生乳激素。

（二）垂体性调节激素及其功能

垂体接受促性腺激素释放激素（GnRH）的调节，合成并释放下列激素：

1. 促卵泡素（follicle-stimulating hormone，FSH）　属糖蛋白激素，是卵泡发育必需的激素。主要促进卵泡周围的间质分化成为泡膜细胞，又使卵泡的颗粒细胞增生及颗粒细胞内的芳香化酶系统活化，从而刺激卵泡发育。

2. 促黄体生成素（luteinizing hormone，LH）　也是一种糖蛋白激素。主要功能是与FSH协同作用，促卵泡成熟并排卵，从而促使黄体形成并分泌孕激素和雌激素。

3. 催乳素（prolactin，PRL）　由垂体的催乳细胞分泌，具有促进乳汁合成功能。

（三）卵巢性激素的反馈作用

卵巢分泌的雌、孕激素对下丘脑和垂体具有反馈调节作用

1. 雌激素　雌激素对下丘脑产生负反馈和正反馈两种作用。在卵泡期早期，一定水平的雌激素负反馈作用于下丘脑，抑制GnRH的释放，并降低垂体对GnRH的反应性，从而抑制垂体分泌促性腺激素。在卵泡期晚期，随着卵泡发育成熟，雌激素分泌达到阈值（≥200pg/ml）并维持48小时以上，即发挥正反馈作用，刺激垂体分泌LH达高峰。在黄体期，协同孕激素对下丘脑产生负反馈作用。

2. 孕激素　在排卵前，低水平的孕激素可增强雌激素对促性腺激素的正反馈作用。在黄体期，高水平的孕激素对促性腺激素的分泌产生负反馈抑制作用。

（四）调节激素的周期性变化

1. 促卵泡素（FSH）的变化　卵泡期的前半期维持较低水平，至排卵前24小时左右出现一低峰式分泌，持续24小时左右呈直线下降。在黄体期维持较低水平，月经来潮前达最低水平，月经来潮时开始略有上升。

2. 促黄体生成素（LH）的变化　卵泡期的前半期处于较低水平，以后逐渐上升，在排卵前24小时左右出现一陡峰，较FSH更高，于24小时左右骤降。在黄体期维持较FSH略高的水平，至黄体后期逐渐下降，月经前达最低水平。

3. 雌激素的变化　在卵泡早期，雌激素分泌量很少，随卵泡的发育分泌量逐渐增高，至排卵前达到高峰。峰式分泌波较FSH的分泌峰略早，以后降低。在黄体期分泌量又渐增加，于排卵后7~8天黄体成熟时达第二高峰，以后逐渐降低，在月经前急剧降至最低水平。

4. 孕激素的变化　在卵泡期，孕激素量极微，排卵后随黄体的发育分泌量显著增加，排卵后7~8天，黄体成熟时达高峰，以后逐渐下降，至黄体后半期急剧下降，月经前达最低水平。

月经周期中激素、卵巢、子宫内膜、阴道涂片、宫颈黏液及基础体温的周期性变化如图（图2-15）。

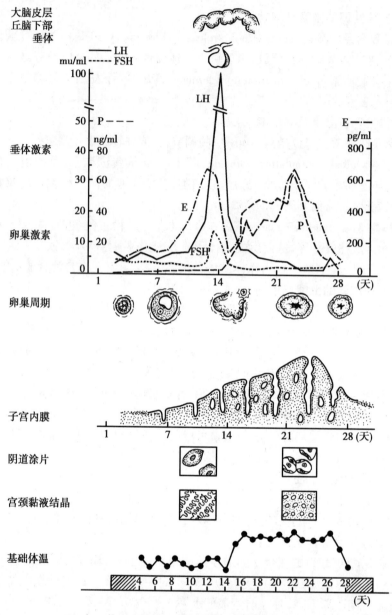

图2-15　月经周期中激素、卵巢、子宫内膜、阴道涂片、
宫颈黏液及基础体温的周期性变化

（五）月经周期的调节机制

下丘脑的神经分泌细胞分泌 GnRH,通过下丘脑与垂体之间的门静脉系统进入垂体前叶,垂体在其作用下释放 FSH 与 LH,二者直接控制卵巢的周期性变化,产生雌激素和孕激素。卵巢所分泌的性激素可以逆向影响下丘脑和垂体前叶促性腺激素的分泌功能,这种作用称为反馈作用。其中,产生促进性作用的称为正反馈;产生抑制性作用的称为负反馈。雌激素既能产生正反馈,也能产生负反馈;孕激素通过对下丘脑的负反馈作用,影响垂体促性腺激素的分泌。雌、孕激素协同作用时,负反馈影响更显著。垂体的促性腺激素能在 GnRH

的调节下分泌,又可通过血液循环对下丘脑的 GnRH 产生负反馈作用。下丘脑-垂体-卵巢轴的生理活动受到大脑皮层神经中枢的影响,如外界环境、精神因素等均可影响月经周期。大脑皮层、下丘脑、垂体、卵巢任何一个环节发生障碍,都会引起卵巢功能异常,导致月经失调。

思考题

1. 请简述女性内生殖器的组织构成及解剖特点。
2. 请描述卵巢的周期性变化及生理功能。
3. 请描述月经周期调节激素的生理及周期性变化规律。
4. 请介绍下丘脑-垂体-卵巢轴的调节机制。

（谢莉玲）

第三章

正常妊娠期妇女的护理

识记:

1. 描述受精、受精卵生长发育与着床的过程、胎儿附属物的组成和各自的功能、围产期孕妇产前检查的次数与方案、孕期常见不适及护理。
2. 说出妊娠期母体各系统的生理变化情况。
3. 说出妊娠各期的临床症状和体征。
4. 说出胎儿健康的评估方法及意义。

理解:

妊娠期妇女心理变化过程及发展对妊娠期母儿的影响;电子胎心监护的概念、临床意义。

运用:

1. 准确判断预产期。
2. 运用四步触诊法进行孕期检查。
3. 运用所学知识对孕妇进行孕期健康教育,帮助孕妇更好促进孕期舒适,指导孕妇做好分娩前准备,促进母儿安全。

第一节　妊娠生理

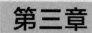

关键知识点

▲ 精子和卵子受精,在子宫内顺利着床才标志着一次正常妊娠的开始。

▲ 妊娠10周前称胚胎,10周后称胎儿,其胎儿肺表面活性物质形成的情况和新生儿出生后的生存能力密切相关。

▲ 胎盘是维持胎儿在母体宫内生长发育的重要器官,通过胎儿-胎盘循环完成胎儿和母

体间的物质交换;此外,胎盘还能合成多种激素和蛋白酶以支持妊娠;胎盘屏障具有一定的防御功能,但作用有限。

妊娠(pregnancy)是指胚胎(embryo)和胎儿(fetus)在母体内生长发育的过程。妊娠期是指从精子与卵细胞结合成受精卵开始,至胎儿及其附属物发育成熟、排出子宫之前的这一段时间。临床上将末次月经第一日视为妊娠的开始,以7天为一周,4周为一妊娠月推算,全程约40周(10个月)。

妊娠是从受精开始的,但并不是每次受精都会发生正常妊娠。只有当受精完成,受精卵在宫腔内顺利着床后才真正标志着一次正常妊娠的开始。在妊娠期,母体内发生着非常复杂但又极为协调的生理心理变化,需要我们给予特殊的照护。

一、受精及受精卵的发育、输送与着床

(一)受精卵形成

当精液射入阴道内,精子通过定向运动经宫颈管向宫腔内游走,最终进入到输卵管腔。在此过程中,生殖道分泌的 α 与 β 淀粉酶将覆盖于精子顶体表面的糖蛋白降解,使其具有让卵子受精的能力,这个过程称为精子获能(capacitation),需要7小时左右。成熟的卵子从卵巢排出,经输卵管伞部的"拾卵"作用进入输卵管,留在输卵管壶腹部与峡部连接处等待精子的到来。当获能的精子和卵子相遇,精子头部顶体外膜破裂,释放出顶体酶,溶解卵子外部的放射冠和透明带,随后,精子穿过放射冠和透明带,和卵子表面接触,开始受精。当卵原核和精原核融合,染色体相互混合时,形成受精卵,标志着受精完成。整个过程约24小时。

(二)受精卵的输送与发育

受精卵一边进行着有丝分裂,一边在输卵管蠕动和纤毛推动下向宫腔内移动。约在受精后72小时分裂成一个为16个细胞的实心细胞团,形如桑椹,称为"桑椹胚"(morula),后随即形成早期囊胚。约在受精后第4天,早期囊胚进入宫腔。在受精后5~6日,早期囊胚透明带消失。之后继续分裂发育,总体积增大,形成晚期囊胚。

(三)着床

着床(implantation)是指晚期囊胚进入到子宫内膜的过程,也称植入(图3-1)。在受精后第6~7天开始,11~12天结束。着床需经过定位(指着床前透明带消失,胚泡黏附在内膜表面)、黏着(指胚泡黏附在内膜上皮时)和穿透(指胚泡完全埋入子宫内膜中且被内膜覆盖)三个阶段。着床必须具备的条件:①透明带消失;②囊胚滋养层分出合体滋养层细胞;③囊胚和子宫内膜同步发育并相互配合;④孕妇体内有足够的孕酮。

(四)蜕膜的形成

受精卵着床后,子宫内膜在雌、孕激素的作用下会进一步增厚,血液供应更加丰富,分泌更加旺盛,这种变化称之为蜕膜反应,这时的子宫内膜称为蜕膜。按照其与孕囊的关系分为:底蜕膜、包蜕膜和真蜕膜(图3-2)。

1. 底蜕膜(decidua basalis) 孕囊植入处的蜕膜,与叶状绒毛膜紧贴,逐渐发育成胎盘的母体部分。

2. 包蜕膜(decidua capsularis) 孕囊植入后覆盖在孕囊表面的蜕膜,随着孕囊的发育逐渐突向宫腔,在妊娠12周左右子宫腔消失,包蜕膜和真蜕膜贴近并融合。

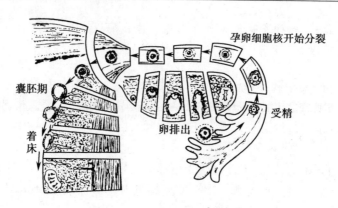

图 3-1　卵子受精与孕卵着床

3. 真蜕膜(decidua vera)　除底蜕膜、包蜕膜以外的覆盖在子宫腔表面的蜕膜,又称壁蜕膜。

二、胎儿附属物的形成与功能

胎儿附属物包括胎盘、胎膜、脐带和羊水,它们在促进胎儿宫内生长发育期间起着至关重要的作用。

(一)胎盘(placenta)

1. 构成　由羊膜(amnion)、叶状绒毛膜(chorion frondosum)和底蜕膜三部分构成(图 3-3)。

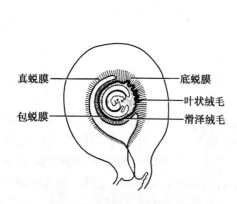

图 3-2　早期妊娠子宫蜕膜与绒毛关系

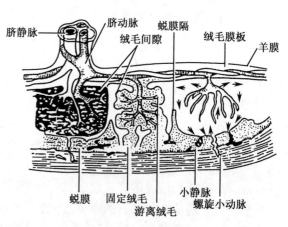

图 3-3　胎盘模式图

(1)羊膜:覆盖于绒毛膜板表面,与胎膜相连的一层半透明膜,无血管、神经和淋巴管,构成胎盘的胎儿部分。

(2)叶状绒毛膜:为胎盘的主要结构。晚期囊胚着床后,胚胎滋养层细胞迅速分化成细胞滋养层和合体滋养层,和滋养层内面的胚外中胚层构成绒毛膜。在胚胎早期,绒毛膜上的绒毛发育均匀,之后与底蜕膜接触的绒毛因为获得丰富的营养而快速生长,称为叶状绒毛膜。没能获得血液供应的胚胎表面其他部分的绒毛逐渐萎缩,称为平滑绒毛膜,是胎膜的构成部分。绒毛滋养层合体细胞溶解周围的蜕膜形成绒毛间隙,之间充满母体血液,多数绒毛游离其中,是母儿间物质交换的场所;少数绒毛紧紧附着于蜕膜深部,起固定作用,称为固定绒毛。在绒毛毛细血管壁、绒毛间质及绒毛滋养细胞层的间隔作用下,母血和胎儿血不能直接相通,起到胎盘屏障的作用。

(3)底蜕膜:是胎盘附着处的子宫蜕膜。固定绒毛的滋养层细胞和底蜕膜一起构成蜕膜板,向绒毛膜伸出蜕膜间隔,将胎盘分为多个胎盘小叶。为胎盘的母体部分。

2. 形态　一般情况下,足月时胎盘呈圆形或椭圆形,中间厚四周薄,直径 16～20cm,重 450g～650g,约为胎儿体重的 1/6。胎盘分为母体面和胎儿面。母体面粗糙,色暗红,肉眼可见若干个胎盘小叶,与宫壁紧贴。胎儿面光滑,色灰白,与脐带相连,羊膜下可见呈放射状分布的由脐带动静脉分支的多根血管。

3. 功能　作为维持胎儿在宫内的生长发育,联系胎儿和母体之间的重要器官,胎盘的功能极其复杂,总的来说具有物质交换、防御、合成和免疫功能(表 3-1)。

表 3-1　胎盘的功能

相应替代系统	功能	说明
呼吸系统	气体交换	O_2 是维持胎儿生命最重要的物质。在母体与胎儿之间 O_2 和 CO_2 以简单扩散的方式进行交换,以替代胎儿呼吸系统的功能。
消化系统	营养物质供应	葡萄糖是胎儿能量的主要来源,以易化扩散方式通过胎盘,胎儿体内的葡萄糖均来源于母体。
排泄系统	排出胎儿代谢产物	胎儿的代谢产物如尿素、尿酸、肌酐、肌酸等,经由胎盘进入母血,由母体排出体外,以替代胎儿泌尿系统的功能。
内分泌系统	合成功能	胎盘可合成数种激素和酶,激素主要有蛋白激素(如人绒毛膜促性腺激素和人胎盘生乳素等)和甾体激素(如雌激素和孕激素),酶主要有缩宫素酶和耐热性碱性磷酸酶等。
其他	防御功能	母血中免疫抗体 IgG 能通过胎盘,使胎儿获得被动免疫,但胎盘的屏障功能很有限,病毒及分子量小的有害物质可通过,导致胎儿畸形或死亡。

(1)物质交换功能:胎盘的物质交换功能包括气体交换、营养物质供应和排出胎儿的排泄物。通过胎盘进行物质交换及转运的方式有:①简单扩散:物质通过细胞质膜由高浓度区向低浓度区扩散,不消耗能量,不需要载体,如水、O_2、电解质的扩散;②易化扩散:物质也通过细胞质膜由高浓度区向低浓度区扩散,不消耗能量,但需要专一的载体,如葡萄糖的转运;③主动转运:物质通过细胞质膜由低浓度区向高浓度区扩散,要消耗能量,不需要载体,如氨基酸及水溶性维生素的转运;④其他:较大的物质可通过血管合体膜的裂隙或细胞质膜的内陷吞噬后继之膜融合,形成小泡向细胞内移动,如大分子蛋白质和免疫球蛋白等的转运。

1)气体交换:胎盘的主要功能之一是完成 O_2 和 CO_2 的交换,以此替代胎儿的呼吸系统。O_2 和 CO_2 通过简单扩散的方式进行交换,其 CO_2 的扩散速度相当于 O_2 扩散速度的 20 倍。

2)营养物质供应:为促进胎儿在宫内的生长发育,胎盘在不断地完成胎儿和母体间的营养物质供应,以替代胎儿的消化系统。各种营养物质根据细胞内外浓度的不同、是否需要转运载体和自身分子量的大小通过不同的转运方式通过胎盘。葡萄糖通过易化扩散由母体转运给胎儿;脂肪酸,钾、钠等各种电解质和维生素 A、D、E、K 等脂溶性维生素则进行简单扩散;氨基酸和铁等是通过主动转运的方式通过胎盘。

3)排出胎儿的排泄物:通过胎盘血液循环将胎儿排出的尿酸、尿素、肌酐等产物转出,再经母体排出体外,以替代胎儿的泌尿系统。

(2)防御功能:母血中的 IgG 可以通过胎盘使胎儿得到抗体,起到保护胎儿的作用。胎盘屏障也可过滤掉一部分有害物质,以防止对胎儿带来危害。不过,胎盘的防御功能十分局限。风疹病毒、流感病毒等各种病毒易通过胎盘影响胎儿,很多分子量小、对胎儿有害的药物(如巴比妥类、氯丙嗪等)也可通过胎盘进入胎儿体内,导致胎儿的畸形甚至死亡。故妊娠期良好的生活习惯、孕期饮食和安全的孕期环境以及在医生指导下的谨慎用药都是保障胎儿健康发育的前提。

(3)合成功能:胎盘能合成多种激素和酶以促进妊娠的顺利进行。

1)人绒毛膜促性腺激素(human chorionic gonadotropin,hCG):晚期囊胚着床后合体滋养细胞立即开始分泌 hCG 并不断增多,一般受精后 10 天可在母血中测出,是目前诊断早孕的敏感方法之一。hCG 的分泌在妊娠后 8~10 周达高峰,持续 1~2 周后迅速下降到高峰值的 10% 直到分娩结束后 2 周消失。其主要作用是使月经黄体寿命延长,增大成为妊娠黄体,增加甾体激素的分泌以维持妊娠。妊娠期常见的早孕反应与母体内 hCG 的升高有关。

2)人胎盘生乳素(human placental lactogen,HPL):由合体滋养细胞分泌。妊娠 5~6 周可以从母血中测出,妊娠 34~36 周达高峰,并维持至分娩。产后迅速下降,约在产后 7 小时即测不出。HPL 的主要作用为促进胰岛素生成,促进母体乳腺腺泡发育,为产后泌乳做准备,也可抑制母体对胎儿的排斥。

3)雌激素和孕激素:均为甾体激素。妊娠早期由黄体产生,后主要由胎盘合成。雌激素和孕激素相互协调作用,促使着妊娠期母体乳腺、子宫内膜和其他器官和系统的生理改变。

除此之外,胎盘还能合成缩宫素酶、耐热性碱性磷酸酶等各种酶和细胞因子,以保护胎儿,维持妊娠。

(二)胎膜

胎膜(fetal membrane)分内外两层,内层是半透明的羊膜,外层是绒毛膜,与叶状绒毛膜相连,在发育过程中因缺乏营养逐渐退化成平滑绒毛膜。妊娠晚期,胎膜内外两层紧密相贴,但也能完全分开。胎膜和胎盘一起形成一个密闭的腔隙,称之为羊膜腔,对胎儿起到保护作用。此外,胎膜参与羊水交换,维持羊水平衡,并参与血管张力的调节,在分娩的发动上也起一定作用。

(三)脐带

脐带(umbilical cord)是将胎盘和胎儿连接起来的条索状结构,是母体和胎儿间进行物质交换的重要通道。足月妊娠时脐带长 30~100cm,平均 55cm。脐带表面被羊膜覆盖,内有一条脐静脉和两条伴行的脐动脉,血管外由华通胶将其包裹,能抗压并有弹性,起到保护脐带的作用。一般情况下脐带漂浮在羊水中,如遇到打结、受压等情况会导致血流受阻,甚至中断,引起胎儿窘迫,严重时危急胎儿生命。

(四)羊水

羊水(amniotic fluid)是充满羊膜腔内的液体。妊娠早期羊水主要为母体血清经过胎膜的透析液,在妊娠中晚期主要是胎儿的尿液。羊水呈弱碱性(pH 值约为 7.2),妊娠晚期羊水略混浊,内悬浮可见白色片状物体。羊水量随着妊娠周数的增加而逐渐增加,到妊娠足月时 1000~1500ml。羊水量的过多或过少时常与胎儿先天畸形或母体相关疾病有关。羊水的功能有:提供胎儿在宫内活动的空间和浮力,以助胎儿活动并防止宫壁对胎儿的压迫;防止胎儿肢体的粘连;维持胎儿体温的恒定;当腹壁受到外力碰撞时,可缓冲外力避免胎儿受到损伤;羊水的缓冲作用可减少因胎动引起的母体不适;临产后前羊膜囊有扩张产道作用;破膜后羊水能冲洗阴道,预防感染的发生。

三、胚胎、胎儿的发育及生理特点

（一）胚胎、胎儿的发育

以月经周期 28 天计算,妊娠第 5 周(受精后第 3 周)至第 10 周末称为胚胎期。此时细胞快速分化,非常敏感,极易受到外界的影响导致胎儿器官形成的异常,产生严重的胎儿畸形。妊娠第 11 周开始直到胎儿娩出称为胎儿期,在这一时期胎儿主要系统、器官已经形成,致畸物质不易对胎儿结构造成影响,是胎儿发育的时期。

4 周末:上下肢的肢芽形成,后端有尾巴,各器官系统开始形成。

8 周末:胚胎初具人形,脑部快速发育,头的大小占整个胎体的一半左右。能分辨出眼、耳、口、鼻,四肢已初具雏形,超声显像可见早期心脏已形成且可见搏动。

12 周末:胎儿身长约 9cm,体重约 20g。外生殖器已发育,部分可辨性别。胎儿四肢进一步发育并形成指甲,可活动。胎盘取代黄体功能,各器官系统继续发育。

16 周末:胎儿身长约 16cm,体重约 110g。从外生殖器可确定性别,头皮已长毛发,胎儿已开始有呼吸运动。胎儿皮肤菲薄呈深红色,骨髓开始造血,骨骼已骨化。部分孕妇能自觉胎动,各系统继续发育。

20 周末:胎儿身长约 25cm,体重约 320g。出现胎脂,全身有毳毛,开始具备排尿及吞咽功能。听诊器可听到胎心音。各系统快速发育。

24 周末:胎儿身长约 30cm,体重约 630g。各脏器均已发育,开始吸吮手指,头部比例变小,皮下脂肪开始沉积,皮肤仍呈皱缩状,出现眉毛。

28 周末:胎儿身长约 35cm,体重约 1000g。皮下脂肪不多,皱褶明显,呈粉红色,覆有胎脂。眼睛可半张开,出现眼睫毛。有类似呼吸的运动,出生后易患特发性呼吸窘迫综合征,如果加强护理可能存活。

32 周末:胎儿身长约 40cm,体重约 1700g。面部毳毛已脱落,皮下脂肪沉积增多,睾丸下降,生活力尚可。此期出生者如加强护理,可以存活。

36 周末:胎儿身长约 45cm,体重约 2500g。皮下脂肪沉积较多,身体圆润,面部皱褶消失。指(趾)甲已超过指(趾)端,出生后能啼哭及有吸吮能力,生活力良好,此期出生者基本可存活。

40 周末:身长约 50cm,体重约 3400g。胎儿已成熟,体形外观丰满,皮肤粉红色,足底皮肤有纹理。男性睾丸已降至阴囊内,女性大小阴唇发育良好。出生后哭声响亮,吸吮能力强,能很好存活。

（二）胎儿的生理特点

1. 循环系统 即胎儿的血液循环路径,在胎儿出生前后发生着较大的变化。

（1）胎儿循环

1）特殊解剖结构

脐静脉:脐带内一条较粗大的血管就是脐静脉,里面流淌着由胎盘输向胎儿、氧含量较高、营养较丰富的血液。

脐动脉:脐带内与脐静脉伴行的两条血管就是脐动脉,里面流淌的血液由胎儿输向胎盘进行物质交换,氧含量较低。

静脉导管:脐静脉的末端,与下腔静脉相连。

动脉导管:连接于胎儿肺动脉和主动脉间的血管。

卵圆孔:胎儿左右心房间的开孔。

2)血液循环特点:在胎盘内完成物质交换后富氧的血液通过脐静脉流向胎儿,大部分经静脉导管直接进入下腔静脉,另一部分流向胎儿肝脏经肝门静脉进入下腔静脉,后与胎儿体循环中经上腔静脉回流的低氧的血液一同进入右心房。血液进入右心房后,来自下腔静脉的富氧的血液绝大部分通过卵圆孔,流经左心房后到达左心室后流入主动脉。而来自上腔静脉的缺氧的血液则流经右心室进入胎儿肺动脉。在胎儿肺动脉的较大阻力下,肺动脉内绝大部分的血液经动脉导管流入主动脉,仅有部分的血液经胎儿肺动脉、肺脏、肺静脉、左心房、左心室后流入主动脉。通过主动脉的血液再流向胎儿全身,流向头及上肢的血液直接进入上腔静脉,流向腹主动脉的血液通过脐动脉流向胎盘进行物质交换(图3-4)。

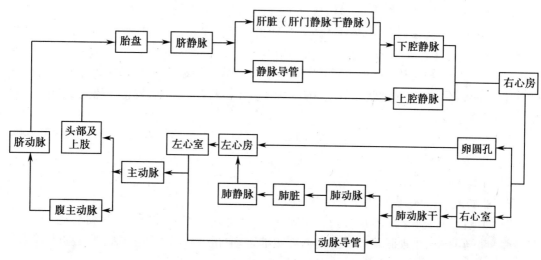

图3-4　胎儿的血液循环

(2)分娩后新生儿循环的改变:胎儿娩出后不再与胎盘相连,只能依靠肺脏呼吸作为氧气的唯一来源。随着胎盘循环的中断和肺循环阻力的降低新生儿的循环系统也随之发生改变。①脐静脉闭锁融合成肝脏圆韧带;②脐动脉闭锁与腹下动脉融合成腹下韧带;③静脉导管和动脉导管分别融合成静脉韧带和动脉韧带;④卵圆孔在胎儿娩出后开始闭合,通常在出生后6个月内完全闭合(图3-5)。

2. 呼吸系统　胎儿在孕16周就开始出现呼吸运动,但胎肺并不为胎儿供应氧气或排出二氧化碳,这些都是通过血液在胎盘循环中完成的。胎肺在宫内是扩张的,里面充满了羊水,出生后,胎肺迅速扩张,肺泡内的羊水被迅速吸收,随后被空气所替代,此时,肺脏开始行使它的功能。

3. 消化系统　妊娠11周小肠开始蠕动,妊娠20周开始有吞咽、吸吮的运动,妊娠30周

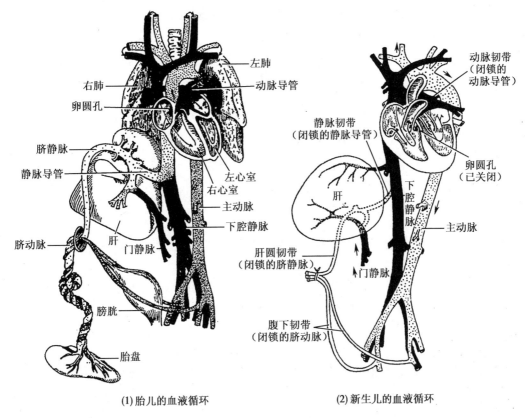

| (1)胎儿的血液循环 | (2)新生儿的血液循环 |

图3-5 胎盘、胎儿及新生儿血液循环图

时开始形成大便,接近足月时,胎儿的小肠内充满粪便,称之为胎便。胎儿的肝脏并不健全,缺乏多种酶,不能结合因红细胞破坏产生的大量游离胆红素,使胎便呈墨绿色。

4. **泌尿系统** 胎儿的肾脏在妊娠第五周时开始发育,11～14周时开始产生尿液,出生时已有良好的排泄功能。

5. **神经系统** 胎儿的大脑随着妊娠周数的增加逐渐发育长大,主要是脑细胞数量的增加。在这一时期,非常需要蛋白质和热量的供应,如长期缺乏,会导致脑细胞变小和数量的减少。

6. **内分泌系统** 甲状腺在妊娠第6周开始发育,妊娠12周开始分泌甲状腺素,这是胎儿期发育的第一个内分泌腺。胎儿期时肾上腺发育良好并分泌活跃,能产生大量的甾体激素参与雌三醇的合成与排泄。妊娠12周时,胎儿的胰腺也开始分泌胰岛素。

第二节　妊娠期母体的变化

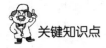关键知识点

▲ 子宫是妊娠期母体变化最大的器官,体积、血流量较非孕期明显增加,并会形成子宫下段。

▲ 妊娠期心脏负荷明显增加,有心脏问题的孕妇容易诱发心衰。

▲ 妊娠期孕妇血液稀释、内分泌发生改变，其相关实验室检查数据与非孕期相比会出现相应改变。

▲ 妊娠期激素水平的改变、身体变化带来的不适、缺乏足够社会支持易导致孕妇心理问题的出现，应给予重视。

在妊娠这一特殊时期，母体为了促进胎儿在宫内的生长发育，为分娩和产后哺乳做准备，在神经内分泌及体内产生的各种激素的影响下，发生着一系列的生理及心理变化。作为护理人员，我们应该熟知这些变化，有助于我们为妊娠期妇女提供专业的健康照护和指导。

一、妊娠期妇女的生理变化

(一) 生殖系统

1. 子宫 作为孕育胎儿的场所，子宫是妊娠及分娩后发生变化最大的器官。

(1) 子宫的形态

1) 子宫体、底部：随着妊娠的进展，子宫体渐进性增大变软。单胎妊娠时，12 周后子宫超出盆腔，可在耻骨联合上方触及。与非孕相比，至妊娠晚期子宫增大到重约 1100g，增加近 20 倍；容量约 5000ml 增加近 1000 倍；体积达 35cm×25cm×22cm。因盆腔左侧有乙状结肠占据，妊娠晚期子宫多呈不同程度的右旋。

子宫体的增大主要是由于肌细胞的肥大和延长，也有少量肌细胞数目的增加及结缔组织增生。增大的原因在妊娠早期主要受雌激素影响，在妊娠中晚期主要因宫腔内压力逐渐增加所致。随着子宫体的增大，子宫肌壁的厚度会由非孕期的约 1cm 增厚至孕中期的 2.0~2.5cm，至孕晚期又变薄至 0.5~1cm。

2) 子宫峡部：子宫峡部是连接子宫体和子宫颈之间的组织结构，在非孕期约 1cm。随着妊娠周数的增加，子宫峡部会逐渐变软、拉长，到妊娠晚期临产后可达 7~10cm，成为宫腔的一部分，是组成软产道的重要解剖结构，称之为子宫下段。

3) 子宫颈：妊娠期子宫颈受激素的影响在孕早期出现组织充血、水肿、肥大、质地变软、颜色加深呈紫蓝色。此外，还会出现子宫颈内腺体增生，子宫颈黏液分泌增多，形成宫颈黏液栓以填塞宫颈管口，避免宫腔受到外来感染源的侵袭。接近临产时，宫颈管变短并出现轻度扩张。妊娠后宫颈鳞柱状上皮交接部外移，宫颈表面出现糜烂，称假性糜烂。

(2) 子宫血流量：在妊娠期，子宫血管逐渐扩张、增粗，子宫循环量逐渐增加以适应子宫的增大和胎儿、胎盘的发育。到妊娠晚期子宫血流量可增加到 450~650ml/min，其中 80%~85% 供应胎盘。子宫的螺旋动脉穿梭于子宫肌纤维之间。因此，分娩过程中子宫肌的强直性收缩会引起血流减少或中断，导致胎儿缺氧；分娩后子宫肌层的收缩乏力会引起出血过多，导致产后出血的发生。

(3) 子宫收缩：妊娠 12~14 周始，子宫因体内激素水平的增高，子宫肌层被拉长，会偶尔产生不规则、无痛性的收缩。这种宫缩出现时可由腹部触及，宫内压 10~20mmHg，孕妇一般无痛感，称为无痛性子宫收缩，也称希克斯氏 (Braxton Hicks) 子宫收缩。

2. 卵巢 在妊娠期，卵巢略增大，卵泡发育和排卵都会停止。在妊娠早期，卵巢中的黄体会分泌大量的甾体激素，到妊娠 10 周后，胎盘开始取代黄体的功能，黄体开始萎缩退化。

3. 输卵管 妊娠期输卵管可伸长，但肌层无明显增厚，黏膜上皮细胞稍扁平，在基质中可见蜕膜细胞,有时黏膜可见到蜕膜样改变。

4. 阴道 妊娠期阴道黏膜变软,阴道壁水肿充血呈紫蓝色,称为查德威克征(Chadwick's sign)。阴道上皮细胞含糖原增加,使细胞快速脱落,分泌物增加,呈糊状;乳酸含量增多,使阴道的 pH 降低,有利于防止感染;阴道壁结缔组织松弛,有利于分娩时的扩张。

5. 外阴 局部充血,皮肤增厚,大小阴唇有色素沉着;大阴唇内血管增多及结缔组织松软,伸展性能增加;小阴唇皮脂腺分泌增多。

(二) 乳房

在妊娠期雌激素、孕激素、胎盘生乳素、胰岛素、催乳素等激素的共同影响下,乳房小叶及乳腺腺泡增生,乳房增大,乳头、乳晕均增大、色素沉着,乳晕周围皮脂腺肥大,产生散在的结节隆起,称为蒙氏结节(Montgomery's tubercles)。乳房表面血管增生,可见静脉血管。在妊娠 20 周后,特别是近分娩期挤压乳晕时,有少量淡黄色稀薄液体溢出称为初乳(colostrum)。

(三) 循环系统

1. 心脏 妊娠期间,心脏负荷增加,心肌轻微肿大。随妊娠周数的增加,子宫增大,宫底不断上升,到妊娠后期宫底可达剑突下方,使膈肌升高,心脏向左上前方移位更贴近胸壁,心尖搏动向左移位 1~2cm,心脏轻度扭曲。因心脏血液流速增加,流量增大,使心浊音界扩大,90%的孕妇在心尖区可闻及Ⅰ~Ⅱ级柔和吹风样收缩期杂音,产后逐渐消失。心脏容量至妊娠末期约增加 10%,休息时心率每分钟增加 10~15 次。

2. 心排出量 为维持子宫-胎盘的血液循环,随着母体血容量的增加,心排出量从妊娠 8~10 周开始增加,32~34 周达最高峰值(80 毫升/次)并维持整个孕期,分娩时,随着外周循环阻力的增加,心脏负荷进一步加重。

3. 血压 妊娠早中期,外周循环阻力下降,孕妇血压略偏低,至妊娠 24~26 周后轻度升高,一般收缩压无变化。孕妇血压受体位影响较大,在持续仰卧位时,增大的子宫会压迫下腔静脉使血液回流受阻,心排量随之减少,迷走神经兴奋,出现血压下降、脑供血不足的现象,称为仰卧位综合征。

(四) 血液系统

1. 血容量 孕妇血容量从 6~8 周开始增加,32~34 周达到高峰,之后维持这一水平直至分娩。血容量增加达高峰时,总量增加约 1450ml,增加 40%~45%,其中血浆平均增加 1000ml,红细胞平均增加 450ml,血液稀释,出现生理性贫血。

2. 血液成分

(1)红细胞:妊娠期妇女骨髓造血增加,网织红细胞轻度增多。由于血液稀释,红细胞计数由非孕期的 $4.2 \times 10^{12}/L$ 可下降至 $3.6 \times 10^{12}/L$,血红蛋白由非孕期的约 130g/L 可下降至 110g/L。

(2)白细胞:妊娠期妇女白细胞稍有增加,一般为 $5~12 \times 10^9/L$,在临产后及产褥初期一般增加至 $14~16 \times 10^9/L$,甚至可达 $25 \times 10^9/L$。白细胞的增加主要以中性粒细胞为主。

(3)凝血因子:妊娠期妇女凝血因子Ⅱ、Ⅴ、Ⅶ、Ⅷ、Ⅸ、Ⅹ均增加,血液处于高凝状态。高凝状态的血液有利于分娩后胎盘剥离面血管内微小血栓的形成,这是产后子宫止血的重要机制之一。此外,在孕期和产褥期,若孕产妇盆腔静脉及下肢静脉有损伤,易并发下肢深静脉血栓。因此我们还应该特别注意预防孕产妇下肢深静脉血栓的形成。

(4)血浆蛋白:妊娠期妇女血浆蛋白减少,以白蛋白减少为主,至妊娠中期可降至 35g/L,之后持续至分娩。

（五）泌尿系统

妊娠期妇女肾脏因承担处理母体和胎儿代谢产物的工作,在肾脏除血液循环增加外,体积也会略为增大。与非孕期相比,肾血浆流量(RPF)和肾小球滤过率(GFR)均增加30%~50%。在肾小球滤过增加的影响下,尿素氮和肌酐等排泄增多,血中含量均有所下降。此外,GFR增加,但肾小管对葡萄糖的重吸收能力并没有相应增加,因此约有15%的孕妇饭后会出现生理性尿糖。

受孕激素影响,输尿管从妊娠中期开始会有轻微水肿扩张,张力减弱,蠕动减少,右旋的子宫使右侧输尿管被推高并受压,出现尿液停滞,肾盂积水,易患右侧肾盂肾炎。妊娠早期,子宫增大使膀胱受压,容积减少,出现尿频症状,当子宫长出盆腔时这一症状缓解;到妊娠末期胎儿先露部入盆后再次压迫膀胱,部分孕妇尿频症状再次出现。

（六）呼吸系统

非孕期和妊娠早期妇女一般以腹式呼吸为主,妊娠晚期随着子宫的增大,膈肌活动度的减小,孕妇一般以胸式呼吸为主。妊娠期妇女肋膈角增宽,肋骨向外扩展,胸廓横径和前后径加宽,但胸腔总体积不受影响。总的来说,其肺活量、呼吸速度和最大呼吸容量都没有变化,呼吸次数不超过20次/分,但呼吸较深大。

受雌激素影响,呼吸道黏膜增厚,鼻黏膜、咽、喉毛细血管充血水肿,出现鼻塞、出血和耳咽管胀痛等症状,使局部抵抗力下降,易发生感染。

（七）消化系统

妊娠期随着孕妇体内hCG、雌孕激素的升高,胃蛋白酶分泌的减少,碳水化合物代谢的改变,约50%的孕妇会出现疲乏,不同程度的恶心或伴呕吐,食欲与饮食习惯改变等症状,称为早孕反应。早孕反应一般在妊娠6周左右开始出现,妊娠12周左右自行消失。

在大量雌孕激素的影响下,孕妇牙龈组织充血、肿胀、容易出血,牙齿易松动及出现龋齿。随着子宫的上升,胃向上移,胃肠平滑肌张力下降,贲门括约肌松弛,胃内酸性内容物可反流至食管下部,产生"灼热"感。肠蠕动减弱,平滑肌松弛,排空时间延长,易出现胃肠胀气和便秘。胆道平滑肌松弛,胆汁排出量减少,胆囊排空时间延长,胆汁淤积,易发生胆石症。妊娠晚期,子宫增大压迫盆腔静脉,血液回流受阻,易引起痔或使原有痔加重。

（八）内分泌系统

1. 垂体　妊娠期垂体体积增大,到妊娠末期,其腺垂体明显增大至非孕期1~2倍。在体内大量雌激素和孕激素对下丘脑和腺垂体的负反馈作用下,由垂体分泌的促性腺激素FSH和LH减少,卵巢内卵泡停止发育,排卵停止。催乳素分泌在妊娠7周开始增多,至孕晚期时约为非孕期妇女的10倍,以促进乳腺发育,为产后泌乳做准备。

2. 肾上腺　妊娠期受大量雌激素的影响,肾上腺分泌增加,其糖皮质醇约比非孕期增加了3倍。大部分糖皮质醇进入血液循环后与球蛋白和白蛋白结合,游离且具有活性的仅占10%,因此,妊娠期妇女并不会出现肾上腺皮质功能亢进的表现。醛固酮的分泌约增加了4倍,但有活性的只占30%~40%,因此也不会导致过多的水钠潴留。睾酮分泌略有增加,一部分孕妇会出现阴毛、腋毛增多和增粗。

3. 甲状腺　妊娠期受TSH和hCG的影响,从妊娠第3周开始甲状腺开始增生,活性增加。甲状腺所分泌的甲状腺素(T_3、T_4)自8周起开始增加,18周达高峰直至分娩结束。与此同时,肝脏在雌激素刺激下会产生更多的甲状腺素结合蛋白,因此血中游离的甲状腺素并未增多,孕妇也无甲状腺功能亢进的表现。

4. 甲状旁腺　妊娠早期,孕妇血清中甲状旁腺素水平降低,随着妊娠周数增加,胎儿的生长,其腺体也逐渐增大,在妊娠 15～35 周血清中水平最高,为非孕期的 2 倍,促使母体肠道对钙的重吸收,保证胎儿对钙的需求。

（九）皮肤

妊娠期间在大量雌孕激素的刺激下,促黑素细胞刺激激素(MSH)分泌增多,会导致孕妇体表多处出现色素沉着,以颈部、腋下、乳头、乳晕、腹白线、会阴等处最为明显。色素沉积到颧颊部并累积到眶周、前额、上唇和鼻部时呈蝶状褐色斑,称之为黄褐斑,于产后自然消退。在妊娠中晚期,常在 20 周后,不断增大的子宫会导致皮肤弹力纤维过度扩张发生断裂,在腹壁、大腿根部、臀部会出现凹陷的紫红色的纹路,称为妊娠纹(striaegravidarum),常见于初产妇,产后会退变成银白色纹路。

（十）新陈代谢

1. 基础代谢率　在妊娠早期略下降,中期增高,晚期可高出 15%～20%。

2. 体重　妊娠期体重的增加包括胎儿、胎盘、羊水、子宫、乳房、血液、组织间液、脂肪沉积等。体重的增加和孕妇的饮食、活动情况密切相关,具有很大的个体差异性。为更好的保证母胎在孕期的健康,应在专业人员的指导下有计划的控制孕期体重的增长,一般情况下,至妊娠足月时体重平均增加 12.5kg。

3. 糖类代谢　妊娠期胎盘分泌的胰岛素酶、胎盘升乳素等对胰岛素有拮抗作用,导致胰岛素的相对不足,同时刺激胰岛细胞活跃,胰岛素分泌增加。因此孕妇和非孕期妇女相比空腹血糖略低,餐后高血糖和高胰岛素血症,利于对胎儿葡萄糖的供给。妊娠期的糖类代谢特点容易导致妊娠期糖尿病的发生。

4. 脂肪代谢　妊娠期妇女脂肪积存多,糖原储备少,肠道吸收脂肪能力增强,血脂较孕前期增加约 50%。在大量动用脂肪时,使血中酮体增加,易发生酮血症。

5. 蛋白质代谢　妊娠期对蛋白质的需求增加,呈正氮平衡,以满足胎儿生长发育、乳房增大的需要,也为分娩做好准备。

6. 矿物质代谢　胎儿生长发育需要大量的钙、磷、铁。胎儿骨骼及胎盘的形成,需要较多的钙,妊娠末期的胎儿体内约含钙 25g,磷 24g,绝大部分是妊娠后期两个月内积累的,应于妊娠中、晚期补充维生素 D 及钙,以提高血钙含量。胎儿造血及酶合成需较多的铁,孕妇储存铁量不足,需要补充铁剂,否则会发生缺铁性贫血。

（十一）骨骼、关节和韧带

妊娠期间,骨质常无变化。进入妊娠中期,腹部增大,子宫前倾,脊椎腰背向前弯。到妊娠晚期时,孕妇颈部向前弯,肩、背、上肢容易受伤,再者由胎盘分泌的松弛素使骨盆韧带和椎骨间的关节、韧带放松,孕妇更容易因姿势不良出现腰骶部和肢体的疼痛。

二、妊娠期妇女的心理变化

虽然妊娠是一种自然的生理反应,但对妇女而言,仍是一生中一段独特的时期。在这一时期,妇女受到不同文化习俗、价值观、受教育程度、社会环境及分娩动机、身体不适等因素的影响,会产生不同的心理变化。随着妊娠的进展,妊娠不同时期的不适感均可给孕妇带来不同的压力和焦虑,而孕妇心理上的变化也会影响孕妇的内环境,加重生理上的不适,因此两者是相互影响的。为保证孕期妇女的安全,护理人员应该关注妊娠期妇女的心理变化并及时予以调节,使其发挥积极的作用。

妊娠期妇女心理变化过程:

1. 惊讶和震惊　无论是计划怀孕或是意外怀孕,首次怀孕或是多次怀孕的妇女,对突如其来的妊娠都会感到惊讶或不相信。

2. 矛盾心理　特别是意外受孕的妇女,在惊讶和震惊妊娠就这样自然而然发生之后,随即会陷入一种矛盾心理。一方面期盼着妊娠的继续进行,并憧憬着一家其乐融融的温馨场景,另一方面又害怕妊娠会扰乱自己的工作、学习和生活。当孕妇出现恶心、呕吐等严重早孕反应而无所适从时,当听到亲友抱怨怀孕、分娩带来的种种困扰时,这种矛盾的心理会愈演愈烈。

3. 接受　妇女对怀孕是否接受或接受的快慢影响着妇女对之后妊娠的态度和看法。一般来讲,计划妊娠的妇女对妊娠的接受度较高,时间较早。在妊娠早期,孕妇感觉到的都是停经后身体上的变化:乳房增大、嗜睡、恶心、呕吐等,不能感觉到胎儿的存在,孕妇主要的关注点在自身。到妊娠中期孕妇听到胎心音,特别是感觉到胎动时,胎儿的存在感就越来越明显,对妊娠的接受程度也越来越高,孕妇开始关注胎儿在宫内的情况。到妊娠晚期,子宫明显增大,孕妇开始出现行动不便、失眠等症状,大多数孕妇都期盼着分娩的到来,不仅开始因新生儿的即将出生而高兴,而且也为可能产生的分娩痛苦而焦虑。

4. 情绪波动　妊娠后,胎盘分泌大量的激素,孕妇体内激素水平增高,再加上孕期身体的改变,导致孕妇常多愁善感,情绪起伏大。孕妇行事会变得难以琢磨,会为小事生气,对配偶十分依赖,家人和医护人员应该知道这一变化并给予更多的关爱和包容。

5. 内省　妊娠期孕妇表现出以自我为中心,变得专注于自己,注重穿着、体重和饮食,同时也较关心自己的休息,喜欢独处和独立思考。这种专注能使孕妇更好地计划准备,以应对妊娠和分娩,迎接新生命的到来,但这种内省行为可能会使得配偶和其他家庭成员感到受冷落而影响相互之间的关系。

美国学者鲁宾(Rubin,1984)认为,在妊娠期孕妇应该完成以下四个方面的任务,才能很好地适应妊娠期生理和心理的变化,并继续适应产后新生儿的喂养,母子关系的建立,完成个人角色和社会角色的转变。

1. 确保自己和胎儿安全顺利地度过妊娠期、分娩期　怀孕后直至分娩期结束,对孕妇而言最重要的工作就是保证自己和胎儿的安全。因此,孕妇会通过书本、网络、朋友介绍、专业人员指导等各种渠道收集关于妊娠、分娩、新生儿护理方面的相关知识并自觉执行,正确补充维生素、进行孕期体重管理、保持充足睡眠等,以保持孕期最佳的生理状态。

2. 促使家庭重要成员接受新生儿　新生儿的出生会对整个家庭产生影响。随着妊娠的发展,孕妇对胎儿很好接受后,也会努力寻求家庭成员对孩子的接受和认可。在此过程中,配偶是关键人物,有了他的支持,孕妇才能更好地接受胎儿并在之后顺利形成母亲角色的认同。如果家里已有小孩,其子女对孩子的接受度也很重要。

3. 情绪上与胎儿连成一体　孕妇在感觉到胎儿真实存在后,会开始想象自己孩子的模样,常借着抚摸腹部、对着腹部讲话等行为表现她对胎儿的情感,并学习如何承担母亲的角色,表现为主动学习照顾新生儿的知识和技能,此时,护理人员可以帮助孕妇建立自信,逐渐形成母亲角色的认同,促其日后更好地承担母亲角色。

4. 学会奉献自己　无论是怀孕、生产或养育新生儿,都包含了许多给予的行为。孕妇必须学会忽略或延迟自己的需求来满足另一个人的需要。此时,孕妇要学会将孩子的需要放在首位。在妊娠过程中,孕妇必须开始调整自己,以适应胎儿的成长,从而顺利担负起产后照顾孩子的重要任务。

三、准父亲及其他成员的心理社会变化

妊娠是整个家庭的事情,孕育生命对准父母来说都是全新的挑战,这都需要准父亲及其他家庭人员调整好心理状态来了解妊娠期妇女生理和心理上的改变,并帮助创造各种良好的环境来促进孕妇的舒适,迎接新生儿的出生。在妊娠期间,实在型的准父亲会努力了解配偶所发生的变化并给予关心、支持,尽力满足配偶的需求;自私型的准父亲却将配偶妊娠完全抛之脑后,认为妊娠只是配偶的事,与自己毫无关系;穷紧张型的准父亲虽表现出对配偶的关心,但遇事像只无头苍蝇,不能有效解决问题。此外,准父亲的心理状态也随妊娠进展而变化。在妊娠早期经历得知怀孕消息时的喜悦或震惊后,因孕妇外观改变不明显,准父亲往往无法体会孕妇的心情而不能真正参与和支持妊娠过程。当妊娠确认后,早期孕妇腹部增大不明显时,准父亲也会觉得生活没太大影响。当妊娠中晚期,孕妇腹部明显膨隆时,准父亲进入一个新的心理阶段,开始认识到妻子妊娠是自己一生中最为重要的事,幻想着胎儿的模样,揣摩着父亲应有的形象,对妻子的妊娠感受也能体会和关心。

第三节　妊娠诊断

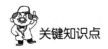

关键知识点

▲ 在妊娠不同时期,进行诊断的内容不同。

▲ 妊娠早期超声检查是确定宫内妊娠的"金标准"。

▲ 胎产式、胎先露和胎方位是对胎儿在宫内体位和位置的描述,纵产式、头先露最为常见,横产式、肩先露不能阴道分娩。

临床上将整个妊娠过程分为 3 个时期:妊娠 13 周末以前称为早期妊娠(first trimester);第 14~27 周末称为中期妊娠(second trimester);第 28 周始及以后称为晚期妊娠(third trimester)。

一、早期妊娠的诊断

妊娠早期是胚胎形成,胎儿各个内脏器官分化的重要时期,容易受到外界不良因素的侵扰,因此,早期妊娠诊断的主要目的是:确定妊娠、胎数、妊娠周数、评估妊娠条件、排除异位妊娠。

（一）症状和体征

1. 停经　月经周期规律的生育期妇女,一旦月经过期应考虑妊娠的可能,如停经超过10 天或以上,可能性更大。但停经不一定就是妊娠,也可能是因为妇女情绪紧张、焦虑、害怕或一些内科疾病所引起,应予鉴别。个别孕妇在受孕后仍会有少量的阴道流血,哺乳期妇女的月经虽未恢复,但可能再次妊娠。

2. 早孕反应（morning sickness） 约有半数以上的妊娠期妇女在停经6周左右会出现恶心、晨起呕吐、食欲缺乏、畏寒、头晕、食物喜好改变等症状，称早孕反应，多于妊娠12周左右自行消失。

3. 尿频 子宫因妊娠的增大会压迫前方的膀胱，出现尿频症状，约12周左右，增大的子宫进入腹腔，尿频症状消失。

4. 乳房变化 妊娠早期开始，乳房在雌、孕激素的影响下逐渐增大，孕妇会有乳房的胀痛、乳头刺痛等感觉，同时，乳头及乳晕开始着色，乳晕周围皮脂腺增生出现深褐色的蒙氏结节。乳腺管和乳腺腺泡再次发育，为产后哺乳做好准备。

5. 妇科检查 子宫增大变软，妊娠6~8周时阴道黏膜及宫颈充血、呈紫蓝色，双合诊检查感觉宫体与宫颈之间似不相连，称为黑加征（Hegar sign）。妊娠12周，子宫增大为非孕期的3倍，可在耻骨联合上方触及。

（二）相关检查

1. 妊娠试验（pregnancy test） 受精卵着床后，滋养细胞随即开始分泌hCG，通过免疫学方法可以进行检测。临床上通常通过早孕试纸检测尿hCG阳性以诊断早期妊娠。如需继续了解hCG的具体数值，应该进行血hCG的检测。

2. 超声检查 B型超声检查不仅是判断早期妊娠最为准确的方法，还能同时判断妊娠胎数，核实妊娠周数，排除异位妊娠。正常妊娠时，停经35日左右，通过阴道B型超声在宫腔内可见圆形或卵圆形妊娠囊，停经5~6周，可见胚芽和原始心血管搏动。为排除月经周期和排卵时间的影响，临床上通常在孕12周左右通过对胎儿头臀长度的测定来核实妊娠周数。

3. 宫颈黏液检查 宫颈黏液量少、黏稠、拉丝度差，如涂片干燥后光镜下仅见排列成行的椭圆体，无羊齿状结晶，则早期妊娠的可能性较大。

4. 基础体温（basal body temperature，BBT）测定 具有双相型体温的育龄期妇女，停经后高温相持续18天不见下降者，早孕可能性大；如高温相持续3周以上，早期妊娠的可能性更大。

二、中、晚期妊娠的诊断

妊娠中、晚期是胎儿在母体内生长发育，器官功能逐渐完善的过程，也是母体受妊娠影响变化最大的时期。因此，进行诊断的主要内容为判断胎儿发育情况、母体提供的宫内环境和胎儿是否有畸形。

（一）症状和体征

1. 子宫增大 随着妊娠的进展，子宫逐渐增大，子宫大小和妊娠周数、胎儿数量、胎儿大小和羊水量多少密切相关。在单胎妊娠时，孕妇常于12周后自觉腹部逐渐隆起。临床上通过手测子宫底高度或尺测耻上子宫高度，以初步判断胎儿大小与孕周是否相符（图3-6，表3-2）。

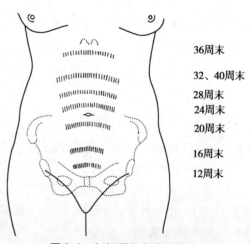

图3-6 妊娠周数与宫底高度

36周末

32、40周末

28周末
24周末

20周末

16周末

12周末

表 3-2　不同妊娠周数的子宫底高度及子宫长度

妊娠周数	妊娠月份	手测子宫底高度	尺测耻上子宫底长度
满 12 周	3 个月末	耻骨联合上 2～3 横指	
满 16 周	4 个月末	脐耻之间	
满 20 周	5 个月末	脐下 1 横指	18(15.3～21.4)cm
满 24 周	6 个月末	脐上 1 横指	24(22.0～25.1)cm
满 28 周	7 个月末	脐上 3 横指	26(22.4～29.0)cm
满 32 周	8 个月末	脐与剑突之间	29(25.3～32.0)cm
满 36 周	9 个月末	剑突下 2 横指	32(29.8～34.5)cm
满 40 周	10 个月末	脐与剑突之间或略高	33(30.0～35.3)cm

2. 胎动(fetal movement,FM)　指胎儿在子宫内身体的活动。通常情况下,妊娠 18～20 周时胎动会对子宫壁产生冲击,孕妇能感觉胎动的存在。胎动是胎儿和母体间互动的方式,更是临床上判断胎儿宫内安危的重要指标。胎动随妊娠进展逐渐增强,32～34 周时最为明显,妊娠晚期胎先露入盆后胎动稍有减少。

3. 胎心音　胎心音是判断宫内胎儿是否存活的指标。妊娠 10～12 周,随着子宫超出盆腔,用多普勒胎心听诊仪可以通过腹壁听到胎心音;妊娠 18～20 周,用听诊器经孕妇腹壁可以进行听诊。胎心音呈双音,第一心音与第二心音相近,似钟表的"滴答"声,速度较快,频率为 110～160 次/分。胎心音听测位置随孕周增长逐渐上升,听测时应注意和子宫血流音、脐带血流音和腹主动脉音进行区分。

4. 胎体　妊娠 20 周以后经腹壁可触摸到胎儿的外形,同时能触摸到或观察到胎儿的活动。妊娠 24 周以后,使用腹部触诊可以区分胎头、胎背、胎臀和胎儿肢体,判断胎儿在宫内的姿势。

5. 皮肤变化

(1)色素沉着

1)局部皮肤颜色加深:黑色素于颈部、腋下、乳头、乳晕、会阴处沉积最为明显,造成相关部位皮肤颜色变深。

2)黄褐斑:两侧颧颊部和眶周、前额、上唇和鼻部出现蝶状褐色斑,称之为黄褐斑,于产后自然消退。

3)黑线:在腹部中央贯穿脐部出现色素沉着的褐色线。

(2)妊娠纹:在 20 周后出现在孕妇的腹壁、大腿根部、臀部的凹陷的紫红色的纹路。

(二) 辅助检查

1. 超声检查　B 型超声检查不仅能显示胎儿的数目,胎产式、胎先露、胎方位、胎心搏动、胎盘位置及分级、羊水量、胎儿有无结构畸形,还能通过测量胎头双顶径、股骨长等多条径线,准确了解胎儿生长发育情况。

2. 彩色多普勒超声检查　可以检测子宫动脉、脐动脉和胎儿动脉的血流速度波形以判断胎儿在宫内的情况。

三、胎姿势、胎产式、胎先露、胎方位

随着妊娠周数的增加,胎儿在宫内的活动空间逐渐减少,孕32周后,胎儿贴近子宫壁,位置相对恒定,我们通过以下几个方面来确定胎儿的位置和体位。

（一）胎姿势（fetal attitude）

胎姿势是指胎儿在子宫内的姿势。正常为:胎头俯屈,颏部贴近胸壁,脊柱略前弯,四肢屈曲交叉弯曲于胸腹前,整个胎体体积和体表面积均明显缩小,成为头端小、臀端大的椭圆形,以此适应妊娠晚期椭圆形子宫腔的形状。

（二）胎产式（fetal lie）

胎产式是指胎体纵轴和母体纵轴之间的关系(图3-7)。两纵轴平行者称纵产式(longitudinal lie),占足月妊娠分娩总数的99.75%,能经阴道分娩。两纵轴垂直者称横产式(transverse lie),仅占妊娠足月分娩总数的0.25%,只能手术分娩。两纵轴交叉者称斜产式,属暂时性的,在分娩过程中大多转为纵产式,偶尔转为横产式。

（三）胎先露（fetal presentation）

最先进入骨盆入口的胎儿部分称为胎先露。纵产式有头先露和臀先露,头先露根据胎头屈伸程度分为枕先露、前囟先露、额先露及面先露(图3-8)。臀先露可因入盆先露部不同分为混合臀先露、单臀先露、单足先露及双足先露(图3-9)。横产式最先进入骨盆的是胎儿肩膀部,为肩先露。偶见头先露或臀先露和胎手或胎足同时入盆,称复合先露。

（四）胎方位（fetal position）

胎儿先露部指示点与母体骨盆之间的关系称为胎方位,简称胎位。枕先露以枕骨、面先露以颏骨、臀先露以骶骨、肩先露以肩胛骨为指示点。每个指示点与母体骨盆入口左、右、前、后、横有不同胎位(表3-3)。如枕先露时,胎头枕骨位于母体骨盆的左前方,应为枕左前,其余类推。

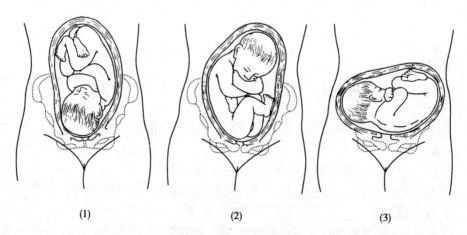

图 3-7　胎产式及胎先露
(1)纵产式-头先露;(2)纵产式-臀先露;(3)横产式-肩先露

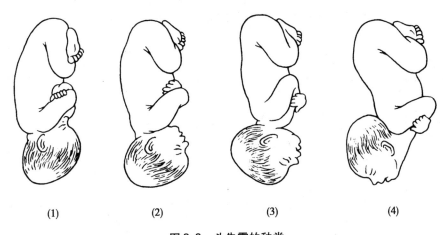

图 3-8　头先露的种类

(1)枕先露;(2)前囟先露;(3)额先露;(4)面先露

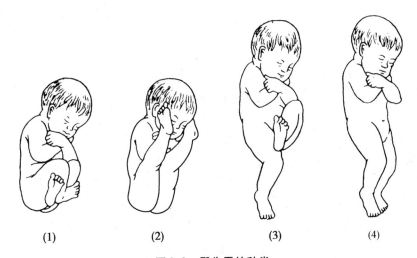

图 3-9　臀先露的种类

(1)混合臀先露;(2)单臀先露;(3)单足先露;(4)双足先露

表 3-3　胎产式、胎先露和胎方位的关系及种类

纵产式 (99.75%)	头先露 (95.75%~ 97.75%)	枕先露 (95.55%~97.55%)	枕左前(LOA)、枕左横(LOT)、枕左后(LOP) 枕右前(ROA)、枕右横(ROT)、枕右后(ROP)
		面先露(0.2%)	颏左前(LMA)、颏左横(LMT)、颏左后(LMP) 颏右前(RMA)、颏右横(RMT)、颏右后(RMP)
	臀先露 (2%~4%)		骶左前(LSA)、骶左横(LST)、骶左后(LSP) 骶右前(RSA)、骶右横(RST)、骶右后(RSP)
横产式 (0.25%)	肩先露		肩左前(LScA)、肩左后(LScP) 肩右前(RScA)、肩右后(RScP)

第四节　妊娠期妇女的护理

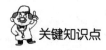关键知识点

▲ 规范产前检查能将孕妇进行集中管理,是为孕妇及时进行评估、筛查危险因素,提供护理的关键,产前检查应个体化,但有共通性。

▲ 胎位检查的四步触诊法是一种能准确、方便、快捷判断子宫大小,确定胎产式、胎先露、胎方位的检查手法。

▲ 对孕妇的评估重点、护理措施和健康教育随着妊娠的进展而发生变化。

妊娠期是女性一生中的重要而特殊的时期,对其进行良好的管理及护理,能帮助孕妇更好地度过这一时期。这种管理及护理评估是通过产前保健来实现的。美国妇产科医师学会(2002)将产前保健(prenatal care)定义为:从妊娠开始到分娩前的整个时期,对孕妇及胎儿进行健康检查及对孕妇进行心理上的指导,包括早孕诊断、规范的产前检查及胎儿出生缺陷的筛查和诊断。

做好产前保健是做好围产期(perinatal period)保健的关键。国际上对围产期有多种定义,我国现用的围产期定义是指从妊娠满28周(即胎儿体重≥1000g或身长≥35cm)至产后1周。

产前检查是监测胎儿发育情况和宫内生长环境,监护孕妇全身各系统变化,促进健康教育与咨询,提高妊娠质量,减少出生缺陷的重要措施。规范和系统的产前检查是确保母儿健康与安全的关键环节。产前检查的时间应从确诊早孕开始,之后根据母体身体状况、胎儿数目和变化情况,产前检查的次数和内容也有所不同。一般情况下,妊娠20~36周为每4周查一次,妊娠37周后每周查一次直至分娩,共计9~11次(表3-4)。

表3-4　产前检查的次数与方案

	常规检查及保健	备查项目	健康教育
第1次检查 (6~13^{+6}周)	1. 建立妊娠期保健手册 2. 确定孕周、推算预产期 3. 评估妊娠期高危因素 4. 血压、体重指数、胎心率 5. 血常规、尿常规、血型(ABO和Rh)、空腹血糖、肝功能和肾功能、乙型肝炎病毒表面抗原、梅毒螺旋体和HIV筛查、心电图等	1. HCV筛查 2. 地中海贫血和甲状腺功能筛查 3. 宫颈细胞学检查 4. 宫颈分泌物检测淋球菌、沙眼衣原体和细菌性阴道病的检测 5. 妊娠早期B型超声检查,妊娠11~13^{+6}周B型超声测量胎儿NT厚度 6. 妊娠10~12周绒毛活检	1. 营养和生活方式的指导 2. 避免接触有毒有害物质和宠物 3. 慎用药物和疫苗 4. 改变不良生活方式;避免高强度、高噪音环境和家庭暴力 5. 继续补充叶酸(0.4~0.8)mg/d至3个月,有条件者可继续服用含叶酸的复合维生素

续表

	常规检查及保健	备查项目	健康教育
第2次检查 (14～19 $^{+6}$ 周)	1. 分析首次产前检查的结果 2. 血压、体重、宫底高度、腹围、胎心率 3. 妊娠中期非整倍体母体血清学筛查(15～20 $^{+0}$ 周)	羊膜腔穿刺检查胎儿染色体	1. 妊娠中期胎儿非整倍体筛查的意义 2. Hb ＜ 105g/L, 补充元素铁 60～100mg/d 3. 开始补充钙剂, 600mg/d
第3次检查 (20～23 $^{+6}$ 周)	1. 血压、体重、宫底高度、腹围、胎心率 2. 胎儿系统 B 型超声筛查(18～24 周) 3. 血常规、尿常规	宫颈评估(B 型超声测量宫颈长度, 早产高危者)	1. 早产的认识和预防 2. 营养和生活方式的指导 3. 胎儿系统 B 型超声筛查的意义
第4次检查 (24～27 $^{+6}$ 周)	1. 血压、体重、宫底高度、腹围、胎心率 2. 75g OGTT 3. 血常规、尿常规	1. 抗 D 滴度复查(Rh 阴性者) 2. 宫颈阴道分泌物 fFN 检测(早产高危者)	1. 早产的认识和预防 2. 营养和生活方式的指导 3. 妊娠期糖尿病筛查的意义
第5次检查 (28～31 $^{+6}$ 周)	1. 血压、体重、宫底高度、腹围、胎心率、胎位 2. 产科 B 型超声检查 3. 血常规、尿常规	B 型超声测量宫颈长度或宫颈阴道分泌物 fFN 检测	1. 分娩方式指导 2. 开始注意胎动 3. 母乳喂养指导 4. 新生儿护理指导
第6次检查 (32～36 $^{+6}$ 周)	1. 血压、体重、宫底高度、腹围、胎心率、胎位 2. 血常规、尿常规	1. GBS 筛查(35～37 周) 2. 肝功能、血清胆汁酸检测(32～34 周, 怀疑 ICP 孕妇) 3. NST 检查(34 周开始) 4. 心电图复查(高危者)	1. 分娩前生活方式的指导 2. 分娩相关知识 3. 新生儿疾病筛查 4. 抑郁症的预防
第7～11次检查 (37～41 $^{+6}$ 周)	1. 血压、体重、宫底高度、腹围、胎心率、胎位、宫颈检查(Bishop 评分) 2. 血常规、尿常规 3. NST 检查(每周 1 次)	1. 产科 B 型超声检查 2. 评估分娩方式	1. 新生儿免疫接种 2. 产褥期指导 3. 胎儿宫内情况的监护 4. 超过 41 周, 住院并引产

一、护理评估

(一)首次产前检查

在首次产前检查时护理评估的目的是为了诊断妊娠, 判断孕周, 了解孕妇的身体状况和生活环境是否适合此次妊娠,判断胎儿健康情况,以便给出个体化的健康指导,制定产前检查计划。

1. 临床表现　应仔细评估孕妇停经的长短,有无恶心、呕吐、乏力、嗜睡等早孕反应及严重程度,乳房胀痛的情况,是否出现尿频的压迫症状,同时,也要注意评估有无腹痛、阴道流血等异常表现。为避免早期流产的发生,应尽量避免妇科检查。

2. 健康史

(1)年龄:女性最佳生育年龄为 23～30 岁。年龄过小容易发生难产,年龄超过 35 岁的高龄初产妇,容易并发妊娠期高血压疾病、妊娠期糖尿病、产力异常等,应予以重视。

(2)职业:放射线和铅、汞、苯、一氧化碳等有毒、有害的化学物质能诱发基因突变而造成染色体异常。从事相关职业的孕妇易发生流产或胎儿畸形。

(3)过去史:了解有无高血压、心脏病、糖尿病、血液病、传染病(如结核病等)、肝肾疾病等,注意其发病时间和治疗情况,了解有无手术史及手术的时间及名称。

(4)月经史:询问月经初潮的年龄、月经周期、月经持续时间以及末次月经(last menstrual period,LMP)开始时间。对月经周期的准确了解有助于准确推算预产期。月经周期过长或不规律者更应该及时根据 B 型超声结果重新核对孕周并推算预产期。推算预产期(expected date of confinement,EDC):末次月经第一日起,月份减 3 或加 9,日期加 7。若孕妇记忆的末次月经日期为农历,应该换算为公历后再加以计算。如果孕妇不能提供准确的末次月经日期,可以根据早孕反应出现的时间、胎动开始的时间、宫底高度及 B 型超声测得的各项数值(孕囊大小、头臀长等)所对应的孕周进行推算。预产期和实际分娩日期可以有1～2周的偏差。

(5)婚育史:询问初婚年龄、孕妇妊娠次数(Gravida,简写为 G)与分娩次数(Para,简写为P)。妊娠次数:不论每次怀孕时间的长短(包括异位妊娠)、胎儿个数多少(多胎妊娠也只算1 次)、也包括本次怀孕,合计为孕次;产次:指怀孕满 28 周及以上不论是活产还是死产的分娩次数,多胎妊娠分娩也算一次;怀孕后尚未分娩的孕妇为初产妇,临床简写为:G_nP_0(G_n 代表怀孕次数);非首次怀孕分娩者为经产妇,临床简写为 G_nP_n(P_n 代表分娩次数),如某孕妇怀孕 3 次,分娩 1 次,临床上孕产次简写为:G_3P_1。流产次数(自然/人工)、分娩方式(顺产/难产)、妊娠、分娩、产褥期顺利否、有无妊娠期并发症/合并症及治疗情况、存活子女数目及健康状况也是重要询问信息。

(6)本次妊娠经过:了解孕早期早孕反应情况、患病情况、用药情况、饮食营养情况、休息活动情况、大小便情况及睡眠情况、妊娠过程中有无阴道流血、头晕、眼花、恶心、呕吐等。

(7)丈夫健康状况:重点了解有无烟酒嗜好及遗传性疾病等。

(8)家族史:询问家族中有无高血压、糖尿病、双胎妊娠、其他遗传性疾病及家族聚集性疾病等。

(9)其他:孕妇的家庭结构、宗教信仰、婚姻状况、经济状况、受教育程度等。

3. 相关检查

(1)全身检查:观察孕妇的发育、步态及精神状况;检查有无身体缺陷,注意有无心脏病变;测量孕妇身高、体重,计算体重指数,评估营养状态。身材矮小者(145cm 以下)常伴有骨盆狭窄,体重过重容易并发妊娠期疾病,了解体重指数以便进行孕期营养和运动指导。

(2)辅助检查:测量生命体征;进行 B 型超声检查;抽血进行相关实验室检查,如血常规、肝肾功、血型、空腹血糖、HIV筛查、梅毒螺旋体筛查、HBsAg,必要时行超声心动图检查。

4. 心理社会状况　重点评估孕妇对此次妊娠的态度、看法、准备度、接受度与感受,以及家庭及社会等影响因素;对早孕不适,可能带来的工作和生活的改变接受适应程度,家庭特别是丈夫的态度对孕妇情绪的影响情况。

5. 治疗原则　早孕期是胚胎及胎儿发育极不稳定的时期,也是大自然对胚胎及胎儿进行优胜劣汰选择的重要时期。因此,在这一时期以健康指导为主,必要时予支持保胎治疗。当胚胎及胎儿停止发育或母体患有严重疾病不能继续妊娠时,则应及时行终止妊娠治疗。

（二）妊娠中晚期产前检查

妊娠中晚期产前检查时护理评估的目的是了解妊娠进展的情况及上次产检后孕妇出现的不适、判断胎儿和孕妇的健康情况、诊断妊娠期相关疾病并了解其控制情况,以及时提供相关护理和健康教育,明确下次产检时间。

1. 临床表现　询问孕妇自上次产检后有无出现异常情况,如:头昏、眼花、皮肤瘙痒、活动受限、水肿、阴道流血、腹痛等;询问休息、睡眠、饮食、运动;询问胎动情况。

2. 全身检查　测量生命体征,体重变化情况等。

3. 产科检查　包括腹部检查、骨盆测量、阴道检查。

(1)腹部检查:孕妇排空膀胱后,协助孕妇仰卧于检查床上,头部稍高,露出腹部,双腿略屈曲稍分开使腹肌放松,检查者于孕妇右侧进行检查。

1)视诊:观察腹部形状,尖腹,多见于初产妇,悬垂腹,多见于经产妇和相对头盆不称者。观察腹部大小,腹部过大、宫底过高,应考虑双胎、羊水过多、巨大儿的可能;腹部过小、宫底过低者,应考虑胎儿生长受限、孕周推算错误等。观察腹部皮肤情况,有无水肿、瘢痕、抓痕和妊娠纹。

2)触诊:检查腹部肌肉紧张度,有无腹直肌的分离,有无宫缩。首先用软尺测量宫高和腹围,宫高为耻骨联合上缘经肚脐至宫底的长度;腹围为经肚脐平绕一周得到的数值。随后进行四步触诊法(four maneuvers of Leopold)检查子宫大小、胎产式、胎先露、胎方位及先露是否衔接(图3-10)。

第一步　检查宫底:检查者面向孕妇头部,双手置于子宫底部,了解子宫底高度,估计胎儿大小与妊娠周数是否相符。然后以双手指腹相对轻推,判断位于子宫底部的胎儿部分。如为圆而硬的球状物,推之伴有浮球感,则为胎头,如为柔软而宽且形态不规则,则为胎臀。通过第一步检查,可初步判断胎先露和胎产式。

第二步　检查腹部两侧:检查者双手分别置于孕妇腹部左右两侧,一手固定,另一手轻轻深按检查,两手交替进行,逐渐向下,触碰到平坦饱满者的一面是胎儿的背部,同时还需确定胎背的朝向是向前外侧还是向后,以判断胎方位。触碰到可变形的高低不平的部分是胎肢,有时可感到胎儿肢体的活动。

第三步　检查胎先露:检查者的右手拇指与其余四指分开,放在耻骨联合上方握住胎先露部,进一步检查是胎头或胎臀,并左右推动以确定胎先露是否衔接。如胎先露部仍可左右移动,表示尚未衔接;如已衔接,则胎先露部不能被推动。

第四步　核实胎先露:检查者转身,面向孕妇足部,孕妇双腿屈曲,检查者两手在骨盆入口上方分别置于胎先露部的两侧,向骨盆入口方向向下深压,再次核对胎先露部的判断是否正确,并确定先露部入盆的程度。

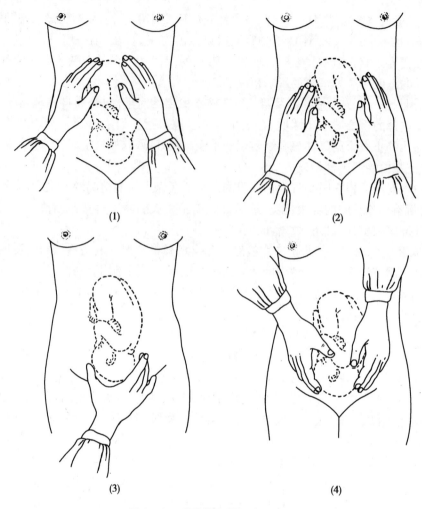

(1)　　　　　　　　　　(2)

(3)　　　　　　　　　　(4)

图 3-10　胎位检查的四步触诊法

3）听诊：在胎背朝向对应的腹壁处能清晰地听到胎心音。随着妊娠周数的增加，其胎心音的听测位置逐渐上移。胎心音根据胎产式、胎先露、胎方位的不同，听测的位置也有所不同。至孕晚期，头先露时的胎心听测位置在肚脐以下，臀先露时胎心听测位置在肚脐以上，肩先露时听测位置在肚脐周围。

（2）骨盆测量：骨盆的大小和形态是影响分娩是否能正常进行的重要因素之一，在必要时应该进行骨盆测量。

1）骨盆外测量：能间接判断骨盆大小及形态，用专用测量器进行，操作方便，测量径线有：

a. 髂棘间径：孕妇取伸腿仰卧位，测量两侧髂前上棘外缘的距离（图 3-11），正常值为23 ~ 26cm。

b. 髂嵴间径：孕妇取伸腿仰卧位，测量两侧髂嵴外缘最宽的距离（图 3-12），正常值为25 ~ 28cm。

根据以上两径线可间接推测骨盆入口横径的长度。

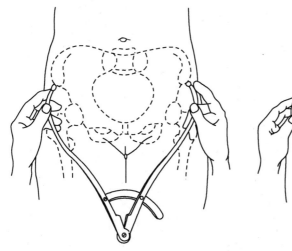

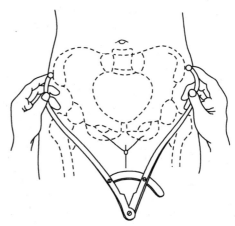

图 3-11　测量髂棘间径　　　　　　　图 3-12　测量髂嵴间径

　　c. 骶耻外径:孕妇取左侧卧位,右腿伸直,左腿屈曲,测量第 5 腰椎棘突下(相当于米氏菱形窝的上角或相当于髂嵴后连线中点下 1.5～2cm 至耻骨联合上缘中点的距离)(图 3-13),正常值为 18～20cm。根据此径线可间接推测骨盆入口前后径的长度。

　　d. 坐骨结节间径:又称出口横径,孕妇取仰卧位,两腿向腹部弯曲,双手抱双膝于胸前。测量两坐骨结节内侧缘的距离(图 3-14),正常值为 8.5～9.5cm,平均为 9cm。此径线直接测出骨盆出口横径的长度。如此值 <8cm 应加测量出口后矢状径(坐骨结节间径中点至骶骨尖端的距离),正常值为 9cm。

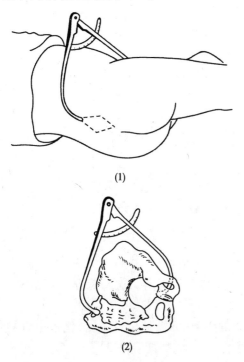

(1)

(2)

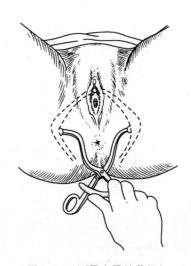

图 3-13　测量骶耻外径　　　　　　　图 3-14　测量坐骨结节间径

e. 耻骨弓角度:两拇指尖斜着对拢,置于耻骨联合下缘,左右两拇指放于耻骨降支上,测量两拇指间角度,即为耻骨弓角度(图3-15),正常值为90°,小于80°则视为异常。此角度可以反映骨盆出口横径的宽度。

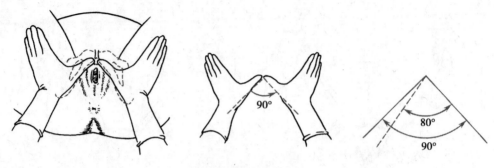

图3-15　测量耻骨弓角度

2)骨盆内测量:测量时,协助孕妇取膀胱截石位,检查者戴消毒手套进行,可帮助了解骨盆内部空间大小,判断骨盆入口前后径和中骨盆大小。主要径线有:

a. 对角径:也称骶耻内径,指耻骨联合下缘至骶岬上缘中点之间的距离。正常值为12.5~13cm,此值减去1.5~2cm即为真结合径值,正常值为11cm。方法为:检查者一手示、中指伸入阴道,用中指尖触到骶岬上缘中点,示指上缘紧贴耻骨联合下缘,并标记示指与耻骨联合下缘的接触点,中指尖至此接触点的距离,即为对角径(图3-16)。

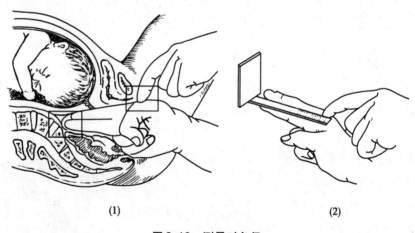

(1)　　　　　　　　　　　　　　　　　(2)

图3-16　测量对角径

b. 坐骨棘间径:测量两侧坐骨棘间的距离,正常值约为10cm。方法为检查者一手的示、中指伸入阴道内,分别触及两侧坐骨棘,估计其间的距离。这是骨盆内部最窄的部分(图3-17)。

c. 坐骨切迹宽度:为坐骨棘与骶骨下部间的距离,即骶棘韧带宽度,代表中骨盆宽度。检查者将伸入阴道内的示、中指并排置于韧带上并移动,如能容纳3横指(5.5~6cm)为正常,否则属中骨盆狭窄(图3-18)。

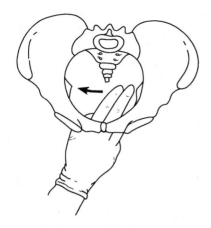
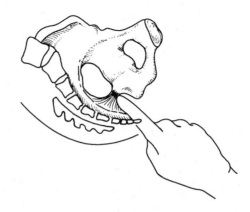

图 3-17　测量坐骨棘间径　　　　　图 3-18　测量坐骨切迹宽度

（3）阴道检查：用于进行骨盆内测量或宫颈和胎先露情况的评估。在整个孕期都应避免不必要的阴道检查。如确有需要，则需外阴消毒及戴消毒手套，以防感染。

（4）肛门指诊：目的同阴道检查，对于了解骶骨前面弯曲度、坐骨棘间径及坐骨切迹宽度及骶尾关节的活动度肛门检查更准确。但因操作过程中孕妇不适感强且反复操作感染因素增高，临床上使用较少。

4. 相关检查　见同章产前检查的次数与方案（表 3-4）。

5. 高危因素评估　应从初次产检时开始，重点评估孕妇是否存在以下危险因素：年龄 <18 岁或 ≥35 岁、身高 <145cm、孕前体重 <40kg 或 >70kg；不良妊娠分娩情况：流产、早产、死胎、死产、难产、新生儿死亡或畸形；妊娠期并发症/合并症：如妊娠期高血压疾病、妊娠期异常出血、妊娠期糖尿病、心脏病等。

6. 心理社会评估　评估孕妇对妊娠的适应程度，筑巢行为、生活环境及生活空间、经济状况、对分娩的看法与打算；对妊娠期相关疾病或妊娠不同时期的认识程度、有无焦虑或恐惧情绪存在及程度；评估家庭在妊娠过程中所起的作用及宗教信仰对妊娠分娩的影响。

7. 治疗原则　在孕中晚期，应根据不同的并发症或合并症的特点，结合胎儿发育情况和母体情况进行考虑，决定孕妇的治疗方案，确定分娩方式和分娩时间。

二、主要护理诊断/医护合作性问题

（一）孕妇

1. 知识缺乏　缺乏妊娠期保健相关知识：与信息来源受限有关。

2. 便秘　与妊娠引起的胃肠蠕动减弱有关。

3. 焦虑　与担心妊娠不能顺利进展、担心难以胜任母亲角色有关。

（二）胎儿

有受伤的危险　与感染、遗传、胎盘功能不良有关。

三、计划与实施

预期目标：孕妇能复述孕期保健知识，定期产检，身心适应良好。

（一）一般护理

告知孕妇产前检查的意义和重要性,预约下次产前检查的时间和检查内容。

（二）常见症状护理

1. 早孕期

（1）恶心、呕吐:约半数以上的妇女在妊娠 6 周左右有不同程度的恶心、呕吐,以晨起时最为严重,约 12 周消失,极少部分孕妇会持续整个孕期。可建议孕妇少量多餐、避免空腹、以进食高蛋白或综合碳水化合物类的食物为主。多吃蔬菜,在两餐间饮水或吃水果,注意饮食清淡,避免进食油炸、难以消化或引起不适的食物。此类孕妇应注意低血糖的发生。如呕吐导致孕妇精神委靡,应警惕妊娠剧吐的发生。

（2）乳房胀痛:妊娠期妇女乳房小叶及乳腺腺泡增生,在孕早期就会出现乳房胀痛、充盈、刺痛或乳头敏感的情况。应指导孕妇穿着棉质、柔软、肩带可调整的支撑型胸罩,以减轻胸部的不适。同时应避免不良的睡姿压迫乳房,避免用碱性皂液清洗乳房导致乳房干燥。

（3）尿频、尿急:常发生在妊娠初期及末期,因妊娠子宫压迫膀胱所致。应指导孕妇及时排空膀胱,不可强忍。激素导致膀胱括约肌松弛,孕妇会出现压力性尿失禁的情形,应指导孕妇使用护理垫,孕中晚期做凯格尔操以锻炼盆底肌肉。

（4）阴道分泌物增加:妊娠期雌激素的增多使阴道分泌物增多,常为白色或淡黄色,是妊娠期的正常生理变化。应指导孕妇每日清洗外阴,保持其清洁,但严禁阴道冲洗。指导孕妇穿透气性好的棉质内裤,并需经常换洗。如果伴有分泌物性状、颜色和气味的改变,如呈豆渣样白带,应考虑阴道炎的发生。

2. 妊娠中、晚期

（1）便秘:是妊娠期的常见症状之一,尤其是妊娠前已有便秘者。相关因素为雌、孕激素的增加导致胃肠蠕动的减弱,增大的子宫压迫到直肠。应指导孕妇养成每日按时排便的习惯。每日保证 1500～2000ml 水分的摄入,食用富含纤维素的新鲜的蔬菜和水果,注意适量的活动。便秘严重时可以在医生的指导下使用大便软化剂或轻泻剂,但应注意避免对其产生依赖。

（2）下肢水肿:因子宫对下腔静脉的压迫导致血液回流受阻,孕妇在妊娠后期常有踝部及小腿下半部轻度水肿,经休息后可消退,属正常。应指导孕妇避免长时间保持同一体位,多左侧卧位休息,可抬高下肢促进血液回流以缓解水肿。如水肿明显,甚至出现躯干和上肢的水肿,则应警惕妊娠期高血压疾病、妊娠合并肾脏疾病或其他疾病。

（3）静脉曲张:孕妇血液回流的受阻易导致表浅静脉扩大、膨胀、扭曲,以下肢和外阴静脉最为明显。应在妊娠中晚期指导孕妇避免两腿交叉或长时间站立、行走,并注意时常抬高下肢;指导孕妇穿弹力裤或支持性裤袜,下肢穿弹性绷带,避免穿妨碍血液回流的紧身衣裤,以促使血液回流;会阴部有静脉曲张者,可于臀下垫枕,抬高髋部休息。

（4）痔:痔为直肠肛门区的静脉曲张,发生时可能是内痔,也可能是外痔。应指导孕妇多吃新鲜蔬菜,少吃辛辣食物,建立规律的排便习惯、充足饮水以减少痔的发生。如出现疼痛、出血等症状,可给予冰敷、温水或冷水坐浴,外用敷药等治疗方法。内痔脱出时可用手还纳。

（5）腰背部疼痛:孕晚期子宫的重量将下背的肌肉向前拉,重心改变,腰骶椎骨的弯曲度增加,再加上骨盆韧带的松弛,易导致腰背部的疼痛。应指导孕妇穿低跟鞋,并保持正确的体位。如工作要求长时间弯腰,妊娠期间应适当给予调整。疼痛严重者,必须卧床休息(硬床垫),局部热敷。

随着妊娠的进展,孕妇的腹部逐渐膨大,孕妇本身会努力适应这一变化,良好的体位可以帮助孕妇减轻不适感,正确的体位应是:

1)站立时,将身体重心放到脚跟,两脚分开约30cm,以保持身体的平衡。

2)坐位时,背部保持平直,臀部深坐在椅垫上,脚下可放小凳以抬高小腿。

3)蹲或拾物时,应弯曲膝部以替代腰部的弯曲,将重心落于双脚上。

(6)下肢肌肉痉挛:指导孕妇饮食中增加含钙食物的摄入,避免腿部受凉,伸腿时避免脚趾尖伸向前,走路时尽量脚跟先着地。发生下肢肌肉痉挛时,嘱孕妇背屈肢体或站直前倾以伸展痉挛的肌肉,或局部热敷按摩,至痉挛消失。遵医嘱增加口服钙剂量。

(7)失眠:妊娠晚期,由于子宫太大、尿频、腰背部疼痛、孕妇焦虑等原因常使孕妇失眠。应指导孕妇有助于睡眠的方法,如舒适卧位睡姿、睡觉时保持空气流畅、背部按摩、睡前用梳子梳头,温水泡脚,或喝热牛奶等。应避免使用药物助眠。

(8)仰卧位低血压综合征:孕晚期仰卧位的孕妇可能出现头晕、恶心、呕吐、胸闷、面色苍白、出冷汗、心跳加快及不同程度血压下降等症状,嘱孕妇左侧卧位后症状可自然消失。应指导孕妇不必紧张,多侧卧位,避免长时间仰卧位休息。

(三)心理护理

护理人员清晰告知孕妇保持心情轻松愉快的重要性。孕妇每次产检时通过观察与交流及时了解孕妇的心理状况,动态评价妊娠期母胎适应是否良好,并给予恰当的心理支持与帮助。母体是胎儿的小环境,孕妇的身心状况会影响到胎儿的健康,若孕妇经常心境不佳,焦虑、抑郁或恐惧等不良情绪可通过血液和神经内分泌的改变而对胎儿脑部发育产生不良影响。

(四)健康教育

1. 个人护理

(1)清洁和舒适:妊娠期间孕妇汗液、阴道分泌物增多,应指导常洗澡,淋浴为佳,穿宽松、透气性强的衣物,冷暖适宜,勤换内衣。因身体负荷增加,重心的改变,应指导穿低跟、宽头、软底、防滑鞋为宜,同时告知孕妇有跌倒的风险及预防措施。胸罩的选择应以舒适、合身、足以支撑增大的乳房为标准,以减轻不适感。妊娠期间易并发口腔疾病,应指导孕妇养成良好的刷牙习惯,进食后漱口,注意用软毛牙刷。

(2)休息和活动:健康孕妇,孕期适量的工作及外出旅游都是安全的,但应有休息时段,避免重体力劳动。从事高强度劳动,接触放射线或有毒物质的工作人员,妊娠期应予以调离。

妊娠期孕妇因身体负荷加重,易感疲惫,需要充足的休息和睡眠。晚上应有8~9小时睡眠时间,午休1~2小时。睡眠时,宜取左侧卧位,以保证子宫胎盘的血流灌注;宜用软枕对腰背及腹部等空虚部位进行支撑,以预防及缓解不适;宜抬高双下肢,促进血液回流,减轻下肢水肿。根据孕妇非孕期日常运动的强度和体重指数为孕妇制订个性化的孕期运动方案是有益的,运动量以孕妇不感到疲倦为度,散步和快走是孕妇最佳的运动方式。

(3)饮食和营养:孕妇在妊娠期会出现食物喜好的改变,如喜欢吃酸辣饮食。应尊重孕妇的饮食习惯,并根据孕妇体重指数和体重增长情况指导给予易消化、少刺激、高蛋白质、高维生素、高矿物质、适量脂肪、碳水化合物和低盐饮食。具体内容及指导方法详见妊娠期营养章节。

2. 孕期自我监护　胎心音计数和胎动计数是孕妇自我监护胎儿宫内情况的一种重要手段。教会家庭成员听胎心音并记录,不仅可以了解胎儿宫内情况,而且可以使孕妇和家庭成员之间的关系更加和谐。嘱孕妇每日早、中、晚各数 1 小时胎动,每小时胎动数应不少于 3 次,12 小时内胎动累计数不得小于 10 次。凡 12 小时内胎动累计数小于 10 次,或逐日下降大于 50% 而不能恢复者,均应视为子宫胎盘功能不足,胎儿有宫内缺氧,应及时就诊,进一步诊断并处理。

3. 孕期用药指导　在妊娠期内,许多药物或代谢产物都可以通过胎盘直接作用于胚胎和胎儿,对其产生影响甚至导致胎儿畸形的发生。药物对母体本身的影响也和非妊娠期有所不同。因此,只要确定妊娠,如病情需要,都应该在医生的指导下合理用药,避免私自用药对母儿产生不利。如孕妇于孕早期在不知情的情况下服药,应确认孕妇用药的种类、时间和剂量,以帮助判断可能对妊娠造成的影响。美国 FDA 曾根据药物对胎儿的致畸情况,将药物对胎儿的危害性等级分为 A、B、C、D、X 5 个级别。我们常见的维生素属于 A 类药品,青霉素、胰岛素等属于 B 类药品,而庆大霉素、异丙嗪、链霉素等则属于 C、D 级药品。在受精卵着床前的用药对胚胎影响不大,在着床后至妊娠 12 周是药物的致畸期,不宜使用 C、D、X 级药物,在妊娠 12 周后药物的致畸作用减弱。

4. 孕期性生活指导　性生活对健康的孕妇是没有危害的,但需注意调整姿势和频率。妊娠初期和晚期,应避免性生活,以免因兴奋和机械性刺激引起盆腔充血、子宫收缩而造成流产、早产及感染。

5. 异常症状的判断　在妊娠期,如出现以下征象,应高度警惕,做好就医准备。

(1)阴道流血:非足月妊娠的阴道流血都是异常情况,提示先兆流产、早产、异位妊娠、前置胎盘、胎盘早剥等疾病的发生。

(2)呕吐或腹部不适:妊娠 3 个月后持续呕吐、腹部不适等胃肠道症状提示妊娠剧吐、妊娠期肝脏疾病、妊娠合并阑尾炎等疾病,应积极就医处理。

(3)胎动改变或消失:胎动反映胎儿在宫内的安危情况,如出现胎动的增加或减少甚至消失,应考虑胎儿宫内窘迫或胎死宫内的发生。

(4)破水:未足月的胎膜破裂可诱发早产,并发感染;足月的胎膜破裂是分娩发动的前期表现。因此,出现破水应立即住院处理。

(5)子宫收缩:妊娠各个时期一旦出现规律子宫收缩时就意味着分娩的发动,应及时就医。

(6)其他:如寒战、高热、腹泻等,如头痛、眼花等妊娠期高血压表现,心悸、气短等心功能不全表现。

6. 识别临产先兆　在分娩发动前,会出现一些症状,预示着临产的即将来临,称为先兆临产(threatened labor)。这些症状包括:

(1)胎儿下降感(lightening):初产妇在妊娠 36 周左右,胎先露下降,进入骨盆入口,宫底随之下降,使子宫对胃和膈肌的抵触减轻或消除,大部分孕妇会出现上腹部的轻快感,感觉呼吸变得更加顺畅。与此同时,下降进入盆腔的胎先露重新压迫膀胱,孕妇出现尿频症状。

（2）假临产（false labor）：大多数孕妇在分娩前会出现不稳定的子宫收缩，称为假临产。其特点是：宫缩持续时间短（<30秒）且不恒定，间歇时间长且不规律；宫缩时不伴有宫颈管的消退和宫颈口的扩张；常在夜间出现，白天消失；给予镇静药物可抑制。

（3）见红（bloody show）：大多数孕妇在分娩发作前24~48小时会出现少量的阴道流血，常混合着宫颈管黏液栓一同排出，称为见红。其发生的原因是因为宫颈内口附近的胎膜和该处的子宫壁剥离，毛细血管破裂所致。见红是分娩即将开始的比较可靠的征象。若阴道流血量较多，甚至多于平时月经量，不应视为见红，应该考虑妊娠晚期出血性疾病，如前置胎盘、胎盘早剥等。

四、护理评价

孕妇孕期健康行为改变，身心舒适，无母儿并发症发生。

第五节　妊娠期营养

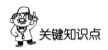
关键知识点

　▲ 妊娠期营养直接关系到孕妇和胎儿的健康，其需要量大于非孕期，但并非越多越好。

　▲ 依据孕期基础体重的不同，给孕妇制订个性化的体重增长方案，并合理管理饮食与活动，督促执行。

在妊娠期，孕妇所需营养除要提供自身需求外，还要满足宫内胎儿的生长发育，因此，和非孕期相比，孕妇在妊娠期有更大的营养需求。孕期营养不良会导致贫血、胎儿宫内生长受限及低体重儿等，营养过剩又会导致肥胖、巨大儿、妊娠期高血压、妊娠期糖尿病等的发生，导致不良的分娩结局。2006年联合国营养执行委员会提出，从妊娠到出生后2岁时是通过营养干预预防成人慢性病的机遇窗口期，这也意味着，妊娠期的营养可能关系到胎儿出生后一生的健康。因此，妊娠期的合理营养对母儿均有着重要意义。

2008年，中国营养学会颁布了《中国孕期、哺乳期妇女和0~6岁儿童膳食指南》，根据不同妊娠时段孕妇对营养的需求，给出了不同孕期孕妇的膳食指导原则。

一、妊娠早期营养

（一）热量及营养素分配

妊娠早期是胚胎及胎儿各个器官分化、形成的时期，和非孕期相比，需要额外耗能较少。中国营养学会建议，妊娠早期妇女每日所需膳食摄入的总热量约为8790kJ（2100kcal），其中，推荐三大营养素功能占比为碳水化合物65%、脂肪20%、蛋白质15%。建议妊娠早期妇女每日摄取各种微量元素：钙800mg，铁20mg，锌11.5mg，维生素A 800μg，维生素 B_1 1.5mg，维生素 B_2 1.7mg，维生素C 100mg，维生素E 14mg，烟酸15mg。根据热量及营养素的摄入要求和膳食种类，中国营养学会建议孕妇参照妊娠早期孕妇膳食宝塔进行（图3-19）。

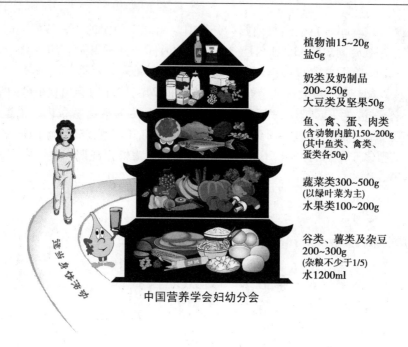

植物油15~20g
盐6g

奶类及奶制品
200~250g
大豆类及坚果50g

鱼、禽、蛋、肉类
(含动物内脏)150~200g
(其中鱼类、禽类、
蛋类各50g)

蔬菜类300~500g
(以绿叶菜为主)
水果类100~200g

谷类、薯类及杂豆
200~300g
(杂粮不少于1/5)
水1200ml

适当身体活动

中国营养学会妇幼分会

图3-19　妊娠早期妇女膳食宝塔

（二）膳食原则

妊娠早期孕妇膳食应遵循的原则有：

1. **饮食应清淡、适口**　妊娠早期饮食应避免辛辣、刺激,宜清淡,以减少对胃肠道的刺激,既有利于消化,又能减轻恶心、呕吐等早孕反应。

2. **少量多餐**　特别对于早孕反应较重的孕妇,在保证每日摄入总热量足够的前提下,宜根据自身情况调整进餐的时间和分量。

3. **摄入足量的碳水化合物**　碳水化合物供能应占每日所需热量总量的65%,因此,孕妇每日膳食种类应以富含碳水化合物的食物为主,如膳食宝塔底层的各种谷物、薯类和水果等。

4. **进食富含叶酸的食物**　在妊娠前四周是胚胎神经管分化的重要时期,研究表明,缺乏叶酸会增加胎儿神经管畸形的发病率。因此,孕妇在妊娠早期应选择进食富含叶酸的食物,如动物的肝脏、蛋类、豆类、各种坚果和绿色蔬菜等。此外,为更好预防胎儿神经管畸形的发生,应该从孕前3个月开始每日补充叶酸0.4mg或含叶酸≥0.4mg复合维生素,直至早孕期结束。

5. **戒烟、禁酒,远离吸烟环境**　妊娠期妇女吸烟或饮酒均可对胎儿造成不良影响。烟雾中的有害成分及酒精进入胎儿体内后,可导致胎儿营养不良、发育迟缓、中枢神经系统异常、智力低下等,孕妇流产、早产、死胎的危险性也可能增加。

二、妊娠中晚期营养

（一）热量及营养素分配

妊娠中晚期是胎儿生长发育的重要时期,在这一时期,孕妇每日所需热量高于非孕期。

中国营养学会推荐妊娠中晚期孕妇每日经膳食摄入的总热量为 9210～10 040kJ（2200～2400kcal），其中，推荐三大营养素功能占比仍为碳水化合物 65%、脂肪 20%、蛋白质 15%。建议妊娠中晚期妇女每日摄取各种微量元素：钙 1000～1200mg，铁 25～35mg，锌 16.5mg，维生素 A 900μg，维生素 B_1 1.5mg，维生素 B_2 1.7mg，维生素 C 130mg，维生素 D 10μg，维生素 E 14mg，烟酸 15mg。根据热量及营养素的摄入要求和膳食种类，中国营养学会建议孕妇参照妊娠中晚期孕妇膳食宝塔进行（图 3-20）。

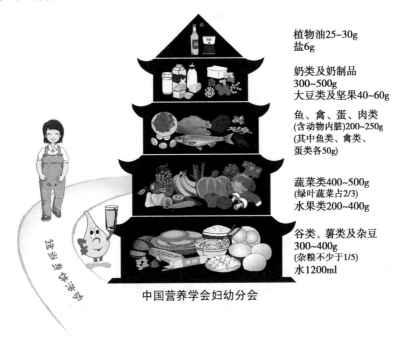

植物油25～30g
盐6g

奶类及奶制品
300～500g
大豆类及坚果40～60g

鱼、禽、蛋、肉类
(含动物内脏)200～250g
(其中鱼类、禽类、
蛋类各50g)

蔬菜类400～500g
(绿叶蔬菜占2/3)
水果类200～400g

谷类、薯类及杂豆
300～400g
(杂粮不少于1/5)
水1200ml

中国营养学会妇幼分会

图 3-20　妊娠中、晚期妇女膳食宝塔

（二）膳食原则

1. 适当增加鱼、禽、蛋、瘦肉、海产品摄入　我国营养学会建议从妊娠中期开始，每日蛋白质摄入量应比非孕期增加 15g，到妊娠晚期再多增加 5g。另外，维生素 A 和 B 族维生素的摄入量也应适当增加。鱼、禽、蛋、瘦肉都是优质蛋白的良好来源，其中鱼类（以海鱼为好）富含 n-3 多不饱和脂肪酸，蛋黄含有丰富的卵磷脂、维生素 A 和维生素 B_2，多食对胎儿的大脑和视网膜发育有益。再有，孕妇对碘的需求可以从海产品中得到满足。

2. 适当增加奶类摄入　妊娠中晚期胎儿的生长发育需要消耗大量的钙，当胎儿体内储存的钙不足时会随时动员孕妇骨骼内钙的储存，导致孕妇出现缺钙的相应症状。中国营养学会建议从妊娠 16 周开始每日摄入钙 1000mg，到妊娠晚期时增加到 1500mg。奶类除富含丰富的蛋白质外还是钙的良好来源。除此之外，豆类、虾皮、绿叶菜也是提供钙的不错来源。

3. 摄入含铁丰富的食物　妊娠 4 个月后，孕妇血容量的增加和胎儿的生长发育都需要消耗大量的铁，因此孕妇在妊娠中晚期容易出现缺铁性贫血，应该保证体内铁的储存。在饮食上，动物血、肝脏、瘦肉、蘑菇、黑木耳等都是含铁量高的食材，可多食用。维生素 C 能帮助身体对铁的吸收，还对胎儿骨骼、牙齿、造血系统、胎膜的发育健全有利，应在补铁同时多进食含维生素 C 高的食物,如新鲜蔬菜、水果。我国营养学会建议孕妇每日膳食中铁的含量为25～35mg,只依靠膳食补充很难达到,因此主张孕妇从妊娠 4 月开始口服硫酸亚铁 0.3g,每日一次来加以补充。

4. 适量运动,保持合理体重增长 运动有助于体重的控制,在妊娠期孕妇应每日进行1～2小时的运动,以户外活动,如散步、体操等为好,以保持孕期合理的体重增长,也促进孕妇骨骼健康和胎儿骨骼发育。

5. 戒烟酒,避免刺激性食物 妊娠中晚期仍要戒烟并远离吸烟环境,禁酒,避免浓茶、咖啡、辛辣等刺激性食物和饮料。

三、孕期体重管理

孕期体重管理的目的是为了更好地做好孕期保健,减少妊娠期相关疾病的发生,降低分娩风险。孕期适宜的体重增长是母婴健康的重要基础。

(一)体重异常的危害

体重增长过快会导致妊娠期糖尿病、妊娠期高血压、巨大儿等相关疾病的发病率增高。而体重增长过慢则可能发生早产、低体重儿等不良结局。

(二)孕期体重管理的方法

1. 体重指数法 体重指数(body mass index,BMI)是目前国际上常用的衡量人体胖瘦程度以及是否健康的一个标准。计算公式为体重指数(BMI) = 体重(kg) ÷ 身高^2(m),BMI < 18.5 为体重过轻,18.5～24.9 为体重正常,25～29.9 为体重超重,≥30 为肥胖。

在孕妇首次产检时,应该为孕妇计算体重指数,并根据体重指数的数值为孕妇规划孕期体重增长的总量和速度。我国目前尚无成熟的妊娠期妇女总增重范围和增重速率参考标准,可借鉴美国国家科学院医学研究院 2009 年推荐的以妊娠前体重状况为依据的妊娠期增重范围和增重速率(表3-5)。同时建立体重曲线图,每次产检时及时反馈体重变化情况,及时为孕妇做出个性化的饮食和活动方案,帮助孕妇合理管理自己的体重。

表3-5 美国国家科学院医学研究院推荐的妊娠期增重范围和增重速率

妊娠前体重状况	体重指数(kg/m²)	妊娠期总增重范围(kg)	妊娠中、晚期增重速率▲(平均范围,千克/周)
体重不足	<18.5	12.6～18.0	0.50(0.45～0.60)
体重正常	18.5～24.9	11.2～15.8	0.40(0.36～0.45)
超重	25.0～29.9	6.8～11.8	0.27(0.23～0.32)
肥胖▲▲	≥30.0	5.9～9.0	0.23(0.18～0.27)

注:▲妊娠早期增重按照 0.5～2kg 计算;▲▲包括各种类型肥胖

2. 估计法 根据孕妇妊娠前体重估计妊娠期体重合理增长的范围。妊娠前体重为120%标准体重者,妊娠期总增长范围应为 7～8kg,妊娠中期后体重增长速率控制在每周300g 以下;妊娠前期体重为 90%～120%标准体重者,妊娠期总增重约为 12kg,妊娠中期后增长速率约为每周 400g;妊娠前期体重低于 90%标准体重者,妊娠期总增重为 14～15kg,妊娠中期后增长速率约为每周 500g。

3. 其他 妊娠期妇女可依据所处的妊娠阶段,参考我国营养学会的建议,安排饮食摄入量及饮食结构,做到均衡饮食、合理营养,同时配合适当的有氧运动,使孕妇体重合理增长。此外,应该定期产前检查,自我监测体重增长情况,发现异常的体重增长应及时就医。

第六节 胎儿健康状况评估

关键知识点

▲ 胎动是孕妇能自主感知的判断胎儿宫内安全的重要指标。

▲ 电子胎心监护通过对胎心和宫内压力的连续性描记,依据相互间的关系来判断胎儿情况。

▲ 电子胎心监护根据有无宫缩分为宫缩无应激试验和宫缩应激试验两种。

在妊娠期管理中,特别是在高危妊娠的管理中,及时对胎儿健康状况进行评估,判断胎儿在宫内的安危,及早发现胎儿的异常情况并处理,对于降低围产儿死亡率,改善分娩结局有着重要意义。

高危妊娠(high risk pregnancy)指妊娠期有某种并发症或致病因素可能危害孕妇、胎儿、新生儿或可能导致难产,需要密切观察和监护的妊娠。对高危妊娠孕妇的胎儿健康状况评估应从孕 32～34 周开始,有严重并发症或合并症孕妇应从孕 26～28 周开始。

一、胎儿体格发育监测

(一) 确定胎龄

根据末次月经、早孕反应开始的时间、初次胎动出现的时间、早孕期 B 型超声检查头臀长的数值来推断胎龄。

(二) 监测孕妇体重

在妊娠中晚期,可通过孕妇体重增长的情况来间接推断胎儿在宫内发育的情况,但并不准确。

(三) 测量宫高与腹围

在妊娠中晚期,可通过对孕妇宫高、腹围的测量来判断胎儿的大小,简易计算公式为:胎儿体重(g) = 宫底高度(cm) × 腹围(cm) ±200。

(四) B 超检查

通过对 B 型超声检查中所得的双顶径、股骨长、腹围等数值进行综合评估,能较为准确的判断胎儿在宫内生长发育的情况。

二、胎儿成熟度监测

除通过宫高、腹围及 B 型超声检查推断胎龄来了解胎儿成熟度外,还可以通过经腹壁羊膜腔穿刺抽取羊水进行相关检查判断。

(一) 羊水卵磷脂/鞘磷脂(lecithin/sphingomyelin,L/S)

比值如 L/S >2,提示胎儿肺已成熟。

（二）羊水泡沫试验（foam stability test）或震荡试验

若两试管羊水液面都有完整的泡沫环,则提示 L/S > 2,胎儿肺已成熟。

三、胎儿宫内安危监测

（一）胎心

胎心正常范围为 110 ~ 160 次/分,范围之外均属异常。

（二）胎动

胎动为母体对胎儿宫内情况最直接简单的反馈,对胎儿宫内安危的判断有着极其重要的临床意义。每个胎儿都有独特的宫内活动规律,总的来说在 18 ~ 20 周感觉到胎动后,随妊娠周数的增加而增强并变多,至妊娠 32 ~ 34 周达高峰,妊娠 38 周后因羊水量的减少和空间减小而逐渐减少。孕妇自计胎动如胎动过频或胎动减少 50% 都应考虑有胎儿宫内缺氧的可能。

（三）胎儿血流动力学监测

胎儿在宫内持续缺氧状态下会发生血流动力学的改变。通过妊娠晚期用彩色多普勒对胎儿脐动脉、大脑中动脉血流指标进行监测,如收缩期最大血流速度和舒张期末期血流速度比值（S/D）增高,则提示胎儿宫内窘迫。尤其是在监测到胎儿舒张末期脐动脉无血流时,提示胎儿将在 1 周内死亡。

（四）电子胎心监护

通过对同一时间胎心和宫内压力的连续性描记,反应宫缩、胎动和胎心之间的关系,判断胎儿在宫内储备能力。建议从妊娠 34 周开始,高危妊娠者可提前至 32 周。

1. 胎心率基线（FHR-baseline,BFHR）　在无胎动、无宫缩影响时至少 10 分钟以上的胎心率平均值。如 FHR > 160 次/分,称为胎心过速,FHR < 110 次/分,称为胎心过缓。

2. 胎心率基线变异（FHR variability）　指胎心率基线的周期性变化,包括摆动幅度和摆动频率。摆动幅度是指胎心率基线上下摆动的变化范围,正常范围为 6 ~ 25 次/分（bpm）。摆动频率是指胎心率基线一分钟内摆动变化的次数,正常 ≥ 6 次。胎心率基线变异良好是胎儿宫内健康的表现,提示有一定储备能力;如变异减少,胎心率基线平直则提示胎儿宫内储备能力消失（图 3-21）。

3. 胎心一过性变化　指胎心率在受到胎动、宫缩或外界刺激时出现的一过性的改变。

（1）加速（acceleration）:在胎动或宫缩时出现的胎心暂时上升,上升幅度 > 15bpm,持续时间 > 15 秒,是胎儿宫内健康的表现。

（2）减速（deceleration）:指随着宫缩出现的胎心暂时性下降,根据与宫缩的关系分为三类:

1）早期减速（early deceleration,ED）:在宫缩出现

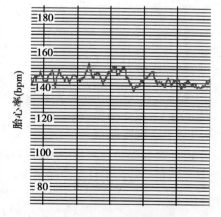

图 3-21　胎心率基线与摆动

时开始减速,宫缩最强时减速到最低点,随着宫缩的减弱胎心开始恢复,宫缩消失时胎心恢复至正常。胎心下降幅度 < 50bpm,持续时间短,恢复快（图 3-22）,一般出现在第一产程末期,与胎儿头皮受压有关,无明显临床意义。

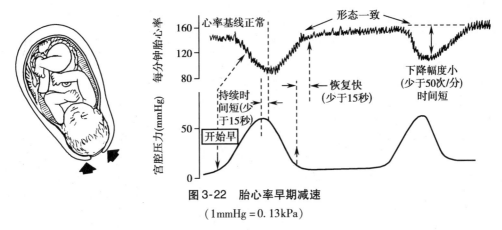

图 3-22 胎心率早期减速

（1mmHg = 0.13kPa）

2）变异减速（variable deceleration，VD）：胎心减速和宫缩没有固定关系，胎心下降迅速，幅度大，>70bpm，持续时间长短不一，恢复迅速（图 3-23）。一般考虑为脐带受压，迷走神经兴奋所致。通过孕妇体位改变，解除脐带压迫后可恢复。

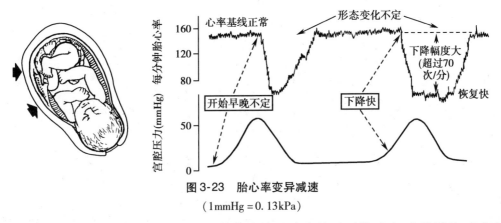

图 3-23 胎心率变异减速

（1mmHg = 0.13kPa）

3）晚期减速（late deceleration，LD）：在宫缩最强时或稍后开始减速，宫缩消失时减速到最低点，之后恢复至正常。胎心下降幅度 <50bpm，持续时间长，恢复慢（图 3-24）。一旦出现晚期减速，考虑是胎盘功能不良、胎儿宫内缺氧的表现。

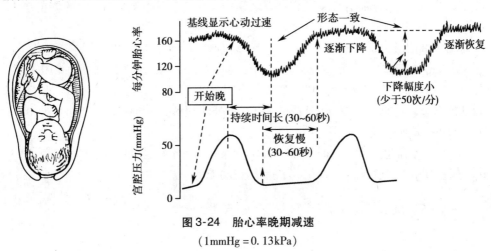

图 3-24 胎心率晚期减速

（1mmHg = 0.13kPa）

4. 胎儿宫内储备能力预测

（1）宫缩无应激试验（non-stress test，NST）：是指在无宫缩情况下对胎心率进行持续性描记，通过判断胎心率基线、胎动、胎心加速及胎心加速之间的关系，来了解胎儿在宫内的储备能力。根据结果分为反应型、可疑型和无反应型（表3-6）。

表3-6　NST 的评估及处理（SOGC 指南，2007 年）

参数	反应型 NST	可疑型 NST	无反应型 NST
基线	110~160 次/分	100~110 次/分 >160 次/分 <30 分钟 基线上升	胎心过缓 <100 次/分 胎心过速 >160 次/分 >30 分钟 基线不确定
变异	6~25 次/分（中等变异）	≤5 次/分（无变异及最小变异）	≤5 次/分 ≥25 次/分 >10 分钟 正弦型
减速	无减速或者偶发变异减速持续短于 30 秒	变异减速持续 30~60 秒	变异减速持续时间超过 60 秒 晚期减速
加速（足月胎儿）	20 分钟内 ≥2 次加速超过 15 次/分，持续 15 秒	20 分钟内 <2 次加速超过 15 次/分，持续 15 秒	20 分钟 <1 次加速超过 15 次/分，持续 15 秒
处理	观察或者进一步评估	需要进一步评估（复查 NST）	全面评估胎儿状况 生物物理评分 及时终止妊娠

（2）宫缩应激试验（contraction stress test，CST）：又称缩宫素激惹试验（oxytocin challenge test，OCT），是指在规律宫缩情况下（自发或缩宫素诱导）对胎心率进行持续性描记，通过判断胎心率基线、胎心加速及胎心减速和宫缩之间的关系，来了解胎儿在宫内的储备能力。根据结果分为Ⅰ类、Ⅱ类和Ⅲ类（表3-7）。

5. 胎盘功能测定

（1）雌三醇测定：尿雌三醇 24 小时 >15mg 为正常，10~15mg 为警戒线，<10mg 为危险值，提示胎盘功能低下。血清游离雌三醇正常足月妊娠时临界值为 40mmol/L，低于此值，提示胎盘功能低下。此外，还可以通过尿雌激素/肌酐的比值来判断，>15 为正常，10~15 为警戒值，<10 提示胎盘功能低下。

（2）血清人胎盘生乳素（human placental lactogen，hPL）测定：足月妊娠时，hPL 值为 4~11mg/L，如 <4mg/L，或突然降低 50%，提示胎盘功能低下。

表 3-7　CST/OCT 的评估及处理

Ⅰ类　满足下列条件：

　　胎心率基线 110～160 次/分

　　基线变异为中度变异

　　没有晚期减速及变异减速

　　存在或者缺乏早期减速、加速

提示观察时胎儿酸碱平衡正常，可常规监护，不需采取特殊措施

Ⅱ类

　　除了第Ⅰ类和第Ⅲ类胎心监护的其他情况均划为第Ⅱ类。尚不能说明存在胎儿酸碱平衡紊乱，但是应该综合考虑临床情况、持续胎儿监护、采取其他评估方法来判定胎儿有无缺氧，可能需要宫内复苏来改善胎儿状况

Ⅲ类　有两种情况：

　　（1）胎心率基线无变异且存在下面之一

　　复发性晚期减速

　　复发性变异减速

　　胎心过缓（胎心率基线＜110 次/分）。

　　（2）正弦波型：提示在观察时胎儿存在酸碱平衡失调即胎儿缺氧，应该立即采取相应措施纠正胎儿缺氧，包括改变孕妇体位、给孕妇吸氧、停止缩宫素使用、抑制宫缩、纠正孕妇低血压等措施，如果这些措施均不奏效，应该紧急终止妊娠。

第七节　分娩的准备

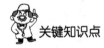
关键知识点

▲ 孕妇学校是进行相关准备宣教的最佳场所。

▲ 拉梅兹分娩法中随产程的进展、宫缩的加强，呼吸深度越来越浅，频率越来越快。

妊娠期教育课程为孕产妇及家庭在知识和技能等方面对妊娠分娩和产后阶段做好准备。多数妇女，特别是初产妇，由于缺乏对妊娠及分娩过程以及产后母儿照顾等相关知识的了解，尤其是对分娩的疼痛产生畏难甚至恐惧的心理，而这些心理问题形成恶性循环又会进一步影响分娩的顺利进行，乃至影响到女性母亲角色的适应，危及到母儿的安全。因此，在孕期做好分娩的准备工作是十分必要的。

一、了　解　途　径

在现代社会，妇女可以通过多种途径获取妊娠分娩相关的知识，如身边的亲戚朋友言传身教，相关书籍、网站、医务人员的健康教育等，其中可信度最高、最受大家信赖、最具个性化

的途径就是医务人员的健康教育。

妊娠期健康教育是通过一系列有组织、有计划的活动为孕妇及家属提供围生期保健指导,包括在知识方面、生理方面、心理方面和技能方面提供全方位的支持与帮助,使孕妇保持积极乐观心态以适应妊娠不适,并为分娩及产后康复阶段做好准备,适应母亲角色的转变,参与新生儿的护理。妊娠期健康教育的方式有集体讲解、个别咨询、健康处方等。有条件的医疗保健机构常通过举办孕妇学校、孕产妇活动等形式为孕产妇传递准确的妊娠分娩等相关信息。

二、知识储备

孕产妇所需知识包括:妊娠期身体变化和应对方法、妊娠期饮食与活动、妊娠期的情绪变化、妊娠期异常征象的识别、分娩的阶段与配合、乳房护理与母乳喂养、新生儿喂养、新生儿护理、产后康复等。

三、分娩物品准备

1. 母亲用物　包括:消毒卫生巾、大小合适的胸罩、泌乳垫、吸奶器、母乳收集袋、棉质透气的内衣等。

2. 新生儿用物　包括:尿不湿、棉质透气的胎衣、包被等,若不宜进行母乳喂养者,还应准备奶瓶、奶嘴、奶粉等。

四、应对不适的方法

(一)拉梅兹分娩法

由法国产科医生拉梅兹于1952年提出,是目前最常用的一种方法,又称"精神预防法"。根据巴普洛夫的制约原理进行产前预习分娩练习,达到产时镇痛的方法。一般在28周后开始练习,包括放松技巧和适用于不同产程的呼吸方法。

1. 放松技巧　放松技巧是拉梅兹分娩法的基础。通过有意识地在身体一处肌肉紧张时进行其他部位肌肉的放松练习,达到分娩子宫肌肉收缩时,除子宫外的全身肌肉放松,减轻因肌肉紧张导致的能量消耗和疲倦。

2. 呼吸方法

(1)廓清式呼吸:为最放松、最舒服的呼吸方式,鼻子吸气入小腹后嘴巴呼气,呼吸均缓慢,时间对等。在每次宫缩前后进行。

(2)胸式呼吸:一次宫缩来临时鼻子缓慢吸气入胸腔后嘴巴缓慢呼气,连续4~5次呼吸,呼吸均匀。常在第一产程潜伏期使用以缓解疼痛。

(3)加速呼吸:一次宫缩来临时由鼻子吸气入胸腔后嘴巴呼气,随宫缩加强频率逐渐加快,宫缩减弱而频率逐渐变慢。常在第一产程活跃期开始时使用以缓解疼痛。

(4)浅而快的呼吸:由鼻子多次快速吸气入胸腔后用嘴一次性呼气,一次宫缩反复进行多次。常在第一产程向第二产程转变时使用以缓解疼痛。

(5)屏气用力法:在第二产程使用,为生产时的呼吸。宫缩来临时,由鼻子缓慢吸气入腹腔,然后保持腹部肌肉收紧,向下用力推挤,同时盆底放松。

（二）使用分娩球

在孕期使用分娩球的好处是可以纠正不良姿势,使肌肉放松并得以锻炼;在分娩期使用可使盆底肌肉放松,有助于胎头下降,舒缓腰背部疼痛。在使用过程中,建议准父亲在旁陪同保证孕妇安全,同时有助于增进夫妻间感情。

思考题

1. 张女士,24 岁,因"停经 45 天,感恶心、晨起呕吐 5 天、尿频 2 天"就诊。体检:体温 36.7℃,心率 80 次/分,呼吸 16 次/分,血压 110/70mmHg,双乳房增大,有触痛,血常规正常。

（1）你首先考虑张女士的医疗诊断是什么?

（2）为确保其安全,还需要收集哪些重要信息?

2. 张女士完善相关检查后,确诊为早孕,为计划怀孕,为保证妊娠的顺利进行,促进母胎健康,请问:

（1）如何为张女士推算预产期?

（2）如何帮助张女士缓解这些不适?

（3）这一时期的注意事项有哪些?

3. 张女士,孕期产前检查经过顺利,自数胎动 6 次/小时,目前已怀孕 36 周,体检:宫高 33cm,腹围 102cm,触诊:位于宫底的胎儿部分柔软而宽且形态不规则,子宫左侧较平坦饱满并向前方,在耻骨联合上方触及圆而硬的胎先露。依据以上信息:你判断胎儿发育是否正常? 听诊胎心应在腹部哪一侧? 写出胎儿的胎产式、胎先露、胎方位。

（杨晓畅）

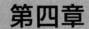

第四章

异常妊娠期妇女的护理

学习目标

识记：

1. 流产、异位妊娠、过期妊娠、巨大胎儿、胎儿窘迫、前置胎盘、胎盘早剥、胎膜早破、早产的定义。

2. 描述自然流产发展各个阶段的临床表现及处理原则；描述输卵管妊娠的临床表现及处理原则；描述胎儿窘迫、前置胎盘、胎盘早剥、胎膜早破、早产的临床表现与护理措施。

理解：

1. 流产、胎儿窘迫的病因病理。

2. 输卵管妊娠的病理结局。

3. 过期妊娠、巨大胎儿对胎儿的影响；羊水过多、羊水过少、前置胎盘及胎盘早剥、胎膜早破对母儿的影响。

运用：

运用护理程序为异常妊娠期妇女提供整体护理。

第一节 自然流产

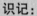 关键知识点

▲ 妊娠不足 28 周胎儿体重不足 1000g 而终止者称为流产，其中以早期流产为主。

▲ 子代染色体异常是早期流产的主要原因。

▲ 依据发展的不同阶段分为先兆、难免、不全、完全流产；三种特殊类型的流产为稽留流产、习惯性流产和感染性流产。不同类型的临床表现不同，处理原则不同。

▲ 以停经后阴道流血及腹痛为主要临床表现；B 型超声和妊娠试验为主要辅助检查。

凡妊娠不足 28 周、胎儿体重不足 1000 克而终止者称为流产(abortion)。妊娠 12 周末前终止者称早期流产(early abortion),妊娠 13 周至不足 28 周终止者称晚期流产(late abortion)。因自然因素导致的流产称为自然流产(spontaneous abortion),发生率占全部妊娠的 10% ~15% 左右,其中 80% 以上为早期流产。机械或药物等人为因素终止妊娠者称为人工流产(artificial abortion)。在早期自然流产中,约 2/3 为隐性流产(clinically silent miscarriages),即发生在月经期前的流产,也称生化妊娠(chemical pregnancy)。本节仅阐释自然流产。

一、病　　因

(一)胚胎因素

胚胎或胎儿染色体异常是自然流产最常见的原因。在早期自然流产中约有 50% ~60% 的妊娠产物存在染色体异常。染色体异常包括:①数目异常,如 X 单体、某条染色体出现三条或者三倍体及四倍体;②结构异常,如染色体断裂、缺失或易位。染色体异常的胚胎多发生流产,极少数继续发育成胎儿,但出生后也会发生某些功能异常或合并畸形。

(二)母体因素

1. 全身性疾病　妊娠期妇女患全身性疾病,如严重感染、高热、严重贫血或心力衰竭、慢性消耗性疾病、慢性肝肾功能障碍等,可能导致流产。一些微生物如梅毒螺旋体、流感病毒、支原体、衣原体、弓形虫、单纯疱疹病毒等感染可引起胎儿染色体畸变导致流产。

2. 内分泌异常　女性内分泌功能异常,如黄体功能不足、多囊卵巢综合征等可致早期流产。甲状腺功能低下、严重的糖尿病血糖控制不佳均可致流产。

3. 生殖器官异常　子宫畸形(如子宫发育不良、双子宫、子宫中隔等)、子宫肌瘤、宫腔粘连等可影响胎儿着床发育而导致流产。子宫颈重度裂伤,宫颈内口松弛易因宫颈功能不良而致胎膜早破而引起晚期流产。

4. 免疫功能异常　一些与流产有关的免疫因素如母儿血型不合、孕妇抗磷脂抗体产生过多、夫妇抗精子抗体存在等,可使胚胎或胎儿受到排斥而发生流产。

5. 创伤刺激与不良习惯　妊娠期严重的躯体不良刺激如腹部手术、腹部受到剧烈创伤、过度性交,心理不良刺激如过度紧张、恐惧、忧伤等均可导致流产。孕妇过量吸烟、酗酒、吸毒等不良习惯亦可诱发流产。

(三)环境因素

过多接触有害的化学物质(如砷、铅、有机汞、DDT 等)和物理因素(如放射性物质、噪声及高温等),可直接或间接对胚胎或胎儿造成损害,引起流产。

二、病　　理

流产过程是妊娠物逐渐从子宫壁剥离并排出子宫的过程。

在妊娠早期,胚胎绒毛发育尚不成熟,与子宫蜕膜联系尚不牢固,在妊娠 8 周以内发生的流产,胚胎多已死亡,妊娠产物可完整从子宫壁分离而排出,出血不多。

妊娠 8 ~12 周时,胎盘绒毛发育茂盛,与底蜕膜联系较牢固,此时若发生流产,妊娠产物往往不易完整分离排出,常有部分组织残留宫腔内影响子宫收缩,致使出血较多,且经久不止。

妊娠 12 周后,胎盘已经完全形成,流产时往往先有腹痛,然后排出胎儿、胎盘。胎儿在宫腔内死亡过久,被血块包围,可形成血样胎块而导致出血不止。

三、临床类型

按自然流产发展的不同阶段,可分为以下临床类型:

(一)先兆流产(threatened abortion)

妊娠 28 周前出现少量阴道流血,常为暗红色或血性白带,伴有轻微下腹痛,腰痛或腰骶部坠胀痛。妇科检查子宫大小与停经周数相符,宫颈口未开,胎膜未破,妊娠产物未排出。经休息及治疗后,妊娠可继续进行;若流血增多或腹痛加剧,可能发展为难免流产。

(二)难免流产(inevitable abortion)

由先兆流产发展而来,流产已不可避免,表现为阴道流血量增多,阵发性腹痛加重。妇科检查子宫大小与停经周数相符或略小,宫颈口已扩张,组织尚未排出;晚期难免流产可有羊水流出或见胚胎组织或胎囊堵塞于宫口。

(三)不全流产(incomplete abortion)

由难免流产发展而来,妊娠产物已部分排出体外,尚有部分残留于宫内或嵌顿于宫颈口,影响子宫收缩,致阴道出血持续不止,严重时可导致出血性休克。妇科检查子宫小于停经周数,宫颈口已扩张,不断有血液自宫颈口内流出,有时尚可见胎盘组织堵塞于宫颈口或部分妊娠产物已排出于阴道内,部分仍留在宫腔内。

(四)完全流产(complete abortion)

妊娠产物已完全排出,阴道出血逐渐停止,腹痛随之消失。妇科检查子宫接近正常大小或略大,宫颈口已关闭。

自然流产的临床过程简示如下:

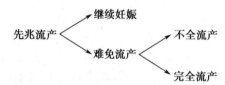

此外,流产还有三种特殊的类型。

(一)稽留流产(missed abortion)

又称过期流产,是指胚胎或胎儿已死亡滞留在宫腔内尚未自然排出者。子宫不再增大反而缩小,早孕反应消失,若已到中期妊娠,孕妇不感腹部增大,胎动消失。妇科检查子宫小于妊娠周数,宫颈口关闭。听诊不能闻及胎心。

(二)习惯性流产(habitual abortion)

是指自然流产连续发生 3 次或 3 次以上者。近年有学者将连续两次自然流产者称为复发性自然流产。每次流产多发生于同一妊娠月份,其临床经过与一般流产相同。早期流产的原因常为黄体功能不足、甲状腺功能低下、染色体异常等;晚期流产常见的原因为宫颈内口松弛、子宫畸形、子宫肌瘤等。

(三)感染性流产(infectious abortion)

流产过程中,若阴道流血时间过长、有组织残留于宫腔内或非法堕胎等,可能引起宫腔内感染。严重时感染可扩展到盆腔、腹腔乃至全身,并发盆腔炎、腹膜炎、败血症及感染性休克等,称感染性流产。

四、护理评估

（一）临床表现

停经后阴道出血及腹痛是流产的主要临床症状。早期流产表现为先出现阴道流血,后出现腹痛。晚期流产表现为先出现腹痛(阵发性子宫收缩),后出现阴道流血。

（二）健康史

护士应询问患者有无停经史和反复流产史,有无早孕反应、阴道流血,阴道流血的持续时间与阴道流血量;有无阴道排液及妊娠物排出。询问有无腹痛,腹痛的部位、性质及程度。部分流产患者可因出血过多而出现贫血或休克,或因出血时间过长、宫腔内有残留组织而发生感染,护士应评估孕妇各项生命体征,判断流产类型,了解有无发热、阴道分泌物有无臭味等流产合并感染的征象。应全面了解孕妇在妊娠期间有无全身性疾病、生殖器官疾病、内分泌功能失调及有无接触有害物质等,以识别发生流产的诱因。

（三）辅助检查

1. 妇科检查　了解宫颈口是否扩张,羊膜是否破裂,有无妊娠产物堵塞于宫颈口内;子宫大小与停经周数是否相符,有无压痛等,并应检查双侧附件有无肿块、增厚及压痛等。

2. 实验室检查　连续测定血 β-hCG、孕激素等动态变化,有助于妊娠诊断和预后判断。

3. B 型超声检查　超声显像可显示有无胎囊、胎动、胎心等,可诊断并鉴别流产及类型,指导正确处理。

（四）心理社会状况

部分患者可因阴道流血过多而不知所措,或因担心胎儿的健康而情绪失控,可能会表现为伤心、郁闷、烦躁不安等,护士应注意患者的情绪反应,详细了解患者有无焦虑、抑郁、忧伤及恐惧等情绪。

家人对流产的态度可直接影响患者的心理健康,护士应注意与患者家庭成员的沟通,了解他们对此次妊娠失败的态度及对患者健康的关注程度。

（五）治疗原则

应根据不同类型的流产进行相应的处理。

1. 先兆流产　卧床休息,禁止性生活,减少刺激,必要时给予对胎儿危害小的镇静剂。黄体功能不足者,按医嘱每日肌注黄体酮 10~20mg,及时进行 B 型超声检查,了解胚胎发育情况,避免盲目保胎。

2. 难免流产　一旦确诊,应尽早使胚胎及胎盘组织完全排出,防止出血和感染。

3. 不全流产　一经确诊,应尽快行吸宫术或钳刮术,清除宫腔内残留组织。若有阴道大出血伴休克者,应协助医生积极纠正休克。

4. 完全流产　如无感染征象,一般不需特殊处理。

5. 稽留流产　应及时促使胎儿和胎盘排出,以防死亡胎儿及胎盘组织在宫腔里稽留过久发生严重的凝血功能障碍,导致 DIC。处理前应做凝血功能检查。

6. 习惯性流产　以预防为主,在受孕前对男女双方进行孕前检查。

7. 流产合并感染　应在控制感染的同时尽快清除宫腔内容物。

五、主要护理诊断/医护合作性问题

1. 有感染的危险 与阴道流血时间过长及宫腔内有残留组织等因素有关。

2. 焦虑 与担心胎儿健康等因素有关。

3. 潜在并发症:出血性休克 与阴道流血过多有关。

六、计划与实施

预期目标:出院时护理对象无感染征象;先兆流产孕妇能积极配合保胎措施且情绪稳定,继续妊娠;患者住院期间未发生休克或发生休克得到及时救治。

不同类型的流产孕妇,处理原则不同,其护理措施亦有差异。

(一)先兆流产孕妇的护理

1. 指导孕妇卧床休息,禁止性生活、灌肠等,以减少各种刺激。

2. 观察病情变化,如腹痛及阴道流血量情况等。

3. 注意观察孕妇的情绪反应,加强心理护理,从而稳定孕妇情绪,增强保胎信心。

4. 避免腹内压增加的因素 指导孕妇多食蔬菜水果及多饮水,保持大便通畅,避免便秘。

5. 必要时遵医嘱给予适量镇静剂、孕激素等保胎药物,观察用药反应。

6. 观察孕妇保胎治疗的效果,遵医嘱监测 B 超及血 hCG 的动态变化,并将结果及时告知孕妇。

(二)妊娠不能再继续者的护理

1. 积极配合医生做好终止妊娠的准备,协助完成手术,使妊娠产物完全排出。

2. 及时建立静脉通路,做好输液、输血准备。

3. 严密监测孕妇的体温、血压及脉搏,观察其面色、腹痛、阴道流血及与休克相关的征象。

4. 术后健康指导 详见第十九章第三节。

(三)心理护理

保胎的妇女因担心胎儿健康情绪紧张而影响睡眠,当机体焦虑或紧张时易导致保胎失败;而保胎失败的妇女,因失去胎儿,往往会出现伤心、悲哀等情绪。护士应给予同情和理解,帮助患者及家属接受现实,顺利度过悲伤期。

(四)健康教育

1. 指导孕妇注意个人卫生,积极更换会阴垫,防止感染。

2. 嘱孕妇一个月后返院复查,确定无禁忌证后,方可恢复性生活。

3. 与孕妇及家属共同讨论此次流产的原因,向其讲解流产的相关知识,帮助他们为再次妊娠做好准备。

七、护理评价

1. 出院时孕妇体温正常,血红蛋白及白细胞数正常,无出血及感染征象。

2. 先兆流产孕妇配合保胎治疗继续妊娠,情绪稳定。

第二节　异 位 妊 娠

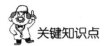

关键知识点

▲ 受精卵在子宫体腔外着床称为异位妊娠,以输卵管妊娠最为常见,是妇科急腹症之一。输卵管炎是其主要发病原因。

▲ 输卵管妊娠发展到一定程度,可出现输卵管妊娠流产及输卵管妊娠破裂。典型表现为停经后腹痛及阴道流血。

▲ 腹腔镜检查是诊断的金标准。

▲ 根据患者有无腹腔内出血及生命体征决定治疗方法。主要护理措施是协助医生积极纠正休克及完善术前准备。

正常妊娠时,受精卵着床于子宫体腔内膜。受精卵在子宫体腔外着床,称为异位妊娠(ectopic pregnancy),习称宫外孕(extrauterine pregnancy)。异位妊娠是妇产科常见的急腹症,是孕产妇死亡原因之一。根据其种植在子宫体腔以外的部位不同分为输卵管妊娠、卵巢妊娠、腹腔妊娠、宫颈妊娠及阔韧带妊娠等(图4-1)。其中以输卵管妊娠最为常见,占异位妊娠的95%左右。本节主要阐述输卵管妊娠。

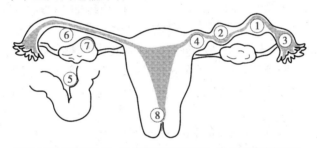

①输卵管壶腹部妊娠;②输卵管峡部妊娠;③输卵管伞部妊娠;
④输卵管间质部妊娠;⑤腹腔妊娠;⑥阔韧带妊娠;
⑦卵巢妊娠;⑧宫颈妊娠

图4-1　异位妊娠的发生部位

输卵管妊娠因其发生部位不同,可分为间质部、峡部、壶腹部和伞部妊娠。以壶腹部妊娠多见,约占78%,其次为峡部,伞部,间质部妊娠少见。

一、病　　因

(一)输卵管炎症

是引起输卵管妊娠的主要原因,包括输卵管黏膜炎和输卵管周围炎。慢性炎症可以使输卵管管腔黏膜粘连,管腔变窄,或使纤毛功能缺损,或输卵管与周围粘连,输卵管扭曲,输卵管平滑肌蠕动减弱等,这些因素均可导致受精卵在输卵管内运行受阻而于该处着床。

(二)输卵管妊娠史或手术史

曾有输卵管妊娠史者,再次输卵管妊娠复发率可达10%。输卵管绝育史及手术史者,输卵管妊娠的发生率为 10% ~20% 。

（三）输卵管发育不良或功能异常

输卵管过长、肌层发育差、黏膜纤毛缺乏等发育不良,均可造成输卵管妊娠。此外,精神因素可引起输卵管痉挛和蠕动异常,干扰受精卵的正常运行。

（四）辅助生殖技术

近年由于辅助生殖技术的应用,输卵管妊娠发生率增加,既往少见的异位妊娠,如卵巢妊娠、宫颈妊娠、腹腔妊娠的发生率也增加。

（五）避孕失败

宫内节育器避孕失败、口服紧急避孕药避孕失败,发生异位妊娠的机会较大。

（六）其他

子宫肌瘤或卵巢肿瘤压迫输卵管,影响输卵管管腔通畅,使受精卵运行受阻。盆腔子宫内膜异位累及输卵管亦可增加受精卵着床于输卵管的可能性。

二、病　　理

（一）输卵管妊娠结局

输卵管管腔狭窄,管壁薄,肌层远不如子宫肌层厚,受精卵植入后蜕膜形成差,不能适应胚胎的生长发育,当输卵管妊娠发展到一定程度,可出现以下结果:

1. 输卵管妊娠流产(tubal abortion)　多见于输卵管壶腹部妊娠,发病多在妊娠 8 ~ 12 周。由于输卵管妊娠时管壁形成的蜕膜不完整,发育中的囊胚向管腔内突出生长,最终突破包膜而出血,导致囊胚与管壁分离,若整个囊胚剥离落入管腔并经输卵管逆蠕动排入腹腔,即形成输卵管完全流产,出血一般不多(图 4-2)。若囊胚剥离不完整,有一部分组织仍残留于管腔,则为输卵管不完全流产。此时,管壁肌层收缩差,血管开放,持续反复出血,量较多,血液凝聚在子宫直肠陷凹,形成盆腔积血,如有大量血液流入盆腹腔,则出现腹腔刺激症状,同时引起休克。

2. 输卵管妊娠破裂(rupture of tubal pregnancy)　多见于输卵管峡部妊娠,发病多在妊娠 6 周左右,囊胚生长时绒毛侵蚀管壁的肌层及浆膜,以致穿破浆膜,形成输卵管妊娠破裂(图 4-3)。由于输卵管肌层血管丰富,输卵管妊娠破裂所致的出血远较输卵管妊娠流产严重,短期内即可发生大量腹腔内出血,导致休克,亦可反复出血形成盆腔及腹腔血肿。

3. 陈旧性异位妊娠　输卵管妊娠流产或破裂后未及时治疗,或内出血已逐渐停止,病情稳定,时间过久,胚胎死亡或被吸收。长期反复内出血形成的盆腔血肿可机化变硬,与周围组织粘连,临床上称为"陈旧性宫外孕"。

4. 继发性腹膜腔妊娠　发生输卵管妊娠流产或破裂后,胚胎被排入腹腔,大部分死亡,偶尔也有存活者。若存活胚胎的绒毛组织仍附着于原位或排至腹腔后重新种植而获得营养,可继续生长发育形成继发性腹腔妊娠,若破裂口在阔韧带内,可发展为阔韧带妊娠。

5. 持续性异位妊娠(persistent ectopic pregnancy)　近年来,输卵管妊娠保守性手术机会增多,若术中未完全清除妊娠物,或残留有存活滋养细胞而继续生长,术后血 β-hCG 不下降或反而上升,称为持续性异位妊娠。

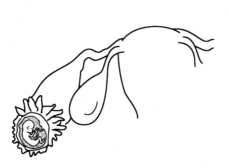
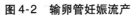
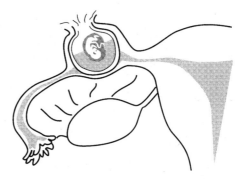

图 4-2 输卵管妊娠流产　　　　　图 4-3 输卵管妊娠破裂

（二）子宫的变化

输卵管妊娠和正常妊娠一样,滋养细胞产生的 hCG 维持黄体生长,甾体激素分泌增加,月经停止来潮,子宫增大变软,子宫内膜出现蜕膜反应。若胚胎受损或死亡,滋养细胞活力消失,蜕膜自宫壁剥离而发生阴道流血。有时蜕膜可完整剥离,随阴道流血排出三角形的蜕膜管型,有时呈碎片排出。排出的组织见不到绒毛,组织学检查无滋养细胞。

三、护 理 评 估

（一）临床表现

输卵管妊娠的临床表现与受精卵着床部位、有无流产或破裂以及出血量多少及时间长短等有关。典型的症状为停经后腹痛与阴道流血。

1. 停经　多数患者停经 6~8 周以后出现不规则阴道流血,亦有 20%~30% 的患者无停经主诉,将异位妊娠时出现的不规则阴道流血误认为月经。

2. 腹痛　是输卵管妊娠患者就诊的主要症状,占 95%。输卵管妊娠未发生流产或破裂前,常表现为一侧下腹隐痛或酸胀感。输卵管妊娠流产或破裂时,患者突感一侧下腹部撕裂样疼痛,常伴有恶心、呕吐。若血液局限于病变区,主要表现为下腹部疼痛,当血液积聚于直肠子宫陷凹处,可出现肛门坠胀感。随着血液流向全腹,疼痛可由下腹部遍及全腹,血液刺激膈肌,可引起肩胛部放射性疼痛及胸部疼痛。

3. 阴道流血　胚胎死亡后可致血 hCG 下降,卵巢黄体分泌的激素不能维持蜕膜生长而发生剥离出血,常为不规则阴道流血,色暗红或深褐,量少呈点滴状,一般不超过月经量。阴道流血可伴有蜕膜管型或蜕膜碎片排出。阴道流血常在病灶除去后方能停止。

4. 晕厥与休克　因腹腔内急性出血及剧烈腹痛,轻者出现晕厥,严重者出现失血性休克。休克程度取决于内出血速度及出血量,出血量愈多,速度愈快,症状出现也愈严重,与阴道流血量不成正比。

5. 腹部包块　当输卵管妊娠流产或破裂后所形成的血肿时间过久,可因血液凝固,逐渐机化变硬并与周围器官(子宫、输卵管、卵巢、肠管等)发生粘连而形成包块。

（二）健康史

详细询问有无引起异位妊娠的高危因素,如既往有无盆腔炎性疾病病史、输卵管炎症及输卵管手术病史、放置宫内节育器、绝育术等;此外,应详细询问月经史,准确推断停经时间,追问患者阴道出血的时间、出血量。

（三）辅助检查

1. **腹部检查** 输卵管妊娠流产或破裂者,下腹部有明显压痛和反跳痛,尤以患侧为甚,轻度腹肌紧张;出血多时,叩诊有移动性浊音;如出血时间较长,形成血凝块,在下腹可触及软性肿块。

2. **盆腔检查** 输卵管妊娠未发生流产或破裂者,除子宫略大较软外,仔细检查可能触及胀大的输卵管并轻度压痛。输卵管妊娠流产或破裂者,阴道后穹隆饱满,有触痛。将宫颈轻轻上抬或左右摇动时引起剧烈疼痛,称为宫颈抬举痛或摇摆痛,是输卵管妊娠的主要体征之一。子宫稍大而软,腹腔内出血多时检查子宫呈漂浮感。

3. **阴道后穹隆穿刺** 是一种简单可靠的诊断方法,适用于疑有腹腔内出血的患者。由于腹腔内血液易积聚于子宫直肠陷凹,即使血量不多,也能经阴道后穹隆穿刺抽出。用长针头自阴道后穹隆刺入子宫直肠陷凹,抽出暗红色不凝血为阳性;如抽出血液较红,放置十分钟内凝固,表明误入血管。无内出血、内出血量少、血肿位置较高或子宫直肠陷凹有粘连时,可能抽不出血液,故穿刺阴性者不能排除输卵管妊娠。如有移动性浊音,可做腹腔穿刺。

4. **妊娠试验** 放射免疫法测血 hCG,尤其是动态观察血 hCG 的变化对诊断异位妊娠极为重要。连续测定血 hCG,若倍增时间大于 7 日,异位妊娠可能性极大,倍增时间小于 1.4 日,则可能性极小。

5. **超声检查** B 型超声检查对于诊断异位妊娠必不可少,还有助于明确异位妊娠的部位和大小,阴道 B 型超声检查较腹部 B 型超声检查准确性高。宫内未探及孕囊,若宫旁探及异常低回声区,且见胚芽及原始心管搏动,可确诊异位妊娠。结合血 hCG 测定对异位妊娠诊断帮助很大。

6. **腹腔镜检查** 是异位妊娠诊断的金标准,可在确诊的同时行镜下手术治疗。腹腔镜可见一侧输卵管肿大,表面呈紫蓝色,腹腔内无出血或有少量出血。

（四）心理社会状况

患者因无法接受异位妊娠现实而表现出哭泣、无助、恐惧等情绪反应,或因妊娠失败而表现出自责、抑郁和焦虑等情绪。护士还应评估其家人对此次妊娠失败的态度及对患者健康的关注程度。

（五）治疗原则

处理原则包括药物治疗和手术治疗。

1. **药物治疗** 采用化学药物治疗,主要适用于早期输卵管妊娠、要求保存生育能力的年轻患者。其适应证为:①无药物治疗的禁忌证;②输卵管妊娠未发生破裂,无明显内出血;③妊娠包块直径≤4cm;④血 hCG <2000IU/L。主要禁忌证:①异位妊娠破裂或流产,有腹腔内出血,生命体征不稳定;②妊娠孕囊直径≥4cm 或≥3.5cm 伴胎心搏动。化疗常用药物为甲氨蝶呤(MTX),治疗机制是抑制滋养细胞增生、破坏绒毛,使胚胎组织坏死、脱落、吸收。若在治疗中发生输卵管妊娠破裂或流产,有严重内出血征象则应立即手术治疗。

2. **手术治疗** 分为保守手术和根治手术。保守手术为保留患者输卵管(输卵管切开取胚术),根治手术为切除患侧输卵管。手术适应证为:①有腹腔内出血征象、生命体征不稳定者;②诊断不明确者;③病情有进展者(如血 hCG >3000IU/L 或持续升高、有胎心搏动、附件区包块增大等);④随诊不可靠者;⑤药物治疗禁忌证或无效者。保守手术可能残余部分妊娠滋养细胞,可引发再次出血及腹痛,术后应严密监测血 hCG 水平。

四、主要护理诊断/医护合作性问题

1. 潜在并发症:腹腔内出血　与异位妊娠破裂或流产有关。
2. 情景性自尊低下　与无法完成孕育胎儿的任务有关。

五、计划与实施

预期目标:患者休克症状得以及时发现并缓解;患者能以正常心态接受此次妊娠失败的现实。

(一) 手术治疗患者的护理

疑有腹腔内出血并有休克症状的患者,护士应做好以下护理:①立即建立静脉通道,交叉配血,做好输血准备,配合医师积极纠正休克,补充血容量,保暖,吸氧;②迅速做好术前准备;③严密监测患者生命体征、意识及腹痛情况;④向患者及家属讲明异位妊娠的有关知识及手术的必要性;⑤做好术后相关护理(详见第十五章第一节);⑥提供心理支持,帮助患者以正常心态面对此次妊娠失败的现实。

(二) 非手术治疗患者的护理

1. 严密观察病情　护士需密切观察患者一般情况、生命体征,高度重视其腹痛及阴道流血情况,尤应注意阴道流血量与腹腔内出血量不成比例,当阴道流血量不多时,不要误以为腹腔内出血量也很少。
2. 疾病知识指导　护士应告诉患者病情发展的指征,如出血增多、腹痛加剧、肛门坠胀感明显等,以便患者积极配合治疗。
3. 饮食活动指导　指导患者卧床休息,避免腹部压力增大的因素如便秘、剧烈活动等;异位妊娠可自发破裂,应指导患者不要单独外出,检查时需专人陪同,避免异位妊娠自发破裂后的不良结局。
4. 用药护理　注意药物毒副反应,如消化道反应、骨髓抑制、药物性皮疹、口腔溃疡、脱发等。
5. 正确留取血标本　关注患者血 hCG 的下降情况,以监测治疗效果。
6. 心理护理　关注患者情绪变化,及时进行心理疏导。

(三) 出院指导

输卵管妊娠的预后在于防止输卵管的损伤和感染,护士应做好健康指导工作,防止发生盆腔感染。教育患者保持良好的卫生习惯,勤洗浴、勤换衣,性伴侣稳定。发生盆腔炎性疾病后须立即彻底治疗,以免延误病情。由于输卵管妊娠者中约有10%的再发生率和50% ~ 60%的不孕率,护士应指导患者再次妊娠的注意事项。

六、护理评价

1. 患者的休克症状得以及时发现并纠正。
2. 患者消除了不良情绪,康复出院。

第三节 过 期 妊 娠

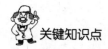关键知识点

▲ 根据末次月经、早孕期 B 型超声及首次胎动核实孕周。

▲ 过期妊娠在待产时易发生胎儿窘迫,应密切监测胎心,必要时持续电子胎心监护。

▲ 胎儿娩出后,保持气道通畅,防止发生胎粪吸入综合征。

过期妊娠(postterm pregnancy)是指平时月经周期规则,妊娠达到或超过 42 周(≥294 日)尚未分娩者。过期妊娠发生率占妊娠总数的 3%~15%。

一、病 理

1. 胎盘 过期妊娠的胎盘有两种类型。一种是胎盘除重量略有增加外,其胎盘功能、外观与镜检均无异常;另一种是胎盘功能减退,胎盘表面可出现明显钙化灶。

2. 羊水 正常妊娠 38 周后,羊水量随妊娠推延逐渐减少,妊娠 42 周后羊水迅速减少,约 30% 减至 300ml 以下;同时,羊水粪染率明显增高。

3. 胎儿 过期妊娠胎儿生长模式与胎盘功能有关,可分以下 3 种:

(1)正常生长及巨大儿:胎盘功能正常者,能维持胎儿继续生长,约 25% 成为巨大儿,其中 5.4% 的胎儿出生体重超过 4500 克。

(2)胎儿过熟综合征:过熟综合征与胎盘功能减退、胎盘血流灌注不足、胎儿缺氧及营养缺乏等有关。典型表现为:皮肤干燥、松弛、起皱、脱皮,身体瘦长、胎脂消失、皮下脂肪减少,头发浓密;新生儿睁眼、异常警觉和焦虑,容貌似“小老人”。因为羊水减少和胎粪排出,胎儿皮肤可呈黄染,羊膜和脐带呈黄绿色。

(3)胎儿生长受限:小样儿可与过期妊娠共存,后者更增加胎儿的危险性,约 1/3 过期妊娠死产儿为生长受限小样儿。

二、对母儿的影响

过期妊娠可使胎儿窘迫、胎粪吸入综合征、新生儿窒息及巨大儿等发病率及围产儿死亡率明显增高。同时,过期妊娠也可使产妇产程延长,使难产率、手术产率及母体产伤发生率明显增加。

三、护 理 评 估

(一)临床表现 过期妊娠时,孕妇常自觉胎动较前减少,宫底高度、腹围较普通足月孕更大。没有或偶有宫缩,没有明显产兆。

(二)健康史

1. 核实孕周 询问孕次、产次。根据末次月经时间、早孕反应出现时间、首次胎动出现时间等推算孕周。

2. 孕期情况 询问孕期的产检情况、用药情况、异常征象如阴道流血、流液等。

（三）辅助检查

1. B 型超声检查　孕 $11 \sim 13^{+6}$ 周 B 型超声检查对确定孕周有重要意义。B 型超声常提示羊水减少。同时，B 超下可观察胎儿的胎心、胎动、呼吸运动、脐动脉血流 S/D 值，有助于判断胎儿在宫内是否存在缺氧。

2. 电子胎心监护　可以判断胎儿宫内储备能力，若无应激试验（NST）反复为无反应型，或宫缩过程中出现频繁晚期减速，提示可能存在胎儿窘迫。

（四）心理社会状况

评估孕妇本人对妊娠的态度、心理状态、家庭支持系统等，评估孕妇对疾病的认识，是否担心胎儿的安全。

（五）治疗原则

妊娠 40 周后胎盘功能逐渐下降，42 周以后明显下降，容易发生胎儿窘迫。孕周满 41 周可根据胎儿宫内状况、胎儿大小、宫颈成熟度等综合考虑，选择合适的方式终止妊娠，尽量避免发生过期妊娠。进入产程后，注意观察产程进展，监测胎心，及早发现胎儿窘迫。合并有胎盘功能减退，胎儿储备能力下降者，可以考虑剖宫产终止妊娠。

四、主要护理诊断/医护合作性问题

1. 焦虑/恐惧　与担心胎儿安全有关。
2. 知识缺乏　缺乏过期妊娠对胎儿的影响及处理与配合等相关知识。
3. 潜在并发症　胎儿窘迫与胎儿过度成熟、胎盘功能减退有关。

五、计划与实施

预期目标：孕妇情绪稳定，能够说出内心的担心与焦虑，配合过期妊娠的处理，分娩出健康的新生儿。

（一）一般护理

指导孕妇左侧卧位休息，避免增大的子宫对腹部椎前大血管的压迫，有助于改善子宫胎盘血供；预防性吸氧，3 次/日，每次 30 分钟；保证足够营养，满足胎儿发育所需，进食易消化、高能量饮食，为分娩做准备。

（二）专科护理

1. 胎心监测　过期妊娠的胎盘多有老化现象，产程中易发生胎儿窘迫，应勤听胎心。一般在宫缩间隙期监测胎心，潜伏期每小时监测 1 次，活跃期每 30 分钟监测 1 次，宫口开全后，每 $5 \sim 10$ 分钟监测 1 次，每次监测 1 分钟并注意心率、心律、心音强弱，做好记录，必要时连续电子胎心监护。胎心持续 >160 次/分或 <110 次/分，提示胎儿宫内缺氧，应立即吸氧并报告医生及时处理。

2. 产程进展观察　临产后应适时在宫缩时行阴道检查，次数不宜过多。一般临产初期每隔 4 小时查一次，经产妇或宫缩勤者间隔时间应缩短。过期妊娠时胎头增大或变硬、可塑性较差，往往会影响产程进展，应尽早发现和识别有无头盆不称及胎位不正，做好剖宫术前准备。

3. 破膜及羊水观察　过期妊娠常合并羊水过少，可导致胎粪吸入综合征、新生儿窒息等严重并发症。一般在宫口开大 3cm 以上可行人工破膜，观察羊水性状、颜色和流出量。如羊水粪染,立即汇报医师,及早行剖宫产结束分娩。

4. 做好结束分娩准备　结合母胎实际情况做好相应准备。阴道分娩者应尽量缩短第二产程,如有胎儿窘迫的症状和体征应及早结束分娩,并做好新生儿窒息复苏准备;决定剖宫产者做好术前准备。

(三)用药护理

满41周有引产指征者,遵医嘱静脉滴注缩宫素(详见第八章第一节子宫收缩乏力的专科护理),诱发宫缩,须专人守护,根据宫缩情况调整缩宫素滴速,同时,监测胎心,及早发现胎儿窘迫。使用前列腺素制剂促宫颈成熟者,根据医嘱于用药后半小时、两小时行电子胎心监护,必要时增加电子胎心监护次数,同时注意观察宫缩情况与产程进展。

(四)心理护理

在我国,过期妊娠并未得到足够的重视,存在潜在的危险。部分孕妇因超过预产期仍未临产,存有焦虑或恐惧心理。护理人员须仔细评估孕妇心理状态,做好心理疏导,消除其焦虑心理,使其理解并积极配合所采取的终止妊娠的措施。

(五)健康教育

讲解过期妊娠对母儿的影响,解释治疗处理方案,以取得孕妇及家属的理解与配合。

六、护理评价

孕妇情绪稳定,积极配合治疗与护理,分娩出健康的新生儿。

第四节　巨大胎儿

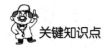 关键知识点

▲ 巨大胎儿属高危儿,孕期应加强监测。

▲ 经阴道分娩者易发生第二产程延长、肩难产、子宫破裂、阴道损伤及会阴撕裂等。

▲ 可在分娩过程中发生胎儿颅内出血、锁骨骨折、臂丛神经损伤等产伤,严重时可导致终身残疾或死亡;新生儿易发生低血糖。

巨大胎儿(macrosomia)指胎儿体重达到或超过4000g。近年因孕妇营养过剩致巨大胎儿有逐渐增多趋势。巨大胎儿的国内发生率为7%,国外为15.1%,男胎多于女胎。

一、病　因

巨大儿常有遗传倾向,其父母通常身材高大;孕妇肥胖或患有未经控制的糖尿病、过期妊娠、高龄初产、经产妇等。

二、对母儿的影响

1. 母体　经阴道分娩者易发生第二产程延长、肩难产,若处理不当会增加阴道损伤、会阴撕裂及子宫破裂的风险;因产时子宫收缩乏力致产后出血发生率增加;胎先露因长时间压迫产道致尿瘘或粪瘘发生;因为头盆不称,致剖宫产率增加。

2. 胎儿 胎儿巨大常需手术助产,可发生颅内出血、锁骨骨折、臂丛神经损伤等产伤,严重时可致死亡。

三、护理评估

(一) 临床表现

孕妇在孕晚期常有腹部沉重、两肋部疼痛、呼吸困难等不适,伴体重增长迅速。腹部体征:宫高与腹围通常大于同孕周正常子宫大小,胎头高浮。

(二) 健康史

详细了解产科病史和既往病史。了解孕妇是否患有糖尿病、孕期血糖控制情况、用药情况等;了解孕妇体重、营养及遗传因素与胎儿体重等相关病史。

(三) 辅助检查

B 型超声检查 通过胎儿双顶径、腹围、股骨长度等预测胎儿体重。胎儿双顶径 >10cm,需警惕难产的发生。

(四) 心理社会状况

孕妇会有较重的心理负担,担心胎儿是否健康,能否安全阴道分娩等,甚至产生恐惧心理而不能合作。分娩期渴望医护人员或家属陪伴,分娩经过不顺利或胎(婴)儿发生意外,产妇容易产生抑郁情绪。护士应重点评估孕产妇及其家属对巨大胎儿相关知识了解情况。

(五) 治疗原则

治疗各种原发病及其并发症,预防难产和新生儿窒息。

1. 妊娠期 对有巨大胎儿分娩史或妊娠期疑为巨大胎儿者,应控制体重、适当运动。若确诊为糖尿病应积极治疗,控制血糖。于足月后根据胎盘功能及糖尿病控制情况等综合评估,决定终止妊娠时机。

2. 分娩期 应充分评估,必要时做好阴道助产及剖宫产准备;阴道分娩者做好处理肩难产的准备工作。分娩后常规行宫颈及阴道检查,了解有无软产道损伤,并预防产后出血。

3. 新生儿处理 预防新生儿低血糖发生。

四、主要护理诊断/医护合作性问题

1. 有窒息的危险 与胎儿过大、难产有关。
2. 知识缺乏 缺乏巨大儿对母儿健康影响的相关知识及处理。

五、计划与实施

预期目标:能复述巨大儿对母儿健康的影响,并积极配合处理;孕产妇顺利度过妊娠、分娩、产褥期,母儿预后良好。

(一) 一般护理

孕期疑有巨大胎儿者应做 75g 葡萄糖耐量试验(OGTT),及早发现糖尿病;确诊妊娠期糖尿病者,应积极控制血糖;协助孕妇制定饮食与运动计划,积极控制体重,防止增长过快而致肥胖。

(二) 专科护理

1. 防止肩难产 巨大胎儿经阴道分娩,应注意防止肩难产,造成锁骨骨折及臂丛神经损伤。如有肩难产应采取下列措施分娩：

（1）屈大腿助产法：让产妇双腿极度屈曲贴近腹部，双手抱膝，减少骨盆倾斜度使腰骶部前凹变直，同时应用适当力量向下牵引胎头而帮助娩出前肩。

（2）压前肩法：接生者手伸入阴道置于胎儿前肩后，于宫缩时，将前肩推向骨盆斜径使之较易入盆，然后下引胎头，助手在耻骨联合上方触及胎儿前肩部位向后下加压，二者相互配合持续加压予牵引，注意勿用暴力。

（3）旋肩法：接生者手伸入阴道置胎儿后肩的背面，并使胎臂滑向胎儿腹部，同时下引胎头，助后肩娩出。

2. 指导产妇合理用力　产程中指导产妇正确用力，防止宫颈水肿及产妇疲劳。

3. 行会阴切开术　巨大胎儿阴道分娩前应及时行会阴切开，胎儿娩出后，应仔细检查软产道，如有损伤，应及时修补。

4. 预防产后出血　预防产后因巨大胎儿娩出后引起的宫缩乏力导致的产后出血。

（三）新生儿的护理

1. 维持呼吸功能　由于胎儿头部较大，出生时颅内压较高，对呼吸中枢产生压迫，呼吸功能减弱，导致部分巨大胎儿在建立呼吸时有一定困难。胎儿分娩时因头部过度倾向一边以利双肩娩出，往往会导致颈部神经损伤，引起膈肌麻痹，可阻碍受损一侧肺部的主要运动，因此，巨大儿出生后需密切观察呼吸状况。

2. 预防低血糖的发生　新生儿出生后30分钟内监测血糖，早开奶，出生1～2小时喂糖水，轻度低血糖者口服葡萄糖，严重低血糖者静脉输注葡萄糖。巨大儿体型较大，母乳喂养后可酌情补充糖水或配方奶以提供足够的液体和能量。

（四）心理护理

提供心理支持，针对孕妇和家属的疑问，应给予相应解释，增强分娩信心。

（五）健康教育

加强孕期保健指导，指导孕妇合理饮食，科学营养，适当运动，防止孕期肥胖、妊娠期糖尿病、过期妊娠，减少巨大胎儿的发生率。告诉父母巨大胎儿的原因及可能的健康问题，鼓励父母参与巨大儿的精心照顾。

六、护 理 评 价

预期目标达到，孕产妇及胎（婴）儿均预后良好。

第五节　胎 儿 窘 迫

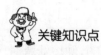

关键知识点

▲ 主要临床表现是胎心音改变、胎动异常及羊水性质改变。可分为急性胎儿窘迫和慢性胎儿窘迫两种。

▲ 一旦发生急性胎儿窘迫，立即取左侧卧位，吸氧，严密监测胎心，必要时遵医嘱做好终止妊娠准备。

胎儿窘迫(fetal distress)指胎儿在子宫内因急性或慢性缺氧危及其健康和生命的综合症状。急性胎儿窘迫主要发生在临产后,慢性胎儿窘迫常发生在妊娠晚期,临产后常表现为急性胎儿窘迫。

一、病　因

1. 母体因素　因母体血液含氧量不足、母胎间血氧运输及交换障碍,如妊娠期高血压疾病、重度贫血、心脏病、糖尿病、高热、吸烟等;创伤、子宫不协调性收缩、缩宫素使用不当、产程延长、胎膜早破等;产妇长时间仰卧位,镇静剂、麻醉剂使用不当等。

2. 胎儿因素　胎儿心血管系统功能障碍、胎儿畸形、母儿血型不合、胎儿宫内感染等。

3. 脐带、胎盘因素　脐带过长或过短、缠绕、打结、扭转、狭窄,胎盘血肿、帆状附着等;前置胎盘、胎盘早剥等。

二、病理生理

胎儿窘迫的基本病理生理变化是缺血缺氧引起的一系列变化。当氧气供应量无法满足胎儿生理需求时,即发生胎儿窘迫。胎儿窘迫通常会出现低氧血症、呼吸性和代谢性酸中毒。缺氧早期或者一过性缺氧,机体可以通过减少胎盘和自身耗氧量代偿,不产生严重的代偿障碍及器官损伤。长时间重度缺氧则可引起严重的中枢神经及脏器功能损害,甚至胎死宫内。

三、护理评估

(一)临床表现

1. 胎心音改变　轻度缺氧时胎心率可增快达160次/分以上;重度缺氧时,胎儿机体失代偿,胎心率逐渐减慢,小于110次/分。

2. 胎动异常　缺氧初期表现为胎动频繁,随着病情的发展,胎动逐渐减少,最后消失,临床常见胎动消失24小时后胎心消失。

3. 羊水胎粪污染或羊水过少　胎儿缺氧时常会导致肛门括约肌松弛,胎粪排出污染羊水。羊水胎粪污染可分为三度:Ⅰ度为浅绿色,Ⅱ度为黄绿色并浑浊,Ⅲ度为棕黄色。

急性胎儿窘迫主要发生在分娩期,主要表现为产时胎心率异常。缺氧早期电子胎心监护可出现胎心基线代偿性加快、晚期减速或重度变异减速。当胎心基线<100bpm,基线变异≤5bpm,伴频繁晚期减速或重度变异减速时常提示胎儿缺氧严重,胎儿常结局不良,随时可能胎死宫内。

慢性胎儿窘迫主要发生在妊娠晚期,常延续至临产并加重。胎动减少为胎儿缺氧的重要表现,应高度警惕。

(二)健康史

详细了解孕妇的年龄、生育史、内科疾病史,如高血压、慢性肾炎、心脏病等;了解本次妊娠的经过,如妊娠期高血压疾病、胎膜早破、羊水过多或多胎妊娠;了解分娩过程,如产程延长、缩宫素使用不当;了解有无胎儿畸形等。

(三)辅助检查

1. 胎盘功能检查　出现胎儿窘迫的孕妇一般24小时尿 E_3 值急骤减少30%～40%,或于妊娠末期连续多次测定 E_3 值 24 小时在 10mg 以下。

2. 电子胎心监护 胎动时胎心率加速不明显,胎心率的摆动幅度≤5 次/分,出现晚期减速或重度变异减速等(见第三章第六节胎儿健康状况评估)。

3. B 型超声多普勒检查 脐动脉多普勒超声血流异常,胎儿脐动脉/静脉血流比值(S/D),正常时应该小于 3.0。

4. 胎儿头皮血血气分析 pH < 7.20。

(四)心理社会状况

孕妇可因胎儿生命遭遇危险而产生焦虑或恐惧情绪,对需要手术结束分娩产生犹豫、无助感;对于胎儿不幸死亡的孕产妇,感情上受到强烈创伤,常会经历否认、愤怒、抑郁、接受的过程。护士需及时评估孕妇心理状况,为心理疏导提供依据。

(五)处理原则

1. 急性胎儿窘迫者 积极寻找原因并给予及时纠正。如宫颈未完全扩张,胎儿窘迫情况轻者,给予吸氧,密切观察,如胎心率变为正常,可继续观察;如宫口开全,胎先露部已达坐骨棘平面以下 3cm 者,应尽快经阴道助产娩出胎儿;如因使用缩宫素致宫缩过强造成胎心率减慢者,应立即停止使用,继续观察;如无法即刻阴道分娩,且胎儿窘迫未能得到纠正,应尽快剖宫产结束分娩。

2. 慢性胎儿窘迫者 根据孕周、胎儿成熟度和胎儿窘迫程度决定处理方案。首先指导孕妇采取左侧卧位,间断吸氧,积极治疗各种合并症/并发症,密切监测病情变化,如无法改善,则应在促进胎肺成熟后尽快终止妊娠。

四、主要护理诊断/医护合作性问题

1. 气体交换受损(胎儿) 与子宫胎盘的血流改变、血流减慢或中断有关。
2. 焦虑 与担心胎儿的安危有关。
3. 预感性悲哀 与胎儿可能死亡有关。

五、计划与实施

预期目标:胎儿缺氧情况改善,胎心率在 110~160 次/分;孕妇能有效应对控制焦虑情绪;产妇能接受胎儿死亡的现实。

(一)一般护理

指导孕妇左侧卧位,间断吸氧,使用缩宫素者立即停用。

(二)专科护理

1. 严密监测胎心变化 一般每 15 分钟监测一次胎心,必要时持续电子胎心监护,发现异常及时报告医生。

2. 尽快终止妊娠准备 一旦胎儿窘迫确诊需要立即剖宫产终止妊娠者,做好术前准备,积极与手术室协调,争取尽快手术。

3. 如宫口开全、胎先露部位已达坐骨棘平面以下 3cm 者,协助尽快应用助产术娩出胎儿。

4. 做好新生儿窒息复苏的准备。

（三）心理护理

向孕产妇及家属提供相关信息,包括医疗处置的目的、操作过程、预期结果及孕产妇需做的配合。告知产妇及家属真实情况,帮助他们面对现实,减轻焦虑。对于失去胎儿的产妇,安排家人陪伴,鼓励诉说悲伤,接纳其哭泣及抑郁的情绪,陪伴在旁提供支持及关怀。

（四）健康教育

解释胎儿窘迫情形与可能的病因、临床处置与配合的目的;需要立即手术终止妊娠者立刻禁食禁饮。

六、护 理 评 价

胎儿缺氧状况改善,胎心率在正常范围内;孕妇能有效应对且情绪稳定;产妇能够接受胎儿死亡的现实。

第六节 多 胎 妊 娠

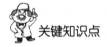

关键知识点

▲ 属于高危妊娠,易并发妊娠期高血压疾病、胎膜早破、早产、产后出血等并发症。

▲ 分娩中应严密监测母儿状况,及时发现异常,预防胎盘早剥及产后出血。

多胎妊娠(multiple pregnancy)指一次妊娠子宫腔内同时有两个或两个以上胎儿。多胎妊娠的胎儿数目可达 2～8 个,以双胎最常见。多胎妊娠可能与下列因素相关:①多胎妊娠家族史;②年龄和胎次;③药物:孕前用过促排卵药及接受体外受精多个胚胎植入治疗等。

一、分 类

1. 双卵双胎(dizygotic twin) 两个卵子分别受精形成的双胎,一般是在同一个排卵期同时有两个成熟卵子排出,并有两个卵子受精而成,约占双胎的 70%。由于两个胎儿各有其自己的遗传基因,因此其性别、血型、容貌可不同。亦有个别双卵双胎,其容貌十分相似。

2. 单卵双胎(monozygotic twin) 由一个受精卵分裂而生长成为两个胎儿。分裂后的胚胎除极少数外均可形成独立的胎儿,约占双胎总数的 30%。单卵双胎的性别、血型相同,容貌极为相似,大多数情况下,大小也近似。若发生双胎输血综合征,胎儿大小及体重可有很大差别。

二、对母儿的影响

1. 对孕产妇的影响 双胎妊娠时胎盘面积大,有时扩展至子宫下段及宫颈内口,易形成前置胎盘导致产前出血。妊娠期高血压疾病比单胎妊娠多 3～4 倍,且发病早、程度重,容易出现子痫及心肺并发症,其他如贫血、羊水过多、胎膜早破、流产等比单胎妊娠发生率高。

2. 对胎儿及新生儿的影响 在宫内环境时,容易发生脐带异常、胎儿窘迫、胎儿宫内发育迟缓、胎头交锁、胎儿畸形、胎死宫内等。如发生双胎输血综合征时供血胎儿容易贫血、发育迟缓,受血胎儿容易因心脏负荷过重发生心力衰竭。约 50% 的双胎妊娠并发早产,新生儿常见有肺透明膜病变、呼吸窘迫综合征及其他早产儿相关的并发症。

三、护 理 评 估

（一）临床表现

早孕反应重;孕中期后体重增加迅速,子宫增大与妊娠月份不符;孕晚期由于子宫过度膨胀使腹部坠胀感增加,膈肌升高压迫心肺造成呼吸困难,活动不便;静脉回流受阻,下肢及会阴可发生静脉曲张。中期妊娠后,体征为:①子宫大于停经周数,羊水量较多;②腹部可于多处触及小肢体和两个胎头;③胎头较小,与子宫大小不成比例;④在不同部位听到频率不同的胎心,同时计数一分钟,胎心率相差 10 次以上;⑤胎位多为纵产式,以两个胎头或一臀一头常见。

（二）健康史

询问有无多胎妊娠家族史、年龄、孕产史、此次妊娠前是否用过促排卵药物;了解本次妊娠经过是否顺利及产前检查情况。

（三）辅助检查

1. B 型超声检查　是诊断双胎的重要工具。妊娠 35 天后,宫腔内可见两个妊娠囊,妊娠 6 周可见两个原始心管搏动;也可筛查联体双胎等结构畸形;还可确定胎儿的胎位。

2. 多普勒胎心仪　应用多普勒胎心仪在妊娠中晚期腹部不同部位听到两个频率不同的胎心音。

3. 生化检测　由于双胎胎盘比单胎大,在生化检测中,血绒毛膜促性腺激素（hCG）、人类胎盘催乳素（HPL）、甲胎蛋白（AFP）、雌激素等高于单胎妊娠。

（四）心理社会状况

多胎妊娠的妇女在首次获悉自己怀有多个胎儿时既兴奋又激动,当进一步了解到多胎妊娠属于高危妊娠,又开始担心自己与胎儿的安危,尤其是担心胎儿是否会早产等,此时护士除仔细评估孕妇的心理状况外,还要评估家人对多胎妊娠的认知,以便为其提供针对性心理护理。

（五）治疗原则

1. 妊娠期处理

（1）密切监测胎儿生长发育情况及胎位变化:专人管理,定期 B 型超声监测胎儿生长发育情况,以便早期发现特殊并发症。

（2）预防各种并发症:尤其是早产的预防。妊娠 24 周以后可每天口服复方阿司匹林 50～80mg 预防深静脉血栓形成。常规补充钙、铁剂,可预防妊娠期高血压及贫血。

（3）积极治疗与处理双胎输血综合征。

（4）终止妊娠指征:母体或胎儿有严重并发症,如重度子痫前期、子痫、监测有胎盘功能减退者、急性羊水过多、胎儿畸形等。

2. 分娩期处理　分娩方式的选择应根据孕妇的健康情况、过去分娩史、目前孕周、胎儿大小、胎位以及孕妇有无并发症及合并症而定。目前,多胎妊娠分娩方式多选择剖宫产。

四、主要护理诊断/医护合作性问题

1. 舒适度改变　与呼吸困难、食欲下降、下肢水肿、腰背痛有关。

2. 有受伤的危险（胎儿） 与双胎妊娠引起早产、脐带异常、胎位异常等有关。

3. 潜在并发症：妊娠期高血压疾病、羊水过多、胎膜早破、胎盘早剥、产后出血等 与多胎妊娠有关。

4. 焦虑 与担心自身或胎儿健康与安危有关。

五、计划与实施

预期目标：孕妇摄入足够营养，能够保持比较舒适的体位，顺利度过妊娠期；胎儿及孕产妇的并发症被及时发现处理，母儿安全；孕产妇情绪稳定。

（一）一般护理

1. 休息、活动 增加每日卧床休息时间，减少活动量，孕 30 周以后多卧床休息，取左侧卧位为宜，增加子宫、胎盘血供，减少早产机会；下床活动时需防跌倒发生。

2. 补充足够营养 应保证足够的热量、蛋白质、矿物质、维生素和脂肪酸摄入，以适应两个胎儿生长发育的需要。孕妇胃区可因受压致食欲减退，应鼓励少食多餐，进食含铁、钙丰富的食物及新鲜蔬菜，遵医嘱补充铁剂、钙，预防贫血及妊娠期高血压疾病。

3. 孕妇腰背部疼痛症状较明显，应指导其休息、做盆骨倾斜运动或局部热敷等，如有水肿者应注意皮肤护理，适当抬高双下肢。

（二）专科护理

1. 增加产前检查的次数，每次监测血压、体重、宫高和腹围。

2. 加强胎心、胎动及产兆的监测 产检时清楚判断两个胎心相差的次数、胎动情况及有无腹胀、腹痛及见红等。

3. 双胎妊娠孕妇易并发妊娠期高血压疾病、羊水过多、前置胎盘、贫血等并发症。护士应加强孕妇自觉症状及体征监测、实验室阳性结果的判断，及时发现异常并汇报。

4. 经阴道分娩者，第一个胎儿娩出后，立即断脐，以防第二个胎儿失血；监测胎心、宫缩及阴道流血情况；立即检查第二个胎儿的胎位、有无脐带脱垂，助手扶正胎位，保持纵产式有利于分娩，预防胎盘早剥及产后出血。

5. 剖宫产术时，可预先备好宫腔纱条，胎儿娩出后立即使用缩宫素类药物促进子宫收缩，减少产后出血。

（三）心理护理

帮助双胎妊娠孕妇完成角色转变，接受成为两个孩子母亲的事实；告知双胎妊娠虽属高危妊娠，但孕妇不必过分担心母儿的安危，说明保持心情愉快，积极配合治疗的重要性；一旦胎儿有畸形或发生双胎输血综合征，宜强调新生儿健康的部分，对其发生的不良结局，提供照顾建议及协助医疗处置，以减轻其内疚或焦虑不安情绪。

（四）健康指导

提供孕妇饮食、休息、活动指导，学习识别妊娠期、产褥期异常征象及应对方法；指导家属准备双份新生儿用物；新生儿若为早产儿，指导产妇及家属参与学习早产儿的护理；产后选择有效的避孕措施。

六、护理评价

1. 孕妇能主动与他人交流自己的感受，复述孕期配合，并做好分娩的准备。

2. 孕产妇、胎儿及新生儿安全。

第七节　羊水量异常

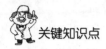

关键知识点

▲ 明显的羊水过多与胎儿畸形或多胎妊娠或者妊娠期糖尿病等有关。

▲ B 型超声 AFV≥8cm 或 AFI≥25cm 可确诊羊水过多。

▲ 羊水过少与胎儿畸形、胎盘功能减退等因素相关,严重影响围生儿预后。

▲ B 型超声 AFV≤2cm 或 AFI≤5cm 可确诊羊水过少。

一、羊　水　过　多

羊水过多(polyhydramnios)是指在妊娠任何时期羊水量超过 2000ml 者。多数孕妇羊水增多缓慢,在较长时间内形成,称慢性羊水过多;少数孕妇可在数日内羊水急剧增加,称为急性羊水过多。其发生率 0.5% ~1%,妊娠期糖尿病孕妇羊水过多者可达 20%。羊水过多时羊水的外观和性状与正常无异样。

(一)病因

约 1/3 原因不明,称为特发性羊水过多。明显的羊水过多常合并有胎儿畸形或者妊娠期合并症等。其中,多胎妊娠并发羊水过多者是单胎的 10 倍。明显羊水过多伴有胎儿畸形时,以中枢神经系统和上消化道畸形最为常见,如无脑儿、脊柱裂胎儿;食管或小肠闭锁时不能吞咽羊水也可能导致羊水过多。多胎妊娠中羊水过多以单绒毛膜双胎居多,并发双胎输血综合征时,两个胎儿间的血液循环相互沟通,受血胎儿的循环血量多,尿量增加,导致羊水过多;此外,妊娠期高血压疾病、严重贫血等均可导致羊水过多。

妊娠期糖尿病孕妇,母体高血糖致胎儿血糖也增高,产生高渗性利尿,使胎盘胎膜渗出增加,导致羊水过多;ABO 或 Rh 血型不合的孕妇,胎儿免疫性水肿、胎盘绒毛水肿影响液体交换,均可导致羊水过多。

(二)护理评估

1. 临床表现

(1)急性羊水过多:较少见。多发生于妊娠 20~24 周,羊水量急剧增多,数日内子宫急剧增大,横膈上抬,孕妇表情痛苦,出现呼吸困难,不能平卧,甚至出现发绀,腹部因张力过大而感到疼痛,食量减少。胀大的子宫压迫下腔静脉,影响静脉回流,孕妇可有下肢及外阴部水肿、静脉曲张。子宫明显大于相应孕周,胎位扪不清,胎心遥远或听不清。

(2)慢性羊水过多:较多见。多发生于妊娠晚期,羊水可在数周内逐渐增多,多数孕妇能适应,常在产前检查时发现。孕妇子宫大于妊娠月份,腹部膨隆、腹壁皮肤发亮、变薄,触诊时感到皮肤张力大,胎位扪不清,胎心遥远或听不到。羊水过多孕妇容易并发妊娠期高血压疾病、胎位不正、早产、胎膜早破等。破膜后因子宫骤然缩小,可引起胎盘早剥。产后因妊娠子宫过度伸展可引起子宫收缩乏力而致产后出血。

2. 健康史　详细询问病史,了解孕妇年龄、有无妊娠并发症/合并症、有无先天性畸形家族史和生育史等。

3. 辅助检查

（1）B 型超声检查：是羊水过多的重要辅助检查方法，测量单一最大羊水暗区垂直深度（AFV）≥8cm 者诊断为羊水过多，或者羊水指数（AFI）≥25cm 者诊断为羊水过多。B 型超声不仅可以测量羊水量，还能了解胎儿情况，观察是否存在畸形。

（2）胎儿疾病检查：母血、羊水中甲胎蛋白 AFP 值明显增高提示胎儿畸形。胎儿神经管畸形、上消化道闭锁等羊水 AFP 呈进行性增加。需排除胎儿染色体异常时，可做羊水细胞培养，或采集胎儿脐血培养，做染色体核型分析，了解染色体数目、结构有无异常。

（3）孕妇血型及血糖检查：检查孕妇 ABO、Rh 血型，排除母儿血型不合，必要时行 75g 葡萄糖耐量试验，以排除妊娠期糖尿病。

4. 心理社会状况　孕产妇及家属因担心胎儿可能有某种畸形，会感到紧张、焦虑不安，甚至产生恐惧心理。

5. 治疗原则

（1）经诊断为羊水过多合并严重胎儿畸形者应及时终止妊娠。

（2）羊水过多但仍为正常胎儿者，应寻找病因，积极治疗与控制妊娠期糖尿病、妊娠期高血压疾病等。并根据羊水过多的程度与胎龄决定其处理方法。

（二）主要护理诊断/医护合作性问题

1. 有受伤的危险　与破膜时易并发胎盘早剥、脐带脱垂、早产有关。

2. 知识缺乏　缺乏羊水过多病因、相关处置与配合。

3. 焦虑　与胎儿可能畸形有关。

（三）计划与实施

预期目标：羊水过多但胎儿正常者，维持母儿平安；孕妇积极配合医疗处置；合并胎儿畸形者，孕妇能接受现实。

1. 一般护理　严重水肿者指导采取低钠饮食，防止便秘，注意卧床休息以免腹压增加，防胎膜早破；呼吸困难者遵医嘱用氧。

2. 专科护理　定期测量宫高、腹围和体重，判断病情进展，及时发现并发症的症状与体征；观察胎心、胎动及宫缩，及早发现胎儿窘迫及早产的征象；胎膜自破或人工破膜时密切观察胎心和宫缩，及时发现脐带脱垂和胎盘早剥征象；待产时观察产程进展，防宫缩乏力致产程延长；产后密切观察子宫收缩及阴道流血情况，防止产后出血。

3. 心理护理　护士应多关心孕妇，部分孕妇会有罪恶感，误认为是母体原因致羊水过多。护士应让孕妇和家属了解病情及治疗配合，增加治疗信心，以解除孕妇疑虑。

4. 健康教育　指导孕妇定期随访，每 1～2 周 B 型超声监测羊水情况，34 周后每周一次电子胎心监护。讲解羊水对胎儿的作用，强调孕期动态监测的重要性；向孕妇解释医疗处置的目的、过程，以促进孕妇的积极配合。

（四）护理评价

1. 母儿安全，无并发症发生。

2. 孕妇积极配合治疗处置及护理。

3. 对于因胎儿畸形终止妊娠能正确面对现实。

二、羊水过少

羊水过少(oligohydramnios)指妊娠晚期羊水量少于300ml者。其发生率为0.4%~4%。羊水过少严重影响围产儿的预后。当羊水量少于50ml时，围产儿死亡率可以高达80%以上。

(一)病因

1. 母体因素　孕妇脱水、服用某些药物如前列腺素合成酶抑制剂等。

2. 胎儿畸形　胎儿畸形主要包括染色体异常、泌尿生殖道畸形、法洛四联症等，以先天性泌尿系统异常最多见。泌尿系畸形如胎儿先天肾缺如、肾发育不全、输尿管或尿道狭窄等导致少尿或无尿。

3. 胎盘功能异常　过期妊娠、胎儿宫内生长受限、胎盘退行性变等均可导致胎盘功能减退；胎儿脱水以及宫内慢性缺氧而使胎儿肾血流量下降，胎儿成熟过度等导致肾小管对抗利尿激素的敏感性增高，胎儿尿的生成减少致羊水过少。

4. 胎膜早破　羊水外漏速度超过羊水生成速度，导致羊水过少。

5. 其他　如羊膜病变等因素，与羊水过少的发生有一定关系。

(二)护理评估

1. 临床表现　临床症状多不典型。孕妇于胎动时感觉腹痛，当胎盘功能减退时感胎动减少。检查时发现宫高、腹围小于同期正常妊娠孕妇，子宫敏感度较高，轻微的刺激即可引起宫缩，临产后阵痛剧烈，宫缩不协调，宫口扩张缓慢，产程延长。

发生在妊娠早期可致胎膜与胎体相连；发生在妊娠中、晚期，子宫周围压力容易对胎儿产生影响，造成胎儿斜颈、曲背、手足畸形等异常。羊水过少者由于胎肺膨胀发育受到影响，可致胎肺发育不全，胎儿生长受限等。羊水过少易发生胎儿窘迫与新生儿窒息，围生儿死亡率较高。

2. 健康史　了解孕妇月经生育史、用药史、有无妊娠并发症或合并症、有无先天畸形家族史等。

3. 辅助检查

(1)B型超声检查：测量单一最大羊水暗区垂直深度(AFV)≤2cm者为羊水过少，或者羊水指数(AFI)≤5cm者可诊断为羊水过少。

(2)电子胎心监护：羊水过少的主要威胁是脐带及胎盘受压，胎盘储备力减低，NST可呈无反应型。子宫收缩脐带受压加重，可出现重度胎心变异减速和晚期减速。

4. 心理社会状况　孕妇及家属因担心胎儿可能有畸形或健康受到威胁，常感到紧张无措、焦虑不安。护士应充分评估其心理状态。

5. 治疗原则　针对病因，根据胎儿及孕周制定处理方案：期待疗法或终止妊娠。

(三)主要护理诊断/医护合作性问题

1. 胎儿有受伤的危险　与羊水过少导致的胎儿发育畸形、宫内发育受限等有关。

2. 焦虑/恐惧　与担心胎儿健康与安全有关

(四)计划与实施

预期目标：羊水过少但胎儿正常者，胎儿健康平安；合并胎儿畸形者，孕妇能面对现实，积极配合治疗。

1. 一般护理　指导孕妇左侧卧休息,增加营养及液体量,改善胎盘血液供应。

2. 专科护理

(1)严密监测胎心、胎动及产兆,定期测量宫高、腹围和体重,判断病情进展,及时发现并发症。

(2)协助进行 B 型超声、NST 检查,监测羊水量的变化,了解胎盘功能。

(3)合并胎膜早破或者发现羊水过少,进行预防性羊膜腔灌注治疗者,协助医生处置,注意严格无菌操作,观察感染征象,遵医嘱给予抗感染药物,防止感染发生。

(4)合并过期妊娠、胎儿宫内生长受限等需及时终止妊娠,遵医嘱做好阴道助产或剖宫产的准备。

3. 心理护理　告知孕妇羊水过少可能的原因、危害及治疗护理的目的,帮助缓解焦虑情绪,增强治疗信心。

4. 健康教育　教会孕妇自数胎动,并告知定期产检,早发现,早处理,改善结局。

(五) 护理评价

母儿安全,无并发症发生,对于胎儿畸形终止妊娠者能积极配合治疗。

第八节　前置胎盘

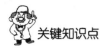

关键知识点

▲ 是妊娠晚期阴道流血最常见的原因,典型症状为无痛性、无诱因、反复发作的阴道流血。

▲ 依据胎盘下缘与宫颈内口关系分为:完全性、部分性、边缘性三种类型。其出血特点与临床类型有关。

▲ B 型超声检查是主要诊断依据。

▲ 治疗原则是在保证母胎安全的前提下尽量延长孕周。

▲ 期待疗法期间,孕妇需绝对卧床休息;护士应严密观察生命体征、阴道流血、胎心与产兆;严禁阴道或肛门检查、灌肠等刺激。

正常胎盘附着于子宫体部后壁、前壁或侧壁。若孕 28 周后胎盘附着于子宫下段,甚至胎盘下缘达到或覆盖宫颈内口处,其位置低于胎儿先露部时,称为前置胎盘(placenta previa)。前置胎盘是妊娠晚期的严重并发症之一,若处理不当可危及母儿生命,是妊娠晚期阴道流血最常见的原因。前置胎盘的发病率,国外报道 0.3% ~0.9%,国内报道 0.24% ~1.57%。

一、病　因

目前尚不明确,可能与以下原因有关:

1. 子宫内膜发育不良　多次流产与刮宫、产褥感染、多产、子宫手术史等,使子宫内膜损伤或者发育不良,胎盘为摄取足够的营养而扩大面积,伸展到子宫下段,形成胎盘前置。

2. 胎盘面积过大或胎盘形状异常　由于多胎妊娠或巨大儿形成过大面积的胎盘,伸展至子宫下段或遮盖宫颈内口,或有副胎盘延伸至子宫下段。

3. 受精卵发育迟缓 当受精卵到达宫腔时,因其尚未发育成熟,无法在正常位置着床,由于重力原因,受精卵继续下移达子宫下段,在该处生长发育成熟并植入,因而形成前置胎盘。

4. 其他原因 吸烟、吸毒者可引起胎盘的血流不足,缺氧使胎盘代偿性增大,从而增加前置胎盘的危险性。当子宫畸形或子宫肌瘤等原因使宫腔的形态改变致胎盘附着在子宫下段。

二、分　类

根据胎盘下缘与子宫颈内口的关系,前置胎盘可分为三种类型(图4-4):

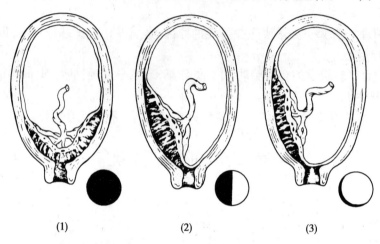

（1）　　　　　　　　　（2）　　　　　　　　　（3）

图4-4　前置胎盘的类型
（1）完全性前置胎盘;（2）部分性前置胎盘;（3）边缘性前置胎盘

1. 完全性前置胎盘(complete placenta previa) 子宫颈内口全部被胎盘组织所覆盖,又称中央性前置胎盘。

2. 部分性前置胎盘(partial placenta previa) 子宫颈内口部分被胎盘组织所覆盖。

3. 边缘性前置胎盘(marginal placenta previa) 胎盘下缘附着于子宫下段,其下缘达到宫颈内口,但未覆盖宫颈内口。

另外,当胎盘位置低,其边缘极为接近但未达到宫颈内口,称为低置胎盘。胎盘下缘与宫颈内口的关系可因宫颈管消失、宫口扩张而改变。前置胎盘的类型也可因为诊断时期不同而逐渐变化。临床通常按最后一次检查结果决定分类。前置胎盘的类型与阴道流血时间的早晚、反复发作的次数、流血量的多少有关。

三、护　理　评　估

(一) 临床表现

1. 阴道流血 典型症状为妊娠晚期或临产时,突发的无诱因、无痛性、反复发作的阴道流血。妊娠晚期子宫峡部逐渐拉长形成子宫下段,临产后的宫缩使宫颈管消失成为软产道的一部分。但附着于子宫下段及宫颈内口的胎盘不能相应伸展,与其附着处错位而发生剥离,致血窦破裂而出血。初次出血一般不多,随着子宫下段的逐渐拉长,可反复出血。随着孕周的增加,一次出血也会越来越多。接近足月时,可发生致命性的大出血。

阴道流血时间的早晚、反复发作的次数、流血量的多少与前置胎盘的类型有关(表4-1)。

表4-1 不同前置胎盘类型的出血特点

类型	初次出血时间	出血量	出血频率
中央性	早,28周	多	频繁
部分性	较晚,28~37周	较多	较多
边缘性	晚,37~40周	少	少

合并有胎盘植入者孕期出血较少,当大面积胎盘植入时,可能整个孕期都不会发生出血。但在产后剥离胎盘比较困难,可发生严重的产后出血。

2. 贫血、休克 由于反复多次或大量流血,可致患者出现贫血,贫血程度与阴道流血量及流血持续时间成正比,出血严重者可发生休克。

3. 产科检查 子宫大小与停经月份一致,胎方位清楚,常见胎头高浮,约1/3孕妇出现胎位异常,其中以臀先露较为多见。胎心可以正常,也可因孕妇失血过多致胎心异常或消失。当前置胎盘附着于子宫下段前壁时,可于耻骨联合上方听到胎盘血管杂音。

4. 其他 由于子宫下段肌肉组织薄,收缩力差,局部血窦不易闭合,又因胎盘附着处血供丰富、子宫颈组织脆弱,分娩时易撕裂等情况都会引发产时及产后出血增多。产妇抵抗力降低,胎盘剥离面靠近子宫颈口,细菌容易经阴道上行发生感染。

（二）健康史

除个人健康史外,尤其注意询问既往有无剖宫产术、人工流产术及子宫内膜炎等前置胎盘的危险因素。

（三）辅助检查

1. B型超声检查 可清楚看到子宫壁、胎先露、宫颈和胎盘的位置,胎盘定位准确率达95%以上,可反复检查,是目前最安全、最有效的首选方法。

2. 磁共振（MRI） 由于磁共振对软组织分辨率高,当怀疑有胎盘植入时,借助磁共振可以较清晰地显示胎盘植入的深度、植入的面积。

3. 阴道检查 目前一般不主张应用。只有在近预产期出血不多时,终止妊娠前为除外其他出血原因或明确诊断决定分娩方式前考虑采用,要求操作前需做好输血、输液及手术准备。怀疑前置胎盘孕妇,切忌阴道或肛门检查。

4. 产后检查胎盘及胎膜 产后胎盘前置部分可见陈旧血块附着呈黑紫色或暗红色。如行剖宫产术,术中可直接了解胎盘附着部位并确立诊断。

（四）心理社会状况

孕妇及其家属可因突然阴道流血,担心孕妇健康及胎儿安危而感到恐惧、焦虑或手足无措,医护人员应充分了解孕妇及家属对疾病知识的了解程度及应对能力,社会家庭支持系统情况等。

（五）治疗原则

前置胎盘的处理原则是:抑制宫缩、止血、纠正贫血和预防感染。根据孕妇的一般情况、孕周、胎儿成熟度、出血量以及产道条件等综合分析,制订具体方案。

1. 期待疗法 其目的是在保证孕妇安全的前提下使胎儿能达到或更接近足月,从而减少早产,提高新生儿成活率。适用于妊娠不足 34 周或估计胎儿体重小于 2000g,阴道流血量不多,孕妇全身情况良好,胎儿存活者,住院或门诊期间密切观察病情变化。

2. 终止妊娠　适合反复多量出血甚至休克者,或期待疗法中发生大出血或出血量虽少,但妊娠已近足月或已临产者,采取积极措施选择最佳方式终止妊娠。其中剖宫产术能迅速结束分娩,既能提高新生儿存活率又能迅速减少或制止出血,是处理前置胎盘的主要手段。阴道分娩适用于边缘性前置胎盘,胎先露为头位,临产后产程进展顺利并估计能在最短时间内结束分娩者。

四、主要护理诊断/医护合作性问题

1. 潜在并发症　出血性休克与前置胎盘有关。
2. 有感染的危险　与前置胎盘剥离面靠近子宫颈口,细菌易经阴道上行感染有关。
3. 焦虑/恐惧　与前置胎盘出血威胁母儿的安全有关。

五、计划与实施

预期目标:接受期待疗法的孕妇胎龄接近或达到足月;未发生出血性休克和感染;孕妇情绪稳定。

接受期待疗法的孕妇护理如下:

（一）一般护理

1. 保证休息,减少刺激　活动性出血期间孕妇需住院观察,绝对卧床休息,以左侧卧位为佳,并间断吸氧,每日 2～3 次,每次 30 分钟,以提供胎儿血氧供应。此外还需避免各种刺激,以减少出血。医护人员进行腹部检查时动作要轻柔,禁做阴道及肛门检查。

2. 加强营养　建议孕妇多食高蛋白及含铁丰富的食物,如动物肝脏、绿叶蔬菜以及豆类等,纠正贫血,增强机体抵抗力,促进胎儿发育。

3. 保持外阴清洁　出血期间使用消毒卫生垫,遵医嘱外阴擦洗,每日 2 次,并注意观察感染征象。

4. 维持正常血容量　有大出血危险者,遵医嘱配足够量的血,注意观察孕妇皮肤黏膜苍白程度,定期检测血清铁蛋白及血红蛋白,必要时输血。

（二）专科护理

严密观察并记录孕妇生命体征,阴道流血的量、色、流血时间及一般状况,尤其是夜间;监测胎儿宫内状态,遵医嘱协助及时完成实验室检查项目,交叉配血备用;监测产兆,发现异常及时报告医师并配合处理。产后严密观察产妇生命体征、子宫复旧及阴道流血情况,防止或减少产后出血发生。

（三）用药护理

遵医嘱口服硫酸亚铁纠正贫血;出血时间长者,使用广谱抗生素抗感染;在保证孕妇安全的前提下尽可能延长孕周至 36 周,抑制宫缩及促进胎肺成熟治疗者,注意观察用药效果及不良反应。

（四）应急护理

若孕妇阴道流血多,怀疑中央性前置胎盘者,护士应立即协助孕妇取左侧卧位,快速建立静脉通道,配血,遵医嘱使用抑制宫缩的药物。大出血需立即手术终止妊娠者,在抢救休

克的同时,按腹部手术患者护理行术前准备,做好孕妇生命体征、胎心、产兆、阴道流血量等监测。

（五）心理护理

孕妇及其家属可因突然阴道流血而感到紧张和恐惧,担心孕妇健康和胎儿安危,医护人员应加强沟通交流,讲解前置胎盘出血的处理方案、预后等,持续陪伴,适当运用触摸技巧。

（六）健康教育

指导戒烟戒酒,避免多次刮宫、引产或宫内感染,防止多产,减少子宫内膜损伤或子宫内膜炎。对妊娠期出血,无论量的多少均应就医,做到及时诊断,正确处理。

六、护 理 评 价

1. 接受期待疗法的孕妇胎龄接近或达到足月时终止妊娠。
2. 未发生大出血和感染等并发症;孕产妇情绪稳定。

第九节 胎 盘 早 剥

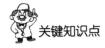
关键知识点

▲ 典型症状为妊娠中后期突发持续性腹痛,伴或不伴阴道流血,严重者威胁母儿生命。
▲ 根据病史、临床表现结合超声检查可以确诊。
▲ 护理重点是腹痛性质的观察与识别,监测母体与胎儿状况,减少出血对母儿的影响。

胎盘早剥(placental abruption)是指妊娠20周后或分娩期,正常位置的胎盘在胎儿娩出前,部分或全部从子宫壁剥离,又称胎盘早期剥离。胎盘早剥是妊娠晚期严重并发症,起病急,进展快,如诊断处理不及时会发生严重并发症如弥散性血管内凝血(DIC)、急性肾衰竭,严重威胁母儿生命。国内报道其发病率为0.46%～2.1%,围生儿死亡率高达20%～35%。

一、病 因

胎盘早剥的确切病因及发病机制尚不清楚,可能与下列因素有关:

1. 血管病变 妊娠期高血压疾病,尤其是重度子痫前期、慢性高血压、慢性肾病等,底蜕膜螺旋小动脉痉挛或硬化,引起远端毛细血管变性坏死甚至破裂出血,血液在底蜕膜层与胎盘之间形成胎盘后血肿,致使胎盘与子宫壁分离;孕晚期或临产后,孕妇长时间仰卧位,妊娠子宫压迫下腔静脉,回心血量减少,血压下降,子宫静脉淤血,静脉压突然升高,蜕膜静脉床淤血或破裂,形成胎盘后血肿,导致胎盘早剥。

2. 宫腔内压骤减 双胎妊娠分娩时第一个胎儿娩出过快、羊水过多时行人工破膜后羊水流出过快,宫腔内压力骤减,子宫骤然收缩,胎盘与子宫壁发生错位而剥离。

3. 机械性因素 外伤尤其是腹部受到直接撞击或挤压;脐带过短(＜30cm)或绕颈,分娩过程中牵拉脐带与子宫壁剥离。

4. 其他 吸毒、吸烟、营养不良、高龄初产、经产妇、有胎盘早剥史者等。

二、类型及病理生理

胎盘早剥的主要病理变化是底蜕膜出血,形成胎盘后血肿,使胎盘自附着处剥离。按照早剥的病理生理变化特点,分为显性剥离、隐性剥离及混合性剥离三种类型(图4-5)。

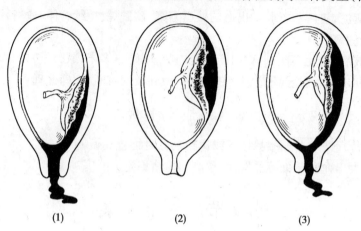

图4-5　胎盘早期剥离的类型
(1)显性剥离;(2)隐性剥离;(3)混合性出血

(一)显性剥离(revealed abruption)**或外出血**

此种类型的特点是剥离面小,血液冲开了胎盘边缘及胎膜,沿胎膜与宫壁间,经过宫颈口流向外面。容易形成血痂,出血很快停止。

(二)隐性剥离(concealed abruption)**或内出血**

血液在胎盘后形成血肿,剥离面逐渐扩大,当压力达到平衡时血肿不再发展,血肿始终集聚于胎盘与子宫壁之间,没有冲破胎盘边缘及胎膜,可无或少许阴道流血,此为隐形剥离。

(三)混合性出血(mixed bleeding)

当内出血过多时,血液因为压力不断增加而冲开胎盘边缘,部分血液沿子宫壁经宫颈口流向外面,形成混合性出血。

部分胎盘早剥,出血可能穿破胎膜溢入羊水中,形成血性羊水。当内出血急剧增多时,胎盘后血肿内压力增大,使血液向子宫肌层内浸润,引起肌纤维肿胀、分离、变性、坏死,此时在子宫浆膜层可见紫蓝色瘀斑,尤其在胎盘附着处更加明显,这种情况称为子宫胎盘卒中(uteroplacental apoplexy)。子宫胎盘卒中时子宫肌纤维可变性坏死,产后子宫收缩力减弱,可致产后出血。

严重的胎盘早剥可能发生凝血功能障碍,主要因为胎盘剥离处的绒毛及蜕膜组织释放大量的凝血活酶进入母体血液循环,激活凝血系统而发生弥散性血管内凝血(DIC)。同时,羊水经过剥离面进入开放的血管,从而引发羊水栓塞等。当合并有DIC时,患者更容易出现难以纠正的产后出血及全身各器官系统的衰竭。

三、护理评估

(一)临床表现

根据症状及体征的严重程度分为3度。

1. Ⅰ度 轻型的胎盘早剥多以外出血为主,分娩期多见,胎盘剥离面小,通常不超过胎盘面积的1/3,常无腹痛或腹痛轻微。腹部体征:子宫软,大小与孕周相符,胎位清楚,胎心正常,产后检查见胎盘母体面有凝血块及压迹方可确诊。

2. Ⅱ度 以隐性出血为主,胎盘剥离面积约1/3,常有突然发生的持续性腹痛、腰酸或腰背痛,疼痛程度与胎盘后积血多少成正比,阴道流血无或量不多,贫血程度与阴道流血量不吻合。腹部体征:子宫大于孕周,宫底随胎盘后血肿增大而升高,胎盘附着处压痛明显(位于子宫前壁者),宫缩有间歇,胎位可扪及,胎儿存活。

3. Ⅲ度 胎盘剥离面常超过胎盘面积的1/2,临床表现较Ⅱ度加重,可出现恶心、呕吐、面色苍白、脉搏细速、血压下降等休克临床表现,其程度与阴道流血不吻合,合并凝血功能障碍者,皮肤、黏膜或注射部位有出血倾向;腹部体征:子宫硬如板状,宫缩间歇不能放缩,胎位不清,胎心消失。

（二）健康史

了解孕妇有无妊娠期高血压疾病或高血压病史、慢性肾病史、胎盘早剥史、胎膜早破、仰卧位低血压及外伤史。

（三）辅助检查

1. B型超声检查 可协助了解胎盘附着部位及胎盘早剥的类型,并可明确胎儿大小及存活情况。声像图显示胎盘与子宫壁之间出现边缘不清楚的液性低回声区即为胎盘后血肿。

2. 实验室检查 包括全血细胞计数及凝血功能检查,必要时做DIC筛选试验。

（四）心理社会状况

胎盘早剥可能出乎孕妇及家属的意料之外,病情变化快,需要紧急处理,孕妇及家属常常会无法接受事实,产生严重的焦虑及恐惧情绪。护士应充分评估孕妇及家属对疾病的认知及应对能力。

（五）处理原则

早期识别,积极纠正休克,及时终止妊娠,防治并发症。终止妊娠的方法根据胎次、早剥的严重程度、胎儿宫内状况及宫口开大等情况而定。

四、主要护理诊断/医护合作性问题

1. 组织灌注量不足 与胎盘早剥致出血有关。
2. 恐惧 与胎盘早剥起病急,进展快,危及母儿生命安全有关。
3. 预感性悲哀 与死产、子宫切除有关。

五、计划与实施

预期目标:增进孕妇及胎儿健康,出血得到及时控制;孕产妇及家属情绪稳定。

（一）一般护理

立即卧床休息,左侧卧位,用氧,以增加胎盘循环血量;迅速开放静脉通道,积极补充血容量,及时输入新鲜血液、凝血因子等;协助医生完成实验室、仪器等相关检查。

（二）专科护理

1. 监测孕妇及胎儿状况 监测宫底高度及硬度、胎心、宫缩、腹痛及阴道流血情况;监测孕妇生命体征,及时发现休克先兆;观察孕妇皮下、黏膜或注射部位出血情况,阴道流血凝固情况等,及时发现 DIC 征兆,告知医生,协助处理;观察尿量及尿液性质,若出现血尿、少尿或无尿,提示有 DIC、急性肾衰竭等并发症发生。

2. **终止妊娠** 一旦确诊为Ⅱ、Ⅲ度胎盘早剥,应立即终止妊娠,减少并发症。分娩方式根据孕妇病情、胎儿情况、产程进展等决定,护士应做好抢救产妇及新生儿的相关准备。

3. **预防产后出血** 产时、产后易发生产后出血,分娩前应配备充足的血源,保持静脉通道开放,胎儿娩出后立即注射缩宫素,按摩子宫,必要时协助医生做好切除子宫的准备。

（三）心理护理

一旦确诊胎盘早剥,抢救时需沉着镇定,与患者及家属做好沟通,随病情进展予恰当解释,鼓励患者及家属说出担心的问题并解答,协助解决面对的问题。

（四）健康教育

解释卧床休息、疾病对母儿的危害、医疗处置的目的与配合等。

六、护 理 评 价

孕产妇及家属积极配合处置,未出现相关并发症,母儿安康。

第十节 胎 膜 早 破

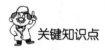
关键知识点

▲ 主要症状为临产前突感不可控的液体从阴道流出。

▲ 根据孕周及胎肺成熟、有无感染征象等决定期待治疗或终止妊娠。

▲ 护理重点为预防脐带脱垂和感染、密切监测母体感染和胎儿宫内情况。

胎膜早破(premature rupture of membrane,PROM)是指胎膜在临产前发生自发性破裂,依据发生的孕周分为足月 PROM 和未足月 PROM(preterm premature rupture of membranes,PPROM)。胎膜早破对妊娠和分娩均造成不利影响,可导致早产及增加围生儿死亡率,增加孕产妇宫内感染率和产褥感染率。

一、病 因

足月 PROM 与妊娠晚期生理性宫缩所致的胎膜薄弱有一定的关系,而未足月 PROM 更多是由于亚临床绒毛膜羊膜炎所致。具有下述高危因素者更容易发生 PROM。

1. **母体因素** 有未足月 PROM 史、妊娠晚期性生活频繁、反复阴道流血、阴道炎、腹部创伤、腹腔内压力突然增加、吸烟、药物滥用、营养不良、长期应用糖皮质激素等。

2. **子宫及胎盘因素** 先兆早产、子宫畸形、子宫颈功能不全、子宫过度膨胀、头盆不称、胎位异常、绒毛膜羊膜炎、亚临床宫内感染等。

二、对母儿的影响

1. **对母体影响** 破膜后,阴道内的病原微生物易上行感染,感染程度与破膜时间有关,超过 24 小时,感染率增加 5 ~ 10 倍。突然破膜可引起胎盘早剥。羊膜腔感染易发生产后出血。

2. 对胎儿影响　易致早产,早产儿易发生呼吸窘迫综合征。并发绒毛膜羊膜炎时,引起新生儿吸入性肺炎、败血症、颅内感染等危及新生儿生命。胎先露部未衔接者胎膜破裂脐带脱垂的危险性增加,破膜后羊水流出继发羊水减少、脐带受压,可致胎儿窘迫。如破膜后羊水过少,可出现新生儿铲形手、弓形腿、扁平鼻等宫内受压表现。

三、护 理 评 估

(一) 临床表现

孕妇突然感较多液体至阴道流出或无法控制的"漏尿",少数孕妇仅感到外阴湿润;外阴或窥阴器检查见混有胎脂的羊水从阴道流出即可确诊;孕妇在咳嗽、打喷嚏等腹压增加或体位改变时有明显阴道流液。

绒毛膜羊膜炎表现为:母体心动过速≥100 次/分、胎心过速≥160 次/分、母体发热≥38℃、子宫激惹、羊水恶臭、母体白细胞计数≥15 × 10⁹/L、中性粒细胞≥90%。出现上述任何一项表现应考虑有临床绒毛膜羊膜炎。隐匿性羊膜腔感染时无明显发热,可出现母胎心率增快。

(二) 健康史

详细询问病史,观察羊水的性状、颜色、量,了解诱发胎膜早破的原因,确定破膜时间、孕周,是否有宫缩及感染的征象发生。

(三) 辅助检查

1. 阴道酸碱度测定　正常阴道液 pH 为 4.5 ~ 6.0,羊水 pH 为 7.0 ~ 7.5。胎膜破裂后,阴道液 pH 升高(pH≥6.5)。pH 通常采用石蕊试纸测定,如果后穹隆有液池,且试纸变蓝可以明确诊断。但子宫颈炎、阴道炎、血液、肥皂、尿液、精液或防腐剂可能致 pH 试纸测定假阳性。

2. 阴道液涂片　阴道液干燥涂片检查,出现羊齿状结晶提示为羊水。精液和宫颈黏液可造成假阳性。

3. 生化指标检测　对于上述检查方法仍难确定者,可采用生化指标检测。临床应用最多的是针对胰岛素样生长因子结合蛋白 1(insulin like growth factor binding protein-1,IGFBP-1),胎盘 α 微球蛋白 1(placental alphamicro globulin-1,PAMG-1)。

4. B 型超声检查　提示羊水量明显减少,同时孕妇还有过阴道排液的病史,结合生化指标检测确诊。

5. 羊膜腔感染检测　①羊水细菌培养;②羊水涂片革兰染色检查细菌;③羊水白细胞 IL-6 测定:IL-6≥7.9ng/ml,提示羊膜腔感染;④血 C-反应蛋白 >8mg/L,提示羊膜腔感染;⑤降钙素原正常 <0.5ng/ml;轻度升高≥0.5 ~ 2ng/ml;明显升高≥10ng/ml,轻度升高表示感染存在。

(四) 心理社会状况

由于孕妇突然发生不可自控的阴道流液,担心早产或脐带脱垂影响胎儿的健康,可能惊慌失措,产生恐惧或焦虑心理,其家人也表现为手足无措。

（五）治疗原则

妊娠 <24 周的孕妇应当终止妊娠；妊娠 28 ~ 35 周的孕妇若胎肺不成熟，无感染征象、无胎儿窘迫可以期待治疗；若胎肺成熟或有明显感染时，应立即终止妊娠；对有胎儿窘迫者，孕周 >36 周的孕妇，终止妊娠。

四、护理诊断/医护合作性问题

1. 有感染的危险　与胎膜破裂后，下生殖道内病原体上行感染有关。
2. 有胎儿受伤的危险　与早产肺发育不成熟或脐带脱垂有关。
3. 恐惧/焦虑　与担心胎儿和自身健康，妊娠结局未知有关。

五、计划与实施

预期目标：未发生感染及脐带脱垂；孕妇情绪稳定，积极配合医疗处置及护理。

（一）未足月 PROM 的护理

1. 一般护理　①休息与体位：羊水流出多，胎先露未入盆者，绝对卧床休息，左侧卧位；②保持外阴清洁，放置吸水性好的消毒会阴垫，勤更换；避免不必要的阴道或肛门检查，防感染；③保持大小便通畅：多饮水，进食高营养、易消化、新鲜蔬菜与水果；④观察生命体征，尤其是体温与脉搏之变化。

2. 专科护理　①密切观察胎儿宫内情况：包括胎心音、产兆及羊水情况。定时观察胎心率、羊水性状、颜色、气味及量等；头先露者，如为混有胎粪的羊水流出，则是胎儿缺氧的表现，应及时报告医生并吸氧等处理；②预防感染：遵医嘱用消毒液行会阴擦洗，每日 2 次；一般于胎膜破裂后 12 小时即给抗生素预防感染发生；遵医嘱抽血监测血常规、血 C- 反应蛋白以动态观察感染指标。

3. 用药护理　对于孕周 <34 周的胎膜早破者，应遵医嘱使用促胎肺成熟药；对使用宫缩抑制剂治疗者，要密切观察药物作用效果及副作用，发现异常及时报告医生，并记录。

（二）足月 PROM 的护理

足月胎膜早破，一般在破膜后 12 小时内自然临产，严密观察胎心音及产程进展。若 12 小时内未临产，遵医嘱予缩宫素引产（详见第八章第一节）。待产中并发胎儿窘迫、产程异常等，遵医嘱作好结束分娩及新生儿窒息复苏准备。

（三）脐带脱垂的预防及护理

有脐带脱垂危险因素的孕妇，如胎先露部未衔接、双胎妊娠、羊水过多、臀位、妊娠晚期 B 型超声监测脐带位于胎先露部，一旦发生胎膜早破，立即卧床休息，监测胎心音情况，警惕脐带脱垂发生，若出现胎心异常变化，抬高臀部、改变体位，进行阴道检查确定有无脐带脱垂，如有脐带脱垂，应在数分钟内结束分娩。

（四）心理护理

讲解胎膜早破对母儿的影响，胎膜早破的治疗及护理配合，让孕妇及家属积极配合治疗和护理；鼓励孕妇及家属说出他们担心的问题并恰当解释，消除恐惧和焦虑，改善母儿结局。

（五）健康教育

1. 期待疗法的孕妇，让其学会自我监测胎动、产兆及羊水流出情况，一旦异常及时与医护人员沟通；解释相关检查、治疗的目的与配合，并反馈效果。

2. 胎膜早破的预防 加强产前检查,尽早治疗下生殖道感染,近年来尤其关注 B 族溶血性链球菌(group bstreptococcus,GBS)引起的阴道上行性感染的孕期筛查和治疗;注意营养均衡;避免腹压突然增加,尤其是胎先露高浮、子宫过度膨胀者,避免过度运动,需要足够休息;妊娠晚期避免性生活;一旦破膜及时就医。

3. 治疗宫颈内口松弛 宫颈内口松弛者,妊娠 14~16 周行宫颈环扎术。

六、护 理 评 价

1. 孕妇积极参与护理过程,对胎膜早破的治疗和护理感到满意。

2. 母儿生命安全,未发生绒毛膜羊膜炎和脐带脱垂。

第十一节 早 产

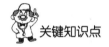

关键知识点

▲ 通过产检预测早产风险。

▲ 治疗原则是抑制宫缩和促胎肺成熟,尽量保胎至 34 周。

▲ 产检时全面评估早产危险因素并给予健康指导,一旦出现早产征象尽早就医;对有早产经历的孕妇,需加强监测,提供心理支持。

早产(preterm birth)是指妊娠满 28 周至不足 37 周之间分娩者。此时娩出的胎儿称为早产儿。早产儿由于各器官系统发育尚不够完善,尤其是呼吸系统无法成熟到支持生命,其伤残率和死亡率高。出生孕周越小,体重越轻,预后越差。国内早产占分娩总数的 5%~15%,出生 1 岁内死亡的婴儿约 2/3 为早产儿。随着早产儿的诊疗技术及监护手段不断进步,早产儿的生存率明显提高,伤残率下降。

一、早产分类及病因

1. 自发性早产 最常见类型,主要机制是孕妇的激素分泌不足或撤退、缩宫素作用、蜕膜活化等。高危因素包括:早产史、两次妊娠间隔时间过短(<18 个月)或过长(>5 年)、孕早期有流产征象、合并有感染性疾病(阴道炎、牙周炎)、不良生活习惯(吸烟、饮酒)、孕期高强度劳动、贫困和低教育人群、子宫过度膨胀(羊水过多、多胎妊娠)、前置胎盘、胎盘早剥及胎盘功能减退者。

2. 未足月胎膜早破早产 未足月胎膜早破史、营养不良、体重指数(BMI)<19.8kg/m²、宫颈功能不全、子宫畸形、辅助生殖技术受孕、宫内感染、细菌性阴道病等。

3. 治疗性早产 因母体或胎儿的原因不能继续妊娠者,如妊娠期高血压疾病、前置胎盘大出血、胎儿窘迫、羊水过多或过少、母儿血型不合等。

二、护 理 评 估

(一)临床表现

早产的临床表现主要是子宫收缩,最初为不规则子宫收缩,伴有少许阴道血性分泌物或出血,继之可发展为规律有效宫缩,与足月临产相似,使宫颈管消失或宫口扩张。早产者胎膜早破的发生较足月临产多,临床上,将早产分为先兆早产和早产临产2个阶段。先兆早产:有不规则或规则宫缩,伴有宫颈管的缩短;早产临产:规律性宫缩且进行性加强,伴有宫颈管的缩短,宫颈扩张1cm以上。

(二)健康史

详细评估可致早产的高危因素,如孕妇以往有流产史、早产史或本次孕早期有阴道流血则发生早产的可能性大,怀孕次数与间隔时间,生殖道感染史、妊娠期并发症/合并症等。

(三)辅助检查

1. B型超声检查 确定胎儿数目及多胎妊娠类型、明确胎儿先露部、了解胎儿生长状况、排除胎儿畸形等。

2. 阴道窥器检查及阴道流液涂片 了解有无胎膜早破,宫颈及阴道分泌物检查,排除B族链球菌及沙眼衣原体感染。

3. 羊水检查 胎膜早破者可抽取羊水送细菌培养,排除绒毛膜羊膜炎,以及检测卵磷脂/鞘磷脂比值或磷脂酰甘油等,了解胎儿肺成熟度。

(四)心理社会状况

早产已不可避免时,孕妇常会产生自责、焦虑、恐惧、猜疑等情绪反应。护士应充分评估孕妇及家属的心理状态、对疾病的认知及应对能力。

(五)治疗原则

若胎儿存活,无胎儿窘迫、胎膜未破,可采取休息和药物抑制宫缩,尽量延长孕周;孕周<34周,1周内有可能分娩的孕妇,使用糖皮质激素促胎肺成熟;若胎膜已破,控制感染;早产已不可避免时,则终止妊娠。

1. 促胎肺成熟药 地塞米松6mg肌内注射,每12小时1次,共4次。

2. 常用抑制宫缩的药物 有β-肾上腺素受体激动剂,如利托君、沙丁胺醇等;硫酸镁;钙通道阻滞剂,如硝苯地平等;前列腺素合成酶抑制剂,如吲哚美辛、阿司匹林等。

三、主要护理诊断/医护合作性问题

1. 知识缺乏 无法辨别是否为早产、无法理解早产的治疗与预后。

2. 焦虑 与担心早产儿预后有关。

四、计划与实施

预期目标:能辨别早产征象及参与预防及治疗,孕妇及家属情绪稳定。

(一)一般护理

有早产高危因素者嘱孕妇注意卧床休息,取左侧卧位,可减少宫缩频率,提高子宫血流量,改善胎盘功能及提高胎儿氧供及营养;避免劳累或举重物;进食高热量、高维生素易消化饮食,增加膳食纤维的摄入,每日摄入液体2000~3000ml,防便秘;保持皮肤清洁,避免妊娠晚期刺激乳头,以免诱发宫缩;监测生命体征,尤其是体温变化,观察有无感染发生。

(二)专科护理

监测胎心、宫缩、阴道流液或流血情况并记录;若早产不可避免,严密观察产程进展情况,如有异常及时通知医生处理。

（三）用药护理

先兆早产的主要治疗为抑制宫缩、促胎肺成熟,胎膜早破者需积极控制感染。护理人员应明确药物的具体作用和用法,能识别药物毒副作用。

（四）心理护理

护士应与孕妇进行开放式讨论,让其了解早产发生的原因,减轻其自责、焦虑情绪。由于早产是出乎意料的,孕妇多没有精神和物质准备,对产程中的孤独感、无助感尤为敏感,护士及家属应对孕妇提供支持,帮助其重建自尊,以良好的心态承担早产儿母亲的角色。

（五）健康教育

护士应指导孕妇及其家属了解早产的高危因素并说明预测的重要性;教会孕妇学会每日自我照顾方法:如饮食、活动与休息;有早产高危因素者避免刺激乳头及性生活,以免诱发宫缩;使用药物治疗者,告知孕妇及家属所用药物的目的及不良反应;早产儿出生后需尽早送儿童医院进行治疗,减少并发症的发生率。

五、护 理 评 价

积极配合医护处置,早产妇女做好承担早产儿母亲角色的准备。

思考题

1. 刘女士,29 岁,主诉突然右下腹剧烈疼痛伴有阴道点滴出血半天,急诊入院。追问病史,停经 40 天,结婚 5 年,夫妇同居,未避孕,从未怀孕过。查:血压 80/50mmHg。妇科检查:阴道内有少许暗红色血液,宫颈抬举痛明显,后穹隆饱满。

(1)该患者可能的医疗诊断是什么?

(2)如何实施全面的护理评估?

(3)如何为该患者实施入院后的急救护理?

2. 徐女士,33 岁,大学文化,自由职业。因"停经 32 周,见红 2 小时,突感阴道流液 1 小时,阵发性下腹部疼痛"于 7 点由救护车接入院。查体:胎心 143 次/分,臀位,先露-2,宫颈口未扩张,孕妇及家属非常紧张。

(1)该孕妇医疗诊断为何?若进行期待治疗,主要有哪些医疗处理?

(2)该孕妇存在哪些护理诊断/医护合作性问题?

(3)针对该孕妇采用的护理措施有哪些?

3. 张女士,35 岁,$G_3P_1$29 周孕,因"无明显诱因的阴道流血 1 小时"急诊入院。查体:胎心 140 次/分,外阴有明显血迹,量约 30ml。产前检查 B 超提示:胎盘完全覆盖宫颈内口。

(1)该孕妇存在的护理诊断/医护合作性问题有哪些?

(2)针对该孕妇采用的护理措施有哪些?

4. 举例说明妊娠期妇女若发生阴道流血,可能是妊娠期哪一种疾病?如何鉴别?

（舒春梅　周小利　蒋红梅）

第五章

妊娠期特有疾病妇女的护理

妊娠期妇女可发生一些特有疾病,这类疾病与一般内外科疾病不同,在妊娠期发病,大多在分娩后自然消退,有时也可与原有内科疾病合并存在。积极诊治和护理妊娠期特有疾病患者是高危妊娠妇女护理的重要内容。

学习目标

识记:
1. 描述妊娠期高血压疾病、妊娠期肝内胆汁淤积症、妊娠期糖尿病的概述、临床表现及护理措施。
2. 描述妊娠期特有疾病妇女的处理原则。

理解:
妊娠期特有疾病的特点及对母儿的影响。

运用:
运用护理程序为妊娠期特有疾病的妇女提供整体护理。

第一节 妊娠期高血压疾病

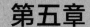

关键知识点

▲ 主要临床表现为高血压、较重时出现蛋白尿,严重时发生抽搐,包括妊娠期高血压、子痫前期、子痫、慢性高血压并发子痫前期及妊娠合并慢性高血压5类。

▲ 主要病理变化是全身小血管痉挛,内皮损伤及局部缺血。

▲ 治疗原则包括:休息、镇静、预防抽搐,有指征的降压和利尿,严密监测母胎情况,适时终止妊娠。

▲ 护理重点是加强产前保健,重在预防,提供安静环境及饮食指导,监测胎心、胎动及自觉症状,正确用药护理,预防和抢救子痫。

妊娠期高血压疾病(hypertensive disorders complicating pregnancy)是妊娠与血压升高并存的一组疾病。包括妊娠期高血压(gestational hypertension)、子痫前期(preeclampsia)、子痫(eclampsia)、慢性高血压并发子痫前期、妊娠合并慢性高血压5类,前3类为妊娠期特有。该类疾病是导致孕产妇和围产儿病死率升高的主要原因,是全世界致孕产妇死亡第二位的疾病,发生率为5%～12%。

一、高危因素与病因

(一)高危因素

流行病学调查发现,妊娠期高血压疾病发病可能与以下因素有关:初产妇、多胎妊娠、孕妇年龄过小(≤18岁)或高龄(≥40岁)、子痫前期病史或家族史、慢性高血压、慢性肾脏疾病、抗磷脂抗体综合征、血栓疾病史、糖尿病、体外受精胚胎移植受孕、肥胖、营养不良、社会经济状况低下等。

(二)病因

迄今为止,本病的发病原因和发病机制尚未完全阐明,可能是母体、胎盘和胎儿等多种因素作用的结果。其病因主要有以下学说:

1. **子宫螺旋小动脉重铸不足** 正常妊娠时,子宫螺旋小动脉管壁平滑肌细胞、内皮细胞凋亡,代之以深达子宫壁的浅肌层的绒毛外滋养细胞。螺旋小动脉重铸使血管管径扩大,形成子宫胎盘低阻力循环,以满足胎儿生长发育的需要。但妊娠期高血压患者的滋养细胞浸润过浅,只有蜕膜层血管重铸,俗称"胎盘浅着床"。螺旋小动脉重铸不足使胎盘血流量减少,引发子痫前期一系列表现。

2. **炎症免疫过度激活** 胎儿是一个半移植物,成功的妊娠要求母体免疫系统对其充分耐受。子痫前期患者无论是母胎界面局部还是全身均存在着炎症免疫反应过度激活现象。如:Toll样受体家族、蜕膜自然杀伤细胞(dNK)、巨噬细胞等的数量、表型和功能,Th1/Th2免疫状态,$CD4^+CD25^+$调节性T细胞数量等的异常,使母体对胚胎免疫耐受降低,引发子痫前期。

3. **血管内皮细胞受损** 血管内皮细胞损伤是子痫前期的基本病理变化,它使扩血管物质如一氧化氮(NO)、前列环素I_2合成减少,而缩血管物质如内皮素(ET)、血栓素A_2等合成增加,从而促进血管痉挛。此外,血管内皮损伤还可激活血小板及凝血因子,加重子痫前期高凝状态。

4. **营养缺乏及其他因素** 已发现多种营养如钙、镁、锌、硒等缺乏、低白蛋白血症等与子痫前期的发生发展有关。妊娠期高血压疾病具有家族倾向,提示遗传因素与该病发生有关,但遗传方式尚不明确。近年研究发现有妊娠期高血压疾病患者存在胰岛素抵抗,高胰岛素血症可导致NO合成下降及脂质代谢紊乱,影响前列腺素E_2的合成,增加外周血管的阻力,升高血压。

二、病 理

本病基本病理生理变化是全身小血管痉挛,内皮损伤及局部缺血。全身各系统各脏器灌流减少,对母儿造成危害,甚至导致母儿死亡。主要病理生理变化简示如图:

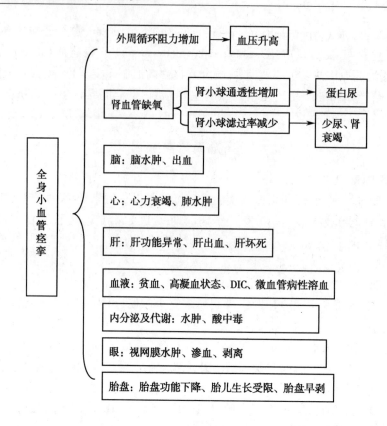

三、护　理　评　估

（一）临床表现

护士重点评估患者的血压、尿蛋白、水肿,注意头痛、眼花、胸闷、上腹部不适或疼痛及其他自觉症状,以及抽搐、昏迷等情况,注意胎动、胎心等监测。在评估时应注意:

1. 血压的测量　测量血压前被测者至少安静休息 5 分钟。测量取坐位或卧位。注意肢体放松,袖带大小合适。通常测量右上肢血压,袖带应与心脏处于同一水平。妊娠期高血压定义为同一手臂至少 2 次测量的收缩压≥140mmHg 和(或)舒张压≥90mmHg。若血压低于140/90mmHg,但较基础血压升高 30/15mmHg 时,虽不作为诊断依据却需要密切随访。对首次发现血压升高者,应间隔 4 小时或以上复测血压,如 2 次测量均为收缩压≥140mmHg 和(或)舒张压≥90mmHg,则诊断为高血压。对严重高血压孕妇,收缩压≥160mmHg 和(或)舒张压≥110mmHg 时,应间隔数分钟重复测定。

2. 蛋白尿的检测　所有高危孕妇每次产前检查均应检测尿蛋白或尿常规。尿常规检查应选用中段尿。可疑子痫前期孕妇应检测 24 小时尿蛋白定量。尿蛋白≥0.3g/24h 或尿蛋白/肌酐比值≥0.3,或随机尿蛋白≥(＋)定义为蛋白尿。

3. 自觉症状与体征评估　孕妇出现头痛、眼花、胸闷、恶心、呕吐等自觉症状时提示病情的进一步发展,即进入先兆子痫阶段,护士应高度重视。抽搐与昏迷是最严重的表现,护士应特别注意发作状态、频率、持续时间、间隔时间、神志清楚情况以及有无唇舌咬伤、摔伤甚至骨折、窒息或吸入性肺炎等。

妊娠期高血压疾病的分类与临床表现,见表 5-1。

表 5-1 妊娠期高血压疾病分类与临床表现

分类	临床表现
妊娠期高血压	妊娠期出现高血压,收缩压≥140mmHg 和(或)舒张压≥90mmHg,于产后 12 周恢复正常;尿蛋白(-);少数患者可伴有上腹部不适或血小板减少。产后方可确诊
子痫前期	
轻度	妊娠 20 周以后出现收缩压≥140mmHg 和(或)舒张压≥90mmHg,伴尿蛋白≥0.3g/24h 或随机尿蛋白(+)
重度	下述任一表现可诊断为重度子痫前期:①血压持续升高:收缩压≥160mmHg 和(或)舒张压≥110mmHg;②持续性头痛、视觉障碍或其他中枢神经系统异常表现;③持续性上腹部疼痛及肝包膜下血肿或肝破裂表现;④肝功能异常:ALT 或 AST 水平升高;⑤肾功能受损:尿蛋白>5.0g/24h 或随机尿蛋白≥(+++);少尿(24h 尿量<400ml 或每小时尿量<17ml)、或血肌酐>106μmol/L;⑥低蛋白血症伴腹水、胸水或心包积液;⑦血液系统异常:血小板计数呈持续性下降并低于 $100 \times 10^9/L$;微血管内溶血表现为贫血、黄疸或血乳酸脱氢酶(LDH)水平升高;⑧心功能衰竭,肺水肿;⑨胎儿生长受限或羊水过少;⑩妊娠 34 周前发病为早发型
子痫	子痫前期孕妇抽搐不能用其他原因解释。子痫前可有不断加重的重度子痫前期,但子痫也可发生于血压升高不显著、无蛋白尿或水肿的病例。通常产前子痫较多,约 25% 子痫发生于产后 48 小时 子痫抽搐进展迅速,前驱症状短暂,表现为抽搐、面部充血、口吐白沫、深昏迷;随之深部肌肉僵硬,很快发展成典型的全身高张阵挛惊厥、有节律的肌肉收缩和紧张,持续 1~1.5 分钟,其间患者无呼吸动作;此后抽搐停止,呼吸恢复,但患者仍昏迷,最后意识恢复,但困惑、易激惹、烦躁
慢性高血压并发子痫前期	高血压孕妇妊娠前无尿蛋白,妊娠后出现尿蛋白≥0.3g/24h;或妊娠前有蛋白尿,妊娠后蛋白尿明显增加或血压进一步升高或血小板<$100 \times 10^9/L$
妊娠合并慢性高血压	妊娠 20 周前收缩压≥140mmHg 和(或)舒张压≥90mmHg(除外滋养叶细胞疾病),妊娠期无明显加重;或妊娠 20 周后首次诊断高血压并持续到产后 12 周后

(二)健康史

注意评估患者的高危因素,询问患者妊娠前有无高血压、肾病、糖尿病及自身免疫性疾病等病史或表现,有无妊娠期高血压疾病史;了解患者此次妊娠后高血压、蛋白尿等症状出现的时间和严重程度及治疗情况;有无妊娠期高血压疾病家族史。

(三)辅助检查

1. 妊娠期高血压　常规检查血常规、尿常规、肝肾功能、心电图、产科 B 型超声检查、电子胎心监护,必要时进行血脂、甲状腺功能、凝血功能等检查。

2. 子痫前期及子痫　视病情增加眼底检查、电解质、动脉血气分析、腹部 B 型超声检查肝、肾等脏器、心脏彩超及心功能测定、头颅 CT 或 MRI 检查等。

(四)心理社会状况

妊娠期高血压疾病妇女的心理状态与病情的严重程度密切相关。妊娠期高血压孕妇由于身体上未感明显不适,心理上往往不予重视。随着病情的发展,当血压明显升高,出现自觉症状时,孕妇及家属的紧张、焦虑、恐惧心理也会随之加重。此外,孕妇的心理状态还与孕妇对疾病的认识以及其支持系统的认识与帮助有关。

（五）治疗原则

妊娠期高血压疾病的治疗目的是预防重度子痫前期和子痫的发生,降低母儿围产期的发病率和死亡率,改善围产结局。治疗基本原则是休息、镇静、预防抽搐、有指征的降压和利尿、密切监测母儿情况,适时终止妊娠。应根据病情的轻重缓急和分类进行个体化治疗。

1. 妊娠期高血压　休息、镇静、监测母胎情况,酌情降压治疗。

2. 子痫前期　预防抽搐,有指征的降压、利尿、镇静,密切监测母胎情况,预防和治疗严重并发症,适时终止妊娠。

3. 子痫　控制抽搐,病情稳定后终止妊娠,预防并发症。

4. 慢性高血压并发子痫前期　兼顾慢性高血压和子痫前期的治疗。

5. 妊娠合并慢性高血压　以降压治疗为主,注意预防子痫前期的发生。

四、主要护理诊断/医护合作性问题

1. 有受伤的危险　与血压升高发生抽搐、窒息、跌倒等有关。

2. 知识缺乏　缺乏妊娠期高血压疾病的危害、治疗与护理配合相关知识。

3. 焦虑/恐惧　与担心自身和胎儿的安危有关。

4. 潜在并发症:肾衰竭、心功能衰竭、胎盘早期剥离　与血压升高有关。

五、计划与实施

预期目标:治疗期间患者及家属积极参与治疗及护理配合,病情稳定,未发生抽搐及相关并发症;患者自诉焦虑程度明显减轻。

（一）妊娠期患者的护理

1. 一般护理　①入院时机:妊娠期高血压疾病孕妇可居家或住院治疗;非重度子痫前期孕妇应评估后决定是否住院治疗;重度子痫前期及子痫孕妇均应住院监测和治疗;②休息和饮食:提供安静环境,注意休息,保证充足的睡眠(8～10 小时/天),必要时遵医嘱可睡前口服地西泮 2.5～5.0mg,以侧卧位为宜;保证摄入足量的蛋白质和热量;严重水肿者适度限制食盐摄入;③遵医嘱用氧,每日 2～3 次;④提供安全保障,护士准备下列应急物品:呼叫器、床挡、急救车、吸引器、氧气、开口器、压舌板、舌钳、产包;急救药品,如硫酸镁、葡萄糖酸钙等。

2. 病情观察　监测胎心、胎动及有无宫缩、阴道流血及流液;测血压 1 次/4 小时,必要时持续床旁心电监护,血压上升提示病情加重;随时观察和询问孕妇有无头痛、眼花、胸闷、上腹部不适或疼痛及其他消化系统症状出现;根据病情需要,一般不建议限制食盐摄入,每日或隔日测体重,每日记录液体出入量,检测尿蛋白,必要时测 24 小时尿蛋白定量,查肾功能、二氧化碳结合力等。

3. 用药护理

（1）硫酸镁:是子痫治疗的一线药物,也是重度子痫前期预防子痫发作的预防用药。镁离子能抑制运动神经末梢对乙酰胆碱的释放,阻断神经和肌肉间的传导,使骨骼肌松弛,预防和控制子痫发作,对宫缩和胎儿均无不良影响。护士应掌握硫酸镁的用药方法、毒性反应以及注意事项。

用法:①控制子痫抽搐:静脉用药负荷剂量为 2.5 ~ 5g,溶于 10% 葡萄糖溶液 20ml 静脉缓推(15 ~ 20 分钟),或溶于 5% 葡萄糖溶液 100ml 快速静脉滴注,继而 1 ~ 2g/h 静脉滴注维持。也可在夜间睡眠前停止静脉给药,改用 25% 硫酸镁 20ml + 2% 利多卡因 2ml 深部臀肌内注射。注射部位必要时行局部按揉或热敷,促进肌肉组织对药物的吸收。控制 24 小时硫酸镁总量在 25 ~ 30g;②预防子痫发作:适用于重度子痫前期和子痫发作后,负荷剂量 2.5 ~ 5.0g,维持剂量与控制子痫抽搐相同。用药时间长短根据病情需要调整,一般每天静脉滴注 6 ~ 12 小时,24 小时总量不超过 25g;引产和产时可以持续使用硫酸镁,剖宫产术中应用要注意产妇心脏功能;产后继续使用 24 ~ 48 小时。

注意事项:硫酸镁的治疗浓度和中毒浓度相近,血清镁离子有效治疗浓度为 1.8 ~ 3.0mmol/L,超过 3.5mmol/L 可出现中毒症状。中毒现象首先表现为膝反射消失,随着血药浓度增加可出现全身肌张力减退及呼吸抑制,严重者心跳可突然停止。使用硫酸镁必备条件:①膝腱反射存在;②呼吸≥16 次/min;③尿量≥25ml/h(即≥600ml/d);④备 10% 葡萄糖酸钙。镁离子中毒时停用硫酸镁并缓慢静脉推注 10% 葡萄糖酸钙 10ml(5 ~ 10 分钟),必要时可每小时重复一次,直至呼吸、排尿和神经抑制恢复正常,24 小时内不超过 8 次。如孕妇同时合并肾功能不全、心肌病、重症肌无力、体重较轻,则硫酸镁应慎用或减量使用。有条件可监测血清镁离子浓度。

(2)降压药物:降压治疗的目的是预防子痫、心脑血管意外和胎盘早剥等严重母胎并发症。收缩压≥160mmHg 和(或)舒张压≥110mmHg 和妊娠前已使用降压治疗的高血压孕妇必须降压治疗;收缩压≥140mmHg 和(或)舒张压≥90mmHg 也可应用降压药。常用口服降压药物有拉贝洛尔、硝苯地平或硝苯地平缓释片等;如口服药物血压控制不理想,可使用静脉用药,常用有:拉贝洛尔、酚妥拉明;孕期一般不使用利尿剂降压,以防血液浓缩、有效循环血量减少和高凝倾向。

护士在使用降压药物时应根据血压调整药物滴速,达到目标血压:孕妇未并发器官功能损伤,收缩压应控制在 130 ~ 155mmHg 为宜,舒张压应控制在 80 ~ 105mmHg;孕妇并发器官功能损伤,则收缩压应控制在 130 ~ 139mmHg,舒张压应控制在 80 ~ 89mmHg。降压过程力求血压下降平稳,不可波动过大,且血压不可低于 130/80mmHg,以保证子宫-胎盘血流灌注。

4. 子痫患者的护理 子痫是妊娠期高血压疾病最严重阶段,直接关系到母胎安危。子痫发作时的紧急处理为急诊处理、控制抽搐、纠正缺氧和酸中毒、控制血压、预防再发抽搐及适时终止妊娠。

(1)急救护理:在子痫发生后,首先保持患者呼吸道通畅,立即给氧,用开口器或于上、下磨牙间放置一缠好纱布的压舌板,用舌钳固定舌头以防止咬伤唇舌或舌后坠的发生。患者取头低侧卧位,以防黏液吸入呼吸道或舌头阻塞呼吸道,也可避免发生低血压综合征。必要时吸痰,以免窒息。

(2)协助医生控制抽搐:患者一旦发生抽搐,应尽快控制。硫酸镁为首选药物,必要时应用地西泮、苯巴比妥或冬眠合剂等镇静药物控制抽搐。同时应用 20% 甘露醇 250ml 快速静脉滴注降低颅压。子痫患者产后需继续应用硫酸镁 24 ~ 48 小时。

(3)减少刺激,预防抽搐:安置患者于单人暗室,专人护理,保持绝对安静,避免声、光等一切不良刺激,一切治疗和护理操作应相对集中且尽量轻柔,避免刺激患者诱发抽搐。

（4）严密监护：密切观察血压、脉搏、呼吸、体温及尿量（留置尿管）及意识、瞳孔变化，准确记录出入量。及时进行血、尿化验等检查，及早发现脑出血、肺水肿、胎盘早剥、急性肾衰竭等并发症。在患者昏迷或未完全清醒时，应禁食禁饮，防止误入呼吸道致吸入性肺炎。

（5）控制血压和监控并发症：脑血管意外是子痫患者死亡的最常见原因。当收缩压持续≥160mmHg、舒张压≥110mmHg时要积极降压以预防心脑血管并发症。

（6）做好终止妊娠准备：经治疗病情得以控制临产者，应密切监测胎心、血压及产程进展。子痫患者抽搐控制后2小时需终止妊娠，护士应做好终止妊娠抢救母儿的准备。

（二）分娩期和产褥期患者的护理

1. 分娩方式　应根据母胎的情况而定，若决定经阴道分娩，在第一产程中，应密切监测患者的血压、心率、尿量、胎心及子宫收缩情况，密切观察自觉症状。

2. 监测血压并继续降压治疗　应将血压控制在安全范围，发现血压升高应及时与医生联系。

3. 第二产程尽量缩短产程　避免产妇用力，初产妇可行会阴切开术，行阴道助产。

4. 积极预防产后出血　建立双静脉通道，在胎儿娩出前肩后立即静脉推注催产素，产时、产后不可应用任何麦角新碱类药物；及时娩出胎盘并按摩宫底；观察血压变化，胎儿娩出后测血压，重视患者的主诉，在产房严密观察2小时无异常，方可送回母婴同室。

5. 产后24小时至5天内有发生产后子痫的可能，继续监测血压变化，遵医嘱产后48小时内应继续使用硫酸镁的治疗和护理。使用大量硫酸镁的患者，产后易发生子宫收缩乏力致产后出血，因此应严密观察子宫复旧情况，严防产后出血发生。

6. 产后6周，患者应常规门诊复查血压，血压仍未恢复正常时，应于产后12周再次复查血压，以排除慢性高血压，必要时建议内科诊治。

（三）心理护理

护士及时提供与病情相关的信息，解释所做检查的项目、治疗及护理措施的目的，可缓解患者及家属不必要的焦虑或恐惧；经常巡视患者及家属，建立良好的护患关系，鼓励说出感受及提出问题，护士为其提供相关支持。在产褥期，叮嘱家人密切关注产妇的情绪变化，增加产妇与新生儿接触的机会，并与产妇及家人讨论对新生儿的照顾；希望再次怀孕的妇女，担心会并发该疾病，告知避孕方法及计划怀孕后需要注意的问题，以满足其心理需求。

（四）健康教育

1. 提高公众对妊娠期高血压相关疾病的认识　在孕前、孕早期和对任何时期首诊的孕妇进行高危因素的筛查、评估和预防。妊娠期高血压疾病特别是重度子痫前期妇女，计划再生育者有复发风险，再次妊娠的孕前检查非常重要。对于钙摄入低的人群（<600mg/d），推荐口服钙补充量至少为1g/d以预防子痫前期。对存在子痫前期复发风险者，可在妊娠12～16周遵医嘱服用小剂量阿司匹林50～100mg至妊娠28周。

2. 妊娠期高血压疾病特别是重度子痫前期妇女远期罹患高血压、肾病、血栓形成的风险增加，应充分告知孕（产）妇上述风险，加强筛查与自我健康管理，注重进行尿液、血肌酐、血糖、血脂及心电图等检查。鼓励健康的饮食和生活习惯，如规律的体育锻炼、控制食盐摄入（<6g/d）、戒烟等。鼓励超重妇女BMI控制在18.5～25.0kg/m²，腹围<80cm，减小再次妊娠时的发病风险，利于身体健康。

3. 妊娠期高血压产妇出院后，注意休息，学会观察子宫复旧及恶露量，及早发现产后出血;遵医嘱继续服用降压药物,定时监测血压变化,警惕产后子痫发生。

六、护 理 评 价

1. 经治疗病情得以控制,未出现子痫及并发症。
2. 孕(产)妇知晓疾病相关知识,积极配合治疗及护理。
3. 治疗中,患者未出现硫酸镁中毒征象。
4. 孕(产)妇情绪稳定,母儿安全。

第二节　妊娠期肝内胆汁淤积症

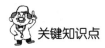
关键知识点

▲ 以皮肤瘙痒、黄疸及胆汁酸升高为特征。

▲ 主要危害胎儿,发生难以预测的胎儿突然死亡。

▲ 治疗原则为缓解瘙痒症状,降低血胆汁酸水平,改善肝功能;延长孕周,改善妊娠结局。

▲ 护理重点是加强胎儿监护和密切观察产程进展,确保母儿安全。

妊娠期肝内胆汁淤积症(intrahepatic cholestasis of pregnancy,ICP)是妊娠中、晚期特有的并发症,以皮肤瘙痒、黄疸及胆汁酸升高为特征。该病对妊娠最大的危害是发生难以预测的胎儿突然死亡,发生风险与病情程度相关。本病具有复发性,本次分娩后可迅速消失,再次妊娠或口服雌激素避孕药时常会复发。其发病率为0.1%～15.6%不等,有明显的地域和种族差异,智利、瑞典和我国长江流域等发病率较高。

一、病　　因

目前尚未十分明确,可能与女性激素、遗传、环境因素有关。

1. 女性激素　临床研究发现,雌激素水平过高可能是诱发ICP的病因,如妊娠晚期、双胎妊娠、既往使用避孕药者、卵巢过度刺激等。高雌激素可使Na^+-K^+-ATP酶活性下降,减少能量供应,致胆酸代谢障碍;雌激素可使肝细胞膜中胆固醇与磷脂比例上升,影响对胆酸的通透性,使胆汁流出受阻;雌激素作用于肝细胞表面的雌激素受体,改变肝细胞蛋白质合成,致胆汁回流增加。

2. 遗传因素　文献报道ICP在世界各地的发病率明显不同,智利、瑞典发病率最高,且智利的Araucanian印第安混血种人的发病率居首,提示该病的发生与种族遗传有关。相关研究发现在母亲或姐妹中有ICP病史的妇女ICP发病率明显增高,种族遗传性、地区分布性、家族聚集性和再次妊娠的高复发性均支持遗传因素在ICP发病中的作用。

3. 环境因素　流行病学研究发现,ICP发病率与季节有关,冬季发生率高于夏季。近年研究发现智利ICP的发生率下降可能与硒的升高有关,且夏季血硒水平明显升高。

二、对母儿的影响

1. 对孕妇的影响　因肠道内胆汁酸减少,影响维生素 K 的吸收,致凝血功能异常,易发生产后出血。

2. 对胎婴儿的影响　本病的主要危害在于对围产儿的不良影响。胆酸可以刺激子宫及蜕膜释放前列腺素,过早激发子宫收缩,引起早产;胆酸引起胎盘绒毛间隙体积减小、滋养细胞水肿,造成母胎间氧和营养物质交换障碍,导致胎儿宫内发育迟缓、胎儿宫内缺氧、羊水胎盘粪染,甚至胎死宫内。胎儿宫内死亡常常是突然发生的,难以预测。资料显示,本病围产儿的死亡率约为正常妊娠者的 6~10 倍。

三、护　理　评　估

(一)临床表现

1. 皮肤瘙痒　为主要的首发症状,初起为手掌、脚掌或脐周瘙痒,可逐渐加剧而延及四肢、躯干、颜面部;瘙痒程度各有不同,夜间加重,严重者甚至引起失眠。70% 以上发生在妊娠晚期,平均发病孕周为 30 周,也有少数在孕中期出现瘙痒的病例。瘙痒大多在分娩后 24~48 小时缓解,少数在 48 小时以上。

2. 黄疸　出现瘙痒后 2~4 周内部分患者可出现黄疸,仅出现轻度黄疸,于分娩后 1~2 周内消退。

3. 皮肤抓痕　瘙痒抓挠皮肤可出现条状抓痕。

4. 其他　少数患者可有恶心、呕吐、食欲缺乏、腹痛、腹泻、轻微脂肪痢、凝血因子缺乏等。

(二)健康史

孕妇在妊娠中、晚期出现皮肤瘙痒和黄疸是 ICP 最主要的表现。在询问病史时应着重了解患者发生皮肤瘙痒及黄疸开始的时间、持续时间、部位以及伴随症状,如恶心、呕吐、失眠等。还应仔细询问患者的家族史,尤其是患者母亲或姐妹是否有 ICP 病史,以及患者的用药史,如是否使用过含雌激素的药物。

(三)辅助检查

1. 实验室检查　血清总胆汁酸水平升高,丙氨酸转氨酶、天冬氨酸转氨酶、血清 α 谷胱甘肽转移酶轻度升高,血清总胆红素水平正常或轻度升高,直接胆红素水平升高为主。

2. 超声检查　肝胆 B 型超声以排除孕妇有无肝胆系统基础疾病。

3. 电子胎心监护　行电子胎心监护结合 B 型超声生物物理评分可评估胎儿宫内情况。

(四)心理社会状况

因患者自身的症状以皮肤瘙痒为特点,出现或不出现黄疸,且瘙痒程度不一,患者及家属有可能对该病认识不足,尤其是对胎儿的影响估计不足,从而对可能的不良妊娠结局没有充分的心理准备,出现极端的情绪反应,因此,护士应评估患者及家属对该病的认知,了解他们的情绪波动及心理状况。

(五)ICP 严重程度的判断

ICP 的分度有助于临床诊治和护理,常用的指标包括瘙痒程度和起病时间、血清总胆汁酸、肝酶、胆红素水平,比较一致的观点认为,总胆汁酸水平与围产结局密切相关。

1. 轻度

（1）血清总胆汁酸≥10~40μmol/L；

（2）临床症状以皮肤瘙痒为主，无明显其他症状。

2. 重度

（1）血清总胆汁酸≥40μmol/L；

（2）临床症状：瘙痒严重；

（3）伴有其他情况，如多胎妊娠、妊娠期高血压疾病、复发性 ICP、曾因 ICP 致围产儿死亡者；

（4）早发型 ICP：国际上尚无基于发病时间的 ICP 分度，但早期发病者其围产儿结局更差，也应该归入重度 ICP 中。

（六）治疗原则

缓解瘙痒症状，降低血胆汁酸水平，改善肝功能；延长孕周，改善妊娠结局。

1. 药物治疗　熊脱氧胆酸 15mg（kg·d）分 3~4 次口服，疗效不佳时，可加大剂量为 1.5~2.0g/d。S 腺苷蛋氨酸静脉滴注 1.0g/d，疗程 12~14 天；口服 500mg，每日 2 次。重度、进展性、难治性 ICP 患者两者联合治疗。产前使用维生素 K 减少出血风险，肝酶水平升高者应用护肝药物，使用炉甘石液、抗组胺药物缓解瘙痒症状。对于有早产可能的患者遵医嘱使用地塞米松促进胎肺发育。

2. 产科处理　ICP 孕妇终止妊娠的时机：①轻度 ICP：孕 38~39 周左右终止妊娠；②重度 ICP：孕 34~37 周终止妊娠，根据治疗反应、有无胎儿窘迫、双胎或合并其他母体并发症等因素综合考虑。阴道分娩指征：①轻度 ICP；②无其他产科剖宫产指征者；③孕周<40 周。剖宫产指征：①重度 ICP；②既往有 ICP 病史并存在与之相关的死胎、死产、新生儿窒息或死亡史；③胎盘功能严重下降或高度怀疑胎儿窘迫；④合并双胎或多胎、重度子痫前期等；⑤存在其他阴道分娩禁忌者。

四、主要护理诊断/医护合作性问题

1. 潜在的并发症：早产、胎儿窘迫、胎死宫内、产后出血　与 ICP 有关。

2. 知识缺乏　缺乏有关 ICP 对胎儿影响以及治疗与配合相关知识。

3. 焦虑/恐惧　与担心胎儿安全有关。

五、计划与实施

预期目标：严密监测胎儿宫内情况，预防并发症的发生；介绍 ICP 相关知识，积极配合治疗；孕妇情绪稳定，妊娠结局良好。

（一）一般护理

1. 休息与营养　左侧卧位休息，增加胎盘血流量；进食高蛋白、高维生素、足量碳水化合物、低脂肪、易消化清淡饮食。

2. 遵医嘱吸氧，每日 2~3 次，每次 30 分钟。

（二）专科护理

1. 加强胎儿监护的管理　教会患者自数胎动，及时行电子胎心监护，观察临产先兆，及时发现胎儿宫内缺氧并报告医生。需要引产者应注意避免宫缩过强加重胎儿缺氧。制定产程计划,产程初期常规行 OCT 或宫缩应激试验(CST)检查,产程中密切监测宫缩、胎心节律变化,避免产程过长,做好新生儿窒息复苏准备,若存在胎儿窘迫状态,及时做好终止妊娠准备,产后积极预防产后出血。

2. 皮肤护理 采取预防性皮肤保护,保持床褥及衣着清洁干燥,穿棉质内衣。患者剪短指甲,戴柔软的棉质手套防止抓伤。必要时外用药物,防止皮肤损伤处感染。

(三)用药护理

使用降胆酸和保肝药物治疗者,注意观察治疗效果及药物不良反应。此外,遵医嘱检测肝功能,血胆酸等以监测病情。

(四)心理护理

向患者及家属讲解有关妊娠期肝内胆汁淤积症的疾病知识,尤其是其对胎儿的影响,引起患者及家属足够的重视,将治疗方案向其说明,以缓解患者及家属的焦虑心理。

(五)健康教育

教会患者自数胎动及观察产兆,发现问题及时告知医护人员。

六、护 理 评 价

1. 患者及家属积极配合治疗及护理,瘙痒症状缓解或消失。
2. 未出现早产、胎儿窘迫、胎死宫内和产后出血等并发症。
3. 孕产妇焦虑情绪缓解。

第三节　妊娠期糖尿病

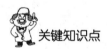

关键知识点

▲ 妊娠合并糖尿病中 90% 以上为妊娠期糖尿病,发病率日益升高。

▲ 临床症状不典型,仅仅 OGTT 筛查异常。

▲ 治疗和护理重点是积极控制血糖,预防母儿并发症。

糖尿病(diabetes mellitus,DM)是一种多病因的代谢疾病,其特点是慢性高血糖,伴随因胰岛素分泌和作用缺陷引起的糖、脂肪和蛋白质代谢紊乱。妊娠合并糖尿病包括孕前糖尿病(pregestational diabetes mellitus,PGDM)和妊娠期糖尿病(gestational diabetes mellitus,GDM),糖尿病孕妇中 90% 以上为 GDM。GDM 发生率世界各国报道为 1%～14%,我国发生率为 1%～5%,随着糖尿病发病率日益升高,GDM 筛查的重视,我国妊娠合并糖尿病患者不断增多。GDM 患者糖代谢产后多能恢复正常,但增加将来患 2 型糖尿病的机会。糖尿病对母儿均有较大危害,应高度重视。

一、妊娠和分娩对糖尿病的影响

妊娠可使既往无糖尿病的孕妇发生 GDM,使原有糖尿病患者的病情加重。

(一)妊娠期

1. 妊娠早期 通过胎盘从母体获取葡萄糖是胎儿能量的主要来源,随妊娠进展,胎儿对营养物质需求量增加,不断从母血中摄取葡萄糖,使孕妇空腹血糖低于非妊娠时期,约降低10%。早孕时出现的呕吐、食欲缺乏等早孕反应,应用胰岛素治疗的糖尿病患者容易出现低血糖,严重者可发生酮症酸中毒。

2. 妊娠中、晚期 随着妊娠的进展,体内各种内分泌激素,如生长激素、肾上腺皮质激素、甲状腺素的分泌量均有所增加;加之胎盘分泌胎盘催乳素、雌激素和孕激素,这些激素均有使血糖升高的作用,导致妊娠晚期抗胰岛素物质增多,胰岛素的用量也随之增加。胎盘催乳素在母体周围组织中有分解脂肪的作用,使机体周围的脂肪分解成甘油与脂肪酸,后者大量氧化分解,产生酮体,故糖尿病孕妇容易发生酮症酸中毒。

(二)分娩期

由于子宫肌肉的收缩活动,消耗大量糖原;孕妇临产后进食较少,脂肪酸的氧化分解增强等,也容易发展为酮症酸中毒。

(三)产褥期

产后随着胎盘的排出,全身内分泌激素逐渐恢复到非妊娠时期的水平,胎盘分泌的抗胰岛素物质迅速减少,所以胰岛素的需要量也相应减少。若不及时调整胰岛素用量,产后容易发生低血糖。

二、糖尿病对母儿的影响

妊娠合并糖尿病对母儿的影响及影响程度取决于糖尿病的病情及血糖控制水平。凡病情较重或血糖控制不良者,母儿并发症较高。

(一)对孕妇的影响

1. 增加流产率 高血糖可增加胎儿畸形、自然流产的发生,流产率可高达15%~30%,糖尿病患者应控制好血糖再怀孕。

2. 妊娠期高血压疾病发生率增加 糖尿病患者多有小血管内皮细胞增厚及管腔狭窄,其发生率较非糖尿病孕妇高4~8倍,子痫、胎盘早剥、脑血管意外的发生率随之增高。

3. 感染 血糖控制不好的患者易发生感染,感染亦可加重糖尿病代谢紊乱,甚至诱发酮症酸中毒等急性并发症。糖尿病孕妇易发生外阴阴道假丝酵母菌病、肾盂肾炎、无症状性菌尿症、产褥感染及乳腺炎等,严重者甚至发生败血症。

4. 羊水过多 发生率较非糖尿病孕妇高10倍,其原因不明,可能与胎儿高血糖、高渗性利尿导致胎尿排出增多有关。

5. 难产、手术产发生率增高 糖尿病孕妇因糖利用障碍,能量不够,常有产程进展缓慢,或子宫收缩乏力性产后出血。因巨大儿发生率增高,常导致胎儿性难产和软产道损伤,使剖宫产发生率增高。

6. 糖尿病酮症酸中毒 由于妊娠期复杂的代谢性变化,加之高血糖及胰岛素相对或绝对不足,导致体内血糖不能被利用,体内脂肪分解增加,酮体产生增多。

(二)对胎儿的影响

1. 巨大儿发生率增加 发生率高达25%~40%。这与血糖增高通过胎盘转运,而胰岛素不能通过胎盘,使胎儿长期处于高血糖环境有关。

2. 胎儿生长受限 发生率为21%左右。多见于糖尿病伴有血管病变的患者,引起胎盘血管管腔狭窄和供血不足,导致胎儿生长受限。

3. 早产发生率增加　发生率为 10% ~25%。早产的原因有羊水过多、妊娠期高血压疾病、胎儿窘迫以及其他严重并发症的出现,常需提前终止妊娠。

4. 胎儿畸形率增加　发生率是非糖尿病的 7~10 倍。与早期高血糖水平相关,以心血管畸形和神经系统畸形最常见。

5. 围生儿死亡率增加　糖尿病孕妇多伴有严重血管病变或产科并发症,常常影响胎盘血供,可引起死胎、死产。

(三) 对新生儿的影响

1. 新生儿呼吸窘迫综合征发生率增高　高血糖刺激胎儿胰岛素分泌增加致高胰岛素血症,拮抗糖皮质激素刺激促进肺泡Ⅱ型细胞表面活性物质合成及释放,使胎儿肺表面活性物质产生及分泌减少,延迟胎儿肺成熟。

2. 新生儿低血糖　新生儿脱离母体高血糖环境后,高胰岛素血症仍存在,容易发生低血糖,严重时危及新生儿生命,新生儿出生后应及时补充糖水。

三、护 理 评 估

(一) 临床表现

1. 症状与体征　孕妇在妊娠期体重骤增、明显肥胖,或出现三多一少(多食、多饮、多尿和体重减轻)症状;亦可出现外阴及阴道假丝酵母菌反复感染、外阴瘙痒等;重症者可出现酮症酸中毒伴昏迷,甚至危及生命。

2. 评估妊娠合并糖尿病的程度　采用 White 分类法,根据患者的发病年龄、病程长短以及是否存在并发症进行分级。这种分类方法有助于判断病情的严重程度及预后。

A 级:妊娠期糖尿病。

　A1 级:用饮食治疗即可控制血糖。

　A2 级:需用胰岛素控制血糖。

B 级:20 岁以后发病,病程 <10 年。

C 级:10~19 岁发病,或病程长达 10~19 年。

D 级:10 岁以前发病或病程≥20 年,或眼底单纯性视网膜病变。

F 级:糖尿病性肾病。

R 级:眼底有增生性视网膜病变或玻璃体积血。

H 级:冠状动脉粥样硬化性心脏病。

T 级:有肾移植史。

(二) 健康史

评估过去有无糖尿病病史及糖尿病家族史,既往分娩史中有无不明原因的死胎、死产、巨大儿、畸形儿,胎儿生长发育受限和新生儿死亡的情况;本次妊娠孕妇体重是否骤增,是否明显肥胖或出现多饮、多食、多尿的临床症状;有无反复发作外阴、阴道假丝酵母菌感染病史等。

(三) 辅助检查

1. PGDM　符合以下 2 项中任意一项者,可确诊为 PGDM。

(1)妊娠前已确诊为糖尿病的患者。

(2)妊娠前未进行过血糖检查的孕妇,尤其存在糖尿病高危因素者,首次产前检查时需明确是否存在糖尿病,妊娠期血糖升高达到以下任何一项标准应诊断为 PGDM:①空腹血浆葡萄糖(fasting plasma glucose,FPG)≥7.0mmol/L;②75g 口服葡萄糖耐量试验(oral glucose tolerance test,OGTT),服糖后 2 小时血糖≥11.1mmol/L(200mg/dl);③伴有典型的高血糖症状或高血糖危象,同时随机血糖≥11.1mmol/L;④糖化血红蛋白(glycohemoglobin,HbA1c)≥6.5%。PGDM 高危因素包括肥胖(尤其是重度肥胖)、一级亲属患 2 型糖尿病、GDM 史或巨大儿分娩史、多囊卵巢综合征、妊娠早期空腹尿糖反复阳性等。

2. GDM

(1)75g OGTT 方法:妊娠 24～28 周检查。OGTT 前禁食至少 8 小时,试验前连续 3 天正常饮食,即每日进食碳水化合物不少于 150g,检查期间静坐、禁烟。检查时 5 分钟内口服 75g 葡萄糖的液体 300ml,分别抽取孕妇服糖前及服糖后 1、2 小时的静脉血(从开始饮用葡萄糖水计算时间)检测血糖水平。75g OGTT 的诊断标准:服糖前及服糖后 1、2 小时,3 项血糖值应分别低于 5.1、10.0、8.5mmol/L。任何一项血糖值达到或超过上述标准即诊断为 GDM。

(2)妊娠 24～28 周检查 FPG≥5.1mmol/L,可以直接诊断 GDM,不必行 OGTT;FPG<4.4mmol/L,发生 GDM 可能性极小,可以暂时不行 OGTT。FPG≥4.4mmol/L 且<5.1mmol/L 时,应尽早行 OGTT。

(四)心理社会状况

重点评估孕妇及家属对有关妊娠合并糖尿病疾病知识及自我护理知识的掌握情况,患者的焦虑及抑郁程度、社会支持系统状况等。

四、主要护理诊断/医护合作性问题

1. 知识缺乏　缺乏有关妊娠合并糖尿病对母儿的影响及血糖控制等相关知识。

2. 有胎儿受伤的危险　与糖尿病引起的巨大儿、胎儿肺泡表面活性物质形成不足、胎盘血供减少等有关。

3. 有感染的危险　与糖尿病患者白细胞多种功能缺陷有关。

4. 焦虑　与担心自身和胎儿预后有关。

5. 潜在并发症:低血糖、酮症酸中毒　与妊娠合并糖尿病有关。

五、计划与实施

预期目标:患者及家属能积极配合血糖的控制;孕产妇未发生感染、低血糖等并发症;情绪稳定;母儿平安。

妊娠合并糖尿病妇女的护理重点是维持正常血糖水平,预防母儿并发症。

(一)妊娠期患者的护理

1. 提供孕前咨询　糖尿病患者妊娠前应进行全面体格检查,根据病情确定能否妊娠。病情不允许的患者,如:已达到 WhiteD、F、R 级,应该采用可靠的避孕措施;已经妊娠者,应尽早终止妊娠。病情允许的妊娠者,在妊娠前 3～6 个月服用叶酸至妊娠后 3 个月。以往口服降糖药的糖尿病患者应在计划妊娠前 3～6 个月停药,改用胰岛素治疗。

2. 血糖监测和控制标准

(1)血糖监测方法:①自我血糖监测:采用微量血糖仪自行测定末梢血糖水平。新诊断的高血糖孕妇、血糖控制不良或不稳定者以及妊娠期应用胰岛素治疗者,应每日监测血糖 7

次,包括三餐前30分钟、三餐后2小时和夜间血糖;血糖控制稳定者,每周应至少行上述血糖监测1次,根据血糖监测结果及时调整胰岛素用量;不需要胰岛素治疗的GDM孕妇,在随诊时建议每周至少监测1次全天血糖,包括空腹血糖及三餐后2小时血糖共4次;②连续动态血糖监测:用于血糖控制不理想的PGDM或血糖明显异常而需要加用胰岛素的GDM孕妇,不主张将此作为临床常规监测糖尿病孕妇血糖的手段。

(2)妊娠期血糖控制目标 孕妇无明显饥饿感,空腹和餐前30分钟血糖控制在3.3~5.3mmol/L;餐后2小时及夜间血糖控制在4.4~6.7mmol/L。

3. 血糖控制方法 ①饮食疗法:饮食治疗是妊娠期糖尿病的基础,多数GDM孕妇仅靠饮食控制就能维持血糖在正常范围。理想的饮食应该是既能保证母儿所需要的热量和营养,又不引起餐后血糖过高。按标准体重计算每日所需的热卡,孕早期糖尿病患者需要热卡与孕前相同25~30kcal/kg;孕中、晚期应适当增加碳水化合物的量,所需热卡为30kcal/kg。提倡少量多餐,每天进餐可增至4~6次。注意整个孕期体重增加不宜超过12.5kg,餐后1小时血糖值在8mmol/L以下,同时进行血糖及尿酮体的测定;②运动疗法:糖尿病孕妇进行适当的运动(如散步),可降低血糖,提高对胰岛素的敏感性,但不宜进行剧烈的运动;③药物治疗:对饮食治疗不能控制的糖尿病患者,胰岛素是控制血糖的首选药。根据胰岛素的特点分为胰岛素、低精蛋白胰岛素、精蛋白锌胰岛素。以皮下注射为主,分娩、手术中或发生酮症酸中毒时可改用静脉滴注。按时测定尿糖及血糖以监测病情,保证用药剂量和用药途径准确无误。注射前认真核对;注射后严密观察。

4. 专科护理 加强妊娠期的监护,控制整个妊娠期血糖在正常范围内,预防和减少孕产妇及围生儿的并发症,保证母儿的健康和安全。定期产前检查,监测胎心、胎动、胎儿宫内发育及胎儿成熟度情况。检测孕妇血糖、肾功能、血压、宫底高度和腹围。做眼底和B型超声检查,根据具体情况综合分析,选择分娩时间及分娩方式。

5. 预防感染 加强口腔、皮肤及外阴护理,发现疖肿和其他感染病灶及时与医生联系,积极治疗,使感染及时得到控制。

(二)分娩期及产褥期患者的护理

1. 终止妊娠时机 根据胎儿的大小、胎儿成熟度、胎盘功能和孕妇血糖水平及并发症情况综合考虑终止妊娠时间。一般认为妊娠35周左右住院待产,妊娠37~38周终止妊娠。糖尿病血糖控制不佳或合并血管病变者、巨大胎儿、胎盘功能不良、胎儿窘迫及有其他产科指征者,应选择剖宫产分娩。

2. 促胎肺成熟 终止妊娠前应了解胎儿成熟度,遵医嘱在终止妊娠前2天应用地塞米松10mg qd,共两天,可促进肺泡表面活性物质产生,减少新生儿呼吸窘迫综合征的发生。

3. 密切监测血糖变化 阴道分娩或剖宫产过程中,应随时监测血糖、尿糖和尿酮体,使血糖不低于5.6mmol/L,以防发生低血糖。可按每4g葡萄糖加1U胰岛素比例给予输液。定时测血糖、查尿酮体。

4. 加强产程及胎心监护 尽量缩短产程,应在12小时内结束分娩。若产程超过16小时易发生酮症酸中毒;待产中监测胎心变化,警惕胎儿窘迫发生。

5. 正确使用胰岛素 分娩后胎盘排出,抗胰岛素激素迅速下降,因此,产后24小时内的胰岛素量应减至原用量的一半,48小时减少至原用量的1/3;有的患者甚至不需要用胰岛素治疗。

6. 防感染　产后遵医嘱应用抗生素,预防产褥期感染,维持水、电解质平衡。

（三）新生儿的护理

糖尿病患者的新生儿,抵抗力弱,易发生低血糖,故出生后早开奶,早喂糖水,防止低血糖及低血钙、高胆红素血症及呼吸窘迫综合征的发生。不论新生儿体重大小,均要按早产儿护理,注意保暖和喂养,密切观察,足月新生儿血糖低于 2.22mmol/L 可诊断为低血糖。

（四）心理护理

糖尿病是一种内分泌代谢性疾病,一方面,糖尿病孕妇病程长且病情复杂,患者对降低血糖往往急于求成或掉以轻心,致使血糖控制不稳定;另一方面,由于糖尿病孕妇担心胎儿畸形、早产,甚至发生胎死宫内的情况,常有焦虑情绪。护士为患者提供表达内心感受、焦虑和期望的机会。帮助患者及家属分析住院期间及出院后可被利用的资源及支持系统,减轻焦虑情绪。

（五）健康教育

向患者及家属介绍妊娠期糖尿病的相关知识,讲解高血糖对母胎的危害和孕期血糖控制稳定的重要性。使患者及家属主动参与和配合饮食、运动和药物治疗。教会患者血糖监测、胰岛素应用及注射的方法;清晰告诉患者用药期间如出现盗汗、头晕、饥饿、手抖等症状时的应对措施。产后注意个人卫生,保持腹部或外阴伤口清洁;鼓励母乳喂养,做好乳房护理。采取有效的避孕措施,定期产科及内科复查,对其糖尿病病情重新评价。

六、护 理 评 价

1. 孕产妇掌握了有关妊娠合并糖尿病的自我保健知识和技能,按照正确的方法进行饮食控制和运动疗法。

2. 分娩经过顺利,母儿健康状况良好。

3. 孕产妇情绪稳定,出院时对医护人员服务满意。

思考题

1. 李女士,32 岁,$G_2P_0$36 周孕,孕 12 周产检时血压 90/60mmHg,孕 4$^+$月感觉有胎动,随后腹部逐渐增大,定期行产前检查,2 周前测血压 150/90mmHg,近 1 周感头痛、眼花,下肢出现水肿入院。体检:一般情况好,血压 170/110mmHg,心率 102 次/分,呼吸 20 次/分,双下肢水肿（＋＋）。宫高 32cm,腹围 100cm,LOA,胎心音 164 次/分,头先露,未入盆,无宫缩。

(1)该孕妇患了何种疾病?

(2)入院后需要完善哪些辅助检查?

2. 李女士,完善相关检查后,确诊为重度子痫前期,医嘱:一级护理、硫酸镁静滴、吸氧、左侧卧位休息、监测胎心、产兆等治疗。

(1)写出该患者目前存在的护理诊断/医护合作性问题。

(2)为该患者提供相应的护理措施有哪些?

3. 臧女士,35 岁,G_5P_1,自诉怀孕 35 周,头痛、头昏、血压升高 1 周拒绝住院治疗,伴上腹痛 1 天急诊入院,入护士站即发生抽搐、意识不清。

(1)写出为该孕妇采取的急救护理措施有哪些?

(2)试分析该孕妇抽搐时对母胎可能的危害;如何预防?

4. 王女士,G_1P_0 34 周孕,在门诊诊断为重度 ICP 入院治疗,孕妇及家人十分紧张,询问你如何确保胎儿的安全,你打算如何与她及家人沟通呢?

5. 杨女士,G_2P_0,既往无糖尿病史和家族史,孕 28 周时行 OGTT,空腹血糖为 5.0mmol/L、服糖后 1 小时血糖为 10.5mmol/L,2 小时血糖为 8.2mmol/L。

(1)该孕妇可诊断为妊娠期糖尿病吗?

(2)你如何指导该孕妇进行血糖控制及监测血糖?

(3)通过饮食和运动治疗,该孕妇理想的血糖控制目标是多少?

(蒋红梅)

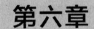

第六章

妊娠期合并症妇女的护理

学习目标

识记：
1. 描述妊娠合并心脏病妇女早期心力衰竭的临床表现及护理措施。
2. 描述妊娠合并病毒性肝炎、贫血、胰腺炎的处理原则。
理解：
比较分析妊娠与心脏病、病毒性肝炎、贫血、胰腺炎之间的相互影响，以及疾病对母儿的影响。
运用：
运用护理程序为妊娠合并症妇女提供整体护理。

第一节 心 脏 病

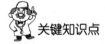 关键知识点

▲ 妊娠合并心脏病是导致孕产妇死亡的病因。

▲ 凡不宜妊娠的心脏病孕妇，应在妊娠早期终止妊娠。

▲ 妊娠32~34周及以后、分娩期、产后3天是心脏负荷较重时期，预防诱因，严密监测早期心衰的征象，警惕心力衰竭的发生。

妊娠合并心脏病是围生期妇女一种严重的妊娠合并症，属高危妊娠，妊娠期、分娩期及产褥期均可加重心脏病患者的心脏负担而诱发心力衰竭。在我国孕产妇死因顺位中高居第二位，为非直接产科死因的第一位。我国发病率约1%。

先天性心脏病为妊娠合并心脏病的首位，占35%~50%，其次为风湿性心脏病、妊娠高血压疾病性心脏病、围生期心肌病、病毒性心肌炎和各种心律失常等。不同类型心脏病的发病率，因不同国家及地区经济发展水平存在差异。应加强孕产期监护与保健，以期获得良好

的妊娠结局。

一、妊娠和分娩对心脏病的影响

1. 妊娠期　妊娠期妇女总血容量较非孕期增加,一般于妊娠第6周开始增加,32~34周达高峰,较妊娠前增加30%~45%,产后2~6周逐渐恢复正常。总循环血量的增加引起心排出量增加和心率加快,妊娠早期主要引起心排出量增加,妊娠中晚期需增加心率以适应血容量增多,妊娠晚期,心排出量较孕前平均增加30%~50%,心率每分钟平均增加约10次。妊娠晚期子宫增大,膈肌上升使心脏向左向上移位,心尖搏动向左向上移位,导致心脏大血管扭曲;又由于心排出血量增加和心率增快,使心脏负荷进一步加重,易使患心脏病的孕妇发生心力衰竭而危及生命。

2. 分娩期　分娩期是心脏负荷最重的时期。第一产程,每次宫缩有250~500ml的血液被挤入体循环使回心血量增加,心排出血量增加约24%;子宫收缩使右心房压力增高,平均动脉压增高约10%,加重心脏负担。第二产程,除子宫收缩外,腹肌和骨骼肌的收缩使外周循环阻力增加,分娩时由于产妇屏气用力使肺循环压力增加,腹腔压力增高,内脏血液向心脏回流量进一步增加,此时心脏前后负荷显著加重,因此,第二产程是心脏负荷最重的时期。第三产程,胎儿娩出后,腹腔内压力骤降,大量血液涌向内脏,回心血量锐减;继之胎盘娩出后,胎盘循环停止,子宫收缩使子宫血窦内约500ml血液突然进入体循环,使回心血量骤增,这两种血流动力学的急剧变化,患心脏病的产妇极易诱发心力衰竭。

3. 产褥期　产后3日内仍是心脏负担最重的时期。除子宫收缩使一部分血液进入体循环,孕期组织间潴留的液体也开始回流到体循环,使体循环血量仍有一定程度的增加;而且妊娠期出现的一系列心血管变化尚不能立即恢复到孕前状态,加之产妇伤口和宫缩疼痛、哺乳、睡眠不足均增加心脏负担,此时,患心脏病的产妇仍需警惕心力衰竭的发生。

综上所述,妊娠32~34周后、分娩期及产后3日内,是患有心脏病孕产妇最危险时期,极易发生心力衰竭,需加强监护。

二、心脏病对妊娠的影响

心脏病不影响受孕。心脏病变较轻,心功能Ⅰ~Ⅱ级,既往无心力衰竭史,亦无其他并发症者,在严密监护下可以妊娠,必要时给予治疗。但有下列情况者一般不宜妊娠:心脏病变较重、心功能Ⅲ~Ⅳ级、既往有心力衰竭史、肺动脉高压、严重心律失常、右向左分流型先天性心脏病、风湿热活动期、并发细菌性心内膜炎、急性心肌炎,孕期极易发生心力衰竭,故不宜妊娠。若已妊娠应在早期终止。

心脏病孕妇心功能良好者,母儿相对安全,多以剖宫产终止妊娠。不宜妊娠者一旦妊娠,妊娠后流产、早产、死胎、胎儿生长受限、胎儿窘迫及新生儿窒息的发生率明显增高,围生儿死亡率增高,是正常妊娠的2~3倍。某些治疗心脏病的药物对胎儿也存在潜在的毒性反应,如地高辛可通过胎盘到达胎儿体内。部分先天性心脏病与遗传因素相关,据报道,双亲中任何一方患有先天性心脏病,其后代先天性心脏病及其他畸形的发生机会较对照组增加5倍,如室间隔缺损、肥厚性心肌病等均有较高的遗传性。

三、护 理 评 估

(一) 临床表现

1. **心脏病心功能分级** 纽约心脏病协会(NYHA)根据患者生活能力状况,将心脏病孕妇心功能分为4级:

Ⅰ级:一般体力活动不受限制。

Ⅱ级:一般体力活动稍受限制,活动后心悸、轻度气短,休息时无症状。

Ⅲ级:心脏病患者体力活动明显受限制,休息时无不适,轻微日常活动即感不适、心悸、呼吸困难,或既往有心力衰竭病史者。

Ⅳ级:一般体力活动严重受限制,不能进行任何体力活动,休息时有心悸、呼吸困难等心力衰竭表现。

此种心功能分级的优点简便易行,不依赖任何器械检查,主要依据为主观症状,不足之处为缺少客观检查证据。1994年美国心脏病协会(AHA)对NYHA的心功能分级方案进行修订后,采用两种分级方案。第一种是上述的四级心功能分级方案,第二种是用客观检查手段(心电图、负荷试验、X线、超声心动图等)来评估心脏病严重程度,分为4级:

A级:无心血管病的客观依据。

B级:客观检查表明属于轻度心血管病患者。

C级:客观检查表明属于中度心血管病患者。

D级:客观检查表明属于重度心血管病患者。

其中轻、中、重的标准未做明确规定,由医师根据检查结果进行判定。分级方案将患者的两种分级并行,如患者无主观症状,但客观检查主动脉瓣中度反流,心脏扩大,则判定为Ⅰ级C。

2. **早期心力衰竭的临床表现** ①轻微活动后即出现胸闷、心悸、气短;②休息时心率超过110次/分,呼吸超过20次/分;③夜间常因胸闷而坐起呼吸,或到窗口呼吸新鲜空气;④肺底部出现少量持续性湿啰音,咳嗽后不消失。

3. **评估与心脏病相关的症状和体征** 如呼吸困难、胸闷、气急、夜间端坐呼吸、活动受限、发绀、颈静脉怒张、心脏扩大及杂音等。尤其注意评估有无早期心力衰竭的临床表现,对于存在心力衰竭诱因的孕产妇,如感染、贫血、便秘、劳累等,更需及时识别。

(1)妊娠期:评估孕期产前检查结果、胎儿宫内健康状况,如胎心、胎动计数,孕妇宫高、腹围是否符合妊娠月份,评估孕妇休息、睡眠、活动、饮食及排便情况,重视孕妇的自觉不适。

(2)分娩期:评估自觉症状、胎心、宫缩及产程进展情况,判断有无心衰先兆。

(3)产褥期:评估产妇身心康复及哺乳情况,尤其评估子宫复旧和产褥感染的征象,如生命体征、恶露的颜色、量和性状、自理能力与休息、进食、活动与排泄;产妇的情绪以及新生儿的健康状况等,警惕心衰诱因。

(二) 健康史

1. **病因** 护士在孕妇就诊时,应详细了解产科病史和既往病史。包括有无不良孕产史、心脏病史及与心脏病有关的疾病史、辅助检查阳性结果、心功能状态及诊疗经过及效果、有无心力衰竭史等。

2. **诱因** 了解孕妇有无诱发心衰的潜在因素,如上呼吸道感染、严重贫血、劳累、妊娠期并发症等;对妊娠的适应状况及遵医嘱行为,如用药情况、日常活动、休息与睡眠、营养与排泄等。

3. 了解心脏病的类型 包括先天性心脏病(分为左向右分流型、右向左分流型和无分流型)。风湿性心脏病以单纯性二尖瓣狭窄最常见。妊娠高血压性心脏病,此类疾病指以往无心脏病的病史,在妊娠期高血压疾病的基础上,突然发生以左心衰竭为主的全心衰竭。围生期心肌病,指既往无心血管疾病史,发生在临产前3个月或产后6个月之间的扩张型心肌病。心肌炎,主要表现为在病毒感染1~3周内出现乏力、气喘、心悸、心前区不适。

(三)辅助检查

1. 心电图检查 可提示各种严重的心律失常,如心房颤动、三度房室传导阻滞、ST改变和T波异常等。

2. 超声心动图 精确反映各心腔大小的变化,心瓣膜结构与功能情况。

3. X线检查 显示心脏扩大,仅限于妊娠前或分娩后检查。

4. 电子胎心监护 无应激试验(NST)/宫缩应激试验(CST),预测胎儿宫内储备能力。

(四)心理社会状况

随着孕周的增加,心脏负荷的加重,孕妇自身及胎儿的安全受到威胁,孕妇及家属常处于焦虑或紧张的心理状态;孕妇担心自己的健康状况能否承受妊娠、胎儿是否健康,能否顺利阴道分娩或恐惧手术结束分娩等,甚至产生恐惧心理而不知所措。孕妇及家属缺乏妊娠合并心脏病的相关知识,尤其是心力衰竭的征象及预防,而忽视产前检查或缺乏自我照顾方法。因此,应重点评估孕产妇及其家属对妊娠合并心脏病相关知识掌握的程度、产后母亲角色获得及心理状况。

(五)治疗原则

心脏病孕产妇的主要死亡原因是心力衰竭和感染。其处理原则为:

1. 非妊娠期 根据患者所患心脏病类型、病情严重程度及心功能状态,确定是否可以妊娠。对不宜妊娠者,应避孕。

2. 妊娠期

(1)终止妊娠:凡不宜妊娠者,应在妊娠12周前行治疗性人工流产。妊娠超过12周者终止妊娠其危险性不亚于继续妊娠和分娩。因此应密切监护,积极预防心力衰竭,使之度过妊娠期与分娩期。对顽固性心力衰竭者,应与心内科医师配合,在严密监护下行剖宫产术终止妊娠。

(2)严密监护:继续妊娠者应由心内科医师和产科医师密切合作。定期产前检查,正确评估母体和胎儿情况,积极预防和治疗各种引起心衰的诱因,动态观察心脏功能,减轻心脏负荷,及早发现心力衰竭的早期征象,适时终止妊娠。

3. 分娩期 妊娠晚期应提前选择适宜的分娩方式。

(1)阴道分娩:心功能Ⅰ~Ⅱ级,胎儿不大,胎位正常,宫颈条件良好者,在严密监护下可经阴道分娩。第二产程需给予阴道助产,防治心力衰竭和产后出血发生。

(2)剖宫产:心功能Ⅲ~Ⅳ级,胎儿偏大,宫颈条件不佳,合并其他并发症者,可选择剖宫产终止妊娠,不宜再次妊娠者可同时行输卵管结扎术。

4. 产褥期 产后3日内,尤其是产后24小时内,仍是心力衰竭发生的危险时期,产妇须充分休息并密切监护。遵医嘱应用广谱抗生素预防感染,产后1周左右无感染征象时停药。

心功能Ⅲ级及以上者不宜哺乳。不宜再次妊娠者,可在产后 1 周行绝育术。

四、主要护理诊断/医护合作性问题

1. 活动无耐力　与妊娠合并心脏病心功能差有关。
2. 自理能力缺陷　与妊娠合并心脏病活动受限及卧床休息有关。
3. 潜在并发症:心力衰竭、感染　与妊娠合并心脏病致心脏负荷重、机体抵抗力差有关。

五、计划与实施

预期目标:孕产妇基本需要得到满足,顺利度过妊娠、分娩及产褥期,未发生心力衰竭及感染,母儿预后良好。

(一)非孕期

根据患者所患心脏病的类型、病情严重程度及心功能状态,是否有手术治疗史等具体情况决定是否可以妊娠。对不宜妊娠者,指导其采取有效的避孕措施。

(二)妊娠期

1. 加强孕期保健　定期产前检查,及早发现诱发心衰的各种诱因。增加产检次数,妊娠 20 周前每 2 周产期检查 1 次,妊娠 20 周后,尤其在 32 周后,每周检查一次。动态了解心脏功能代偿情况,有无心力衰竭的早期征象,如发现异常均应立即入院治疗。孕期经过顺利者应在 36~38 周提前住院待产。

2. 预防心力衰竭

(1)充分休息:保证充足睡眠,每天至少 10 小时睡眠,中午休息 1~2 小时,休息时应采取左侧卧位或半卧位,提供良好的家庭支持系统,保持情绪稳定,避免过度劳累及情绪激动。

(2)合理饮食:心脏病孕妇比一般孕妇更应注意营养。指导孕妇摄入高蛋白质、高维生素、低盐低脂饮食,宜少量多餐。多吃新鲜水果蔬菜,防治便秘加重心脏负担。整个孕期孕妇体重增加不超过 10kg。妊娠 20 周后遵医嘱补充铁剂,一般食盐量 <5g/d。

(3)预防诱发心力衰竭的各种因素:如感染(尤其是上呼吸道感染)、贫血、心律失常、发热、妊娠期高血压疾病等。保持外阴清洁,预防泌尿生殖道感染。如有感染征象,应给予有效的抗感染治疗,使用输液泵严格控制输液速度。风心病致心衰者,协助患者变换体位,活动双下肢,以防血栓形成。临产后加用抗生素以防感染。

(4)心理护理:每次产前检查均询问孕妇的感受,耐心倾听孕妇及家属的困惑并恰当解释,鼓励家属多陪伴,消除紧张情绪,协助并提高孕妇自我照顾能力;告知孕妇及其家属母胎目前的健康情况,确保母胎的相关检查项目及目的,以缓解焦虑情绪,安全度过妊娠期。

(5)健康教育:定期产前检查;指导孕妇及其家属了解妊娠合并心脏病的相关知识,包括:活动、休息及饮食;诱发心衰的危险因素及其预防;早期心力衰竭征兆的识别及应对措施;尤其是定期产前检查及遵医嘱服药的重要性。

3. 急性心力衰竭的紧急处理　原则是减少肺循环血量和静脉回心血量、改善肺气体交换、增加心肌收缩力和减轻心脏前后负荷。

(1)体位:患者取坐位,双腿下垂,减少静脉血回流。

(2)吸氧:开始为 2~3L/min,也可高流量给氧 6~8L/min,必要时面罩加压供氧或正压呼吸。使用乙醇吸氧,湿化瓶中加入 50%~70% 乙醇,降低肺泡泡沫表面张力,改善肺泡通气功能。

（3）遵医嘱用药：孕妇对洋地黄类药物耐受性较差，需注意其毒性反应。通常选择作用和排泄较快的制剂，如地高辛 0.25mg 口服，2 次/日，2~3 日后根据临床效果改为 1 次/日。肌内注射吗啡使患者镇静，减少躁动以免加重心脏负担，同时应用舒血管药物以减轻心脏负荷。对妊娠晚期严重心力衰竭者，与心内科医师联系，控制心力衰竭的同时做好剖宫产的准备。

（三）分娩期

1. **阴道分娩**　专人守护，持续心理支持，严密观察产程进展，防止心力衰竭发生。

（1）第一产程：①一般护理：提供安静舒适的待产环境，采取左侧卧位或半卧位，两次宫缩间尽量放松休息，运用呼吸放松技巧缓解不适，必要时使用镇静剂；②病情观察：严密观察胎心及产程进展；监测产妇心功能变化，遵医嘱产程开始持续低流量给氧、应用抗生素预防感染，使用强心药物者，密切观察用药后反应；必要时持续床旁心电监护，监测产妇生命体征及氧饱和度，重视自觉不适，并记录；凡产程进展不顺利或心功能不全加重应及时报告医生，并做好剖宫产结束分娩的准备。

（2）第二产程：①避免产妇用力屏气，应行会阴切开术，配合阴道助产，尽量缩短第二产程；②分娩时采取半卧位，下肢尽量低于心脏水平，以免回心血量过多加重心脏负担，同时做好抢救产妇心力衰竭及新生儿窒息复苏的准备。

（3）第三产程：①胎儿娩出后，立即在产妇腹部放置砂袋，以防腹压骤降诱发心衰；②为防止产后出血过多，可静脉或肌内注射缩宫素 10~20U，禁用麦角新碱，以防静脉压升高；严密观察产妇生命体征、出血量及子宫收缩情况；③产后出血过多时，遵医嘱输血、输液，但需注意控制输液速度，不宜过快。

2. **剖宫产**　对有产科指征、心功能Ⅲ~Ⅳ级者，均应择期剖宫产，减少产妇因长时间宫缩所引起的血流动力学变化，减轻心脏负担。可选择硬膜外麻醉术，麻醉时不加肾上腺素；术中、术后应严格控制输液量及输液速度。对不宜再妊娠者可同时行输卵管结扎术。

（四）产褥期

1. **预防心力衰竭发生**

（1）产后 3 日内，尤其是产后 24 小时内仍是发生心力衰竭的危险时期，产妇需要充分休息，严密监测生命体征，及早识别早期心力衰竭的症状，在心脏功能允许的情况下，协助产妇早期下床适度活动，防止血栓形成。

（2）乳房护理：心功能Ⅰ~Ⅱ级产妇指导其正确母乳喂养，但应避免劳累及乳胀发生。心功能Ⅲ级或以上者不宜哺乳，指导及早回奶。

（3）防感染及便秘：指导漱口，保持皮肤及外阴清洁卫生，指导进食清淡易消化食物，防止便秘，必要时给予缓泻剂。观察生命体征、子宫复旧及恶露量、色及性质，遵医嘱使用抗生素及子宫收缩药物。

2. **心理护理**　心脏病产妇非常担心其新生儿是否存在心脏缺陷，因病情需要又不能亲自参与照顾，可能会产生愧疚、烦躁的心理。因此，护理人员通过观察与交流评估其心理状况，是否存在焦虑或抑郁；若产妇心脏功能Ⅰ~Ⅱ级，经充分休息后体力已恢复，鼓励产妇参与照顾新生儿的活动，如母乳喂养、更换尿不湿等。如果新生儿有缺陷或死亡，允许产妇表达其情感，给予理解和安慰，预防产褥期抑郁症的发生。

3. 出院指导　与产妇及家属制定出院计划,教会自我照顾方法及异常征象的观察;指导采取适宜的避孕措施,病情稳定而需绝育者,可于产后 1 周行绝育术,未做绝育者要严格避孕。告知产后随访时间及异常的应对。

<h2 align="center">六、护理评价</h2>

1. 孕产妇顺利度过妊娠、分娩及产褥期;生命体征平稳,自理能力恢复。
2. 孕产妇未发生心力衰竭及感染等并发症。
3. 孕产妇及家属能复述疾病的治疗与护理配合,对提供的服务满意。

<h1 align="center">第二节　病毒性肝炎</h1>

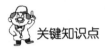 关键知识点

▲ 以乙型病毒性肝炎最为常见。

▲ 重型肝炎是我国孕产妇死亡的主要原因之一。

▲ 母婴传播是乙型病毒性肝炎的重要传播途径。新生儿接种乙肝疫苗和注射乙型肝炎免疫球蛋白是有效的阻断方法,母婴阻断后可以进行母乳喂养。

病毒性肝炎是由肝炎病毒引起的,以肝细胞变性坏死为主要病变的传染性疾病。按病原分类,有甲型(HAV)、乙型(HBV)、丙型(HCV)、丁型(HDV)和戊型(HEV)肝炎病毒。其中以乙型肝炎最为常见,我国约 8% 的人群是慢性乙型肝炎病毒携带者。由于妊娠期妇女特殊的生理变化,妊娠合并病毒性肝炎有重症化倾向,对母儿健康危害较大,是我国孕产妇死亡的主要原因之一。

<h3 align="center">一、妊娠、分娩对病毒性肝炎的影响</h3>

妊娠本身不增加对肝炎病毒的易感性,但妊娠的某些生理变化可加重肝脏负担,容易感染病毒性肝炎,使原有的肝炎病情加重。重症肝炎的发生率较非妊娠时明显增加,主要与以下因素有关:孕妇基础代谢率增高,各种营养物质需要量增加,肝内糖原储备减少;胎儿代谢产物部分靠母体肝脏完成解毒;妊娠期产生的大量雌激素需在肝内代谢和灭活;妊娠期内分泌系统变化,可导致体内肝炎病毒再激活;妊娠期细胞免疫功能增强。分娩时的疲劳、缺氧、出血、手术及麻醉等均加重肝脏负担;此外,妊娠并发症引起的肝损害、妊娠剧吐等,均易与病毒性肝炎的相应症状混淆,增加诊治的难度。

<h3 align="center">二、病毒性肝炎对母儿的影响</h3>

1. 对母体的影响　妊娠早期合并病毒性肝炎,可使早孕反应加重。妊娠晚期合并病毒性肝炎,则妊娠期高血压疾病发生率增高,这与病毒性肝炎引起的醛固酮灭活能力下降有关。分娩时,因肝脏功能受损凝血因子合成功能减退,容易发生产后出血。若为重症肝炎,常并发 DIC,出现全身出血倾向,直接威胁母体生命安全。

2. 对胎儿、新生儿的影响　病毒性肝炎孕妇发生流产、早产、死胎、死产和新生儿死亡

率明显增高。妊娠期,胎儿由于母婴垂直传播被肝炎病毒感染,以乙型肝炎病毒多见。围生期感染的婴儿,部分转为慢性病毒携带状态,易发展为肝硬化、肝癌。

三、病毒性肝炎的传播方式

甲型肝炎病毒(HAV)主要是消化道传播,感染后可获持久免疫力,不造成慢性携带状态,临床症状较轻,肝衰竭发生率低。乙型肝炎病毒(HBV)主要经血液传播和母婴传播,易转为慢性,在妊娠期可致重型肝炎;HBV感染时年龄越小,成为慢性携带者的概率越高,发展为肝硬化、肝癌的可能性越大。丙型肝炎病毒(HCV)主要通过输血制品、体液传播、母婴传播,重型肝炎较少见,易转为慢性,可进展为肝硬化、肝癌。丁型肝炎病毒(HDV)需伴随HBV引起肝炎。戊型肝炎病毒(HEV)主要经消化道传播,极少发展为慢性肝炎,但孕期感染HEV病情重,尤其是与HBV重叠感染可致重型肝炎。

四、护理评估

（一）临床表现

1. 病毒性肝炎　主要表现为身体不适、全身酸痛、畏寒、发热等流感样症状;乏力、食欲缺乏、尿色深黄、恶心、呕吐、腹部不适、右上腹疼痛、腹胀、腹泻等消化系统症状。皮肤和巩膜黄染、肝区叩痛。肝脾肿大因妊娠期受增大子宫的影响,常难以触及。甲型、乙型、丁型病毒性肝炎黄疸前期的症状较为明显,而丙型和戊型病毒性肝炎的症状相对较轻。

2. 重症肝炎的临床表现　消化道症状严重;血清总胆红素大于171μmol/L,或黄疸迅速加深,每天上升>17.1μmol/L;凝血功能障碍,全身出血倾向,凝血酶原活动度小于40%;肝脏缩小,肝臭,肝功能明显异常;出现肝性脑病;出现肝肾综合征。

妊娠合并重型肝炎患者的早期主要症状有乏力、食欲缺乏、尿黄、身目黄染、恶心呕吐、腹胀等。一旦出现以上情况,及时报告医生行肝功能与凝血功能检查。出现以下三点即可诊断为重型肝炎:出现乏力食欲缺乏、恶心呕吐等症状;凝血酶原活动度小于40%;血清总胆红素大于171μmol/L。

（二）健康史

评估是否与病毒性肝炎患者有密切接触史;近期内是否有接受输血,注射血液制品史;有无家族史和当地流行病史等。潜伏期甲型肝炎平均为30日,乙型肝炎90日,丙型肝炎为50日,戊型肝炎为40日。重症肝炎应评估诱发因素,同时评估患者治疗情况及对肝炎知识的知晓程度。

（三）辅助检查

1. 肝功能检查　血清ALT、AST、血清总胆红素升高;血清总胆红素升高而转氨酶下降称为“胆酶分离”,提示重症肝炎的肝细胞坏死严重,预后不良。凝血酶原时间百分活度(PTA)正常值为80%~90%,<40%是诊断重型肝炎的指标之一。

2. 病原学监测

(1)甲型肝炎:抗HAVIgM为甲肝早期诊断的重要指标,抗HAVIgG在急性期后期和恢复期早期出现。

(2)乙型肝炎:血清中HBV标志物。乙型肝炎病毒血清学抗原、抗体及其临床意义(见表6-1)。

表 6-1　乙型肝炎病毒血清学抗原、抗体及其临床意义

项目	临床意义
HBsAg(＋)	HBV 感染特异性标志,见于乙型肝炎患者或病毒携带者
HBsAb(＋)	机体曾感染 HBV,或已接种乙肝疫苗后,已产生自动免疫
HBeAg(＋)	肝细胞内有 HBV 活动性复制,传染性较强
HBeAb(＋)	血清中病毒颗粒减少或消失,传染性较弱
HBcAb-IgM(＋)	乙型病毒复制阶段,出现于肝炎急性期
HBcAb-IgG(＋)	慢性持续性肝炎或既往感染

(3)丙型肝炎:单项 HCV 抗体阳性多为既往感染。

(4)丁型肝炎:HDV 抗体阳性,需同时检测乙型肝炎血清学抗原、抗体。

(5)戊型肝炎:HEV 抗原检测困难,抗体出现较晚,需反复检测。

3. 凝血功能监测　主要有纤维蛋白原、凝血酶原等。

4. 影像学检查　B 型超声检查肝脾大小、有无肝硬化、脂肪变性,腹腔积液等。

（四）心理社会评估

评估孕妇的焦虑及抑郁程度,家庭社会支持系统及对有关妊娠合并病毒性肝炎相关知识的了解,因孕妇担心母婴垂直传播而产生焦虑、抑郁或矛盾心理,应予高度重视。

（五）治疗原则

1. 妊娠期轻型肝炎　采用护肝、对症及支持治疗;增加休息,加强营养,严密监测肝功及凝血功能,病情好转者可继续妊娠,病情恶化者,考虑终止妊娠。

2. 妊娠期重症肝炎　早期识别,及时转送至有综合实力的医院救治,多学科合作,采用护肝、对症、防治并发症及感染发生;妊娠晚期经积极治疗 24 小时后,常以剖宫产终止妊娠。

五、主要护理诊断/医护合作性问题

1. 知识缺乏　缺乏有关病毒性肝炎疾病诊断、治疗、自我保健及隔离方面的知识。

2. 焦虑/恐惧　与肝炎病毒感染造成的母胎后果有关。

3. 潜在并发症:肝性脑病、产后出血　与妊娠合并病毒性肝炎致肝功及凝血功能受损有关。

六、计划与实施

预期目标:孕妇及家属能够复述疾病相关知识,积极配合治疗及护理;在治疗期间焦虑/恐惧程度减轻;在妊娠、分娩及产后无并发症发生。

（一）心理护理

详细评估患者及家属所具备的病毒性肝炎相关知识,针对性地对患者讲解有关疾病知识。根据患者性格和受教育的程度,帮助分析住院期间及出院后可被利用的资源及支持系统,缓解因病毒性肝炎引起的焦虑及自卑心理。让患者认识到焦虑等不良心理负担对疾病康复的负面影响,正确对待疾病,通过努力从焦虑或忧郁中解脱出来,从而保持乐观的心理状态。

（二）专科护理

1. **妊娠期** 病毒性肝炎患者主要采用护肝、对症、支持疗法,护理原则与非妊娠期肝炎患者相同。

（1）注意休息:肝炎急性期应卧床休息。慢性肝炎及无症状的乙肝病毒携带者,应适当休息,避免过量运动。

（2）加强营养:及时补充蛋白质并选用优质蛋白,补充葡萄糖和多种维生素,宜食清淡低脂食物,保持大便通畅。

（3）保肝治疗:遵医嘱给予护肝药物有葡醛内酯、多烯磷脂酰胆碱、腺苷蛋氨酸、还原型谷胱甘肽注射液。必要时补充白蛋白、新鲜冰冻血浆、冷沉淀等血制品,治疗期间严密监测肝功能、凝血功能等指标。多数患者保守治疗好转后可继续妊娠。

（4）定期产前检查:妊娠期反复检查肝炎病毒抗原、抗体系统,密切监测母胎健康状况,检查期间严格执行消毒隔离制度,防止交叉感染。

2. **分娩期**

（1）分娩方式:分娩方式以产科指征为主,血清胆汁酸升高明显者考虑剖宫产。

（2）密切观察产程进展,防止滞产。宫口开全后可行胎头吸引术或产钳助产术,以缩短第二产程,减少患者体力消耗。接产时防止产道损伤及新生儿产伤、羊水吸入等,以减少母婴传播。

（3）防止出血:遵医嘱产前注射维生素K防止出血。临产后配制新鲜血备用,注意检测出血及凝血功能。胎儿娩出后,及时应用缩宫素预防产后出血。

（4）预防感染:严格执行消毒隔离制度,产程中遵医嘱应用对肝功损害小的广谱抗生素。

3. **产褥期**

（1）防止并发症:继续应用对肝功损害小的广谱抗生素,控制感染。观察子宫复旧和恶露情况,预防产后出血。继续保肝治疗,保证足够的休息和营养,以防演变为慢性肝炎。

（2）新生儿HBV预防:①孕妇HBsAg阴性:新生儿按0、1、6个月3针方案接种乙型肝炎疫苗,即出生24小时内1个月和6个月分别接种1针,不必注射HBIG;②孕妇HBsAg阳性:新生儿出生12小时内,肌内注射1针HBIG,剂量为100~200IU;同时按0、1、6个月3针方案接种乙型肝炎疫苗;③早产儿:出生体重≥2000g时,按①②方法处理。体重<2000g时,待体重达到2000g后注射第一针疫苗,然后间隔1~2个月后再按0、1、6个月3针方案执行。孕妇HBsAg阴性,早产儿健康状况良好时,按上述处理;身体状况不好时,先处理相关疾病,待恢复后再行疫苗注射。孕妇HBsAg阳性,无论早产儿身体状况如何,12小时内肌内注射1针HBIG,间隔3~4周后需再注射1次;出生24小时内、3~4周、2~3个月、6~7个月分别行疫苗注射,并随访;④其他家庭成员HBsAg阳性:如果新生儿与HBsAg阳性成员密切接触,就必须注射HBIG;不密切接触,不必注射;⑤HBsAg阳性孕妇的新生儿随访:7~12个月时,检测乙型肝炎血清学标志物。若HBsAg阴性,抗-HBs阳性,预防成功,有抵抗力;若HBsAg阴性,抗-HBs阴性,预防成功,但需再接种3针疫苗方案;若HBsAg阳性,预防失败,为慢性感染者;⑥其他注意事项:任何有损皮肤黏膜的操作前,必须充分清洗、消毒后再进行。

4. **母乳喂养指导** 新生儿正规预防后,不论孕妇HBeAg阴性还是阳性,均可行母乳喂养。母乳喂养注意:喂奶前洗手,擦拭奶头;乳头皲裂或婴儿口腔溃疡,暂停母乳喂养;母婴用品隔离,毛巾、脸盆、喝水杯子等独立用;婴儿定期检测乙肝抗原抗体;监测母亲肝功能。

（三）妊娠合并重症肝炎患者的护理

1. 保护肝脏,防治肝性脑病　遵医嘱进行补充凝血因子、护肝对症治疗。保持大便通畅,遵医嘱口服新霉素或甲硝唑抑制大肠杆菌,以减少游离氨及其他毒素的产生及吸收,严禁肥皂水灌肠。严密观察患者有无性格改变、行为异常、扑翼样震颤等肝性脑病前驱症状。给予低脂肪、低蛋白、高糖类饮食,并应用大量维生素。限制蛋白质的摄入,每日 <0.5g/kg,保持大便通畅,减少氨的产生。

2. 防治并发症　严密监测生命体征,尤其是注意凝血酶原、总胆红素、转氨酶、白蛋白、纤维蛋白原、肌酐等指标。准确记录出入量,加强无菌操作、口腔护理、会阴擦洗等护理,预防感染。

3. 产科护理　终止妊娠的时机为:凝血功能、白蛋白、胆红素、转氨酶等指标改善并稳定 24 小时左右,在治疗过程中出现危及生命的产科情况如胎儿窘迫、胎盘早剥、临产等,及时做好剖宫产术前准备,术前行中心静脉插管,用精密尿袋测量尿量,及时发现肾衰竭并调整补液量,请新生儿科医生到场协助处理新生儿。术后注意口腔、腹部切口、腹腔引流管、导尿管、中心静脉插管、补液留置针等管道的护理。

（四）健康教育

1. 增强预防疾病意识　各种类型的病毒性肝炎均应采取以切断传播途径为重点的综合性预防措施。提高大众的卫生知识,对切断甲型、戊型肝炎的传播有重要意义。严格血液制品的管理,防止通过血液、体液传播乙型、丙型和丁型肝炎。加强营养,摄入富含蛋白质、碳水化合物和维生素等食物,避免因营养不良增加对肝炎病毒的易感性。注意休息,防劳累以免降低机体抵抗力。患有病毒性肝炎的育龄妇女应注意避孕,待肝炎痊愈后至少半年,最好两年后再妊娠。

2. 重视孕期监护　病毒性肝炎孕妇,妊娠早、中、晚期反复检查肝炎病毒抗原、抗体系统,提高肝炎病毒的检出率。要向患者及家属讲解消毒隔离的重要性。对不宜哺乳者,应及早回奶;回奶时嘱患者不宜应用对肝有损害的药物,如雌激素等,遵医嘱可口服生麦芽或乳房外敷芒硝。保证足够的休息及营养,避免劳累。指导避孕措施,以免再次受孕影响身体健康。

七、护理评价

1. 孕产妇能配合妊娠合并病毒性肝炎的检查、治疗及护理。

2. 妊娠及分娩经过顺利,母婴健康状况良好。

3. 产妇能合理选择喂养新生儿的方法。

4. 新生儿无肝炎病毒感染。

第三节　缺铁性贫血

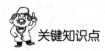

关键知识点

▲ 缺铁性贫血是妊娠期最常见的贫血。

▲ 轻者进食富含铁的食物、口服铁剂,重者可注射铁剂、少量多次输注浓缩红细胞。Hb

恢复正常后,应继续口服铁剂 3～6 个月或至产后 3 个月。

　　▲ 护理重点为妊娠期予饮食指导、观察铁剂副作用;分娩期防产程过长预防产后出血;产褥期防产后出血及感染。

　　贫血是妊娠期较常见的合并症,由于妊娠期血容量增加,且血浆增加多于红细胞增加,血液呈稀释状态,又称"生理性贫血"。WHO 推荐妊娠期血红蛋白 Hb <110g/L 及血细胞比容 <0.33,可诊断为妊娠合并贫血。在妊娠期各种类型贫血中,缺铁性贫血(iron deficiency anemia,IDA)是妊娠期最常见的贫血,约占妊娠期贫血的 95%。我国孕妇缺铁性贫血患病率为 19.1%,妊娠早、中、晚期 IDA 患病率分别为 9.6%、19.8% 和 33.8%。当母体铁储存耗尽时,胎儿铁储存也随之减少。补铁可增加母体铁储存。

一、病　　因

　　妊娠期铁的需求量增加是孕妇缺铁的主要原因。以铁 0.5mg/ml 血液计算,妊娠期约需铁 1000mg,分娩时失血,产后哺乳的需铁量尚未计算在内。每日饮食中含铁 10～15mg,吸收率 10% 左右,即 1～1.5mg,妊娠中晚期,虽然铁的吸收率可达 40%,仍不能满足机体的需要。所以,妊娠期铁的需求量增加,吸收不良,或因来源缺乏致使铁的摄入量不足,产生缺铁性贫血。

二、对母儿的影响

(一) 对孕妇的影响

　　妊娠可使原有贫血病情加重,而贫血则使孕妇妊娠风险增加。贫血孕妇抵抗力下降,对分娩、手术和麻醉的耐受能力差,出现头晕、心慌、乏力、水肿等症状,易引起严重并发症,如妊娠期高血压疾病、贫血性心脏病、分娩时发生心衰或休克,易发生产后出血及感染。

(二) 对胎儿的影响

　　因孕妇骨髓和胎儿在竞争摄取母体血清铁的过程中,一般以胎儿组织占优势,故一般情况下胎儿缺铁程度不会太严重。若母体缺铁严重,会影响骨髓造血功能致重度贫血,造成胎儿生长受限、胎儿窘迫、早产、死胎或死产等不良后果。

三、护理评估

(一) 临床表现

　　1. 症状　与贫血程度有关。疲劳是最常见的症状,贫血严重者有脸色苍白、乏力、心悸、头晕、呼吸困难和烦躁等表现。Hb 下降之前储存铁即可耗尽,故尚未发生贫血时也可出现疲劳、易怒、注意力下降及脱发等铁缺乏的症状。对曾患过贫血、有多次妊娠、在 1 年内连续妊娠及素食等高危因素的孕妇,即使 Hb≥110g/L 也应检查是否有铁缺乏。

　　2. 体征　轻者无明显表现,或只有皮肤黏膜和睑结膜苍白,重者可有口腔炎、舌炎、口角浅裂、皮肤干燥、毛发失去光泽容易脱离、指(趾)甲扁平、脆薄易裂或反甲等体征。

(二) 健康史

　　1. 详细、全面地了解妊娠前有无全身慢性疾病及慢性出血史、月经过多史、营养不良及不良的饮食习惯;经济状况,妊娠后进食情况,急慢性出血和妊娠合并症等。

2. 评估贫血和缺铁的程度：贫血可以分为：轻度贫血 Hb 为 100~109g/L，中度贫血 Hb 为 70~99g/L，重度贫血 Hb 为 40~69g/L，极重度贫血 <40g/L。血清铁蛋白浓度 <20μg/L 诊断铁缺乏。IDA 根据储存铁的水平分为 3 期：①铁减少期：体内储存铁下降，血清铁蛋白 <20μg/L，转铁蛋白饱和度及 Hb 正常；②缺铁性红细胞生成期：红细胞摄入铁降低，血清铁蛋白 <20μg/L，转铁蛋白饱和度 <15%，Hb 水平正常；③IDA 期：红细胞内 Hb 明显减少，血清铁蛋白 <20μg/L，转铁蛋白饱和度 <15%，Hb <110g/L。

（三）辅助检查

1. 血常规　IDA 患者的 Hb、平均红细胞体积（MCV）、平均红细胞血红蛋白含量（MCH）和平均红细胞血红蛋白浓度（MCHC）均降低。血涂片表现为低色素小红细胞以及典型的"铅笔细胞"。

2. 血清铁蛋白　IDA 血清铁蛋白 <20μg/L，如 <30μg/L 即提示铁耗尽的早期，需及时治疗。

3. 骨髓象　骨髓铁染色是评估铁储存量的"金标准"。该方法有创临床应用较少。

4. 铁剂治疗试验　铁剂治疗 2 周后 Hb 水平升高，提示为 IDA。

（四）社会心理状况

重点评估孕产妇的焦虑及抑郁程度；社会支持系统的情况；孕妇及家属对有关妊娠合并缺铁性贫血的相关知识的了解情况等。

（五）治疗原则

铁缺乏和轻、中度贫血者以口服铁剂治疗为主，并改善饮食，进食富含铁的食物。重度贫血者口服铁剂或注射铁剂治疗，还可以少量多次输注浓缩红细胞。极重度贫血者首选输注浓缩红细胞，待 Hb 达到 70g/L、症状改善后，可改为口服铁剂或注射铁剂治疗。治疗至 Hb 恢复正常后，应继续口服铁剂 3~6 个月或至产后 3 个月。

四、主要护理诊断/医护合作性问题

1. 活动无耐力　与缺铁性贫血使氧的携带受影响有关。
2. 有胎儿受伤的危险　与缺铁性贫血导致胎儿生长发育受限、早产等有关。
3. 有跌倒的危险　与贫血引起头晕、眼花等症状有关。
4. 潜在并发症：感染、产后出血　与缺铁性贫血导致机体抵抗力低下有关。

五、计划与实施

预期目标：孕产妇的基本需要得到满足；身心维持在稳定状态；无母儿并发症发生。

（一）预防

妊娠前积极治疗慢性失血性疾病，改变偏食等不良卫生习惯，调整饮食结构，适度增加营养，所有孕妇在首次产前检查时（最好在妊娠 12 周以内）检查外周血血常规，妊娠晚期应重复检查血常规，血清铁蛋白 <30μg/L 的孕妇口服补铁。

（二）妊娠期妇女的护理

1. 加强母儿监护　检查血常规及全血化验，便于早期发现贫血，早期治疗。积极预防并发症，注意胎儿宫内生长发育情况，注意休息。依据贫血的程度安排工作及活动量。轻度贫血患者可适当减轻工作量及下床活动；重度贫血患者需卧床休息，避免因头晕、乏力引起意外受伤。加强口腔护理：轻度口腔炎患者可于饭前、餐后、睡前、晨起用漱口液漱口；重度口腔炎患者每日行口腔护理，有溃疡的患者遵医嘱可局部用药。

2. 饮食指导　指导孕妇改变不良的饮食习惯，调整饮食结构，注意饮食的多样化。鼓励孕妇多进食含血红素铁的食物，如红色肉类、鱼类及禽类等。水果、土豆、绿叶蔬菜、菜花、胡萝卜和白菜等含维生素 C 的食物可促进铁吸收。牛奶及奶制品可抑制铁吸收。其他抑制铁吸收的食物还包括谷物麸皮、谷物、高精面粉、豆类、坚果、茶、咖啡等。通过饮食指导可增加铁摄入和铁吸收。

3. 补充铁剂　IDA 孕妇应补充元素铁 100～200mg/d，治疗 2 周后复查 Hb 评估疗效。非贫血孕妇如果血清铁蛋白 <30μg/L，应摄入元素铁 60mg/d，治疗 8 周后评估疗效。为了避免食物抑制非血红素铁的吸收，建议进食前 1 小时口服铁剂，与维生素 C 共同服用，以增加吸收率。口服铁剂避免与其他药物同时服用。口服铁剂的患者约有 1/3 出现剂量相关的不良反应。补充元素铁 ≥200mg/d 时容易出现恶心和上腹部不适等胃肠道症状。较低铁含量制剂可减轻胃肠道症状。不能耐受口服铁剂、依从性不确定或口服铁剂无效者可选择注射铁剂。注射铁剂可更快地恢复铁储存，升高 Hb 水平。注射铁剂的主要不良反应为注射部位疼痛，还可有头痛和头晕等症状，偶有致命性过敏反应。目前认为蔗糖铁最安全，右旋糖酐铁可能出现严重不良反应。

4. 输血　Hb <70g/L 者建议输血；Hb 在 70～100g/L 之间，根据患者手术与否和心脏功能等因素，决定是否需要输血。由于贫血孕妇对失血耐受性低，若产时出现明显失血应尽早输血，有出血高危因素者应在产前备血。输血时应遵循少量多次的原则，增加对失血的耐受性。输注时应慢速，以防止发生急性左心衰竭。

（三）分娩期护理

临产后应配血备用，遵医嘱给予维生素 K、卡巴克络、维生素 C 等药物。采取积极措施，最大限度地减少分娩过程中失血。鼓励产妇进食，保证足够入量，严密观察产程进展情况，加强胎心监护，给予低流量吸氧；宫口开全后，可阴道助产，缩短第二产程。延迟 60～120 秒钳夹脐带，可提高新生儿储存铁，有助于降低婴儿期和儿童期铁减少相关后遗症的风险。早产儿延迟 30～120 秒钳夹脐带，可降低输血和颅内出血的风险。在胎儿娩出后应用缩宫素、前列腺素、米索前列醇等药物可减少产后失血。仔细检查并缝合会阴阴道伤口，严格无菌操作，产后遵医嘱给予抗生素预防感染。出血多的患者及时补液、输血，同时注意控制输液、输血的速度和总量。

（四）产褥期护理

注意观察子宫复旧、伤口及阴道出血的情况，加强伤口护理，遵医嘱补充铁剂和抗生素，预防产后感染。Hb <100g/L 的无症状产妇，产后补充元素铁 100～200mg/d，持续 3 个月，治疗结束时复查 Hb 和血清铁蛋白。指导合理饮食，多吃富含血红素铁的食物。

（五）健康教育

向患者讲解缺铁性贫血对母儿的影响。积极治疗原发病，纠正孕前期贫血。向妊娠期生理性贫血的患者介绍饮食治疗的作用，让其纠正偏食习惯，进食含铁量较多的食物，添加含铁丰富的强化食品。向接受药物治疗的患者讲明药物名称、目的、剂量、方法、可能出现的副作用及应对措施。严重贫血不宜母乳喂养者，向患者及家属讲解不宜母乳喂养的原因，并教会人工喂养的常识及方法。做好出院指导，如：产后一个月内禁洗盆浴，产后 6 周内禁止性生活,注意避孕等;了解产后 42 天返院检查的内容、具体时间、地点及联系人等。

六、护 理 评 价

1. 孕产妇学会妊娠合并缺铁性贫血的自我保健,积极配合治疗及护理。
2. 妊娠、分娩及产后经过顺利,母儿健康状况良好。

第四节　急性胰腺炎

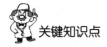

关键知识点

▲ 是妊娠期常见的急腹症,近年来呈上升趋势,重症发病急、并发症多、病死率高。
▲ 突然发作的持续性上腹部疼痛是首发症状。
▲ 积极治疗原发病,少食高脂肪类食物,注意休息,避免再发。

急性胰腺炎是妊娠期常见的急腹症之一,发病率较低,但近年来呈上升趋势,以妊娠晚期和产褥期多见。根据临床表现、生化改变、器官功能障碍、局部并发症以及对液体补充治疗的反应性等指标,可分为轻症胰腺炎和重症胰腺炎。妊娠合并急性胰腺炎多为轻症;重症占 10% ~ 20%,具有发病急、并发症多、病死率高等特点,威胁母胎健康。

一、病　　因

导致妊娠期急性胰腺炎的病因多,机制复杂,可能与胆石症、高脂血症、甲状旁腺功能亢进等有关。此外,随着妊娠中晚期子宫的增大,致腹内压升高,可机械性压迫胰腺、胃及十二指肠,导致胰腺导管内压升高,反流入胰管的十二指肠液激活胰酶,从而诱发急性胰腺炎。妊娠期急性脂肪肝、妊娠期高血压疾病及妊娠期应用的药物也可引起胰腺炎。根据病理特点,急性胰腺炎可分为急性水肿性胰腺炎、急性出血性胰腺炎和急性坏死性胰腺炎3 种。

二、对母儿的影响

妊娠合并急性胰腺炎由于受子宫增大的影响,临床表现往往不典型,诊断易被延误,导致病情很快加重,易发生代谢性酸中毒、休克及重要脏器功能衰竭等严重并发症危及母儿生命。胰腺炎症坏死组织及消化酶通过血液循环及淋巴管进入体内各脏器,引起宫缩致流产、早产,同时致子宫胎盘血液循环障碍,导致胎儿严重缺氧或死胎。

三、护 理 评 估

(一) 临床表现

与非妊娠期相同,主要表现和首发症状为突然发作的持续性上腹部疼痛,腹痛呈持续性,阵发性加剧,可放射至腰背肩部。多伴有恶心、呕吐、腹胀、发热等。约 20% 的妊娠期急性胰腺炎患者,可出现不同程度的黄疸,以轻中度黄疸多见。出血性及坏死性胰腺炎者由于广泛腹膜炎,继发麻痹性肠梗阻,可有严重腹胀。患者常有烦躁不安、神志淡漠、谵妄、情绪低落等精神症状。严重者发病后迅速出现脉搏细速、血压下降、四肢厥冷等休克症状。部分严重患者可以发生呼吸衰竭与肾衰竭,表现为呼吸急促,尿少等症状。

体检轻症患者仅为腹部轻压痛,重症者多有上腹部压痛、反跳痛和腹肌紧张,肠蠕动减弱或消失,腹部移动性浊音阳性等。

（二）健康史

详细了解有无胆道系统疾病、高脂血症,饮食习惯及发病前有无摄入油腻食物,腹痛发作时间、性质、部位,有无恶心、呕吐、腹胀、发热等症状。

（三）辅助检查

血清淀粉酶是诊断急性胰腺炎的重要指标,一般于腹痛8小时开始升高,24小时达高峰,3~5日降至正常。血清脂肪酶升高持续时间较淀粉酶长。B型超声和CT增强扫描有助于诊断。

（四）心理社会状况

当孕妇及家人得知患急性胰腺炎需要禁食、禁饮时,常常十分担心孕妇及胎儿的健康;护士通过对孕妇及家属对该疾病的认知了解其心理焦虑的程度。

（五）治疗原则

妊娠合并急性胰腺炎多数为轻症,常采用保守治疗;保守无效或病情加重则需外科手术治疗;胎儿依据孕周大小决定分娩方式。

四、主要护理诊断/医护合作性问题

1. 疼痛　与胰腺及其周围组织炎症、水肿或出血坏死有关。
2. 有体液不足的危险　与呕吐、禁食、胃肠减压等有关。
3. 潜在并发症:肾衰、心衰、ARDS、DIC　与急性胰腺炎病情重有关。

五、计划与实施

预期目标:疼痛程度逐渐减轻;维持正常体液;预防并发症发生。

（一）一般护理

1. 禁食、禁水,行胃肠减压,直至腹痛消失。
2. 补液、营养支持和抗休克治疗,中心静脉插管,给予胃肠外高营养,注意维持水、电解质平衡。禁食数天后根据症状好转情况,可逐渐从水、米汤、果汁等开始进食,给予忌油、低糖、蛋白<10g/日的流质,少食多餐,6餐/日,100~200ml/日。

（二）病情观察

密切监测生命体征、神志、皮肤温湿度,准确记录出入量,及时发现休克、ARDS、心衰、DIC等并发症;认真听取患者的主诉,细心观察腹痛的部位、性质、腹部有无压痛、腹肌有无紧张及体温变化,做好胎心监护及产科B型超声监测。正确区分胰腺炎所致腹痛及其他原因导致子宫收缩引起的腹痛,以排除先兆流产或早产,及时应用止痛剂或保胎药物。严密观察宫缩、胎心音及阴道分泌物的变化。教会孕妇自己数胎动时间和方法,并及时询问记录。

（三）用药护理

缓解疼痛,首选哌替啶50~100mg,可加用阿托品。抑制胰液分泌,如生长抑素及其类似物、H_2 受体拮抗剂或质子泵抑制剂等。给予大剂量广谱抗生素抗感染。

（四）手术治疗

若保守治疗无效，病情不见好转，B 型超声或 CT 提示胰腺周围浸润范围扩大者，需行外科手术治疗。及时做好术前准备和新生儿复苏准备。自然分娩时监测产程及病情变化；重症胰腺炎患者病情较重，估计胎儿已可存活时，腹腔穿刺有血性腹腔积液合并高脂血症者，可适当放宽剖宫产指征。

（五）心理护理

细心评估孕妇及家属担心问题，予针对性解释，监测母胎情况并及时反馈信息，促进心理舒适。

（六）健康教育

进行疾病知识指导，发病原因，诱发因素及疾病发展过程，积极治疗原发病，坚持用药，注意休息，避免再发，保持良好的心态和心境，若出现腹痛、发热、黄疸应立即就诊。指导孕产妇平时少食高脂肪类食物，多食水果、蔬菜、无刺激性细软食物，进食速度要慢，要规律进食。避免性生活和防重体力劳动 2～3 个月，避孕 2 年，定期门诊复查。

六、护理评价

1. 孕妇自述疼痛明显缓解。
2. 生命体征平稳，妊娠、分娩经过顺利，母儿健康状况良好。
3. 孕产妇能复述预防急性胰腺炎的相关知识。

思考题

1. 张女士，23 岁。$G_2P_0$33 周孕，诉上感后咳嗽、气急，尤其是活动后心慌、乏力而就诊。体格检查：体温 38.0℃，心率 120 次/分，呼吸 22 次/分，血压 120/80mmHg；心尖区闻及Ⅲ级粗糙收缩期杂音，肺底有细湿啰音；测宫高 30cm，腹围 88cm，胎心音：158 次/分，胎位：ROA，头先露，未入盆，胎膜未破，下肢水肿（＋）。

(1) 张女士可能的诊断是什么？

(2) 还需要收集哪些重要信息？

2. 该孕妇完善相关检查后，确诊为妊娠合并先天性心脏病，心功能Ⅱ～Ⅲ级，临床表现为早期心力衰竭的征象，医嘱：头孢呋辛、用氧、监测胎心、产兆等保胎抗感染治疗。

(1) 写出该患者 2～3 个护理诊断/医护合作性问题。

(2) 为该孕妇提供相应的护理措施有哪些？

3. 陆女士，25 岁，$G_2P_0$38 周孕，妊娠合并心脏病入院时已临产。查心率：100 次/分钟，心脏功能Ⅱ级，胎心音：140 次/分钟，宫缩：35 秒/3～4 分钟，强度：中，宫口开大 3cm，胎头高位：-1，羊膜囊突出。

(1) 试分析该产妇可采取哪种分娩方式？依据呢？

(2) 此时的主要护理措施有哪些？

4. 刘女士，26 岁。$G_3P_0$33 周孕，产前检查示重度贫血，你如何为其实施健康教育？

5. 吴女士，28 岁，$G_1P_0$40 周孕，规律宫缩 5 小时入院，入院后在会阴保护下顺利娩出一女婴,体重 3100g,身长 50cm,Apgar 评分 10 分。孕期查 HBsAg(＋)、HBeAg(＋)、HBcAb (＋),肝功能正常。

(1)试述该产妇所生婴儿母婴阻断的方法。

(2)新生儿可以母乳喂养吗?

(3)若母乳喂养有何注意事项?

6. 钟女士,22 岁,$G_1P_0$32 周孕,医疗诊断是妊娠合并急性胰腺炎,你如何为该患者实施健康教育?

(廖碧珍　蒋红梅)

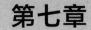

第七章

正常分娩期妇女的护理

学习目标

识记:

1. 分娩、临产、产程定义及各产程的临床表现及护理措施。
2. 说出影响分娩的四大因素。
3. 举例说明促进产妇身心舒适的护理措施。
4. 描述分娩期评估胎儿宫内健康的方法。

理解:

1. 枕先露的分娩机制。
2. 分娩对产妇及胎儿的影响。

运用:

1. 评估子宫收缩状况及判断真假临产。
2. 举例说明各产程确保母儿安全的护理措施。
3. 运用护理程序为分娩期妇女提供整体护理。

分娩是瓜熟蒂落的自然生理过程,也是产妇体验生理和心理适应的极限。许多妇女尤其是初产妇面对分娩感到害怕甚至恐惧。分娩过程对产妇、胎儿及其家庭成员是一个非常关键的时期。为帮助产妇迎接新生命诞生和母亲角色转变,医护人员应提供热心、细心、耐心的分娩期照顾,满足产妇在分娩中的生理和心理需求,确保母儿安全。

分娩(delivery)是指妊娠满28周及以上,胎儿及其附属物从临产开始到从母体娩出的全过程。妊娠满28周至不满37周期间分娩,称为早产(premature delivery);妊娠满37周至不满42周期间分娩,称为足月产(term delivery);妊娠满42周及以后分娩,称为过期产(postterm delivery)。

第一节 分娩动因

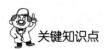

关键知识点

▲ 缩宫素和前列腺素是促进宫缩的直接原因。

▲ 宫颈成熟是分娩发动的必备条件。

目前,公认内分泌控制理论、机械性理论等是引发分娩的可能因素。

一、内分泌控制理论

促使子宫平滑肌由非活跃状态向活跃状态的转化是受多种内分泌激素调控的。能解释部分引发分娩的内分泌激素,包括前列腺素增加、雌激素增加、孕激素减少、缩宫素刺激等。在多种内分泌激素的调控下,最终触发宫缩及使宫颈扩张,分娩发动。

1. 前列腺素的作用　临产前,子宫蜕膜及羊膜中前列腺素的前体物质花生四烯酸明显增加,在前列腺素合成酶的作用下形成前列腺素;子宫肌细胞内含有较丰富的前列腺素受体;前列腺素能诱发宫缩促进宫颈成熟。子宫平滑肌对前列腺素高度敏感,增多的前列腺素促使分娩发动。

2. 雌激素的作用　孕期雌激素上升会增加子宫肌肉的收缩,黄体酮可减弱子宫收缩,两者平衡促使妊娠继续。孕34~35周时,孕妇体内的雌性激素浓度快速升高,雌激素刺激蜕膜及羊膜合成与释放前列腺素,促进宫缩及宫颈成熟,也促进缩宫素的分泌。

3. 缩宫素的作用　外源性缩宫素可诱发子宫收缩,内源性缩宫素不直接诱发宫缩,而是通过增加缩宫素受体,从而提升临产前及分娩阶段子宫对缩宫素的敏感性,增强子宫的激惹性,促进宫缩,启动分娩。

二、机械性理论

妊娠早期及中期子宫处于静息状态,对机械性刺激不敏感,子宫能耐受胎儿及其附属物的负荷。妊娠晚期随着胎儿在宫内不断发育,子宫肌纤维牵拉增长,子宫壁膨胀,宫腔压力增加。胎先露下降机械性压迫子宫下段及宫颈内口,促使宫口扩张。这种机械性压迫通过交感神经传至下丘脑,作用于神经垂体,从而释放缩宫素,引起宫缩。据文献报道过度增大的子宫易发生早产支持机械性理论。

第二节　影响分娩的因素

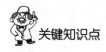

关键知识点

▲ 产力中子宫收缩力是分娩中的主力,贯穿于分娩全过程;腹压是胎儿娩出的重要辅助力量;肛提肌的收缩力是胎儿内旋转及胎头仰伸的必需辅力。
▲ 胎位及胎儿大小是分娩难易的影响因素。
▲ 产力与精神因素互为影响,有效心理支持有助自然分娩。

产力、产道、胎儿及待产妇的精神心理因素是影响分娩的四大因素。若各因素均正常并相互适应,胎儿能顺利经阴道自然娩出,称为正常分娩(normal delivery)。

一、产　　力

将胎儿及其附属物从宫腔内逼出的力量称为产力。产力包括子宫收缩力(简称宫缩)、腹壁肌及膈肌收缩力和肛提肌收缩力。

（一）子宫收缩力

子宫收缩力是临产后的主要产力，贯穿整个分娩全过程。临产后的宫缩能使宫颈管缩短消退、宫口扩张、胎先露部下降、胎儿及胎盘娩出。正常子宫收缩力的特点包括：

1. 节律性　宫缩节律性是临产的重要标志。每次宫缩由弱渐强（进行期），维持一定时间（极期，一般 30 秒），随后由强渐弱（退行期），直至消失进入间歇期（一般 5～6 分钟）（图 7-1），间歇期子宫肌肉松弛。宫缩如此反复出现，直至分娩结束。

随着产程进展，宫缩持续时间逐渐延长，间歇时间逐渐缩短。当宫口开全（10cm）后，宫缩持续时间可长达 60 秒，间歇短至 1～2 分钟。宫缩强度也随产程进展逐渐增加，宫内压在临产初期为 25～30mmHg，第一产程末可增至 40～60mmHg，第二产程末可高达 100～150mmHg；间歇期宫腔内压力仅为 6～12mmHg。宫缩时子宫血流量及胎盘绒毛间隙血流量减少，宫缩间歇期子宫血流量增加，宫缩的节律性对胎儿血流灌注有利。

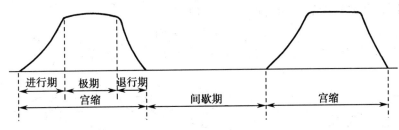

进行期　极期　退行期　间歇期
宫缩　宫缩

图 7-1　临产后正常宫缩节律性示意图

2. 对称性　正常宫缩起自两侧子宫角部，迅速向子宫底中线集中，左右对称，再以 2cm/s 速度向子宫下段扩散，约在 15 秒内均匀协调地扩展至整个子宫，此为宫缩的对称性（图 7-2）。

3. 极性　宫缩以子宫底部最强、最持久，向下逐渐减弱，宫底部收缩力的强度约是子宫下段的 2 倍，即宫缩的极性。

4. 缩复作用　当宫缩时，子宫体部肌纤维收缩变短、变宽，间歇期肌纤维松弛，但不能恢复到原来的长度，反复收缩，肌纤维越来越短，称为缩复作用。缩复作用可使宫腔容积变小，迫使胎先露部下降，宫颈管消退，宫口扩张。

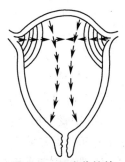

图 7-2　子宫收缩的对称性

（二）腹壁肌及膈肌收缩力

腹壁肌及膈肌收缩力（简称为腹压）是第二产程胎儿娩出最重要的辅助力量。当宫口开全后，胎先露部或前羊膜囊压迫盆底组织和直肠，反射性引起产妇排便动作。表现为产妇主动屏气用力，腹壁肌及膈肌收缩使腹内压增高，促使胎儿娩出。第二产程末期宫缩时正确运用腹压对分娩尤为有效，过早运用腹压易使产妇疲劳和宫颈水肿致产程延长。腹压在第三产程能迫使已剥离胎盘尽早娩出，减少产后出血发生。

（三）肛提肌收缩力

肛提肌收缩力有协助胎先露部在骨盆腔进行内旋转的作用。当胎头枕部位于耻骨弓下时，肛提肌收缩力能协助胎头仰伸及娩出；在胎儿娩出后，胎盘娩出至阴道时，则有助于胎盘娩出。

二、产　　道

产道是胎儿娩出的通道,包括骨产道与软产道。

（一）骨产道

骨产道又称真骨盆,其大小、形态与分娩有密切关系。

为了解分娩过程中胎先露通过骨产道的过程,将骨盆腔分为3个平面:

1. 骨盆入口平面(pelvic inlet plane)　为骨盆腔上口,前方为耻骨联合上缘,两侧为髂耻线,后方为骶岬上缘,呈横椭圆形。有4条径线(图7-3)。

（1）入口前后径:又称真结合径。从耻骨联合上缘中点至骶岬上缘正中间的距离,正常值平均约11cm,其长短与分娩关系密切。

（2）入口横径:左右髂耻缘间的最大距离,正常值平均约13cm。

（3）入口斜径:左右各一。左斜径为左骶髂关节至右髂耻隆突间的距离;右斜径为右骶髂关节至左髂耻隆突间的距离,正常值平均约12.75cm。

2. 中骨盆平面(plane of pelvic mid)　骨盆最小平面,具有重要的临床意义。前方为耻骨联合下缘,两侧为坐骨棘,后方为骶骨下端,该平面呈前后径长的纵椭圆形。有2条径线(图7-4)。

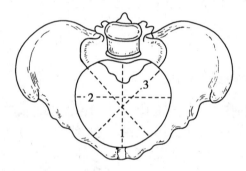

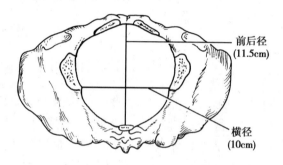

图7-3　骨盆入口平面各径线

1. 前后径11cm;2. 横径13cm;3. 斜径12.75cm

图7-4　中骨盆平面各径线

（1）中骨盆前后径:耻骨联合下缘中点通过两侧坐骨棘连线中点至骶骨下端间的距离,正常值平均约11.5cm。

（2）中骨盆横径:又称坐骨棘间径。指两坐骨棘间的距离,正常值平均约10cm,其长短与分娩有重要关系。

3. 骨盆出口平面(pelvic outlet plane)　为骨盆腔下口,由两个在不同平面的三角形所组成,其共同的底边称为坐骨结节间径。前三角平面顶端为耻骨联合下缘,两侧为耻骨降支;后三角平面顶端为骶尾关节,两侧为骶结节韧带。有4条径线(图7-5)。

（1）出口前后径:耻骨联合下缘至骶尾关节间的距离,正常值平均11.5cm。

（2）出口横径:又称坐骨结节间径。指两坐骨结节内侧缘间距离,正常值平均9cm,其径线长短与分娩关系密切。

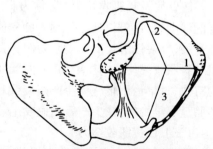

图7-5　骨盆出口平面各径线

1. 出口横径约9cm;2. 出口前矢状径6cm;3. 出口后矢状径8.5cm

（3）出口前矢状径:耻骨联合下缘至坐骨结节间径中点间距离,正常值平均6cm。

（4）出口后矢状径:骶尾关节至坐骨结节间径中点间距离,正常值平均8.5cm。若出口横径稍短,出口横径与出口后矢状径之和＞15cm时,中等大小胎儿可以通过后三角区经阴道娩出。

4. 骨盆轴与骨盆倾斜度

（1）骨盆轴(pelvic axis):指连接骨盆各平面中点的假想曲线。此轴上段向下向后,中段向下,下段向下向前（图7-6）。分娩时,胎儿沿此轴娩出。

（2）骨盆倾斜度(inclination of pelvis):指妇女直立时,骨盆入口平面与地平面所形成的角度,正常一般为60°（图7-7）。若骨盆倾斜度过大,常影响胎先露衔接和娩出。

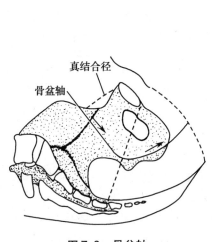

图7-6　骨盆轴

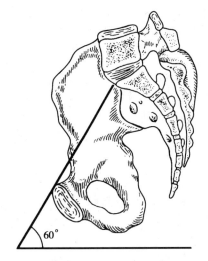

图7-7　骨盆倾斜度

（二）软产道

由子宫下段、宫颈、阴道、外阴及骨盆底组织构成的弯曲管道称软产道。

1. 子宫下段形成　由非孕时约1cm的子宫峡部伸展形成。妊娠12周后的子宫峡部逐渐扩展为宫腔的一部分,至妊娠末期被逐渐拉长形成子宫下段。临产后规律宫缩进一步拉长子宫下段达7~10cm,肌壁变薄成为软产道的一部分。由于子宫肌纤维的缩复作用,子宫上段肌壁越来越厚,子宫下段肌壁被牵拉越来越薄。此时子宫上下段的肌壁厚薄不同,在两者间的子宫内面形成一环状隆起,称生理缩复环(physiologic retraction ring)（图7-8）。正常情况下,此环不易从腹部见到。

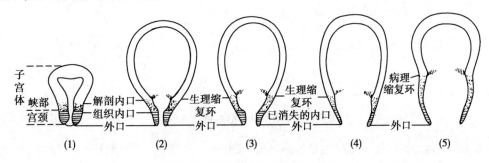

图7-8　子宫下段形成及宫口扩张

(1)非妊娠子宫;(2)足月妊娠子宫;(3)分娩第一产程子宫;(4)分娩第二产程子宫;(5)异常分娩第二产程子宫

2. 宫颈的变化

（1）宫颈管消失（effacement of cervix）：临产后的规律宫缩牵拉宫颈内口的子宫肌纤维及周围韧带，同时胎先露部前羊膜囊呈楔状，致使宫颈内口向上向外扩张，宫颈管形成漏斗状，随后宫颈管逐渐变短至消失。临产前的宫颈管长 2～3cm，初产妇较经产妇稍长。初产妇多数宫颈管先消失，子宫颈口后扩张；经产妇多数为宫颈管消失与宫颈口扩张同时进行。

（2）宫颈口扩张（dilatation of cervix）：宫颈口扩张主要是子宫收缩及缩复向上牵拉的结果。临产前，初产妇子宫颈外口仅容一指尖，经产妇能容一指。临产后，胎先露部衔接使前羊水于宫缩时不能回流，因子宫下段的蜕膜发育不良，胎膜易与该处蜕膜分离而向宫颈管突出，形成前羊水囊，协助宫颈口扩张。胎膜多在宫口近开全时自然破裂，破膜后，胎先露部直接压迫宫颈，宫颈口扩张更显著。

3. 骨盆底组织、阴道及会阴的变化　前羊膜囊及胎先露先扩张阴道上部，破膜后胎先露部下降压迫骨盆底，使软产道下段形成一个向前弯的长筒，前壁短后壁长，阴道外口朝向前上方，阴道黏膜皱襞展平进一步使腔道加宽。肛提肌向下及向两侧扩展，肌纤维拉长，使会阴体变薄，以利胎儿通过。阴道及骨盆底的结缔组织和肌纤维于妊娠期增生肥大，血管变粗，血运丰富。分娩时，若保护不当，易造成裂伤。

三、胎　儿

胎儿能否顺利娩出，除了产力和产道因素外，还取决于胎儿大小、胎位及有无畸形。

（一）胎儿大小

胎儿大小是决定分娩的重要因素之一。胎头是胎儿最大部分，也是胎儿通过产道最困难部分。若胎儿过大致胎头径线大时，尽管母体骨盆正常，也可因相对性骨盆狭窄造成难产。胎儿能否顺利通过骨盆，除了胎儿大小，还取决于胎方位。

1. 胎头颅骨　由顶骨、额骨、颞骨各两块及枕骨一块构成。颅骨间缝隙为颅缝，包括两顶骨之间的矢状缝，顶骨与额骨间的冠状缝，枕骨与顶骨间的人字缝，颞骨与顶骨间的颞缝，两额骨间的额缝。两颅缝交界空隙较大处为囟门，位于胎头前方呈菱形的为前囟（大囟门），位于胎头后方呈三角形为后囟（小囟门）（图7-9）。颅缝与囟门均有软组织覆盖，使骨板有一定活动余地，胎头具有一定可塑性。在分娩过程中，通过颅骨轻度移位重叠使头颅变形，缩小其体积，利于胎头娩出。胎儿过熟致颅骨较硬，胎头可塑性差，也可导致难产。

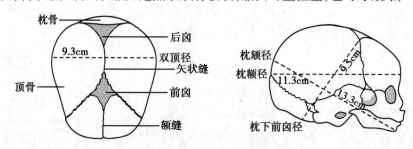

图7-9　胎头颅骨、颅缝、囟门及径线

2. 胎头径线主要有　①双顶径（biparietal diameter，BPD）：指两顶骨隆突间的距离，是胎头最大横径，足月时平均值约为9.3cm，该径线临床通过B超测量以估计胎儿大小；②枕额径(occipito frontal diameter):指鼻根上方至枕骨隆突间的距离,足月时平均值约11.3cm,胎头以此径线衔接多见;③枕下前囟径(suboccipitobregmatic diameter):又称小斜径,指前囟中央至枕骨隆突下方间的距离,足月时平均值约9.5cm,胎头俯屈后以此径通过产道。④枕颏径(occipito mental diameter):又称大斜径,指颏骨下方中央至后囟门顶部间的距离,妊娠足月时平均值约13.3cm。

(二) 胎位

产道为一纵形管道,胎体纵轴与骨盆轴相一致(纵产式)时,容易通过产道。头先露时胎头通过产道,胎儿颅骨重叠,胎头发生变形、周径变小,更有利于胎头通过产道。胎头为胎儿最大部分,胎头娩出后,胎体较易通过产道。头先露时需要判断胎方位,其中枕前位更有利于完成分娩机制,其他胎方位会不同程度增加分娩困难。臀先露时胎臀先娩出,较胎头周径小且软,不利软产道充分扩张,胎头娩出时无变形机会,致使胎头娩出困难。肩先露时,胎体纵轴与骨盆轴垂直,导致分娩困难,妊娠足月活胎不能通过产道,对母胎威胁极大。

四、精神心理因素

精神心理因素在分娩过程中起重要作用,不可忽略。虽然分娩是正常生理过程,但分娩可让产妇产生持久而强烈的生理、心理应激,产妇是否能有效应对应激,取决于以下因素:

1. 学习较多的妊娠、分娩相关知识,了解分娩过程,掌握应对方法。
2. 接受分娩的正性信息,母亲、姐妹、同事的自然分娩成功案例分享。
3. 产妇家人鼓励和支持自然分娩。

若孕妇妊娠期对分娩相关知识了解甚少,且从各种渠道了解分娩负性信息,如分娩引起剧烈疼痛、分娩不能保证母儿安全、担心不能顺利分娩等,容易导致产妇临产后情绪紧张,常常处于焦虑、不安和恐惧的心理状态。

产妇焦虑紧张的情绪会使机体产生一系列变化,如心率加快、呼吸急促、肺内气体交换不足、子宫缺氧收缩乏力、宫口扩张缓慢、产程延长、产妇体力消耗过多;同时也促使产妇神经内分泌发生变化,交感神经兴奋,释放儿茶酚胺,血压升高,导致胎儿缺血缺氧,出现胎儿窘迫。

第三节　枕先露的分娩机制

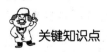

关键知识点

▲ 分娩机制的实质是胎儿为适应产道最狭窄径线而发生的一连串适应性转动。

▲ 下降贯穿于分娩的全过程,是胎儿娩出的首要条件,也是判断产程进展的标志。

分娩机制(mechanism of labor)是指胎儿先露部在通过产道时,为适应骨盆各平面不同形态而被动地进行一系列适应性转动,以其最小径线通过产道的过程(图7-10)。临床上枕先露占95.55%~97.55%,最多见为枕左前位,故以枕左前位分娩机制为例说明。分娩机制包括衔接、下降、俯屈、内旋转、仰伸、复位及外旋转。

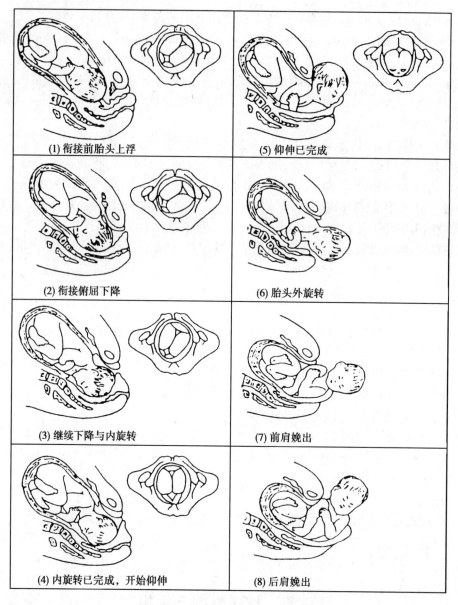

(1) 衔接前胎头上浮

(5) 仰伸已完成

(2) 衔接俯屈下降

(6) 胎头外旋转

(3) 继续下降与内旋转

(7) 前肩娩出

(4) 内旋转已完成，开始仰伸

(8) 后肩娩出

图 7-10 枕左前位分娩机制示意图

1. **衔接**（engagement） 胎头双顶径进入骨盆入口平面，颅骨最低点接近或达到坐骨棘水平，称为衔接。胎头呈半俯屈状态进入骨盆入口，以枕额径衔接，因枕额径大于骨盆入口前后径，胎头矢状缝落于骨盆入口右斜径上，胎头枕骨位于骨盆左前方。部分初产妇可在预产期前 1~2 周内胎头衔接，若初产妇已临产而胎头仍未衔接，应警惕有头盆不称。

2. **下降**（descent） 胎头沿骨盆轴前进的动作称为下降。下降动作贯穿于分娩全过程，是胎儿娩出的首要条件。下降与其他动作相伴随，呈间歇性，宫缩时胎头下降，间歇时胎头稍回缩。促使胎头下降的因素有：①宫缩时通过羊水传导的压力，经胎轴传至胎头；②宫缩时宫底直接压迫胎臀；③胎体伸直伸长；④腹肌收缩致腹压增加，压力经子宫传至胎儿。临床上观察胎头下降程度,是判断产程进展的重要标志。

3. 俯屈(flexion)　当胎头继续下降至骨盆底时,处于半俯屈状态的胎头遇肛提肌阻力,借杠杆作用进一步俯屈,使胎儿下颏接近胸部,将衔接时的枕额径变为枕下前囟径,以适应产道,有利于胎头继续下降。

4. 内旋转(internal rotation)　指胎头围绕骨盆纵轴旋转,使矢状缝与中骨盆及骨盆出口前后径相一致的动作。胎头枕部位置到达骨盆底,肛提肌收缩力将胎头枕部推向阻力小、部位宽的前方,枕左前位的胎头枕部逆时针旋转45°,转至耻骨联合下面时,即完成内旋转。内旋转动作以适应中骨盆及骨盆出口前后径大于横径的特点,有利于胎头下降。

5. 仰伸(extention)　内旋转完成后,俯曲的胎头下降达阴道外口时,宫缩和腹压继续迫使胎头下降,肛提肌收缩力又将胎头向前推进,两者共同作用的合力使胎头沿骨盆轴下段向下向前的方向转向前,胎头枕骨下部达耻骨联合下缘时,以耻骨弓为支点,胎头逐渐仰伸,胎头的顶、额、鼻、口、颏相继娩出。当胎头仰伸时,胎儿双肩径沿左斜径进入骨盆入口。

6. 复位及外旋转(restitution and external rotation)　胎头娩出时,胎儿双肩径沿骨盆入口左斜径继续下降。胎头娩出后,胎头枕部顺时针旋转45°,恢复胎头与胎肩的垂直关系称为复位。胎肩在盆腔内继续下降,前(右)肩顺时针旋转45°时,胎儿双肩径转成与骨盆出口前后径相一致的方向,胎头枕部在外继续顺时针旋转45°,以保持胎头与胎肩的垂直关系,称为外旋转。

7. 胎肩及胎儿娩出　胎头完成外旋转后,胎儿前(右)肩降至耻骨弓下先娩出,随即后(左)肩娩出,胎儿双肩娩出后,胎体及下肢随之娩出,完成分娩全过程。

第四节　临产与产程

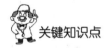

关键知识点

▲ 临产开始的标志是规律且逐渐增强的子宫收缩,同时伴宫颈管消失、宫口扩张及胎先露下降。

▲ 自然临产的产妇自然分娩成功率高。

▲ 分娩过程分为三个产程,产程的个体差异大,初产妇与经产妇有别。

大部分孕妇在分娩发动前会出现不规律宫缩、见红等先兆临产症状,这些症状预示分娩即将到来,而临产才是分娩的开始。

临产(in labor)的标志包括:规律且逐渐增强的子宫收缩,持续30秒或以上,间歇期5~6分钟,同时伴随宫颈管进行性消失、宫颈口扩张和胎先露下降。

判断是否临产,需要观察宫缩的持续时间、间歇时间及强度、频率;同时还需评估宫颈条件。目前多采用Bishop评分法判断宫颈的成熟度(表7-1),用于判断试产的成功率。宫颈评分满分13分,评估分值越高,阴道试产成功率越高。宫颈评分7~9分,成功率为80%;宫颈评分4~6分,成功率为50%;宫颈评分≤3分,试产均失败。宫颈评分要在无菌条件下行阴道检查,操作时注意保护隐私,动作轻柔。

低危初产妇多数因下腹部或腰部阵发性疼痛就诊,接诊医护人员要认真评估宫缩情况、宫颈 Bishop 评分,估计临产应入院待产。孕妇先兆临产时是否需住院,应当综合评估其孕产史、住家离医院的距离、医疗机构的服务技术等因素,以保证母儿安全为前提。

表 7-1 Bishop 宫颈成熟度评分法

指标	分数			
	0	1	2	3
宫口开大(cm)	0	1~2	3~4	≥5
宫颈管消退(%)(未消退为 2~3cm)	0~30	40~50	60~70	≥80
先露位置(坐骨棘水平=0)	-3	-2	-1~0	+1~+2
宫颈硬度	硬	中	软	
宫口位置	朝后	居中	朝前	

分娩总产程(total stage of labor)是指从临产开始至胎儿胎盘娩出的全过程。分为 3 个产程。

1. 第一产程(first stage of labor) 又称宫颈扩张期。指从临产开始至宫口开全(10cm)为止。初产妇需 11~22 小时,经产妇 6~16 小时。

2. 第二产程(second stage of labor) 又称胎儿娩出期。从宫口开全至胎儿娩出的全过程。初产妇几十分钟~3 小时,但不应超过 3 小时;经产妇数分钟可完成,也有长达 2 小时者。

3. 第三产程(third stage of labor) 又称胎盘娩出期。从胎儿娩出后至胎盘胎膜娩出,即胎盘剥离和娩出的全过程。需 5~15 分钟,不超过 30 分钟。

产程因人而异,产程所需时间不尽相同,为了更好地管理产程,避免或减少分娩并发症,在第一、第二产程管理过程中应遵循产程时限管理(表 7-2)。

表 7-2 初产妇与经产妇第一产程宫口扩张及第二产程平均时间和第 95 百分位时间

	类别	初产妇		经产妇	
第一产程	宫口扩张程度(cm)	平均时间(h)	第95百分位时间(h)	平均时间(h)	第95百分位时间(h)
	4~5	1.3	6.4	1.4	7.3
	5~6	0.8	3.2	0.8	3.4
	6~7	0.6	2.2	0.5	1.9
	7~8	0.5	1.6	0.4	1.3
	8~9	0.5	1.4	0.3	1.0
	9~10	0.5	1.8	0.3	0.9
第二产程	分娩镇痛	1.1	3.6	0.4	2.0
	未行分娩镇痛	0.6	2.8	0.2	1.3

第五节　各产程产妇的护理

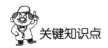 关键知识点

▲ 第一产程所需时间长,重在仔细评估:确认产妇信息、妊娠分娩情况、本次怀孕经过、宫缩及胎心、产程进展情况,监测母儿健康状况,促进产妇身心舒适,安心待产。

▲ 第二产程所需时间虽短,但是确保母儿安全的关键时期,重在持续监测宫缩、胎心、产妇身心应对情况,持续陪伴,确保母儿安全。

▲ 第三产程是胎儿、胎盘娩出期,新生儿出生后预防窒息发生,立即阿普加评分。

▲ 分娩结束后 2 小时,母儿留产房观察,预防产后出血的发生。

一、第一产程妇女的护理

(一)护理评估

1. 临床表现

(1)一般身体情况

1)测量生命体征、体重,血压应在宫缩间歇时测量,评估皮肤张力情况,有无水肿。

2)自觉症状:包括出现宫缩时间、转勤时间,疼痛部位、程度、性质,见红时间、量,胎膜是否破裂等。

(2)专科评估

1)规律宫缩(regular uterin cervix contraction):第一产程为临产至宫口开全阶段。产程开始时,宫缩持续时间较短(30 秒)且强度较弱,间歇期较长(5~6 分钟)。随着产程进展,宫缩持续时间渐长(50~60 秒)且强度不断增加,间歇期渐短(2~3 分钟)。当宫口近开全时,宫缩持续时间可长达 1 分钟或以上,间歇期仅 1~2 分钟。临床医护人员可根据待产妇自述、护理人员触诊、仪器监测获得宫缩的特点寻找临产证据。

2)宫口扩张:临产后规律宫缩促使宫口扩张,通过阴道检查或肛查,可以确定宫口扩张程度。随产程进展宫缩频率增加且强度不断增强时,子宫肌纤维的缩复作用使子宫颈管变软、变短、消失,宫口逐渐扩张。当宫口开全时,子宫下段及阴道形成宽阔的管腔,有利于胎儿通过。

3)胎头下降(descent of presentation):伴随着宫缩和宫颈口扩张,胎儿先露部逐渐下降。胎头下降程度是评估产程进展是否顺利、胎儿能否经阴道分娩的重要观察指标。

4)胎膜破裂(rupture of membranes):简称破膜。胎儿先露部衔接后,将羊水阻断为前后两部,胎先露部前面的羊水,称为前羊水,约 100ml。前羊水囊有助于扩张宫口。当羊膜腔内压力增加到一定程度时胎膜自然破裂,可见羊水流出。

2. 健康史

(1)确认健康信息:包括姓名、年龄、身高、体重、孕产次、末次月经与预产期、血型及药敏史。

(2)此次怀孕史:阅读产前检查、实验室检查、特殊检查记录,了解有无阳性检查结果,妊

娠期有无流血、流液、高血压等异常及处理情况。

（3）婚育史：重点是怀孕及分娩次数、方式，过去怀孕/分娩是否有并发症/合并症、新生儿出生体重及出生状况、母儿血型不合等。

（4）既往史与家族史。

3. 辅助检查

（1）电子胎心监护：判断胎心与宫缩间的关系，评估胎儿在宫内的安危状况，及早发现胎儿危险情况，及早处理。尤其适用于高危产妇或高危胎儿的产时监护。

（2）B 型超声检查：确定胎儿发育是否与孕周相符。通过生物物理相评估胎儿健康状况及通过超声测量胎儿双顶径、腹围、股骨长等客观指标，评估胎儿体重。

（3）实验室生化检查：查血常规、肝肾功能、凝血象等，必要时备血。

4. 心理社会状况　随着产程的进展，每个待产妇的情绪及行为反应因个体差异会发生不同的改变，但无论如何，其对分娩的反应是与子宫收缩的持续时间、间隔时间及强度的增加而改变。处于临产初期的待产妇，通常会显得既兴奋又紧张或焦虑，此时的心理是又期待又害怕母儿受伤害；进入活跃期后因宫缩的加强、变频，待产妇显得疲惫难以应对，焦虑与不安逐渐增加，一心盼着尽快完成分娩目标，当得知产程进展如期顺利，则会信心大增，若产程进展不顺时，则感到沮丧、受挫，甚至失去控制，甚至要求剖宫产结束分娩；当宫口近开全时，经历前期长时间的全力以赴，此时产妇已精疲力尽，接二连三的子宫收缩让产妇无法休息片刻，此时极度害怕被单独留下，较为担心自己及胎儿的安全。

5. 治疗原则　仔细评估母体及胎儿的健康状况，密切观察胎心及产程进展，促进产妇身体舒适，减轻分娩疼痛；提供情绪支持，促进有效适应分娩过程，确保母体及胎儿安全。

（二）主要护理诊断/医护合作性问题

1. 疼痛　与逐渐加强的宫缩有关。

2. 焦虑　与分娩知识缺乏，担心分娩能否顺利进行有关。

3. 有胎儿受伤的危险　与产程进展不顺利有关。

（三）计划与实施

预期目标：产妇自觉疼痛能有效应对，待产中情绪稳定，能陈述分娩过程并积极配合，产程进展顺利，母体及胎儿情况良好。

1. 一般护理

（1）入室接待：提供清洁、温馨、舒适的待产环境，评估待产妇临产后，协助办理住院手续，介绍自己及母婴同室与产房环境，及时通知医生查看待产妇。查阅待产妇孕期保健手册资料并询问有无异常及治疗效果。

（2）生命体征观察：一般第一产程应每隔 4 ~ 6 小时测量 1 次。若发现血压升高 ≥140/90mmHg、脉搏 >90 次/分、呼吸 > 20 次/分等，应酌情增加测量次数，并需要通知医生。注意：测血压应在宫缩间歇期，宫缩时血压升高 5 ~ 10mmHg，间歇期复原。

（3）疼痛护理：根据疼痛评分，指导正确使用呼吸运动放松法、自由体位待产、按摩及重压身体不适处、陪伴分娩等非药物性镇痛方法；对于疼痛耐受差，且有条件者，可实施椎管内麻醉镇痛等药物镇痛方法，减轻产妇因宫缩带来的不适与疼痛。

（4）饮食与休息：鼓励产妇少量多次进食高热量、易消化、清淡食物。因第一产程所需时间长,呼吸运动及大量流汗,热量摄取不足,导致对疼痛的耐受力降低及疲乏,宫缩间歇期鼓励产妇摄入足够的水分,必要时可静脉补液。鼓励产妇于宫缩间歇期尽量的休息、放松、多保留体力,也可下床走动,有助于加速产程进展。

(5)排泄护理:提醒产妇每2~4小时排尿1次,避免膀胱充盈影响宫缩及胎先露下降,导致产程延长及产后尿潴留;排尿困难者,给予导尿。询问产妇平时饮食与大便习惯,鼓励产妇自行大便,但需要注意:在产程中因胎头下降至宫口开全导致的便意感除外。

2. 专科护理 在产程过程中密切观察胎心、宫缩、宫口扩张及胎先露下降、胎膜是否破裂,及时判断胎儿的安危及产程进展。

(1)胎心监测:使用多普勒仪于宫缩间歇听诊1分钟,正常胎心率为110~160次/分,平均约140次/分。

潜伏期时每隔1~2小时听诊胎心音1次,进入活跃期后,应每30分钟听诊胎心音1次,每次听诊1分钟。若产程中宫缩频时,应增加监测次数。

待产中,母胎有高危因素或胎心、羊水有异常时,可使用电子胎心监护仪,连续监测胎心率,同时观察胎心率变异及其与宫缩之间的关系,了解胎儿宫内安危情况。如胎心率超过160次/分或低于110次/分或电子胎心监护提示有异常减速,立即左侧体位、吸氧等处理,并需通知医师。

(2)观察宫缩:可通过触诊或电子胎心监护仪监测。最简单的方法:是由助产人员将手掌放于产妇腹壁宫底处,宫缩时宫体部隆起变硬,间歇期松弛变软(图7-11)。连续观察3次及以上宫缩并记录宫缩持续时间与间歇时间及强度。触诊时手法应柔和,力度适当。还可使用电子胎心监护仪描记宫缩曲线,判断每次宫缩持续时间、宫内压和频率,也是反映宫缩的客观指标。潜伏期时每隔1~2小时监测一次,活跃期每30分钟观察并记录宫缩情况。发现宫缩有异常应及时给予处理并告知医生。

(3)观察宫口扩张和胎头下降程度:阴道检查可判断宫口开大、胎先露下降及内骨盆有无异常,尤其是第一次阴道检查时应重点评估宫颈Bishop评分。阴道检查频率在临产初期一般1次/4小时,活跃期1次/1~2小时。临床上根据宫缩情况和产妇的临床表现,适当的增减检查的次数,但检查次数不应过频。

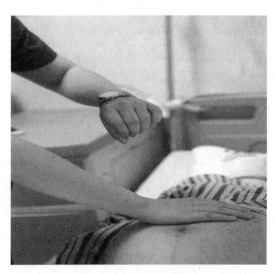

图7-11 床旁观察宫缩

宫口开大程度以"cm"描述。根据宫口扩张情况,可将第一产程分为潜伏期和活跃期。潜伏期(latent phase)是指从临产开始至宫口扩张6cm。潜伏期宫口扩张速度缓慢,胎先露下降不明显。初产妇最长不超过20小时,经产妇不超过14小时。活跃期(active phase)是指宫口扩张6cm至宫口开全。活跃期宫口扩张速度明显加快,需1.5~2小时。

胎头下降程度以颅骨最低点与坐骨棘平面的关系为标志。胎头颅骨最低点平坐骨棘平面时,以"0"表示;在坐骨棘平面上 1cm 时,以"-1"表示;在坐骨棘平面下 1cm 时,以" +1"表示,余依此类推(图 7-12)。于潜伏期胎头下降不明显,活跃期下降加快,平均每小时下降 0.86cm。一般宫口开大至 4～5cm 时,胎头应达坐骨棘水平。胎先露的下降是判断产程进展的重要标志。

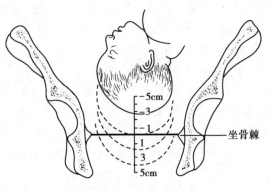

图 7-12　胎头高低的判断

(4)胎膜破裂及羊水观察:胎膜多在宫口近开全时自然破裂,前羊水流出。一旦胎膜破裂,应立即听胎心音,观察羊水颜色、性状和流出量,并记录破膜时间。观察有无脐带脱垂,羊水有无胎粪。发生胎膜破裂达 12 小时者应遵医嘱给予抗生素预防感染。

3. 心理护理　护理人员在观察产程进展过程中,通过与产妇及家属的沟通与交谈,待产妇的情绪改变常常是需要加强监测母体及胎儿健康情况的信号。在待产过程中医护人员的持续陪伴下,会很快适应环境并与医护人员较好沟通与配合,此期是护理人员与待产妇建立信任关系的关键时期。当产妇得知宫口进展顺利,但因第一产程耗时长,或许感到精疲力尽,或许面临即将分娩,产妇及家属如释重负,精神倍增,会较好配合分娩过程,此期产妇害怕被独处,尤其是子宫收缩如何配合放松时,更希望依赖他人的帮助、关心与提醒,期盼胎儿尽快娩出并保障自己及胎儿安全。待产中持续给予帮助与鼓励,并相信产妇的潜力,将观察到的信息适时反馈给待产妇及家人,有利于待产妇较好控制情绪。

4. 健康教育

(1)产妇入待产室后,助产士重点评估待产妇对分娩相关知识的了解,如产程所需时间、产妇、家属及医护人员在产程中扮演的角色,相互间如何配合等。

(2)产程中促进产妇分娩舒适的各种护理措施与配合:指导自我照顾方法、呼吸放松技巧、室内床下活动与按摩不适处等非药物性的镇痛方法,介绍药物镇痛方法与配合等。

(四) 护理评价

(1)产妇诉在产程中能较好应对分娩疼痛与不适。

(2)产妇情绪稳定,积极参与自我照顾,耐心待产。

(3)产程顺利进入第二产程,胎心音正常。

二、第二产程妇女的护理

(一) 护理评估

1. 临床表现

(1)子宫收缩增强:第二产程为宫口开全至胎儿娩出的阶段,宫缩频率、强度达到高峰,宫缩持续约 1 分钟或以上,间歇期仅 1～2 分钟。

(2)产妇大便感强:宫口开全,胎儿由母体骨盆及阴道口下降,下降是子宫强而有力的持续收缩以及产妇向下用力之结果,产妇出现便意感,不自主地向下屏气,迫使胎头继续下降直至娩出。

（3）胎儿下降及娩出：当胎头降至骨盆出口压迫骨盆底组织，会阴渐膨隆和变薄，肛门括约肌松弛。胎头于宫缩时露出于阴道口，露出部分不断增大，宫缩间歇期，胎头又缩回阴道内，称胎头拨露。当胎头双顶径越过骨盆出口，宫缩间歇时胎头也不回缩，称胎头着冠（图7-13）。胎头着冠时，枕骨于耻骨弓下露出，出现仰伸动作，胎头娩出后，接着胎头复位及外旋转，前肩和后肩相继娩出，胎体很快娩出，即胎儿娩出。

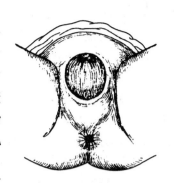

图7-13 胎头着冠

2. 健康史 重点了解第一产程进展情况及胎儿宫内安危状况、产程中出现异常及其处理，评价护理预期目标及实施效果。

3. 辅助检查 持续电子胎心监护，关注胎心率及其基线变化，有无异常减速。

4. 心理社会评估 产妇经过较漫长的第一产程，多数身体出现极度疲劳，表现为敏感、生气、易怒，不容易控制自己的情绪，只关心何时才能顺利分娩。家属会因等待时间长变得焦虑不安，担心产妇及胎儿的安全。

5. 治疗原则 做好接生准备，保护母体会阴，做好新生儿复苏准备。

（二）主要护理诊断/医护合作性问题

1. 有母儿受伤的危险 与会阴裂伤、新生儿窒息、产伤等有关。

2. 焦虑 与担心不能自然分娩及胎儿的健康有关。

（三）计划与实施

预期目标：产妇能正确使用腹压，积极配合接生，母儿状况良好。

1. 一般护理

（1）继续监测生命体征，每15分钟一次，并询问有无自觉不适，在宫缩间歇期帮助产妇饮水、擦汗等。

（2）协助产妇上产台，帮助产妇选择最佳的分娩体位，对有高危因素的产妇给予吸氧、建立静脉通道，并做好新生儿复苏准备。

2. 专科护理

（1）监测胎心：第二产程宫缩频而强，需密切监测胎心，仔细观察胎儿有无急性缺氧情况，通常每5～10分钟听诊胎心音1次，有条件者应持续电子胎心监护仪监测胎心率及其基线变异。若发现胎心率明显减慢，需立即行阴道检查，尽快结束分娩。

（2）观察胎头下降情况：若宫口开全胎膜仍未破膜，则常影响胎头下降，应外阴消毒后行人工破膜；在宫缩阵痛时，助产士会观察到产妇会阴膨起现象。

（3）指导产妇屏气：宫口开全后的首要护理目标是指导产妇正确使用腹压，将胎儿娩出。采用传统的膀胱截石位分娩时运用腹压的方法是：产妇双足蹬在产床上，两手握住产床上的把手，宫缩时深吸气屏住，然后如排便样向下用力屏气以增加腹压。宫缩间歇时，指导产妇全身肌肉尽量放松以保存体力。在使用腹压时，避免脸部、颈部用力。宫缩再现时，重复同样的屏气动作，以加速产程。当产妇无法正确使用腹压失去信心时，也可用一把长柄镜让产妇看到宫缩时与宫缩后会阴的变化，以增加自控信心。

（4）接产准备：初产妇宫口开全、经产妇宫口扩张4cm且宫缩规律有力时，应做好接产准备工作。①包括外阴冲(擦)洗、消毒;②助产人员准备:接产者按无菌操作常规洗手、消毒、穿手术衣及戴手套、铺消毒巾、准备接产;③接产物品及设备准备等。目前国内大部分医院仍采用的是膀胱截石位接产,有条件者可实施自由体位接产。

(5)接产

1)评估产妇会阴部条件:了解接产时会阴撕裂的诱因,如会阴水肿、会阴过紧缺乏弹力、耻骨弓过低、胎儿过大、胎儿娩出过快、产妇的配合度差等,均易造成会阴撕裂,接产者在接产前应作出正确的评估,必要时实施会阴切开术。

2)接产要领:保护会阴的同时协助胎头俯屈,让胎头以最小径线在宫缩间歇时缓慢地通过阴道口,是预防会阴撕裂的关键,但需要产妇与接产者密切合作才能做到。胎肩娩出时也要注意保护好会阴。

3)接产步骤:初产妇宫口开全且明显屏气用力时、经产妇宫口扩张6cm且宫缩规律有力时,指导产妇仰卧位或半卧位于产床上,两腿屈曲分开露出外阴部并清洁外阴部。助产人员按无菌操作常规进行会阴消毒,顺序为:大阴唇、小阴唇、阴阜、大腿内侧上1/3、会阴及肛门周围,一般消毒3遍。打开无菌产包,铺无菌产台(接生使用的操作台简称产台)。接产者站于产床床尾(有部分是站在产妇右侧,有条件者可坐着接生),当胎头着冠时右手用消毒巾保护会阴,左手控制胎头娩出的速度,不宜太快。指导产妇正确屏气,当胎头着冠后,指导产妇在宫缩间歇用力,缓慢地协助娩出胎头,继而整个胎儿娩出。

接产过程中,若胎头娩出见有脐带绕颈一周且较松时,可用手将脐带顺胎肩推下或从胎头滑下。若脐带绕颈过紧或绕颈2周或以上,可用两把血管钳将其一段夹住从中剪断脐带,注意勿伤及胎儿颈部。

胎头娩出后,不要急于娩出胎肩,等待胎头复位、外旋转,使胎儿双肩径与骨盆出口前后径相一致。此期间右手仍应注意保护会阴,左手自鼻根向下颏挤压,挤出口鼻内的黏液和羊水。胎儿完成外旋转后,协助胎肩、胎体娩出,记录胎儿娩出时间。

3. 心理护理

(1)助产人员持续陪伴,及时反馈关于产程进展及胎儿信息,给予安慰、支持和鼓励,能缓解其紧张、焦虑不安和恐惧,如告知见到的胎头大小,很快就要分娩,增强分娩信心,有条件者可家属陪伴分娩。

(2)对于未实施陪伴分娩者,及时将分娩信息告知家属,分享分娩喜悦。若分娩过程中出现分娩并发症,需要第一时间与产妇及家属沟通,并给予及时处理。

(3)认可产妇在产程中的努力付出,肯定家人的积极参与,终于和宝宝见面了。

4. 健康教育

(1)宫口开全不建议立即屏气用力,初产妇便意感明显再指导使用腹压,效果更好;避免长时间的平卧位屏气用力,根据产妇意愿选择合适的分娩体位。

(2)讲解分娩时机与配合,助产人员会在恰当时机为其接生。

(3)告知脐带结扎后会进行母婴皮肤接触和早吸吮30分钟,期间等待胎盘的娩出。

(四)护理评价

1. 产妇配合良好,能正确使用腹压参与并控制分娩过程,顺利分娩。

2. 新生儿没有发生窒息、头颅血肿、锁骨骨折等损伤。

三、第三产程妇女的护理

（一）护理评估

1. 临床表现

（1）一般身体情况

1）测量生命体征,尤其是血压与脉搏,并记录。

2）询问产妇有无自觉不适。

（2）专科评估

1）宫缩与宫底高度的变化:此期为胎儿娩出至胎盘剥离排出阶段。胎儿娩出后子宫容积突然明显缩小,胎盘与宫壁发生错位剥离,宫底下降至平脐,产妇感到轻松,宫缩暂停数分钟后再现。

2）胎盘剥离与排出:随子宫继续收缩,胎盘剥离面出血形成胎盘后血肿,使胎盘完全剥离而排出。胎盘剥离征象有:①宫体变硬呈球形,胎盘剥离后降至子宫下段,下段被扩张,宫体呈狭长形被推向上,宫底升高达脐上(图7-14);②剥离的胎盘降至子宫下段,阴道口外露的一段脐带自行延长;③阴道少量流血;④用手掌尺侧在产妇耻骨联合上方轻压子宫下段时,宫体上升而外露的脐带不再回缩。

胎盘剥离后至阴道排出,其排出方式有两种:①胎儿面娩出式:胎盘从中央开始剥离,而后向周围剥离,其特点是胎盘先排出,以胎儿面先排出,随后见少量阴道流血,该方式多见;②母体面娩出式:胎盘从边缘开始剥离,血液沿剥离面流出,其特点是先有较多量阴道流血,胎盘后排出,以母体面先排出,该方式少见。

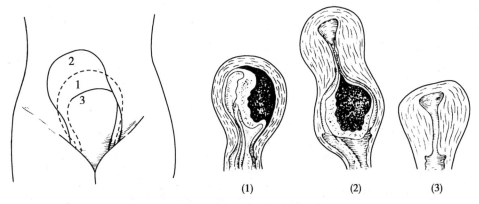

图 7-14　胎盘剥离时子宫的形状

(1)胎盘剥离开始;(2)胎盘降至子宫下段;(3)胎盘娩出后

3）阴道流血:胎盘娩出后,子宫迅速收缩,达到止血作用。但由于胎盘剥离面部分血窦开放而出血经阴道流出。正常分娩的出血量一般不超过300ml。

（3）新生儿生理状况评估:新生儿阿普加(Apgar score)评分,包括心率、呼吸、肌张力、喉反射及皮肤颜色5项指标,每项为0~2分,满分为10分(表7-3)。若评分为8~10分,属正常新生儿;4~7分属轻度窒息,又称青紫窒息;0~3分属重度窒息,又称苍白窒息。1分钟的Apgar评分反映新生儿在宫内的情况,5分钟及以后的评分则反映复苏效果,与新生儿预后密切相关。以上五项指标中,反映临床病情恶化以皮肤颜色最敏感,以呼吸为基础,心率是最终消失的指标,依次为皮肤颜色、呼吸、肌张力、反射、心率。新生儿体格检查包括身高

（cm）、体重（g），体表有无畸形，在出生时必须做初步评估，在生后 24~48 小时完成全面体格检查。

表 7-3 新生儿 Apgar 评分法

体征	0	1分	2分
每分钟心率	0	<100 次	≥100 次
每分钟呼吸	0	浅、慢，不规则	佳
肌张力	松弛	四肢稍屈曲	四肢屈曲，活动好
喉反射	无反射	有些动作	咳嗽、恶心
皮肤颜色	全身苍白	躯干红，四肢青紫	全身粉红

2. 健康史 重点了解第一、第二产程的经过及其处理情况。

3. 辅助检查 根据产妇情况进行必要的辅助检查，如血常规等；新生儿出生后有条件者可进行脐带血血气检查。

4. 心理社会状况 多数产妇在胎儿娩出瞬间如释重负，且在听到孩子的哭声后，完成艰巨任务的成就感立即涌上心头，表现为兴奋、激动。评估产妇及家属的情绪状态、对新生儿性别、健康等是否满意，尤其是敏锐判断产妇有无进入早期母亲角色。

5. 治疗原则 等待胎盘自然剥离，完整娩出胎盘，必要时行人工剥离胎盘或手取胎盘术，有产后出血高危因素者预防性使用宫缩素等药物，预防产后出血。

（二）主要护理诊断/医护合作性问题

1. 潜在并发症 新生儿窒息与胎儿窘迫或新生儿自身发育异常有关。

2. 潜在并发症 产后出血与子宫收缩乏力或软产道裂伤等因素有关。

3. 父母角色冲突 与初为父母缺乏亲子互动经验、或分娩劳累/新生儿性别不理想有关。

（三）计划与实施

预期目标：新生儿无窒息发生；胎盘娩出完整，产后出血<300ml；父母亲角色适应好，配合完成母婴皮肤接触及早吸吮。

1. 一般护理

（1）生命体征观察：分娩结束后立即监测产妇血压、脉搏，每 30 分钟一次至产后 2 小时，并询问有无自觉不适，如心累、气急、肛门坠胀感等。

（2）促进产后舒适：提供安静、安全的母婴休息环境，保持皮肤清洁，为产妇擦汗更衣，更换会阴垫，协助饮水或进食清淡易消化食物，观察膀胱充盈度，必要时协助产妇自解小便。

2. 专科护理

（1）协助胎盘娩出：正确处理胎盘娩出，能减少产后出血的发生。判断胎盘已完全剥离后，宫缩时接产者以左手握住宫底并按压，右手轻牵拉脐带，当胎盘娩至阴道口时，接产者双手捧住胎盘后向一个方向旋转并缓慢向外牵拉，协助胎盘胎膜完整剥离娩出（图 7-15）。在协助胎盘娩出过程中，切忌在胎盘未完全剥离时用手按揉、下压宫底或牵拉脐带，以免引起胎盘部分剥离而出血或拉断脐带，甚至造成子宫内翻。胎盘胎膜娩出后，按摩子宫刺激其收缩以减少出血，同时注意观察并正确评估出血量。

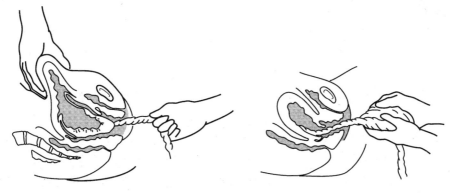

图7-15　协助胎盘胎膜娩出

（2）检查胎盘、胎膜：铺平胎盘，先检查胎盘母体面胎盘小叶有无缺损、缺损的大小；再将胎盘提起，检查胎膜是否完整，随后检查胎盘边缘有无血管断裂，及时发现副胎盘。副胎盘为一小胎盘，与正常胎盘分离，但两者间有血管相连。检查发现副胎盘、部分胎盘残留或大部分胎膜残留时，应在无菌操作下徒手探查宫腔并取出残留组织。若判断仅有少量胎膜残留，可观察待其自然排出。测量胎盘的大小、检查脐带血管的数目后及时记录。

（3）检查软产道：胎盘娩出后，应仔细检查宫颈、阴道、小阴唇内侧、尿道口周围、会阴有无裂伤。若有裂伤，充分暴露裂伤处立即缝合。检查软产道的时间常规是检查胎盘完整性后开始，若胎盘娩出后见阴道流血量多且颜色鲜红，考虑为软产道裂伤引起出血，先检查软产道并处理，再次检查胎盘的完整性。

（4）预防产后出血：胎儿娩出后立即放置接血皿于产妇臀下收集阴道流血，准确评估出血量。正常分娩出血量多数不超过300ml。遇有产后出血高危因素（有产后出血史、产程延长、多胎妊娠、羊水过多、巨大儿、分娩次数≥5次等），可在胎儿前肩娩出时肌内注射缩宫素10U或缩宫素10U～20U加于生理盐水静脉滴注，有条件者可给予卡前列氨丁三醇注射液250μg子宫体注射或臀部肌内注射或者麦角新碱0.2mg肌肉或静脉注射，预防产后出血发生。若胎儿已娩出30分钟，胎盘仍未排出或胎盘部分剥离出血多时，应行手取胎盘术（详见第二十一章第四节）。

（5）观察子宫收缩及阴道流血情况：分娩后在产房观察2小时，每30分钟观察一次子宫底高度与硬度及子宫轮廓。评估宫底高度，最简易方法是医护人员的手放置在子宫底部，判断其位置与产妇肚脐水平线之间的距离，以"横指"描述；其次是使用软尺测量宫底到耻骨联合上缘间距离，用"cm"描述；评估子宫收缩硬度，多用"质硬""质中""质软"描述；子宫轮廓多用"轮廓清楚""子宫轮廓未扪及"来描述；注意评估阴道流血时间、量、颜色，常用的方法有称重法、容积法和面积法，若有异常立即通知医生并处理。

3. 新生儿即刻护理

（1）清理呼吸道：胎儿娩出开始呼吸前再次迅速清除新生儿口咽内黏液，大部分新生儿只需用吸耳球轻轻吸出新生儿咽部及鼻腔黏液和羊水，避免发生吸入性肺炎。当确认呼吸道黏液和羊水已吸净而仍未啼哭时，可用手轻轻刺激新生儿足底或背部。新生儿大声啼哭表示呼吸道已通畅，即可处理脐带。

（2）Apgar评分：新生儿出生后使用新生儿Apgar评分法进行评分（前文已讲），正常新生儿娩出时皮肤红润,健康活泼,生后1~2分钟内哭声有力,Apgar评分应在7分以上。若遇高危儿,出生前应做好新生儿复苏准备。

(3)保暖:新生儿出生后体温可有明显降低,娩出后应该立即用预热的毛巾擦干全身,并用温暖的毯子包裹;气温较低的情况下应事先备好取暖设备。

(4)处理脐带:在新生儿出生1分钟后待脐动脉搏动消失才可结扎脐带。分别用两把止血钳相隔2~3cm夹住脐带,在两钳之间剪断脐带,在距脐根上方0.5~1cm处结扎脐带,挤净断面血液,脐带残端用2.5%碘酒及75%酒精消毒后用无菌纱布覆盖,再用脐带布包扎。临床选用结扎脐带的材料多为气门芯、脐带夹,偶有使用棉线。结扎脐带时注意避免用力过猛造成脐带断裂,过松致脐带出血;注意结扎点与脐根部的适宜距离,应注意新生儿保暖。

(5)眼:出生后新生儿眼部可用消毒纱布或脱脂棉清洁,可用0.25%氯霉素滴眼。

(6)皮肤:出生即用消毒软纱布蘸温水清洁头发、耳后、面部、颈部及其他皮肤褶皱处,一般不主张生后立即给新生儿洗澡,容易造成低体温,可推迟至24小时后进行。

(7)预防出血:新生儿出生后立即予维生素$K_1$1mg肌内注射,以防新生儿出血症;定时观察脐带残端有无出血。

(8)新生儿一般护理:新生儿出生后置于辐射台上擦干、保暖。识别新生儿身份:包括核实产妇信息和新生儿性别后,佩戴标明母亲姓名、床号、住院号、新生儿性别、体重和出生时间的手腕带或脚腕带保留直至出院前均不可丢失,且松紧合适;擦净新生儿足底胎脂,打足印及母亲的拇指印于新生儿病历上且纹路要清晰。仔细检查新生儿头、耳、手、指或趾、皮肤、肛门、外生殖器等有无异常,并记录。

(9)早期喂哺:若产妇无特殊情况,新生儿经上述处理后,裸露放置在母亲胸前并用双手臂保护防滑脱,医护人员帮助母亲与新生儿进行早期皮肤接触并开奶,时间为30分钟。正常新生儿生后30分钟内,常处于兴奋状态,吸吮力强,容易吸吮成功。早吸吮有利于刺激乳汁有效分泌并促进子宫收缩,减少产后出血。哺乳前先用温热水清洗干净双乳房尤其是乳头,再用乳头触碰新生儿嘴唇,诱发觅食反射待小嘴张开立即将其乳头及乳晕大部分含住,询问产妇哺乳的感受,观察新生儿之吸吮力,并记录。

4. 心理护理　分娩刚结束,产妇身体虽疲惫,但情绪仍十分兴奋,若新生儿情况稳定,协助父母亲与新生儿尽早开始亲子互动建立感情。护理人员注意观察父母亲对新生儿的第一反应:如新生儿的外貌、性别、健康状况等,协助母婴目光交流、触摸和拥抱新生儿、早期皮肤接触及开奶,促进产妇较好适应母亲角色,预防产褥期抑郁症的发生。

5. 健康教育

(1)告知产妇分娩后2小时是母体及新生儿健康恢复的关键阶段,母婴仍留在产房观察2小时,内容包括:血压、脉搏、子宫收缩情况及阴道出血量,膀胱是否充盈,会阴及阴道有无血肿等,便于早期发现异常并处理。观察2小时母婴情况稳定送回母婴同室休息。

(2)清晰告知产妇及家属产妇需要多饮水,产后4~6小时自解小便的重要性,防膀胱充盈导致的产后出血发生。

(3)指导新生儿保暖及母乳喂养,建立母乳喂养信心,促进母乳喂养成功。

(4)告知家属确保母婴安全措施,保障住院期间母婴安全。

(四) 护理评价

1. 新生儿Apgar评分10分。

2. 产妇未发生产后出血。

3. 产妇及家属接纳新生儿,完成母婴皮肤接触及早吸吮,母儿互动好。

思考题

1. 张女士,24 岁,$G_2P_0$39 周孕,因下腹阵发性疼痛 6 小时,加重 2 小时就诊。体格检查:血压 120/75mmHg,体温 36.5℃,心率 82 次/分,呼吸 20 次/分,宫高 34cm,腹围 101cm,胎位 LOA,胎心 142 次/分,头先露,已入盆,胎头高位:-1,宫颈管已消失,宫口开大 2cm,胎膜未破。

(1)评估该孕妇是否已经临产? 依据呢?

(2)该孕妇还需完善哪些辅助检查?

2. 该产妇完善相关检查后,确诊已临产,处于第一产程中,医嘱:二级护理、密切观察胎心及产程进展,必要时电子胎心监护等处理。

(1)写出该产妇 2~3 个护理诊断/医护合作性问题。

(2)为该产妇提供相应的护理措施有哪些?

3. 该产妇第一产程 10 小时 20 分,顺利进入第二产程,医嘱:密切观察产程进展、持续电子胎心监护等处理。

(1)第二产程母体与胎儿存在哪些健康问题?

(2)确保母体及胎儿安全的措施有哪些?

4. 该产妇第二产程 1 小时 30 分钟,顺利进入第三产程,医嘱:观察子宫收缩及阴道流血情况,母婴皮肤接触,早吸吮。

(1)此时,该产妇可能发生哪些健康问题?

(2)如何为该产妇及新生儿提供相应的护理措施?

5. 举例说明在待产及分娩时评估母体及胎儿健康状况的方法有哪些? 归纳总结各产程确保母儿安全的护理措施有哪些?

(王龙琼)

第八章

异常分娩期妇女的护理

学习目标

识记：
1. 异常分娩、持续性枕后(横)位、跨耻征阳性概念。
2. 描述宫缩乏力的临床表现及处理原则。
3. 描述胎位异常的临床表现及处理原则。
理解：
各种异常分娩对母儿的影响。
运用：
运用护理程序为异常分娩妇女提供整体护理。

产力、产道、胎儿及产妇精神因素是影响分娩的四大因素。其中任何一个或一个以上因素发生异常，或几个因素间不能相互协调、适应，造成分娩过程受到阻碍，称为异常分娩（abnormal labor），又称难产。异常分娩妇女的护理关键在于产前预测，产时及时、准确评估，针对导致难产的病因做出正确判断，如宫缩乏力可能引起胎位异常，骨盆狭窄可致胎位异常及宫缩乏力，及时判断产程中的异常情况并协助医生处理，难产也可转化为正常分娩。

第一节 产力异常

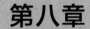 关键知识点

▲ 子宫收缩乏力常由多种因素引起，是导致难产最主要的因素。

▲ 产力、精神因素是可变因素，产道、胎儿大小可变性小，应根据难产的具体因素进行判断，以保障母胎安全。

▲ 子宫收缩乏力时，静脉小剂量滴注缩宫素加强宫缩较为安全可控，但需要专人照护。

产力是分娩的动力，包括子宫收缩力、腹肌及膈肌收缩力和肛提肌收缩力，其中以子宫

收缩力为主,贯穿于分娩全过程,具有节律性、对称性、极性及缩复作用等特点。在无其他因素作用及影响下,有效的宫缩能使宫口扩张,胎先露下降,产程不断进展。若子宫收缩的节律性、对称性及极性不正常或强度、频率有改变,称为子宫收缩力异常(abnormal uterine action),简称产力异常。临床上将产力异常分为子宫收缩乏力或子宫收缩过强两类(图8-1)。每类又有协调性及不协调性子宫收缩异常之分。

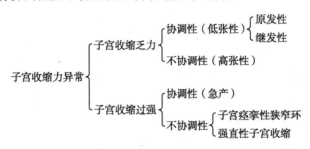

图 8-1 子宫收缩力异常的分类

一、子宫收缩乏力

(一)病因

1. **精神心理因素** 多见于初产妇,因缺乏分娩经验及分娩相关知识,面对分娩易产生恐惧心理。精神过度紧张,干扰了中枢神经系统正常功能,导致大脑皮层功能紊乱,产妇临产后进食不足、待产时间长、睡眠不足、疲乏、小便不能自解等,致体力消耗过多、水及电解质紊乱,均可导致宫缩乏力。

2. **子宫因素** 子宫发育不良,如子宫畸形(如双角子宫)可影响子宫收缩;子宫壁过度膨胀(如双胎妊娠、羊水过多、巨大胎儿),可使子宫肌纤维过度伸展,失去正常收缩能力;多次妊娠分娩(经产妇)、高龄初产、子宫肌瘤或子宫的急慢性炎症均可使子宫肌纤维变性、结缔组织增生影响子宫收缩,导致宫缩乏力。

3. **头盆不称或胎位异常** 临产后,当骨盆异常或胎位异常时,胎先露不能紧贴子宫下段及宫颈内口,不能有效刺激子宫阴道神经丛引起有力的反射性子宫收缩,是继发性子宫收缩乏力的最常见原因。

4. **内分泌失调** 临产后产妇体内缩宫素、前列腺素合成及释放减少,或子宫对这些促进子宫收缩的物质敏感性降低,以及雌激素不足致缩宫素受体减少,均可影响子宫肌细胞收缩,导致宫缩乏力。

5. **其他** 产程早期使用大剂量解痉剂、镇痛剂及宫缩抑制剂,如哌替啶、硫酸镁、盐酸利托君等,均可不同程度使子宫收缩受到抑制。营养不良、贫血和一些慢性疾病所致体质虚弱者,产妇过度疲劳、膀胱直肠充盈、前置胎盘影响先露下降等均可导致宫缩乏力。

(二)对母儿的影响

1. **对产妇的影响** 宫缩乏力可使产程延长,影响产妇休息及进食,致产妇精神疲惫、全身疲乏、肠胀气、排尿困难等,严重者致水、电解质紊乱,进一步加重宫缩乏力,手术产率升高。第二产程延长,胎先露长时间压迫膀胱或尿道,导致组织缺血、水肿、坏死,易形成膀胱阴道瘘或尿道阴道瘘。胎膜早破及频繁阴道检查增加感染机会。产后因宫缩乏力致产后出血、产褥感染增加。

2. 对胎儿的影响　宫缩乏力致产程延长,胎头及脐带长时间受压,易发生胎儿窘迫;因手术助产率升高,导致新生儿产伤、颅内出血及窒息等发病率增加;尤其是不协调性子宫收缩乏力不能完全放松子宫壁,影响子宫-胎盘-胎儿血液循环,更易发生胎儿窘迫。

（三）护理评估

1. 临床表现

（1）一般身体情况

1）测量产妇生命体征,评估产妇的休息、进食及排泄情况,观察产妇精神状态、皮肤弹性等。

2）自觉症状:询问及观察产妇对宫缩的反应:是精疲力尽还是疼痛难忍。

（2）专科评估:宫缩乏力临床上分为协调性子宫收缩乏力与不协调性子宫收缩乏力两种类型。

1）协调性子宫收缩乏力（低张性子宫收缩乏力）:指宫缩具有正常的节律性、对称性及极性,但收缩力弱,持续时间短,间歇期长且不规律,宫缩小于2次/10分钟。宫缩乏力致使产程延长,甚至停滞。根据宫缩乏力在产程中出现的时间分为:①原发性宫缩乏力,指产程开始时出现子宫收缩乏力;②继发性宫缩乏力,指产程开始时子宫收缩正常,在活跃期或第二产程时出现宫缩减弱,即使在宫缩高峰期,宫体隆起不明显,用手指压宫底部肌壁仍可出现凹陷。继发性宫缩乏力多伴有胎位或骨盆等异常。

2）不协调性子宫收缩乏力（高张性子宫收缩乏力）:临床表现为子宫收缩的极性倒置,宫缩时宫底部不强,而是子宫中段或下段强。节律不协调,宫缩间歇期子宫壁不能完全松弛。这种宫缩可导致宫口不能如期扩张、胎先露不能如期下降,属无效宫缩。产妇自觉宫缩强,持续腹痛,精神紧张,烦躁不安,体力消耗,产程延长或停滞;同时因胎儿-胎盘循环障碍,可出现胎儿窘迫。

3）产程时限异常:宫缩乏力导致产程时限异常,常见于以下6种情况,可以单独存在,也可以并存。

a. 潜伏期延长:从临产规律宫缩开始至宫口开大6cm,初产妇>20小时,经产妇>14小时,称为潜伏期延长。

b. 活跃期停滞:当宫口扩张≥6cm后,如宫缩正常,宫口停止扩张≥4小时或宫缩欠佳,宫口停止扩张≥6小时,称为活跃期停滞。

c. 第二产程延长:第二产程初产妇>3小时、经产妇>2小时,（硬膜外镇痛分娩时初产妇>4小时、经产妇>3小时）,称为第二产程延长。

d. 胎头下降延缓:活跃期晚期及第二产程,胎头下降速度初产妇<1cm/h,经产妇<2cm/h,称胎头下降延缓。

e. 胎头下降停滞:活跃期晚期胎头停留在原处不下降>1小时者。

f. 滞产:总产程超过24小时。

2. 健康史　首先查阅产妇产前检查资料,了解产妇身高与骨盆测量值、胎儿大小与头盆关系;既往妊娠分娩史;查阅待产记录,了解产程进展及宫缩特点;评估产妇精神状态及其影响因素:如是否高度焦虑或恐惧、家人及产妇对分娩及新生儿的看法、是否有良好的社会支持系统等。

3. 辅助检查

（1）电子胎心监护　产程中实时使用电子胎心监护,及时了解胎儿在宫内的安危状况,借助电子胎心监护仪收集宫缩描述的客观资料指导临床处理。

（2）实验室检查　检查尿液有无尿酮体阳性,血液生化检查,有无电解质钾、钠、氯、钙的异常。

4. 心理社会状况　由于产力异常引起产程进展缓慢或停滞,担心母胎安全,产妇及家属表现出语言或非语言的异常,产妇如大声喊叫、烦躁不安、易怒、紧握拳头、全身不能放松等,显得紧张、焦虑或恐惧。

5. 治疗原则

（1）协调性子宫收缩乏力:不论是原发性还是继发性子宫收缩乏力,首先应寻找引起宫缩乏力的原因,针对原因进行恰当处理。

（2）不协调性子宫收缩乏力:首先调节不协调性子宫收缩的节律性及极性,使之恢复至协调性宫缩,然后按协调性子宫收缩乏力处理。在宫缩恢复其协调性之前,严禁应用缩宫素。

（四）主要护理诊断/医护合作性问题

1. 疼痛　与宫缩异常无法有效使用放松技巧有关。

2. 焦虑　担心自己及胎儿的健康有关。

3. 潜在并发症:母儿受伤　与宫缩异常致产程延长、胎儿缺氧或多次阴道检查致感染有关。

（五）计划与实施

预期目标:减轻分娩疼痛;提供心理支持,产妇情绪稳定;产程顺利进展,母胎平安。

1. 一般护理

（1）监测产妇生命体征,尤其是体温与脉搏的变化。

（2）休息:指导左侧卧位休息,利于胎盘血流灌注。

（3）指导进食,必要时静脉输液,以维持血糖浓度、体液及电解质平衡。

（4）保持膀胱排空状态,以免影响胎头下降,观察尿量。

（5）提供减轻疼痛护理措施,如呼吸放松技巧、按摩不适处,若潜伏期出现宫缩乏力,必要时遵医嘱给予哌替啶100mg肌内注射,让产妇充分休息后自然转入活跃期。

2. 专科护理

（1）第一产程的护理

1）加强子宫收缩:如经一般护理后子宫仍收缩乏力,排除头盆不称、胎位异常及骨盆狭窄,无胎儿窘迫,产妇无剖宫产史者,可遵医嘱加强子宫收缩。常用的方法有:①人工破膜:宫口扩张≥5cm,无头盆不称,胎头已衔接者,可行人工破膜。破膜后胎先露下降紧贴子宫下段和宫颈内口,引起宫缩加强,加速产程进展;②缩宫素静脉滴注:通常缩宫素2.5U加入0.9%生理盐水500ml中静脉滴注（每1ml含有5mU缩宫素）,使用输液泵控制滴数,从7～8滴/分开始,确定无不良反应后,根据宫缩强弱调整,每隔15～30分钟调整一次药量,直至将宫缩调整为有效宫缩（宫缩间隔2～3分钟,持续40～60秒为好）。缩宫素的半衰期平均为5分钟,用药后20～40分钟可达血浆稳定浓度,每次增加浓度以1～3mU/min为宜,最大给药浓度不超过7.53mU/min。使用缩宫素时应每15分钟观察一次子宫收缩、胎心、血压及脉搏,并记录,调整到有效宫缩后可每小时观察一次生命体征,胎心及宫缩的观察按正常产程管理要求进行监测与记录。用缩宫素时,必须专人监护,随时调节剂量、浓度和滴速,密切观察胎心及产程进展,以防因子宫收缩过强(持续超过1分钟,间歇少于2分钟)而发生子宫破裂或胎儿窘迫等严重并发症;③其他加强宫缩的方法:包括针刺合谷、三阴交、太冲等穴位,刺激产妇乳头等。

2)剖宫产术前准备:经过一般护理及加强宫缩处理后,产程仍无进展或出现胎儿窘迫等情况,应立即做好剖宫产术前准备。

(2)第二产程的护理 第二产程出现宫缩乏力,可静脉滴注缩宫素加强宫缩(方法同第一产程加强宫缩的方法),并指导产妇屏气,争取阴道分娩,有胎儿窘迫征象应及早结束分娩,能经阴道分娩者做好阴道助产手术准备,不能经阴道分娩需剖宫产手术者,做好新生儿复苏准备。

(3)第三产程的护理 预防产后出血及感染。若第一产程或第二产程产妇出现过宫缩乏力,为预防产后出血,遵医嘱于胎儿前肩娩出时用缩宫素10U~20U静脉滴注或推注。凡破膜时间长,肛查或阴道助产操作多及手术产者,应用抗生素预防感染。

3. 心理护理 产妇因宫缩乏力而降低阴道试产信心,担心产程长、胎儿不安全而情绪焦躁。助产士可用语言和非语言性沟通技巧以示关心。鼓励产妇及家属表达出他们的担心,向产妇及家属耐心解答提出的问题,不断对分娩进程作出判断并将产程进展和分娩计划告知产妇及家属,使产妇及家属心中有数,增强分娩信心。

4. 健康教育

(1)告知产妇分娩是产力、产道、胎儿及其自身精神心理因素相互适应的动态变化过程,部分产妇会出现宫缩乏力,医护人员会及时发现异常并及时处理。

(2)告知产妇除骨盆异常、胎位异常导致的宫缩乏力外,可通过静脉小剂量、慢速度(使用输液泵)输注缩宫素加强宫缩。

(3)助产士会密切观察产程进展,对于不能经阴道分娩者,有阴道分娩失败补救措施,即阴道助产或剖宫产结束分娩。

(六)护理评价

1. 产妇在待产和分娩过程中获得支持,满足了基本需要且舒适度增加。

2. 产妇自诉焦虑程度减轻。

3. 母儿安全,未发生分娩期并发症:产后出血、新生儿窒息及感染等。

二、子宫收缩过强

临产后若宫缩过强,产道无异常、胎儿大小适中,产程进展快,可在短时间内分娩,引起急产,对母儿造成不良影响。宫缩过强、过频影响子宫胎盘血液循环,胎儿在宫内易缺氧,发生胎儿窘迫甚至胎死宫内及新生儿窒息。胎儿娩出过快,胎头在产道内受到的压力突然解除可致新生儿颅内出血。若未消毒分娩,新生儿易发生感染。若坠地可致骨折、外伤等。若存在产道梗阻或瘢痕子宫,可出现母体子宫破裂或胎儿窘迫、胎死宫内等严重并发症。

(一)病因

1. 经产妇软产道阻力小。

2. 缩宫素应用不当,如分娩前子宫收缩剂使用量过大或产妇对缩宫素过于敏感,均可导致强直性子宫收缩。

3. 产妇精神过度紧张、产程延长、极度疲劳或者粗暴产科检查等,均可引起子宫局部肌肉呈痉挛性不协调性宫缩过强。

（二）对母儿的影响

1. 对产妇的影响　宫缩过频、过强,产程过快,易造成软产道撕裂伤或因来不及消毒接生致产褥感染。若有梗阻则可发生子宫破裂危及产妇及胎儿生命。

2. 对胎儿的影响　宫缩过频、过强易致子宫胎盘供血不足而导致胎儿缺氧,继而发生胎儿窘迫、新生儿窒息甚至死亡。

（三）护理评估

1. 临床表现　宫缩过强分为协调性子宫收缩过强及不协调性子宫收缩过强两种类型,两者临床表现各异。

（1）协调性子宫收缩过强:指子宫收缩的节律性、对称性和极性均正常,仅子宫收缩力过强（宫腔压力大于60mmHg）、过频（10分钟内≥5次宫缩）。若无产道梗阻、胎位异常,分娩在短时间内结束,总产程<3小时,称为急产（precipitous labor）。多见于经产妇。

（2）不协调性子宫收缩过强

1）强直性子宫收缩:其特点是子宫强烈收缩,失去节律性,间歇期短或无间歇,呈强直性痉挛性收缩。产妇因持续性腹痛而烦躁不安、拒绝腹部按压,触诊不清胎方位,听不清胎心音。遇到产道梗阻时可出现病理性缩复环,血尿等先兆子宫破裂征象。多见于外界因素如缩宫素使用不当。

2）子宫痉挛性狭窄环:其特点是子宫局部平滑肌呈痉挛性不协调性子宫收缩所形成的环状狭窄,持续不放松,称为子宫痉挛性狭窄环。狭窄环多在子宫上下段交界处,也可在胎体狭窄部,如胎颈、胎腰部（图8-2）。产妇持续性腹痛、烦躁不安、宫口扩张缓慢、胎先露下降停滞、胎心音时快时慢。痉挛性狭窄环不随宫缩上升,与病理缩复环不同。多因产妇精神过度紧张、缩宫素使用不当或粗暴阴道内操作所致。

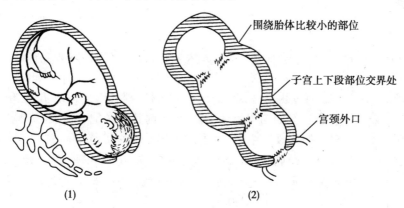

（1）　　　　　　　　　　　　　　（2）

图8-2　子宫痉挛性狭窄环

（1）狭窄环绕胎颈;（2）狭窄环容易发生的部位

2. 健康史　仔细阅读产前检查记录,如身高与骨盆测量值、胎儿大小与胎位;了解有无急产史;重点评估产程进展情况及产妇与胎儿对宫缩的反应、以及产程中是否使用缩宫素及粗暴检查等。

3. 辅助检查

(1)电子胎心监护:间断性行电子胎心监护,了解宫缩情况及胎儿宫内安危情况。

(2)实验室检查:必要时遵医嘱进行相关实验室检查,如血尿常规、电解质等。

4. 心理社会状况　由于宫缩过频,产妇疼痛难忍,产程进展异常,会出现恐惧和无助感,担心自身与胎儿的安危。

5. 治疗原则　识别急产的高危人群和急产征兆,正确处理产程,预防并发症。

(四)主要护理诊断/医护合作性问题

1. 疼痛　与过频过强的子宫收缩有关。

2. 焦虑　与担心自身及胎儿安危有关。

3. 潜在并发症:胎儿窘迫　与宫缩过频,影响子宫血供有关。

4. 有母儿受伤的危险　与宫缩过频、产程快致产道裂伤、新生儿产伤有关。

(五)计划与实施

预期目标:产妇能应用减轻疼痛的常用技巧,并能描述焦虑及应对方法,积极配合医护人员完成处置,未发生分娩期并发症。

1. 一般护理　左侧卧位、用氧,指导进食、排便、休息等,提供缓解疼痛的措施,如呼吸放松法、按摩不适处等。

2. 专科护理

(1)预防子宫收缩过强:鼓励孕妇及家人参加孕妇学校学习分娩相关知识;对有急产史(包括家族急产史)的孕妇,医护人员应告知在预产期前 1~2 周不宜外出,宜在预产期前 2 周住院待产,以防院外分娩。孕妇住院后,护理人员主动巡视观察产兆。临产后慎用促宫缩药物及产科处置,如人工破膜等。

(2)产程护理:持续监测宫缩、胎心与产程进展三者之间的关系;指导产妇每次宫缩时喘息或张口呼吸,不要急于向下用力,让分娩速度减慢;宫缩过强时遵医嘱使用宫缩抑制剂,如 25% 硫酸镁 20ml 加入 5% 葡萄糖 20ml 缓慢静脉推注,或估计 4 小时内胎儿不会娩出者遵医嘱可给予哌替啶 100mg 肌内注射,消除异常宫缩。若属梗阻性原因,禁止阴道内操作等刺激、停用缩宫素等。在抑制宫缩的同时观察产妇和胎儿的安危。当子宫收缩恢复正常时,可行阴道助产或等待自然分娩。经上述处理不能缓解,或伴有胎儿窘迫征象者,均应立即做好剖宫产术准备。

(3)心理护理:产妇宫缩过频,疼痛难忍,医护人员持续陪伴,保持亲切、友好、关怀、平静的态度,鼓励产妇及家人表达他们的担心,恰当解释目前状况及配合,减轻其焦虑。

(4)健康教育:告知产妇出现宫缩过频的原因及有效的防范措施,在产程中有专业医护人员照顾产妇及观察胎儿安危状况,会及时发现异常,及时处理,保证母胎安全。告知宫缩过频时身体不舒适感明显,可给予按摩、呼吸放松法,必要时可遵医嘱使用药物,减轻不适。

(六)护理评价

1. 产妇能应用减轻疼痛的技巧,宫缩得到有效控制,舒适感增加。

2. 产妇自诉焦虑程度减轻。

3. 产妇及新生儿平安。

第二节　产道异常

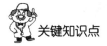

关键知识点

▲ 以骨产道多见,骨盆任何一个平面狭窄,都会影响分娩进展。

▲ 中骨盆平面与出口平面狭窄常同时存在。

▲ 通过产检时评估骨盆与胎儿大小,临产后综合判断是否试产。

产道异常包括骨产道异常及软产道异常,临床上以骨产道异常多见。骨产道异常分骨盆入口狭窄、中骨盆狭窄及出口狭窄,常见如扁平骨盆、漏斗骨盆、均小骨盆、畸形骨盆。由于骨盆径线过短或形态异常,致使骨盆腔小于胎先露可通过的限度,阻碍胎先露下降,影响产程顺利进展,称为狭窄骨盆(pelvic contraction)。狭窄骨盆可以为一个径线过短或多个径线过短,也可以一个平面狭窄或多个平面狭窄。软产道异常造成的难产少见,但易忽略,妊娠早期通过妇科检查或超声检查可以早期发现,避免骨产道引起的难产。

骨盆入口狭窄使异常胎先露发生率增加;中骨盆狭窄易致胎方位异常。胎先露下降受阻导致继发性宫缩乏力,产程延长或停滞,使手术及产后出血增加,产道受压过久,尿瘘或粪瘘发生率增加。若伴有过强宫缩形成病理缩复环,甚至发生子宫破裂,产程延长,阴道检查次数增加,产后感染机会增加。骨盆入口狭窄时胎头高浮或胎膜早破,增加脐带脱垂发生机会。中骨盆狭窄时胎头内旋转及下降受阻,在产道内受压时间长,易引起新生儿颅内出血及其他产伤等。

一、护理评估

(一)临床表现

1. 骨产道异常的临床表现

(1)骨盆入口平面狭窄:最常见为扁平骨盆,以骨盆入口平面前后径狭窄为主。常见有单纯扁平骨盆(图8-3)和佝偻病性扁平骨盆(图8-4)两种。骨盆入口平面狭窄可导致胎头衔接受阻,不能入盆,或胎头入盆不均,或胎头骑跨在耻骨联合上方(即跨耻征阳性),表现为继发性宫缩乏力,潜伏期和活跃早期延长。若胎头双顶径通过入口平面,可经阴道分娩。如跨耻征阳性者为阴道试产禁忌,易导致子宫破裂。

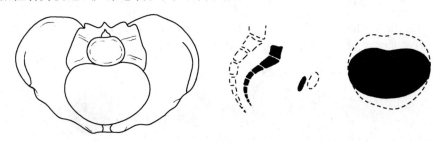

图8-3　单纯扁平骨盆

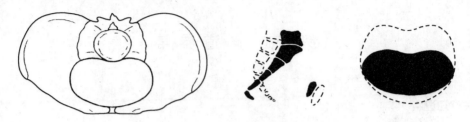

图8-4 佝偻病性扁平骨盆

（2）中骨盆及骨盆出口平面狭窄：中骨盆平面狭窄较入口平面狭窄更常见，常与骨盆出口平面狭窄相伴行。漏斗型骨盆（图8-5）特点是中骨盆及出口平面明显狭窄，耻骨弓角度小于90°，坐骨结节间径与出口后矢状径之和小于15cm。其不影响胎先露入盆，但胎头下降至中骨盆和出口平面时，不能顺利完成分娩机制而形成持续性枕横位或枕后位（图8-6），导致产程进展缓慢，甚至停滞。

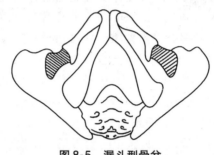

图8-5 漏斗型骨盆

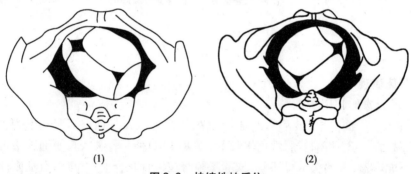

(1)　　　　　　　　　　　　　　　(2)

图8-6 持续性枕后位

（1）枕左后位；（2）枕右后位

（3）骨盆三个平面狭窄：骨盆入口、中骨盆及骨盆出口每个平面的径线均小于正常值2cm或更多，称为均小骨盆（图8-7）。多见于身材矮小、体形匀称的妇女。胎儿小、产力好、胎位正常、产程进展顺利，可经阴道分娩，胎儿中等大小可出现分娩困难。

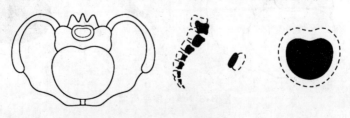

图8-7 均小骨盆

（4）畸形骨盆：骨盆失去正常形态及对称性，称畸形骨盆，包括现已罕见的骨软化症骨盆，其骨盆入口平面呈凹三角形以及骨关节病所致的偏斜骨盆。畸形骨盆会影响分娩。

2. 软产道异常的临床表现

（1）外阴异常：外阴瘢痕、水肿致会阴组织缺乏弹性，无伸展，使阴道口狭窄，影响胎头娩出或造成严重的撕裂伤。

（2）阴道异常：临床上常见阴道纵隔。当隔膜较薄而完全时，可因先露扩张和压迫自行断裂，隔膜过厚可影响胎儿娩出；阴道尖锐湿疣于妊娠期生长迅速，产妇于分娩时容易发生阴道裂伤、血肿及感染；此外，阴道囊肿和肿瘤均可阻碍胎先露下降。

（3）宫颈异常：宫颈水肿、瘢痕、宫颈癌、宫颈肌瘤等，均可造成宫颈性难产，影响胎头下降，导致产程延长、产妇体力衰竭等。

（二）健康史

了解孕妇产前检查的结果：骨盆测量及妇科检查有无异常及曾经治疗情况；核对身高是否＜145cm；观察孕妇的体形、步态及跛足；了解既往有无难产史、新生儿有无产伤史及内、外科疾病史，如佝偻病、脊柱和关节结核及外伤史等；有无脊柱及髋关节畸形，米氏菱形窝是否对称，经产妇是否呈悬垂腹等。

（三）辅助检查

1. B型超声检查　判断胎先露与骨盆的关系，测量胎头双顶径、腹径、股骨长度，预测胎儿体重，判断能否顺利通过骨产道。

2. 骨盆测量　包括骨盆外侧测量和内侧测量，重点是入口平面的骶耻外径及骨盆出口坐骨结节径线及内骨盆情况，具体测量方法详见第三章第四节。

（四）心理社会状况

产妇在孕期知晓骨盆异常，不能经阴道分娩较为失落。在待产中发现骨盆相对狭窄导致产程异常，有可能不能经阴道分娩，会产生焦虑及恐惧，有时会责备医务人员没能早发现。

（五）处理原则

明确骨盆狭窄的类型和程度，明显骨盆狭窄以剖宫产结束分娩；相对的骨盆狭窄需进一步了解头盆相称程度及产程进展情况后进行综合判断，选择合理的分娩方式。

二、主要护理诊断/医护合作性问题

1. 潜在并发症（母体）　子宫破裂、感染　与产道异常致产程延长、胎膜早破、手术操作多有关。

2. 潜在并发症（胎儿）　胎儿窘迫、新生儿窒息　与产道异常致产程延长有关。

三、计划与实施

预期目标：产妇及胎婴儿无并发症发生。

（一）一般护理

持续陪伴，让其尽量休息放松，协助饮水及进食易消化食物，留意观察排尿情况；积极采取减轻疼痛的措施。

（二）专科护理

1. 充分评估产力、产道、胎儿及精神心理因素间的适应性动态变化过程，排除产力、胎儿、精神心理因素影响,若发现明显骨盆异常者不宜阴道试产,遵医嘱做好剖宫产术准备。

2. 入口平面狭窄产妇的护理 重点是评估头盆关系,胎头跨耻征检查方法(图8-8):产妇排空膀胱取仰卧位,两腿伸直。检查者将一手放于耻骨联合上方,另一手将胎头向骨盆方向推压,若胎头可以入盆,表示头盆相称,为跨耻征阴性[图8-8(1)];若胎头与耻骨联合在同一平面,表示可疑,为跨耻征可疑阳性[图8-8(2)];若胎头高于耻骨联合平面,胎头不能入盆则表示头盆明显不称,为跨耻征阳性[图8-8(3)]。头盆不称提示有骨盆相对性或绝对性狭窄可能,也与骨盆倾斜度和胎方位相关。入口平面相对狭窄或胎头跨耻征可疑阳性,产妇一般情况及产力良好,胎儿体重适中,胎心、胎位正常,可阴道试产。若破膜后宫口扩张≥6cm后,严密观察下试产4~6小时产程仍无进展或伴胎儿窘迫者,则应停止试产,及时以剖宫产术结束分娩。

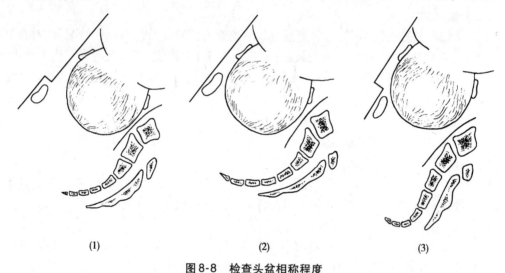

图8-8 检查头盆相称程度
(1)头盆相称;(2)头盆可能相称;(3)头盆不称

3. 中骨盆狭窄产妇的护理 中骨盆狭窄影响胎头俯屈,内旋转受阻,易发生持续性枕后(横)位,继而出现继发性宫缩乏力。产程表现为活跃期停滞、第二产程延长。若宫口已开全,胎头双顶径达坐骨棘水平或更低,可在无菌操作下徒手旋转胎方位,必要时加强宫缩,可阴道分娩或胎头、产钳等阴道助产,并做好抢救新生儿的准备;若胎头先露部高于坐骨棘水平,或出现胎儿窘迫,做好剖宫产术准备。

4. 骨盆出口狭窄产妇的护理 出口平面狭窄者不宜试产。若骨盆出口为临界狭窄者应在临产前对胎儿大小、头盆关系作充分估计,尽早决定分娩方式。若出口横径与后矢状径之和 > 15cm,多数可经阴道分娩;两者之和为 13~15cm 者,多数需阴道助产;两径之和 < 13cm 者,足月胎儿不宜经阴道分娩,应行剖宫产术前准备。

(三)心理护理

当产妇知晓产程进展不理想是因为骨盆相对狭窄时会较为焦虑,助产人员应主动向产妇及家属讲解相对骨盆狭窄对产程的影响,告知阴道分娩的可能性及优点,增强其自信心;建立护患间的信任感,缓解恐惧,安全度过分娩期。

(四)健康教育

1. 产前检查中发现有明显产道及胎位异常的高危孕妇,在预产期前2周提前入院。

2. 告知产妇分娩过程是产力、产道、胎儿及其自身精神心理因素相适应的过程,医护人员会密切观察产程进展状况,若有产程异常情况发生,会及时遵医嘱给予相应的处理,促进阴道分娩。

3. 告知产妇及家属虽然产道异常对母胎有一定的影响,但医护人员会积极处理,最大限度降低对母胎的伤害。

四、护理评价

产妇能接受产程处理方案并积极配合,产妇无感染征象,产后体温、恶露、白细胞计数均正常,伤口愈合良好;母儿平安度过分娩过程。

第三节　胎儿因素

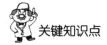关键知识点

▲ 胎儿过重是导致分娩困难的主要因素。

▲ 胎位异常中持续性枕后(横)位常导致第二产程延长。

▲ 臀先露者依据其种类、胎儿大小及骨盆情况,在临产初期决定是否试产。

胎儿因素也可造成难产,包括胎位异常、胎儿发育异常。胎位异常包括头先露、臀先露、肩先露、面先露异常等。

头先露异常最常见,以胎头为先露的难产称为头位难产,占妊娠足月分娩总数的6%~7%,常见于持续性枕后位或枕横位。臀先露占妊娠足月分娩总数的3%~4%。肩先露占妊娠足月分娩总数的0.25%,临床极少见。

胎位异常、胎儿发育异常均可导致继发性宫缩乏力,产程延长,手术产机会增加。产程长,胎先露长时间压迫软产道,增加了生殖道瘘的发生率。胎位异常或胎儿发育异常可致产妇发生胎膜早破,脐带脱垂,增加了胎儿窘迫、胎儿死亡、新生儿窒息、外伤,严重者发生新生儿死亡。尤其臀位阴道分娩时由于后出胎头,牵出困难,可发生新生儿窒息,臂丛神经损伤、胸锁乳突肌损伤及颅内出血。

一、护理评估

(一)临床表现

1. 胎位异常的临床表现

(1)持续性枕后位或枕横位:正常分娩时,胎头在产道中进行适应性转动,当双顶径抵达中骨盆平面完成内旋转,以最小径线通过骨盆最窄平面,完成分娩。临产后胎头以枕后位或枕横位衔接,经过充分试产,胎头枕部仍位于母体骨盆后方或侧方,于分娩后期仍不能将胎头枕部旋转至耻骨联合下方,致使分娩发生困难者,称为持续性枕后位或枕横位。

胎头枕后位或枕横位衔接影响胎头俯屈、下降,不能有效扩张宫口及影响内源性缩宫素的释放,导致低张性宫缩乏力使产程延长;胎儿枕骨持续位于母体骨盆后方,直接压迫直肠,在产程早期产妇自觉肛门坠胀及排便感明显致过早用力屏气使用腹压,使产妇疲劳,宫颈前

唇水肿,胎头水肿,影响产程进展。持续性枕后位或枕横位常致第二产程延长。在阴道口虽已见到胎发,但经多次宫缩屏气却不见胎头继续下降时,应考虑持续性枕后位或枕横位。

(2)臀先露:是最常见的一种异常胎位。根据胎儿两下肢所取姿势又可分为 3 类:单臀先露即胎儿双髋关节屈曲,双膝关节伸直,以臀部为先露在临床最多见;完全臀先露即胎儿双髋关节及膝关节均屈曲呈盘膝坐,以臀部和双足先露,又称混合臀先露,较多见;不完全臀先露即胎儿以一足或双足、一膝或双膝、或一足一膝为先露,较少见。

臀先露者,临产后由于胎臀或胎足不能紧贴子宫下段及子宫颈,易导致子宫收缩乏力,产程延长。足先露时易发生胎膜早破及脐带脱垂。

(3)肩先露:胎先露部为肩,称为肩先露,胎儿横卧于宫腔,其纵轴与母体纵轴垂直,称为横产式(俗称横位),是最不利于分娩的胎位,临产后如不及时处理,容易造成子宫破裂,威胁母儿生命。

临产后由于先露部不能紧贴子宫下段,常出现宫缩乏力和胎膜早破,破膜后可伴有脐带和上肢脱垂等情况,可导致胎儿窘迫甚至死亡,足月活胎不能经阴道娩出。

(4)面先露:胎头以颜面为先露时,称为面先露,多于临产后发现,因胎头极度仰伸,使胎儿枕部与胎背接触。经产妇多于初产妇,发生率约为 2‰。

面先露者,颏前位时,胎儿颜面部不能紧贴子宫下段及宫颈,引起子宫收缩乏力,产程延长。由于颜面部骨质不易变形,容易发生会阴裂伤。颏后位可发生梗阻性难产,处理不及时,可致子宫破裂。

(5)其他:如额先露,以前额为先露部位的指示点,发生率约为 6‰,常表现为产程延长,一般需剖宫产;复合先露,常常是胎头或胎臀伴有胎上肢或下肢同时进入骨盆入口,常见头与手的复合先露,发生率为 0.8‰~1.66‰,表现为产程进展缓慢,产程延长。

2. 胎儿发育异常的临床表现　胎儿发育异常也可引起难产,如巨大胎儿、畸形胎儿。

(1)巨大胎儿(fetal macrosomia):指出生体重达到或超过 4000g 者,约占出生总数的 6.4%。多见于父母身材高大、孕妇合并妊娠期糖尿病、经产妇、过期妊娠等。临床表现为妊娠期子宫增大较快,自觉腹部及肋两侧胀痛等症状。临产后常引起头盆不称、肩难产、软产道损伤、新生儿产伤等不良后果。

(2)胎儿畸形

1)脑积水(hydrocephalus):临床表现为明显头盆不称,跨耻征阳性,如不及时处理可致子宫破裂。

2)其他如联体儿,发生率为 0.02%,可通过 B 型超声确诊。

(二)健康史

了解产妇身高、骨盆、胎位、估计胎儿体重等;询问既往分娩史,注意有无头盆不称、胎位异常、糖尿病等病史;有无巨大儿、畸形儿等家族史;判断产程进展、胎头下降等情况。持续性枕后位或枕横位常见于骨盆异常,胎龄越小臀先露发生率愈高。

(三)辅助检查

1. 电子胎心监护　间断使用电子胎儿监护,密切观察胎儿宫内安危情况。

2. B 型超声检查　孕期超声可明确提示胎先露、胎产式,估计胎儿体重。

3. 实验室检查　可疑为巨大胎儿者,需做血糖检查,孕晚期抽羊水作胎儿肺成熟度检查(US)、胎盘功能检查。疑为脑积水合并脊柱裂者,妊娠期可查孕妇血清或羊水中的甲胎蛋白水平。

（四）心理社会状况

当持续性枕后（横）位时,产程延长、产妇疲倦,易产生焦虑情绪,产妇及家属常放弃阴道试产。若为臀先露阴道试产的产妇,因不了解其利弊,产生不同程度的焦虑而影响阴道试产信心。

（五）治疗原则

1. 胎位异常　若胎位为臀位,妊娠 30 周以前顺其自然,妊娠 30 周以后胎位仍不正常者,指导孕妇进行体位矫正。若矫治失败,提前 1 周住院待产,根据产妇意愿选择合适分娩方式。

2. 胎儿发育异常　定期产前检查,一旦发现为巨大胎儿,应及时查明原因,如系糖尿病孕妇则需干预,于孕 36 周后根据胎儿成熟度、胎盘功能及血糖控制情况择期引产或行剖宫产。

3. 临产后根据产妇及胎儿具体情况综合分析,以对产妇和胎儿造成最少的损伤为原则,自然分娩或采用阴道助产、剖宫产术结束分娩等。

二、主要护理诊断/医护合作性问题

1. 有新生儿窒息的危险　与胎位异常有关。
2. 恐惧　与难产及胎儿发育异常的结果有关。

三、计划与实施

预期目标:产妇能正视异常分娩因素,接受分娩处理方案,母胎无并发症发生,情绪稳定。

（一）加强孕期及分娩期监测及护理,减少母胎并发症

1. 加强孕期保健,及时发现并处理异常情况。臀先露者 30 周前多能自行转为头先露,若 30 周后仍为臀先露,可指导孕妇行体位矫正胎位。常用方法为胸膝卧位嘱孕妇排空膀胱,松解裤带,取胸膝卧位姿势(图 8-9),每日 2 次,每次 15 分钟,连做 1 周后复查。

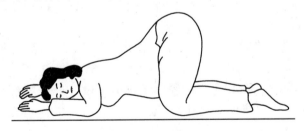

图 8-9　胸膝卧位

2. 有明显头盆不称、胎位异常或确诊为巨大胎儿的产妇时,遵医嘱做好剖宫产术的术前准备。

（二）产程护理

1. 一般护理　鼓励产妇进食,保持良好的营养状况,必要时给予补液,维持水、电解质平衡;指导产妇合理用力,避免体力消耗;枕后位者嘱下床活动或使用分娩球,减少过早屏

气,以防宫颈水肿及疲乏。臀位待产者以侧卧位休息为主。

2. 专科护理

(1)持续性枕后位或枕横位:若无骨盆异常、胎儿中等大小,可阴道试产。

第一产程:密切观察宫缩、胎心、产程进展,避免产妇过早屏气,防止宫颈水肿。指导产妇取胎背对侧卧位或使用分娩球,促进胎头俯屈、下降及内旋转,充分试产。若出现宫缩乏力时,可使用缩宫素加强宫缩;若宫口开大 6cm 以上,可行人工破膜,了解羊水性状,促进产程进展。经上述处理效果不佳或出现胎儿窘迫者,以剖宫产结束分娩。

第二产程:若发现胎头下降延缓或停滞时,应立即行阴道检查了解胎方位,若为枕后位或枕横位,头盆关系不紧张时,指导产妇配合宫缩时屈髋使用腹压,胎先露在骨盆底借助肛提肌收缩力转至枕前位分娩。若经上述处置产程进展缓慢或无进展,胎头双顶径达坐骨棘水平及以下时,可通过手旋转胎头(图 8-10)将胎方位转至枕前位,部分仍可以阴道分娩。徒手旋转胎方位至枕前位失败,若综合评估后能旋转为枕后位分娩,也可经阴道分娩。若出现胎儿窘迫及时阴道助产或剖宫产结束分娩。

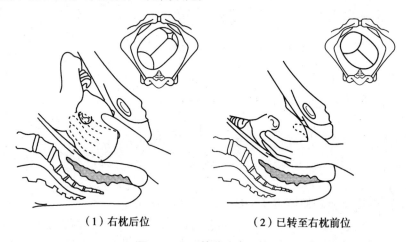

(1)右枕后位　　　　　(2)已转至右枕前位

图 8-10　手转胎头内旋转

第三产程:做好新生儿复苏准备工作,防止产后出血,及时修补产道裂伤或会阴切口,遵医嘱使用抗生素预防感染。

(2)臀先露:经阴道分娩时,应充分评估无骨盆异常、胎儿体重 <3500g,单臀,孕周≥36周,也可阴道试产。

第一产程:产妇应减少活动,防止胎膜早期破裂。做好产程观察与处理,当宫口开大 6cm 时应消毒外阴在宫缩时堵住阴道外口(图 8-11),让宫颈、阴道充分扩张,有利于胎儿娩出。

第二产程:协助医师做好阴道助产及新生儿抢救的准备。臀位接产时应注意脐部娩出后力争 8 分钟内结束分娩,减少脐带受压导致的死产。

第三产程:新生儿出生后应仔细检查胎盘、胎膜的完整性及母体产道的损伤情况,同时检查有无新生儿产伤发生。按医嘱及时应用宫缩剂与抗生素,预防产后出血与感染。

3. 心理护理　针对产妇及家属因胎位异常导致产程异常的疑问给予充分解释,消除产妇与家属的精神紧张状态,并将产妇及胎儿状况及时告诉产妇及家属。告知阴道分娩的可

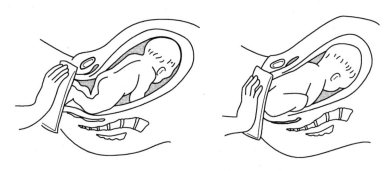

图 8-11　堵臀助宫颈扩张

能性及优点,增强其自信心;建立护患间的信任感,缓解恐惧,安全度过分娩期。

4. 健康教育　告知产妇分娩知识、产程进展情况,出现异常情况的处理方法及产妇如何配合,最大限度降低对母儿的伤害。

四、护理评价

产妇能与医护配合,采用正确的体位并接受相应的干预措施,最终顺利分娩,且母儿平安。

思考题

1. 李女士,25 岁,$G_2P_0$39 周孕,因阵发性下腹痛 10 小时,加重 5 小时,于 2015 年 10 月 16 日 6:50 就诊住院。体检:体温 36.5℃,脉搏 82 次/分,呼吸 20 次/分,血压 120/75mmHg,宫高 34cm,腹围 101cm,头先露,胎心 142 次/分,宫缩 30 秒/4～5 分,中等强度,宫口开大 3cm,先露头,高位"－1",未破膜,估计胎儿体重 3100g,诊断临产在待产室观察产程。10 月 16 日 11:00 观察宫缩 25～30 秒/5～6 分,强度弱,宫口开大 4cm,高位"－1",未破膜。12:00 观察宫缩 25～30 秒/7～8 分,强度弱,宫口开大 4cm,高位"－1",产妇要求剖宫产结束分娩。

(1)李女士出现了哪一类子宫收缩力异常? 依据是什么?

(2)写出 2～3 个护理诊断/医护合作性问题,并找出相关因素。

2. 经医生沟通后,李女士愿意阴道试产,遵医嘱行人工破膜,查骨盆无明显异常,羊膜囊突出,刺破见羊水流出,色清,量约 80ml,胎心 152 次/分,经观察 1 小时,产程仍无明显进展,医嘱:静滴缩宫素加强宫缩。

(1)胎儿潜在的健康问题是什么?

(2)针对李女士目前状况,采用哪些措施确保母胎的安全?

（王龙琼）

第九章

分娩期并发症妇女的护理

学习目标

识记:

1. 描述分娩期并发症:产后出血、子宫破裂及羊水栓塞的定义及处理原则。
2. 描述分娩期常见并发症的临床表现及护理措施。
3. 陈述产后出血、子宫破裂的病因及预防。

理解:

羊水栓塞的病理生理。

运用:

运用护理程序为分娩期并发症妇女提供整体护理。

第一节　产后出血

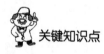

关键知识点

▲ 我国孕产妇死亡的首位原因。

▲ 子宫收缩乏力、胎盘因素、软产道裂伤、凝血功能障碍是引起产后出血的主要原因;子宫收缩乏力是最常见因素。

▲ 治疗原则是针对出血原因,迅速止血、补充血容量、纠正失血性休克及防止感染。

▲ 护理重点是预防产后出血的发生、配合医生止血、监测病情变化、给予情绪支持。

产后出血(postpartum hemorrhage,PPH)是指胎儿娩出后 24 小时内,阴道分娩者出血量≥500ml、剖宫产分娩者出血量≥1000ml。为分娩期严重并发症,是我国孕产妇死亡的首位原因。发病率占分娩总数的 2%～3%,因估计失血量偏少实际发病率更高。

一、病　　因

子宫收缩乏力、胎盘因素、软产道裂伤及凝血功能障碍是产后出血的主要原因。这些原

170

因可共存、互为因果或相互影响。

(一)子宫收缩乏力(uterine inertia)

是产后出血最常见的原因,影响子宫肌收缩和缩复功能的因素均可引起出血。常见因素有:

1. **全身因素** 产妇精神过度紧张,体质虚弱或合并慢性全身性疾病等。

2. **产科因素** 产程延长使体力消耗过多;前置胎盘、胎盘早剥、妊娠期高血压疾病、宫腔感染等,可引起子宫肌水肿或渗血,影响子宫收缩力。

3. **子宫因素** ①多胎妊娠,羊水过多,巨大胎儿致子宫肌纤维过分伸展;②有剖宫产史、肌瘤剔除术后、产次过多、急产等损伤子宫肌壁;③子宫肌瘤、子宫畸形、子宫肌纤维变性等引起子宫病变。

4. **药物因素** 临产后过多使用镇静剂、麻醉剂或子宫收缩抑制剂。

(二)胎盘因素

1. **胎盘滞留(retained placenta)** 胎盘多在胎儿娩出后15分钟内娩出,若30分钟后胎盘仍不排出,胎盘剥离面血窦不能关闭而导致产后出血。常见原因有:①膀胱充盈:使已剥离胎盘滞留宫腔;②胎盘嵌顿:子宫收缩药物应用不当,宫颈内口附近子宫肌出现环形收缩,使已剥离的胎盘嵌顿于宫腔;③胎盘剥离不全致血窦开放而出血。

2. **胎盘粘连(placenta accreta)或胎盘植入(placenta increta)** 胎盘绒毛仅穿入子宫壁表层为胎盘粘连;胎盘绒毛穿入子宫壁肌层为胎盘植入。均可分为部分性或完全性。部分性胎盘粘连或植入表现为胎盘部分剥离,部分未剥离,导致子宫收缩不良,已剥离面血窦开放发生致命性出血。完全性胎盘粘连与植入因胎盘未剥离而无出血。常见原因有多次人工流产、宫腔感染损伤子宫内膜和原发性蜕膜发育不良等。

3. **胎盘部分残留** 指部分胎盘小叶或副胎盘残留于宫腔,影响子宫收缩而出血。有时部分胎膜残留宫腔亦可引起出血。

(三)软产道裂伤

常见原因有阴道助产手术、巨大儿分娩、急产、软产道组织弹性差而产力过强致软产道裂伤出血。

(四)凝血功能障碍

任何原发或继发的凝血功能异常,均可发生产后出血。原发性血小板减少、再生障碍性贫血等产科合并症,因凝血功能障碍引起产后切口及子宫血窦大量出血。胎盘早剥、死胎、羊水栓塞、重度子痫前期等产科并发症,可引起弥散性血管内凝血(DIC),导致子宫大量出血。

二、护理评估

(一)临床表现

主要临床表现是胎儿娩出后阴道多量流血及失血性休克等相应症状与体征。

1. **阴道多量流血** 因导致产后出血的病因不同,而出血的临床体征各异。

(1)子宫收缩乏力:正常情况下胎盘娩出后,宫底平脐或脐下一横指,子宫收缩呈球状、质硬。子宫收缩乏力时,宫底升高,子宫质软、轮廓不清,阴道流血多。按摩子宫及应用缩宫剂后,子宫变硬,阴道流血减少或停止为子宫收缩乏力的特征。

(2)胎盘因素:胎儿娩出后10分钟内胎盘未娩出,阴道大量流血,应考虑胎盘因素,如胎盘部分剥离、嵌顿、胎盘部分粘连或植入;产后检查胎盘胎儿面如有断裂血管,应考虑副胎盘残留。

(3)软产道裂伤:宫颈裂伤常发生在宫颈 3 点与 9 点处,可上延至子宫下段、阴道穹隆。阴道、会阴裂伤按损伤程度分为 4 度:Ⅰ度裂伤指会阴部皮肤及阴道口黏膜撕裂,出血不多;Ⅱ度裂伤指裂伤已达会阴体筋膜及肌层,向阴道后壁两侧沟延伸并向上撕裂,解剖结构不易辨认,出血较多;Ⅲ度裂伤指裂伤向会阴深部扩展,肛门外括约肌已断裂,直肠黏膜尚完整;Ⅳ度裂伤指肛门、直肠和阴道完全贯通,直肠肠腔外露,组织损伤严重,出血量可不多。子宫内翻和子宫破裂也是引起产后出血的原因。

(4)凝血功能障碍:产妇持续阴道流血,血液不凝,止血困难,全身多部位出血。

2. 失血性休克 出现烦躁、皮肤苍白湿冷、脉搏细数、脉压缩小。

(二)健康史

护士除收集一般健康史外,尤其要注意收集与诱发产后出血有关的病史,即病因中引起产后出血的高危因素。

(三)辅助检查

1. 出血量的估计 诊断产后出血的关键在于正确的测量和估计出血量,错误低估将会丧失抢救时机。突发大量的产后出血易引起重视和早期诊断,而缓慢、持续的少量出血和血肿容易被忽视,估计的出血量往往低于实际失血量。以下是常用的估计方法:

(1)称重法:失血量(ml) = 胎儿娩出后接血敷料湿重(g) - 接血敷料干重(g)/1.05(血液比重 g/ml)。

(2)容积法:用产后接血容器收集血液后,倒入量杯测量失血量。

(3)面积法:依据血液浸湿的纱布面积粗略估计出血量,此方法主观影响因素多,常低估出血量。

(4)休克指数法:休克指数 = 心率/收缩压(mmHg),正常值 = 0.5;休克指数 = 1.0 表示失血量为全身血量的 10% ~ 30%(500 ~ 1500ml);休克指数 = 1.5 表示失血量为全身血量的 30% ~ 50%(1500 ~ 2500ml);休克指数 = 2.0 表示失血量为全身血量的 50% ~ 70%(2500 ~ 3500ml)。

(5)血红蛋白水平测定,血红蛋白每下降 10g/L,出血量为 400 ~ 500 ml。但在出血早期,由于血液浓缩,血红蛋白值常不能准确反映实际出血量。

2. 实验室检查 血常规、出凝血时间、纤维蛋白原测定可协助判断病情。

(四)心理社会状况

产妇一旦发生产后出血,表现为惊慌失措,异常恐惧,期盼获得医护人员的有效帮助,因精神过度紧张不利于机体的应激;当家属获知病情后也表现为恐慌,担心产妇的生命安全。

(五)治疗原则

针对病因,迅速止血,补充血容量,纠正失血性休克,防治感染。

三、主要护理诊断/医护合作性问题

1. 组织灌注量不足 与产后出血致出血性休克有关。

2. 有感染的危险 与失血致抵抗力降低和手术操作有关。

3. 恐惧 与产后出血威胁自己的生命安全有关。

四、计划与实施

预期目标:针对病因出血后,生命体征平稳;产妇未发生感染;恐惧心理得到缓解。

(一) 产后出血的预防

1. 加强产前保健　产前积极治疗基础疾病,充分认识产后出血的高危因素,高危孕妇尤其是凶险性前置胎盘、胎盘植入者应分娩前转诊到有输血和抢救条件的医院分娩。

2. 积极处理第三产程

(1)预防性使用宫缩剂:是预防产后出血最重要的推荐措施,首选缩宫素。头位胎儿前肩娩出后、胎位异常胎儿全身娩出后、多胎妊娠最后 1 个胎儿娩出后,予缩宫素 10U 加入 500ml 液体中以 100~150ml/h 静脉滴注或缩宫素 10U 肌内注射。还可应用卡贝缩宫素或米索前列醇。

(2)延迟钳夹脐带和控制性牵拉脐带:胎儿娩出后 1~3 分钟钳夹脐带对胎儿更有利,仅在怀疑胎儿窒息而需要及时娩出并抢救的情况下才考虑娩出后立即钳夹并切断脐带。可选择性使用控制性牵拉脐带以协助胎盘娩出。

(3)预防性子宫按摩:胎盘娩出后常规按摩宫底,刺激子宫收缩,仔细评估子宫收缩情况。产后 2 小时、有高危因素者产后 4 小时是发生产后出血的高危时段,应密切观察子宫收缩情况和阴道出血量变化;产妇并应及时排空膀胱。

(4)产后观察:产后 2 小时内,产妇必须在产房接受监护,密切观察产妇子宫收缩、阴道出血及会阴伤口情况,监测生命体征,并协助产妇及时排空膀胱,早期哺乳,可刺激子宫收缩,减少阴道出血量。

(二) 护士主动配合医生针对原因止血、纠正休克和抗感染

1. 急救护理　向有经验的助产士、上级产科医师、麻醉医师等求助,通知血库和检验科做好准备;休克体位;建立双静脉通道,积极补充血容量;进行呼吸管理,保持气道通畅,必要时给氧;监测出血量和生命体征;留置尿管,记录尿量;交叉配血;进行血常规、凝血功能、肝肾功能等实验室检查并动态监测。

2. 子宫收缩乏力的处理

(1)子宫按摩:①腹壁按摩子宫底:胎盘娩出后,术者一手的拇指在前,其余四指在后,在下腹部按摩并压迫宫底,挤出宫腔内积血,按摩子宫应均匀有节律,直至宫缩恢复正常为止;②腹部-阴道双手压迫子宫法:一手戴无菌手套伸入阴道握拳置于阴道前穹隆,顶住子宫前壁,另一手在腹部按压子宫后壁,使宫体前屈,两手相对紧压并均匀有节律地按摩子宫,直至宫缩恢复正常为止(图 9-1)。

(2)应用宫缩剂:①缩宫素:缩宫素 10U 肌内注射或子宫肌层或子宫颈注射,之后 10~20U 加入 500ml 晶体液中静脉滴注,24 小时总量应控制在 60U 内;②卡贝缩宫素 100μg 静脉推注;③卡前列素氨丁三醇:250μg 深部肌内注射或子宫肌层注射,总量不超过 2000μg;④米索前列醇 200~600μg 顿服或舌下给药。另外,还可卡前列甲酯栓直肠或阴道给药等。

(3)止血药物:氨甲环酸 1g 静脉滴注或静脉注射,0.75~2g/d。

(4)手术治疗:①宫腔填塞术:有宫腔水囊压迫和宫腔纱条填塞两种方法,阴道分娩后宜选用水囊压迫,剖宫产术中可选用水囊或纱条填塞。宫腔填塞术后应密切观察出血量、子宫底高度、生命体征变化等,动态监测血红蛋白、凝血功能状况,以避免宫腔积血。水囊或纱条

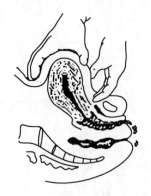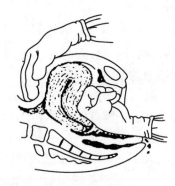

图 9-1　腹部子宫按摩法与腹部-阴道子宫按摩法

放置 24～48 小时后取出,注意预防感染;②子宫压迫缝合术:最常用的是 B-Lynch 缝合术,适用于子宫收缩乏力、胎盘因素和凝血功能异常性产后出血,子宫按摩和宫缩剂无效并有可能切除子宫的患者。但有感染和组织坏死的可能,应掌握手术适应证。除此之外,还有多种改良的子宫缝合技术如方块缝合、子宫捆绑术等;③盆腔血管结扎术:包括子宫动脉结扎和髂内动脉结扎,子宫血管结扎术适用于难治性产后出血,尤其是剖宫产术中子宫收缩乏力或胎盘因素引起的出血,经宫缩剂和按摩子宫无效,或子宫切口撕裂而局部止血困难者;④经导管动脉栓塞术(transcatheter arterial embolization,TAE):此方法适用于有此技术条件的医院。适应证:经保守治疗无效的各种难治性产后出血(包括子宫收缩乏力、产道损伤和胎盘因素等),孕产妇生命体征稳定。禁忌证:生命体征不稳定、不宜搬动的患者;合并有其他脏器出血的 DIC;严重的心、肝、肾和凝血功能障碍;对造影剂过敏;⑤子宫切除术:适用于各种保守性治疗方法无效者。一般为子宫次全切除术,在前置胎盘或部分胎盘植入子宫颈时可行子宫全切除术。

3. 产道损伤的处理　查明损伤部位,注意有无多处损伤,缝合时注意恢复解剖结构,在超过裂伤顶端 0.5cm 处开始缝合,必要时应用椎管内麻醉。发现血肿尽早处理,可采取切开清除积血、缝扎止血或碘伏纱条填塞血肿压迫止血,24～48 小时后取出。

(1)子宫体内翻:如发生子宫体内翻,产妇无严重休克或出血,子宫颈环尚未缩紧,可立即将内翻子宫体还纳,还纳困难者可在麻醉后还纳。还纳后静脉滴注缩宫素,直至宫缩良好后将手撤出。如经阴道还纳失败,可改为经腹子宫还纳术,如果患者血压不稳定,在抗休克同时行还纳术。

(2)子宫破裂:做好立即开腹行手术修补或行子宫切除术准备。

4. 胎盘因素的处理　胎儿娩出后,尽量等待胎盘自然娩出。对胎盘未娩出伴活动性出血者可立即行手取胎盘术,手法要正确、轻柔,勿强行剥离,以防胎盘残留、子宫损伤或子宫体内翻的发生,加用强效宫缩剂。对胎盘、胎膜残留者应用手或器械清理,动作要轻柔,避免子宫穿孔。胎盘植入伴活动性出血,若为剖宫产可先采用保守治疗方法,如盆腔血管结扎、子宫局部楔形切除、介入治疗等;若为阴道分娩应在输液和(或)输血的前提下,进行介入治疗或其他保守性手术治疗。如果保守治疗方法不能有效止血,则应考虑及时行子宫切除术。

5. 凝血功能障碍的处理　一旦确诊为凝血功能障碍,尤其是 DIC,应迅速补充相应的凝血因子。如血小板、新鲜冰冻血浆、冷沉淀、纤维蛋白原等,维持凝血酶原时间及活化凝血酶原时间均 <1.5 倍平均值,并维持纤维蛋白原水平在 1g/L 以上。

6. **失血性休克的护理**　及早开放静脉在止血同时补充血容量。为患者提供安静的环境,保持平卧、吸氧、保暖;严密观察并详细记录患者的意识状态、生命体征及出入量;遵医嘱抽血行实验室检查和输血;观察子宫收缩情况,有无压痛,阴道流血量、颜色、气味;观察会阴伤口情况及严格会阴护理。

7. **预防感染**　严格执行无菌操作技术,密切观察感染征象,遵医嘱使用抗生素防治感染。

(三)心理护理

大量失血时,护士持续陪伴,给予眼神交流、皮肤触摸,适当解释出血病因及处置配合,让产妇充满信心;大量失血后,产妇抵抗力低下,体质虚弱,生活自理缺陷,护士主动关心产妇身心需求,教会产妇一些放松的方法,鼓励产妇说出内心感受,当产妇及家属见证医护人员有条不紊实施急救时,产妇及家属的恐惧或焦虑心理会明显缓解。

(四)健康教育

指导产妇加强营养,鼓励进食营养丰富易消化饮食,多进富含铁、蛋白质、维生素食物,如蛋、奶、瘦肉、动物血、绿叶蔬菜、水果等,少量多餐。病情稳定后,逐渐下床活动,有利于促进子宫复旧及预防下肢静脉血栓形成;教会产妇观察子宫复旧及恶露情况,复述产后复查的时间、目的和意义,使产妇能按时接受检查,预防晚期产后出血。提供避孕指导,产褥期注意清洁卫生,避免盆浴,禁止性生活。

五、护 理 评 价

1. 产妇失血性休克得到控制,血压、血红蛋白恢复正常。
2. 出院时,产妇体温、白细胞数、恶露正常,伤口愈合好,无感染征象。
3. 产妇自理能力部分恢复,能复述产褥期保健知识,无产后抑郁征象。

第二节　子 宫 破 裂

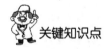

关键知识点

▲ 最常见原因是瘢痕子宫、梗阻性难产。

▲ 尽早识别先兆子宫破裂和子宫破裂,一经诊断尽快剖宫产终止妊娠。

▲ 护理重点是预防发生,监测子宫破裂先兆。

子宫破裂(rupture of uterus)指在妊娠晚期或分娩期子宫体部或子宫下段发生裂开,是产科的严重并发症,未及时诊治可导致胎儿及产妇死亡。国内报道子宫破裂的发生率为0.14%~0.55%,孕产妇病死率为12%,围产儿病死率高达90%,子宫破裂占孕产妇死亡的6.4%。

一、病　　因

1. **瘢痕子宫**　是近年来导致子宫破裂的常见原因。如剖宫产、子宫肌瘤剔除术、宫角切除术、子宫成形术后。在妊娠晚期或分娩期由于宫腔内压力增高可使瘢痕破裂。前次手术后伴感染、切口愈合不良、剖宫产后间隔时间过短再次妊娠者,临产后发生子宫破裂的危险性更大。

2. 梗阻性难产　主要见于高龄产妇、骨盆狭窄、头盆不称、软产道阻塞、宫颈瘢痕、胎位异常、胎儿畸形等,可因胎先露下降受阻使子宫下段过分伸展变薄而发生子宫破裂。

3. 子宫收缩药物使用不当　胎儿娩出前宫缩剂使用指征或剂量不当,可致子宫收缩过强,造成子宫破裂,有瘢痕或产道梗阻等更易发生。

4. 产科手术损伤　宫颈口未开全时行产钳或臀牵引术、毁胎术,中-高位产钳牵引等可造成宫颈裂伤延及子宫下段;毁胎术、穿颅术可因器械、胎儿骨片损伤子宫导致破裂;转胎位术或强行剥离植入性胎盘也可引起子宫破裂。

5. 其他　子宫发育异常或多次宫腔操作,局部肌层菲薄可致子宫破裂。

二、护 理 评 估

(一)临床表现

1. 先兆子宫破裂

(1)下腹部剧痛:子宫呈强直性或痉挛性过强收缩,产妇烦躁不安、呼吸、心率加快,下腹部剧痛难忍,出现少量阴道流血。

(2)子宫病理缩复环:因胎先露下降受阻,子宫收缩过强,子宫体部肌肉增厚变短,子宫下段肌肉变薄拉长,在两者间形成环状凹陷。可见此环逐渐上升达平脐或脐上,压痛明显(图9-2)。

(3)排尿困难及血尿:膀胱受压充血引起。

(4)胎心音异常:因宫缩过强、过频,胎儿触不清,胎心率加快或减慢或听不清。

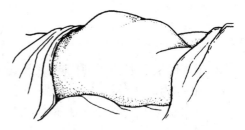

图9-2　先兆子宫破裂时腹部外观

2. 子宫破裂

(1)不完全性子宫破裂:子宫肌层部分或全部裂开而浆膜层仍保持完整,子宫腔与腹腔不通,胎儿及其附属物仍留在宫腔内。多见于子宫下段剖宫产切口瘢痕破裂,常缺乏先兆破裂症状,仅在不全破裂处有压痛,体征也不明显。如裂口在子宫侧壁下段,可于阔韧带两叶间形成血肿,如子宫动脉被撕裂,可引起严重腹膜外出血和休克。查体见子宫仍保持原有外形,破裂后压痛明显,并可在腹部一侧触及逐渐增大的血肿。阔韧带血肿亦可向上伸延而成为腹膜后血肿。如出血不止,血肿可穿破浆膜层,形成完全性子宫破裂。

(2)完全性子宫破裂:子宫全层裂开,羊水、胎盘及胎儿的一部分或全部被挤入腹腔。发生破裂时,产妇突感腹部一阵撕裂样剧痛,然后宫缩停止,腹痛暂减轻。随着羊水、胎儿、血液进入腹腔,出现持续性全腹疼痛,产妇面色苍白、出冷汗、呼吸浅表、脉细数、血压下降等休克临床表现,阴道有少量流血。查体全腹有压痛及反跳痛,在腹壁下可清楚地触及胎儿肢体,胎心音消失,子宫外形扪不清,有时在胎体的一侧可扪及缩小的宫体,若腹腔内出血多,可叩出移动性浊音。阴道检查可发现胎先露上升,宫口缩小,有时可在宫腔内扪及破裂口。子宫体瘢痕破裂多为完全性子宫破裂,多无先兆破裂典型症状。

(二)健康史

主要收集与子宫破裂相关的既往史与现病史,如曾有子宫手术瘢痕,剖宫产史;此次妊娠胎位情况,有无头盆不称;缩宫素引产史;阴道助产手术及手术操作史等。

（三）辅助检查

1. 腹部检查　子宫下段压痛、病理性缩复环、胎心音改变、阴道流血,检查胎先露部上升,宫口缩小,或触及子宫下段破口等可诊断。

2. 实验室检查　血常规显示血红蛋白值下降,白细胞计数增加,尿常规检查可见有红细胞或肉眼血尿。

3. 其他检查　腹腔穿刺可证实腹腔有无出血;B 型超声检查可协助确定破口部位及胎儿与子宫关系,以及腹盆腔有无积液。

（四）心理社会状况

主要评估产妇面临异常的子宫收缩,出现烦躁不安、疼痛难忍、恐惧、焦虑情绪;当家属获知相关信息后焦虑不安,担心母胎健康,盼望医护人员帮助尽早结束分娩。

（五）处理原则

1. 先兆子宫破裂　立即抑制子宫收缩,肌注哌替啶 100mg 或静脉全身麻醉,立即行剖宫产术。

2. 子宫破裂　在输液、输血、吸氧和抢救休克的同时,无论胎儿是否存活均应尽快手术治疗,手术前后给予大量广谱抗生素控制感染。严重休克者应就地抢救,须转院者应在输血输液、包扎腹部后方可转送。

三、主要护理诊断/医护合作性问题

1. 急性疼痛　与强直性子宫收缩,病理性缩复或子宫破裂血液刺激腹膜有关。
2. 组织灌注量不足　与子宫破裂后腹腔大出血有关。
3. 焦虑/恐惧　与自己及胎儿健康受到威胁有关。

四、计划与实施

预期目标:缓解疼痛程度;维持组织器官正常血容量;孕产妇情绪稳定。

（一）子宫破裂的预防

1. 做好产前检查,对有剖宫产史或有子宫手术史的患者,应提前入院待产。

2. 对前次剖宫产切口为子宫体部切口、子宫下段切口有撕裂、术后感染愈合不良等应行剖宫产终止妊娠。

3. 严密观察产程进展,警惕并尽早发现先兆子宫破裂征象并及时报告医生处理。

4. 严格掌握子宫收缩剂的使用指征和方法,避免滥用。

5. 正确使用产科手术助产的适应证及操作常规,正确掌握剖宫产指征。

（二）先兆子宫破裂产妇的护理

1. 密切观察产程进展,及时发现导致难产的诱因,注意胎心率变化。

2. 在待产时出现宫缩过强产妇下腹部压痛,或腹部出现病理性缩复环,应立即报告医生停止使用宫缩剂及一切操作,同时测量产妇的生命体征,给予抑制宫缩,吸氧处理,做好剖宫产术的准备,积极进行输液,输血准备。

（三）子宫破裂产妇的护理

1. 在输液、输血、吸氧、实验室检查和抢救休克的同时,迅速做好术前准备。

2. 手术前后遵医嘱予大量广谱抗生素控制感染。

3. 严密观察并记录产妇生命体征和出入量。

（四）心理护理

1. 对胎儿已死亡的产妇,要帮助其度过悲伤阶段,允许其表现悲伤情绪,甚至哭泣,耐心倾听产妇诉说内心感受。

2. 协助家属满足产妇的身心需求,学会关注产妇的情绪变化,接受事实,逐渐适应现实生活。

（五）健康指导

1. 向产妇及家属解释子宫破裂的治疗及护理配合,以及对再次妊娠的影响。

2. 提供产褥期保健知识,产妇学会观察异常征象及应对措施。

五、护 理 评 价

1. 产妇疼痛得到缓解。

2. 血容量及时得到补充,手术经过顺利;出院时产妇血红蛋白、白细胞计数正常,伤口愈合良好。

3. 出院时产妇情绪较为稳定,饮食、睡眠基本恢复正常。

第三节　羊 水 栓 塞

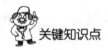 关键知识点

▲ 典型临床表现为分娩前后突然出现急性血压下降、缺氧和凝血功能障碍。

▲ 一旦怀疑羊水栓塞,启动抢救团队,配合医生准确用药并监测病情变化,抢救其生命。

▲ 抢救药物首选糖皮质激素和盐酸罂粟碱。

羊水栓塞(amniotic fluid embolism)指在分娩过程中羊水突然进入母体血液循环引起急性肺栓塞、过敏性休克、弥散性血管内凝血(DIC)、肾衰竭等一系列病理改变的严重分娩并发症。发病率为 4~6/10 万,发生于足月妊娠时,产妇死亡率高达 80% 以上;也可发生于妊娠早、中期流产。

一、病 因

一般认为污染羊水中的有形物质(胎儿毳毛、角化上皮、胎脂、胎粪)进入母体血液循环引起。羊膜腔内压力增高、胎膜破裂和宫颈或宫体损伤处有开放的静脉或血窦是导致羊水栓塞发生的基本条件。高龄初产妇和多产妇、自发或人为的过强宫缩、急产、胎膜早破、前置胎盘、胎盘早剥、子宫不完全破裂、剖宫产术等,可诱发羊水栓塞的发生。

二、病 理 生 理

羊水进入母体血循环后,通过阻塞肺小血管,引起变态反应并导致凝血机制异常,使机体发生一系列病理生理变化。

（一）肺动脉高压

羊水内有形物质如胎儿毳毛、胎脂、胎粪、角化上皮细胞等直接形成栓子,经肺动脉进入肺循环,阻塞小血管并刺激血小板和肺间质细胞释放白三烯、$PGF_{2\alpha}$ 和 5-羟色胺使肺小血管痉挛;同时羊水有形物质激活凝血过程,使肺毛细血管内形成弥散性血栓,进一步阻塞肺小血管。肺小血管阻塞反射性引起迷走神经兴奋,引起支气管痉挛和支气管分泌物增加,使肺通气、换气量减少,肺小血管阻塞引起的肺动脉压升高导致急性右心衰竭,继而呼吸循环功能衰竭、休克、甚至死亡。

（二）过敏性休克

羊水有形物质成为致敏原作用于母体,引起Ⅰ型变态反应,导致过敏性休克,多在羊水栓塞后立即出现血压骤降甚至消失。

（三）弥散性血管内凝血（DIC）

妊娠时母血呈高凝状态,羊水中含多量促凝物质,进入母血后易在血管内产生大量的微血栓,消耗大量凝血因子及纤维蛋白原,发生 DIC。大量凝血物质消耗和纤溶系统激活,产妇血液系统由高凝状态迅速转变为纤溶亢进,血液不凝固,极易发生严重产后出血及失血性休克。

（四）急性肾衰竭

休克和 DIC 使多脏器缺血缺氧,肾急性缺血导致肾衰竭。

三、护 理 评 估

（一）临床表现

羊水栓塞起病急骤、来势凶险是其特点。多发生于分娩过程中,尤其是胎儿娩出前后的短时间内。典型临床经过分为三阶段:

1. 呼吸循环衰竭和休克　在分娩过程中,尤其是刚破膜不久,产妇突感寒战,出现呛咳、气急、烦躁不安、恶心、呕吐,继而出现呼吸困难、发绀、抽搐、昏迷;脉搏细数、血压急剧下降;听诊心率加快、肺底部湿啰音。病情严重者,产妇仅在惊叫一声或打一个哈欠后,血压迅速下降,于数分钟内死亡。

2. DIC 引起的出血　患者度过呼吸循环衰竭和休克,进入凝血功能障碍阶段,表现为难以控制的大量阴道流血、切口渗血、全身皮肤黏膜出血、血尿以及消化道大出血。产妇可死于出血性休克。

3. 急性肾衰竭　后期存活的患者出现少尿（或无尿）和尿毒症表现。主要为循环功能衰竭引起的肾缺血及 DIC 前期形成的血栓堵塞肾内小血管,引起缺血、缺氧,导致肾脏器质性损害。

羊水栓塞临床表现的三阶段通常按顺序出现,有时也可不完全出现,或出现的症状不典型,有时仅表现为一过性呼吸急促、胸闷后出现阴道大量流血。

（二）健康史

评估与发生羊水栓塞有关的各种诱因,如胎膜早破或人工破膜;前置胎盘或胎盘早剥;宫缩过频或强直性宫缩;中期妊娠引产或钳刮术,羊膜腔穿刺术等。

（三）辅助检查

1. 血涂片查找羊水有形物质　采集下腔静脉血,镜检见到羊水成分可确诊。

2. 床旁胸部 X 线摄片　双肺弥散性点片状浸润影,沿肺门周围分布,伴右心扩大。

3. 床旁心电图或心脏彩色多普勒超声检查　提示右心房、右心室扩大,ST 段下降。

4. 与 DIC 有关的实验室检查等。

（四）心理社会状况

当孕产妇突然出现寒战、呛咳、气急、烦躁不安、尖叫、呼吸困难等,产妇的心理表现为恐惧、不知所措,护士应仔细观察产妇的面部表情及询问她的不适;关注其家属有无愤怒、悲伤等心理反应。

（五）治疗原则

一旦怀疑羊水栓塞,应尽快纠正缺氧,抗过敏,抗休克,预防 DIC,预防肾衰及感染等。

四、主要护理诊断/医护合作性问题

1. 气体交换受损　与肺动脉高压、肺水肿有关。

2. 组织灌注不足　与弥散性血管凝血及失血有关。

3. 有胎儿受伤的危险　与母体呼吸循环功能衰竭有关。

五、计划与实施

预期目标:产妇呼吸困难得到缓解;维持生命体征稳定;胎儿/新生儿安全。

（一）羊水栓塞的预防

加强产前检查,如有前置胎盘、胎盘早剥等并发症时,应提高警惕,争取及早发现与诊断,及时抢救以减少栓塞的死亡率;严密观察产程进展,正确掌握缩宫素的使用方法,防止宫缩过强;严格掌握破膜时间,人工破膜应在宫缩的间歇期,破口要小并控制羊水的流出速度;中期引产者,羊膜穿刺次数不应超过 3 次,针头要细,而且最好在 B 型超声监测下进行;钳刮时应先刺破胎膜,使羊水流尽后再钳夹胎块。

（二）羊水栓塞的急救护理

一旦出现羊水栓塞的临床表现,应立即给予紧急处理。

1. 抗过敏,解除肺动脉高压,改善低氧血症　①给氧:取半卧位,加压给氧,昏迷患者可行气管插管或气管切开,保证供氧,减轻肺水肿,改善心、脑、肾等重要脏器的缺氧状况;②抗过敏:在改善缺氧同时,尽快给予大剂量肾上腺糖皮质激素抗过敏、解痉。常用氢化可的松或地塞米松;③缓解肺动脉高压:解痉药物能改善肺血流灌注,预防右心衰竭所致的呼吸循环衰竭,常用盐酸罂粟碱、阿托品、氨茶碱和酚妥拉明。

2. 抗休克　①补充血容量:常用低分子右旋糖酐,补充新鲜血液和血浆。抢救过程中应测定中心静脉压(central venous pressure,CVP),了解心脏负荷状况、指导输液量及速度,并可抽取血液检查羊水有形成分;②升压药物:常用多巴胺、间羟胺,根据血压调整速度;③纠正酸中毒:作血气分析和血清电解质测定。有酸中毒时,用5%碳酸氢钠液,及时纠正电解质紊乱;④纠正心衰:常用毛花苷丙或毒毛花苷 K,必要时4~6 小时重复用药。

3. 防治 DIC　①肝素钠:羊水栓塞初期血液呈高凝状态时短期内使用肝素,用药过程中应控制凝血时间在15 分钟左右。肝素过量(凝血时间超过30 分钟)有出血倾向(伤口渗血,产后出血,血肿或颅内出血)时,可用鱼精蛋白对抗,1mg 鱼精蛋白对抗肝素100U;②补充凝血因子:应及时输新鲜血或血浆、纤维蛋白原等;③抗纤溶药物:应用氨基己酸、氨甲苯酸、氨甲环酸,补充纤维蛋白原。

4. 预防肾衰竭 密切监测尿量,当血容量补足后,若仍少尿可选用呋塞米或20%甘露醇预防肾衰,检测血电解质。

5. 预防感染 应选用肾毒性小的广谱抗生素预防感染。

（三）配合产科处理

第一产程应行剖宫产终止妊娠去除病因;第二产程行阴道助产结束分娩,护士要及时做好终止妊娠的准备。若发生产后大出血,经积极处理仍不能止血者,做好行子宫切除术准备,以减少胎盘剥离面开放的血窦出血,争取抢救时机。

（四）心理护理

若患者神志清醒,应给予鼓励,使其增强信心并相信自己的病情能得到控制。对于家属的恐惧情绪表示理解和安慰,适当的时候允许家属陪伴患者,向家属介绍病情的严重性,以取得配合。待患者病情稳定后共同制订康复计划,针对其具体情况提供健康教育与出院指导。

（五）健康教育

一旦发生羊水栓塞,向孕产妇及家属解释目前发生的异常情况及可能的病因,说明采用的治疗方案及护理配合,让其情绪稳定,积极配合抢救。

六、护 理 评 价

1. 产妇胸闷、呼吸困难症状改善。
2. 产妇血压及尿量正常,阴道出血减少,全身皮肤黏膜出血停止。
3. 胎儿或新生儿无生命危险,产妇出院时无并发症。

思考题

1. 吴女士,32岁,因宫内妊娠39周,阴道流液1小时入院。入院后24小时因未出现宫缩,予缩宫素静脉滴注,在会阴侧切术下顺利娩出一男婴,体重约4000g,身长53cm,Apgar评分10分;5分钟后胎盘自然剥离,查胎盘胎膜完整,随后阴道出现大量出血,色鲜红,伴血块,持续性,共计800ml,查体:体温36.8℃,心率115次/分,呼吸21次/分,血压95/60mmHg。宫底平脐,轮廓不清。健康史:平素身体健康,否认肝炎等传染病史,否认药物和食物过敏史,否认手术史。本次妊娠期产前检查无异常发现。

（1）找出该产妇发生产后出血的原因。

（2）列出该产妇的护理诊断/医护合作性问题。

（3）根据该产妇的护理诊断制定相应的护理计划。

2. 某产妇,在待产过程中出现小便不能自解,助产士予导尿时,导出血尿300ml。

（1）解释该产妇血尿的可能原因。

（2）还应该收集哪些症状与体征?

（3）采用哪些护理措施才能确保母胎安全?

（蒋红梅）

第十章

正常产褥期妇女的护理

产褥期(puerperium)是指从胎盘娩出至产妇全身各器官除乳腺外恢复至未孕状态所需要的一段时间，一般为6周。

在产褥期，产妇的生理、心理将发生较大变化，妊娠、分娩的潜在并发症如产后出血、产褥感染、产褥期抑郁症将在此期发生。由于新生儿的出生，产妇及家庭均需接纳家庭新成员，产妇更需适应母亲角色，一旦适应不良将会影响产妇身心健康。

第一节　产褥期妇女的生理变化

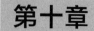 关键知识点

▲ 产褥期生理变化最大的是生殖系统，其中以子宫最为显著。

▲ 子宫复旧包括子宫肌纤维的缩复及子宫内膜再生。

▲ 乳房分泌乳汁，频繁吸吮及不断排空乳房是维持乳汁分泌的重要条件。

一、生殖系统

（一）子宫

产褥期生理变化最大的是生殖系统,其中以子宫最为显著。子宫在胎盘娩出后逐渐恢复至未孕状态的全过程,称子宫复旧(involution of uterus)。一般需时6周,其主要变化是宫体肌纤维缩复和子宫内膜的再生,同时还有子宫血管变化、子宫下段及宫颈的复原。

1. 子宫体肌纤维缩复　子宫复旧之子宫肌细胞数量无明显变化,但肌细胞长度和体积明显缩小,其多余的细胞质变性自溶,胞质减少,进入循环系统,由肾脏排出。随着子宫肌纤维的不断缩复,子宫体逐渐缩小。产后当天宫底位于脐下一横指或更低,产后第一天略上升至平脐,以后每天下降1~2cm,产后7天子宫缩小至约妊娠12周大小,在产妇耻骨联合上能触及,产后10天降至骨盆腔内,腹部检查摸不到宫底(如图10-1)。子宫产后6周恢复至孕前大小及形状,子宫重量由分娩结束后的约1000g恢复至未孕时的约50g。

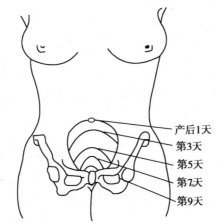

注:产后宫底每日降一横指,10天后应摸不到子宫。

产后1天
第3天
第5天
第7天
第9天

图10-1　产后子宫复旧过程

2. 子宫内膜再生　胎盘、胎膜娩出后2~3日内,残留的子宫蜕膜分化为两层,表层蜕膜发生变性、坏死、脱落,形成恶露经阴道排出,接近肌层的子宫内膜基底层逐渐再生新的功能层,形成新的子宫内膜,一般需要2~3周,但胎盘附着部位修复较慢,完全修复需6周。

3. 子宫血管的变化　子宫肌层的血管由于收缩而被压缩变长,随后闭塞形成血栓,最后被机化吸收。若新生内膜修复期间,胎盘附着面因复旧不良出现血栓脱落,可导致晚期产后出血。

4. 子宫下段及宫颈变化　产后被动扩张、拉长的子宫下段逐渐恢复至非孕时的子宫峡部。胎儿娩出后,宫颈外口呈袖口状,产后2~3天宫口可容2指,产后7天宫口内口关闭,宫颈管复原,产后4周子宫颈完全恢复至孕前形态。由于宫颈3、9点肌纤维薄弱,分娩时易裂伤,留下残痕,初产妇的宫颈外口由圆形(未产型)变"一"字横形(已产型)。

（二）阴道、外阴的变化

分娩后阴道腔扩大,阴道松弛、肌力低下、阴道黏膜皱襞减少或消失。产褥期阴道腔逐渐缩小,阴道壁肌张力逐渐恢复,约在产后3周,阴道黏膜皱襞重新出现。分娩后外阴轻度水肿,触痛,产后2~3天消退,会阴部伤口缝合后,一般3~5天愈合。

（三）盆底组织

分娩可导致盆底组织扩张过度,弹性减弱,尤其是胎儿过大、产程过快或过慢、分娩次数多、间隔时间短,盆底组织松弛更为显著,较难恢复正常。产褥期未能得到及早的主动康复、过早参加重体力劳动或剧烈运动,是导致阴道壁膨出、子宫脱垂的主要原因。

二、乳　房

乳房的主要变化是泌乳。分娩后雌激素、孕激素水平急剧下降,抑制了催乳激素抑制因子的释放,在催乳素的作用下,乳房腺细胞开始分泌乳汁。新生儿吸吮乳头时,腺垂体催乳素呈脉冲式释放,促进乳汁分泌。吸吮动作可反射性地引起神经垂体释放缩宫素(oxytocin),缩宫素使乳腺腺泡周围的肌上皮收缩,进而促进乳汁进入输乳导管和乳窦而喷出乳汁,此过程称为喷乳反射。因此,吸吮是保证不断泌乳的关键,不断排空乳房,也是维持泌乳的重要条件。乳汁分泌的量与产妇足够睡眠、充足营养、愉悦情绪及健康状况密切相关。产后7日内分泌的乳汁,称为初乳(colostrum),因含有β-胡萝卜素呈淡黄色。初乳中含有丰富的蛋白质,脂肪和乳糖含量较成熟乳低,极易消化,尤其是分泌型免疫球蛋白A(sIgA),有助于新生儿抵抗疾病的侵袭。产后7~14日分泌的乳汁为过渡乳,14日以后分泌的乳汁为成熟乳。初乳和成熟乳均含有大量的免疫抗体、矿物质、维生素和酶,是新生儿最佳的天然食物。因多数药物可经母血渗入乳汁中,故哺乳期间产妇用药需在医生的指导下服用。

三、循环及血液系统

妊娠期血容量增加,一般于产后2~3周恢复至未孕状态。分娩后子宫胎盘血液循环终止且子宫复旧,大量血液从子宫涌入产妇体循环,加之妊娠期潴留的组织间液回吸收,产后3日内,产妇循环血量增加15%~25%。特别是产后24小时,心脏负担加重,心脏病产妇此时极易发生心力衰竭。

产后早期血液仍处于高凝状态,有利于胎盘剥离面形成血栓,减少产后出血量,但需预防深静脉血栓的发生。产褥早期白细胞总数增加可达(15~30)×10^9/L,一般于产后1~2周恢复至正常水平,中性粒细胞增多,血小板增多;红细胞沉降率于产后3~4周降至正常。

四、消化系统

产后1~2周,胃肠蠕动及肌张力逐渐恢复正常。产妇因分娩时能量的消耗以及体液大量流失,产后1~2日常感口渴,喜进流质或半流质饮食。产褥期活动减少,腹肌及盆底肌肉松弛,肠蠕动减弱,容易发生便秘。

五、泌尿系统

产后第1周,为多尿期,因妊娠期体内潴留大量的水分由肾脏排出所致。分娩过程中,因膀胱受压,黏膜充血、水肿及肌张力降低,膀胱内压敏感性降低,且会阴伤口疼痛、不习惯卧床排尿等原因,容易发生尿潴留。

六、内分泌系统

产后1周,产妇血清中雌激素和孕激素恢复至孕前水平。胎盘生乳素于产后6小时已测不出。月经复潮及排卵时间受哺乳影响,不哺乳产妇在产后6~10周月经复潮,哺乳期产妇月经复潮延迟,一般在产后4~6个月恢复排卵。哺乳期妇女首次月经复潮前多有排卵,故哺乳妇女月经未来潮前仍有受孕可能。

七、腹壁的变化

妊娠期出现的下腹正中线色素沉着,在产褥期逐渐减退。腹部皮肤受增大的妊娠子宫的影响,部分弹力纤维断裂,腹直肌呈不同程度分离,产后腹壁明显松弛,其紧张度需6~8周恢复。

第二节　产褥期妇女的心理变化

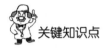
关键知识点

▲ 产妇的心理与妊娠状况、分娩感受、情绪与态度、母亲角色的适应性及社会支持度等有关。

▲ 产褥期妇女心理调适分为依赖期、依赖-独立期、独立期三个时期。

对于每一个家庭而言,产褥期都是一段需要调整和适应的时期。产妇必须面临身体形象的改变,潜意识的内在冲突,以及初为人母所需的情绪重整,随之而来的是家庭关系的改变,经济来源的需求,以及家庭社会支持系统的寻求。因此,为产褥期妇女提供持续的心理支持是十分重要的。

一、产褥期妇女常见的心理反应

1. 幸福感　多数产妇在分娩后首次听见新生儿的哭声、见证其外貌及性别后,内心深处感到高兴、满足和幸福,甚至有一种成就感,对其产后心理适应十分有利。

2. 嫉妒　分娩后,因新生儿成为家人或朋友关注的焦点,产妇有被遗弃的感觉,尤其是当产妇的基本需求不能得到较好满足且感觉身体不适时,使产妇产生一种嫉妒感。

3. 失望　部分产妇因新生儿外貌特征及性别与理想中的不相吻合而感到失望;或因理想中的母亲角色与现实中的母亲角色的差距而发生心理冲突而失望;或因丈夫注意力转移到新生儿而感到失望等。

二、产褥期妇女心理变化的影响因素

产褥期妇女的心理变化与妊娠状况、分娩经历的感受、情绪与态度、母亲角色的适应性、社会支持度等有关,主要包括:

1. 妊娠状况　妊娠期经过顺利,没有发生妊娠期并发症/合并症、胎儿或新生儿结局良好,将会对产妇心理产生积极影响,或反之。

2. 分娩经历的感受　在分娩过程中,助产士面对产妇分娩的不适给予适时的鼓励、支持、帮助,尤其是对分娩过程的不顺利、疼痛等情况,给予理解、同情及恰当的解释,给产妇留下难以忘怀的深刻印象。分娩后产妇虽然体力消耗殆尽,但却表现出一种特别的欣慰感,喜

欢与人分享经验。若产妇在分娩过程中的期望与实际的感受存在很大差异,则会影响其日后的自尊及心理。

3. 产妇的情绪与态度　分娩结束后,产妇身体形象的改变及身体不适等,直接影响到产妇情绪与态度及对孩子的接纳程度。通过观察产妇的语言表达、声调的高低、面部表情、自我照顾能力、与新生儿及家人互动状况,便可了解产妇的情绪状况与态度。

4. 母亲角色的适应性　护士通过观察产妇是否积极参与满足孩子的需要并表现出喜悦,用手指触摸孩子的身体、目光与孩子接触互动,积极有效地给孩子喂奶,学习照顾孩子的知识和技能等,便可了解产妇亲子依附关系的建立及其母亲角色适应是否良好。

5. 社会支持系统　良好的社会支持系统与母性行为成正比,利于母亲角色的适应。持续有力的支持系统是产后良好心理适应的一个重要因素,产妇不仅需要生活上的照顾、情感上的支持,还需对其行为的认可。护士可以通过对其家人、朋友的探望互动等情形评估产妇的社会支持系统是否良好。

三、产褥期妇女的心理调适

根据鲁宾(Rubin,1977 年)针对产后母亲的行为和态度研究结果,产褥期妇女的心理调适过程一般经历 3 个时期。

1. 依赖期　产后 2~3 日内。表现为产妇注意力的焦点集中在自己身上,希望依赖别人来满足其身体和情绪上的需要,如进食、活动、对孩子的关心、照顾等,同时产妇喜欢用语言表达对孩子的关心,较多的谈论自己妊娠和分娩的感受。护理人员宜倾听其分娩感受,协助家人及丈夫照顾产妇并悉心指导极为重要。

2. 依赖-独立期　产后第 3~10 日。当产妇的基本生理及心理需求得到满足后,表现出较为独立的行为,慢慢地将注意力转移到新生儿身上,开始主动学习照顾孩子,如喂奶、换尿不湿等,并期望自己能胜任母亲的角色功能,但这一时期情绪上容易产生压抑、不平静和不耐烦。此期是指导产妇自我照顾及学习照顾孩子的关键时期,对产妇积极的态度与行为给予认可与鼓励,以增强产妇的自信心。

3. 独立期　产后 2 周开始。产妇独立照顾自己和孩子的时间增加,产妇、家人和孩子已成为一个完整的系统,面对现实,重新调整与其他家庭成员之间的关系。此期,产妇及其丈夫会承受更多的压力,如兴趣与需要、事业与家庭间的矛盾,哺育孩子、承担家务及维持夫妻关系中的各种角色的矛盾等。

第三节　产褥期妇女的护理

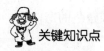
关键知识点

▲ 产后 2 小时是产后并发症的高发时期,应专人监测。
▲ 子宫复旧及乳房的评估为针对性护理提供依据。
▲ 产后早期予心理评估及护理可促进产妇身心舒适。

一、护 理 评 估

（一）临床表现

1. 一般身体情况

（1）生命体征：①体温：产后24小时内体温略升高，但不超过38℃，可能与产程较长致过度疲劳有关。产后3~4日出现乳房血管、淋巴管极度充盈，乳房肿胀乳汁不能排出，体温达39℃，称泌乳热（breast fever），一般持续4~16小时后降至正常，但需排除感染所致发热；②心率：产后心率在正常范围内。若心率持续增快在100次/分以上，则需要评估产妇是否有产后出血及感染，如子宫底高度、恶露的量、颜色、气味，腹部或会阴伤口愈合情况，产妇有无疼痛或焦虑状况；③呼吸：产后呼吸一般14~16次/分。若呼吸加快则需要评估有无疼痛、感染、焦虑等；④血压：产后血压维持在正常水平。妊娠期高血压疾病患者产后血压明显降低或恢复正常，但需要监测血压变化，警惕产后子痫的发生。

（2）自觉症状：产妇因分娩劳累可感口渴、饥饿、疲乏，出汗多，尤以夜间睡眠和初醒时出汗明显，是妊娠期潴留的水分通过皮肤排泄，称为"褥汗"，一周后好转。产后哺乳时可反射性引起缩宫素分泌增加，产妇感觉下腹部阵发性疼痛，称产后宫缩痛（after-pains）。经产妇宫缩痛较初产妇明显，哺乳者较不哺乳者明显。产妇一般可以承受，于产后1~2日出现，持续2~3日自然消失，不需特殊用药。

2. 子宫复旧与恶露

（1）子宫复旧：产后当日子宫收缩呈圆形，宫底降至脐下一横指或更低，产后1日因子宫颈外口升至坐骨棘水平，使宫底稍上升至平脐，以后每日下降1~2cm，产后10日降至盆腔内。评估子宫复旧的方法是：首先是了解产妇的分娩方式、询问产妇恶露的量、颜色、气味及有无血块、宫缩痛等；其次是协助产妇排空膀胱，取仰卧体位，双膝屈曲分开，腹部放松，臀下垫消毒会阴垫，注意遮挡及保暖。检查者一手放于耻骨联合上方压住子宫，另一手拇指与其他四指分开托住子宫底按摩子宫使其收缩（图10-2），观察阴道流血量及颜色，并测耻骨联合上缘至子宫底的距离。正常子宫底圆而硬、轮廓清楚，若宫底位于脐上且质地软，应立即按摩子宫刺激收缩；若宫底位置高且偏向一侧应考虑是否有膀胱充盈；若子宫底不能如期复原常提示子宫复旧不良。

（2）恶露：产后随子宫蜕膜脱落，含有血液、坏死蜕膜等组织经阴道排出，称为恶露（lochia）。恶露状况因产后时间不同，其颜色、量及内容物有别，将恶露分为3类，即血性恶露、浆液性恶露、白色恶露（表10-1）。恶露量的评估，护士可通过观

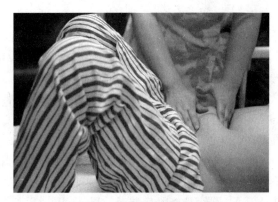

图10-2 子宫复旧的评估方法

察每小时卫生垫的血液量浸湿的范围来评估（图10-3）。若1小时内打湿卫生垫的范围在3~5cm，失血量为3~5ml；若为5~10cm，失血量为10~20ml；若为10~20cm，失血量为30~50ml；若完全打湿卫生垫1条或以上为量多，需寻找原因并用称重法估计，常在按压子宫底的同时观察恶露的状况。正常恶露有血腥味，但无臭味，一般持续4~6

周,总量可达 250～500ml。若子宫复旧不良、胎盘或胎膜残留或感染,可使恶露时间延长,并有臭味,提示有宫腔感染的可能。

表 10-1　正常恶露状况

种类	持续时间	颜色与量	内容物
血性恶露	产后最初 3 日	红色、较多	大量血液、少量胎膜、坏死蜕膜组织
浆液性恶露	产后 4～14 日	淡红色、渐少	少量血液、较多坏死蜕膜、宫颈黏液、有细菌
白色恶露	产后 14 日以后	白色、少	坏死退化蜕膜、表皮细胞、大量白细胞和细菌

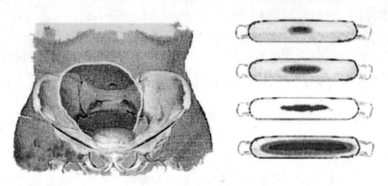

图 10-3　恶露量的评估
以每小时的恶露量在卫生垫上留下的范围评估

3. 会阴情况　分娩时因会阴部撕裂或切开术缝合后,局部出现轻度水肿、疼痛,产后 2～3 日自行好转。应评估会阴伤口有无发红、水肿、瘀斑、疼痛及分泌物、肛门痔的情况。若伤口严重水肿、疼痛或坠胀感应警惕会阴血肿发生;若伤口发红、分泌物多则为感染征象。

4. 大小便　应评估产妇饮水量及小便次数,小便时有无尿频、尿急及疼痛感、排尿后的感觉等。若产妇有尿胀感但不能自解,视诊下腹部是否有膀胱充盈。当膀胱充满 500ml 以上尿液时,可在下腹部观察到一凸出状的包块,在耻骨联合上方约 5cm 处膀胱区叩诊呈浊音,触诊时充盈的膀胱将子宫底推向腹部一侧。肿胀的膀胱不仅会妨碍子宫收缩,还会造成产后尿潴留。产妇因卧床休息、食物中缺乏纤维素以及肠蠕动减弱,常发生便秘,应评估产妇平时的排便习惯、最近一次排便时间与性质、进食与饮水、肠蠕动、肠胀气、肛门及活动情况等。

5. 乳房　询问产妇的哺喂方式、母乳喂养知识的了解、乳汁分泌情况;视诊乳房的外形、大小、颜色、乳头形态、有无破损;触诊乳房有无硬结、包块、发热,询问产妇有无肿胀、疼痛不适的感觉;按摩乳房并牵拉乳头;用一手托住乳房底部,一手拇指与示指分开放在距离乳头根部约 2cm 处,向产妇胸部垂直按压并向中挤压乳晕,观察乳汁分泌的量和质。初乳呈淡黄色,质稠,量少,产后 3～4 天,乳房开始明显分泌乳汁,若乳房未能及时排空,产妇会有乳房肿胀、变硬、发红、疼痛甚至发热。

(二)健康史
包括妊娠前的健康状况、妊娠期有无并发症/合并症、分娩过程、用药情况、产后出血量、会阴撕裂程度、新生儿出生后 Apgar 评分、性别、体重等内容。

（三）辅助检查

遵医嘱行血尿常规检查,药物敏感试验等。

（四）心理社会状况

护士应及时评估产妇的心理状况,询问产妇对分娩经历的感受、产后舒适度,观察产妇情绪与态度等,详见本章第二节产褥期妇女心理变化之影响因素。

（五）治疗原则

监测子宫复旧情况,预防产后出血及感染的发生。

二、主要护理诊断/医护合作性问题

1. 潜在并发症:产后出血 与子宫收缩乏力、尿潴留有关。
2. 知识缺乏 缺乏照顾自己及促进产后康复的相关知识与技能。
3. 母乳喂养无效 与初为人母,缺乏母乳喂养相关知识与技能有关。

三、计划与实施

预期目标:产妇没有发生产后出血;产妇住院期间积极参与产后康复,学习母乳喂养及乳房护理相关知识。

1. 一般护理 为产妇提供空气清新,通风良好(预防产褥中暑),舒适安静的病室环境;保持床单位清洁、整齐、干净,保证产妇有足够的睡眠与营养。

(1)生命体征观察:产后每30分钟观察一次,2小时后无异常每1小时观察1次,稳定后逐渐延长观察时间,24小时后改为每日3次观察生命体征,如体温超过38℃,查找原因。

(2)饮食:根据产妇的饮食习惯、体重及哺乳情况决定,应适当均衡多样化原则,利于身材的恢复,避免进食麻、辣、烫及生冷硬的食物,如哺乳者,应增加蛋白质和多吃汤汁食物,适当补充维生素、钙和铁剂。

(3)排尿与排便:保持大小便通畅。提醒并鼓励产妇多饮水,力争产后4小时内自解小便,若出现排尿困难,应协助产妇下床如厕小便,用诱导法,如会阴冲洗、听流水声、按摩下腹部等方法诱导排尿,必要时导尿。鼓励产妇进食蔬菜和水果,保持大便通畅,必要时遵医嘱服缓泻剂。

(4)休息与活动:经阴道自然分娩的产妇,产后6~12小时内即可起床适当活动,阴道助产或剖宫产者适当延后,产后1~2日可在室内走动,利于恶露的排出,预防下肢静脉血栓形成,但避免剧烈运动及负重、长时间蹲位。产妇第一次下床因体位改变会有头晕、出冷汗、面色苍白等体位性低血压表现,护士应指导产妇牢记"坐-站-行"原则,且需陪伴搀扶以防跌倒发生。

2. 产科护理

(1)产后2小时的护理:产后2小时内极易发生产后出血、产后心衰、产后子痫等。应在产房严密观察生命体征、子宫收缩情况及阴道流血量,注意宫底高度及膀胱是否充盈、会阴伤口有无异常。

(2)观察子宫复旧及恶露:产后当天每30分钟~1小时观察1次,无异常逐渐延长观察时间。24小时后,每日在同一时间评估子宫复旧情况,观察前嘱产妇排尿。每日观察恶露量、颜色及气味。如宫底位置高、恶露量多或持续时间长、色鲜、异味,应及时告知医生。

(3)会阴部护理:遵医嘱冲(擦)洗外阴,每日2~3次;会阴水肿者,24小时内可冰敷,24小时后可热敷,也可用红外线照射外阴;会阴伤口剧痛或有肛门坠胀感,应及时报告医生,警惕会阴血肿发生;会阴伤口感染者,应提前拆线引流或扩创,产后7天可坐浴。

(4)乳房护理及母乳喂养指导:推荐母乳喂养,协助产后30分钟内母婴皮肤接触和早吸吮30分钟。在产后30分钟内,新生儿正处于警觉状态,其吸吮反射最强,最易吸到营养丰富的初乳并促进乳汁的分泌。正确的母乳喂养方法是(图10-4):喂奶前产妇应洗净双手,清洁乳房及乳头,护士应帮助产妇及新生儿选择舒适体位,一手托住新生儿让其腹部与产妇腹部紧贴,一手拇指放在乳房上方,余四指放在乳房下方,用乳头刺激新生儿唇角,在新生儿张嘴瞬间将乳头及乳晕大部分放入新生儿口腔内,露出新生儿至少一侧鼻孔,观察新生儿深而慢的有效吸吮动作;喂奶结束后,产妇用手指轻轻放新生儿嘴边,让其张开小嘴,将乳头轻轻拉出,避免乳头受伤。乳汁分泌较少时每次哺乳应吸吮两侧乳房,开始哺乳时一侧乳房吸吮约5分钟,然后左右乳房交换吸吮,以后逐渐延长吸吮的时间直到新生儿在每侧乳房吸吮的时间达到约15分钟,保证吸到"后乳"及促进乳汁分泌、预防乳头损伤。"后乳"是指乳房分泌的后段奶,含脂肪量较多较白。哺乳完毕,应将新生儿抱起,让其身体倚靠在产妇身上,头部偏向一侧,产妇手掌呈半杯状,轻拍新生儿的肩背部1~2分钟,排出哺乳时吸入的气体以防吐奶。

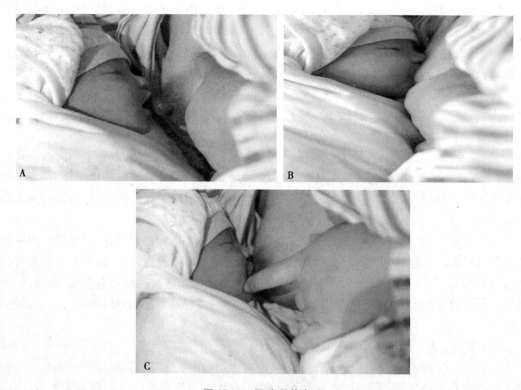

图10-4 母乳喂养方法
A. 正确托住乳房刺激新生儿含接;B. 将乳头及乳晕大部分含在新生儿口腔内;
C. 正确将乳头移出新生儿口腔

促进母乳喂养成功的措施包括：及时得到医务人员的帮助与支持；做好早开奶、勤吸吮、按需哺乳、母婴24小时同室；关注产妇的睡眠、营养并保持情绪稳定。母乳喂养的益处有：①预防产后出血，促进子宫复旧；②有避孕效果；③可降低乳腺癌、卵巢癌的患病风险；④有助于产妇体形的恢复；⑤母乳是最适合孩子生长发育的食品，母乳中的乳清蛋白、氨基酸和不饱和脂肪酸，最易被孩子消化吸收，还含有矿物质、维生素等。母乳中含有的分泌型免疫球蛋白(sIgA)、乳铁蛋白、双歧因子等免疫因子，以及淋巴细胞、巨噬细胞等免疫细胞，可保护孩子的呼吸道及胃肠系统，增强孩子的抵抗力，降低受病菌感染的机会；⑥哺喂母乳的孩子聪明，能与母亲建立深厚的感情；⑦母乳新鲜、卫生、方便、经济实惠且安全。鼓励纯母乳喂养6月，哺乳期1年或更长，WHO推荐母乳喂养至婴儿2岁，哺乳后佩戴合适的棉质胸罩。

母乳喂养常见问题与处理：①乳汁不足：应在妊娠期建立孕妇哺乳的信心，护士应讲解母乳喂养的益处及方法，产后应指导产妇摄取足够的液体食物、蛋白质、充分休息与放松，避免劳累和紧张。②乳胀：多因产后1~2天未早开奶、频繁吸吮、婴儿含接姿势不当致乳房过度充盈及乳腺管阻塞所致。热敷乳房3~5分钟，边热敷、边按摩、边拍打抖动乳房、再挤奶或让婴儿频繁吸吮，必要时用吸奶器；乳胀疼痛明显者，可冷敷乳房。③乳头皲裂：常因婴儿含接姿势不当、婴儿吸吮时间太长或清洁过度所致。轻度破损不影响哺乳，哺乳前按摩乳房2~3分钟，挤出少许乳汁使乳晕变软，利于婴儿的有效含接，哺乳后挤出少许乳汁涂抹于乳晕及乳头处，短暂暴露并保持干燥。皲裂严重者，停止哺乳，将乳汁挤出哺喂婴儿，保持泌乳，破损处不可随意涂抹任何药膏。④退乳：产妇因疾病或其他原因不能哺乳时，应尽早退奶。最简单的退奶方法是停止哺乳，不热敷、按摩、挤奶排空乳房，少进汤汁。有少数产妇会感到乳房胀痛，可口服镇痛药物，2~3日后疼痛减轻。其他退奶方法有生麦芽60~90g，水煎服，每日1剂，连服3~5日；芒硝250g分装两纱布袋内，敷于两乳房并包扎，湿硬后及时更换，直至乳房胀痛缓解。

3. 心理护理　护士应观察产妇的情绪变化。产妇身体形象改变、出汗、尿多、伤口疼痛导致的不适以及对哺育婴儿的担心，均可造成情绪不稳定，尤其是产后3~10天，表现为轻度抑郁。开展以家庭为中心的照护模式，可提高家庭照护母婴的能力，有助于完成父母角色的转变，建立自信心，促进产妇身心舒适。

4. 健康教育

(1)一般指导：摒弃产妇虚弱怕"吹风"而紧闭门窗、戴帽、盖被的旧风俗习惯。若居室和身体小环境均处于高温、高湿状态，可影响出汗散热，导致体温调节中枢功能衰竭而出现高热、意识丧失和呼吸循环衰竭等中暑表现。应指导产妇合理饮食，保证充足的营养；注意休息，合理安排家务及照顾婴儿；注意个人卫生和会阴部清洁。

(2)专科指导：教会产妇观察恶露量、颜色及气味，若恶露异常、发热、身体疼痛不适应及时就诊。产褥期应禁止性生活，一旦恢复性生活应避孕，建议使用避孕套。阴道分娩后满3月、剖宫产后满6月可安环。出院后3日、14日、28日会有社区保健人员进行产后访视。产后6~8周产妇应返回门诊行常规健康检查，包括全身检查和妇科检查。全身检查有测血压、心率，查血、尿常规等，了解哺乳情况；妇科检查主要了解盆腔内生殖器是否已恢复至未孕状态，同时对婴儿进行全面检查。

(3)产后运动：无论是顺产还是剖宫产，待身体舒适度改善后，即可开始产后康复运动。早期较柔和的运动有抬臀、缩肛、踝泵运动等。

1)产后运动好处：促进子宫收缩及恶露的排出，预防产后出血；促进肠蠕动，防便秘；促进骨盆底肌肉的收缩,利于盆腔器官恢复到原来位置,预防阴道壁膨出、子宫脱垂及尿失禁;促进血液循环,预防下肢深静脉血栓形成;增强身体肌肉张力,促进身材的复原。

2)运动项目与步骤(图10-5):①深呼吸运动:产妇平卧,全身放松,鼻子慢慢深吸气,可使胸部扩张,利于促进血液循环。一般于产后第一天开始,每日2次,每次5~10个。②胸部运动:产妇仰卧床上,两手臂向左右两侧伸直,接着向上举起,至双掌触碰后再回复至左右平放位置,可增强胸肌力量,预防乳房松弛及下垂,可于产后第二天开始,每日2次,每次5~10个。③颈部运动:产妇平卧,四肢伸直,将头部向前倾,使下巴贴近胸部,可增强腹肌张力,改善腹直肌分离现象,产后3~4天开始,每日2次,每次5~10个,剖宫产者待伤口愈合后开始。④阴道、盆底收缩运动:产妇仰卧床上,双腿略分开,双膝弯曲使腿与床呈直角,将臀部抬高离开床面,以双肩及双足支撑着,再将双膝靠拢,同时夹紧阴道及臀部肌肉,保持1~2分钟,促进子宫复旧及盆底肌收缩,促进会阴部血液循环,利于会阴伤口愈合。待会阴或腹部伤口疼痛明显改善后开始,依据个人情况,每日重复多次。⑤臀部运动:产妇将一只腿举起,尽量使大腿靠近腹部,小腿贴近臀部,然后再伸直腿部放于床面,如此两腿交换进行。促进腹肌收缩、盆底肌收缩及子宫复旧,产后一周会阴伤口愈合后开始,各做5次。⑥抬腿运动:产妇仰卧床上,双手放平,两腿伸直,将一只腿举起约45度后放回床面,左右腿轮流抬高5次,可促进腹肌收缩、盆底肌收缩及子宫复旧,产后一周会阴伤口愈合后开始。⑦仰卧起坐:产妇仰卧于床上,双手交叉在胸前,用腰及腹部力量使身体坐起,有助于腹部肌肉的锻炼,产后2周开始,每日数次。⑧膝胸卧位:产妇双膝分开,跪在床上,胸部与肩部尽量靠近床面,腰部挺直,臀部抬起,可促进子宫恢复至正常前倾位置,避免腰背痛,产后2周开始,最初坚持几分钟,以后逐渐延长至10分钟,每日2次。⑨凯格尔运动(俗称缩肛运动):产妇平卧、坐位或站位,双腿交叉,会阴部收缩上提,持续收缩3~5秒后,放松所有肌肉,如此反复进行。此运动可收缩尿道口、阴道、肛门所有盆底的肌肉,恢复阴道弹性,预防张力性尿失禁及子宫脱垂,正常妊娠者可自妊娠晚期28周后开始,每日2次,每次100~200个。⑩踝泵运动:此锻炼可放松足踝及脚趾关节的肌肉,增进柔软度,促进下肢血液循环,消除下肢水肿及疲劳;可自妊娠晚期28周后开始,每日屈伸及环绕各5~6次。

3)注意事项　运动时间由短至长,运动量由少至多,避免劳累;锻炼需要规律且有一定强度;必须持之以恒,因为肌肉张力的恢复需2~3月;运动时若有出血或不适,应立即停止或咨询医务人员;运动前需要排空膀胱、穿宽松衣服、空气新鲜、选择硬板床。

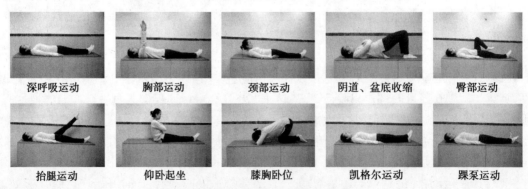

| 深呼吸运动 | 胸部运动 | 颈部运动 | 阴道、盆底收缩 | 臀部运动 |
| 抬腿运动 | 仰卧起坐 | 膝胸卧位 | 凯格尔运动 | 踝泵运动 |

图10-5　产后运动项目

四、护 理 评 价

1. 产妇未发生产后出血。
2. 产妇自理能力部分恢复,积极参与自我照顾及哺育婴儿,表现出自信和满足。

思考题

1. 李女士,25 岁,于 2015 年 10 月 28 日 18:00 顺产一女婴,体重 3150g,出生 Apgar 评 10 分,产后 2 小时失血 200ml,产后血压 108/72mmHg,宫底脐下 1 横指,阴道流血约 10ml,色暗红,会阴伤口 Ⅰ 度裂伤,无明显肿痛,已进食及饮水约 300ml。新生儿已行早吸吮,母婴在产房观察 2 小时后无特殊,于 20:00 送入母婴同室。

(1)如果你是值班护士,还想收集哪些信息? 体格检查中着重注意哪些体征?

(2)此时产妇存在哪些护理诊断/医护合作性问题?

(3)采用哪些护理措施?

2. 李女士,顺产后第二天,9:00 责任护士与其沟通,得知能自行如厕、洗漱,主动参与照顾新生儿,已部分学会母乳喂养,主管医生已查房嘱可出院,李女士及家属十分高兴。

(1)你如何评价其护理效果? 此时体格检查中着重注意哪些体征?

(2)出院前应为李女士做哪些健康教育?

3. 李女士,顺产后 10 天,责任护士电话随访时,产妇诉进食鸡汤后双乳胀痛,该护士还需要询问哪些信息? 如何指导李女士在家缓解乳房胀痛?

4. 李女士,顺产后 42 天,返院健康检查,需要评估哪些内容? 为什么?

(廖碧珍)

第十一章

新生儿的护理

第一节　新生儿的分类

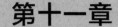 关键知识点

▲ 新生儿分类方法有四种，根据胎龄进行新生儿分类临床常用。

▲ 明白高危新生儿的危险因素，便于判断新生儿是否存在潜在危险。

新生儿（neonate）是指从脐带结扎至生后满 28 天内的婴儿。它是胎儿的延续，又是人类发育的基础阶段。此期婴儿需完成多方面的生理调整，以适应复杂的外界环境。

一、新生儿分类

（一）根据胎龄分类

1. 足月儿（full-term infant）　指出生时胎龄满 37 周和小于 42 周（260～293 天）的新

生儿。

2. 早产儿（preterm neonates） 指出生时胎龄小于 37 周（≤259 天）的新生儿。

3. 过期产儿（postterm infant） 指出生时胎龄大于或等于 42 周（≥294 天）的新生儿。

（二）根据出生体重分类

分为正常出生体重儿（normal birth weight）、低出生体重儿（low birth weight，LBW）、极低出生体重儿（very low birth weight，VLBW）、超低出生体重儿（extremely low birth weight，ELBW）、巨大儿（表 11-1）。

表 11-1　根据出生体重分类

分类	出生体重
正常出生体重儿	2500～3999g
低出生体重儿	<2500g
极低出生体重儿	<1500g
超低出生体重儿	<1000g
巨大儿	≥4000g

（三）根据出生体重与胎龄关系分类

1. 适于胎龄儿（appropriate for gestational age，AGA） 指出生体重在同胎龄平均体重的第 10～90 百分位者。

2. 小于胎龄儿（small for gestation age，SGA） 指出生体重在同胎龄平均体重的第 10 百分位以下者。我国习惯上将胎龄已足月而体重在 2500g 以下的新生儿称足月小样儿。

3. 大于胎龄儿（large for gestational age，LGA） 指出生体重在同胎龄平均体重的第 90 百分位以上者。我国不同胎龄新生儿出生体重及百分位数见表 11-2。

表 11-2　中国不同胎龄新生儿出生体重百分位数参考值（g）

出生胎龄（周）	例数	P_3	P_{10}	P_{25}	P_{50}	P_{75}	P_{90}	P_{97}
24	12	339	409	488	588	701	814	938
25	26	427	513	611	732	868	1003	1148
26	76	518	620	735	876	1033	1187	1352
27	146	610	728	860	1020	1196	1368	1550
28	502	706	840	987	1165	1359	1546	1743
29	607	806	955	1118	1312	1522	1723	1933
30	822	914	1078	1256	1467	1692	1906	2128
31	953	1037	1217	1410	1637	1877	2103	2336
32	1342	1179	1375	1584	1827	2082	2320	2565
33	1160	1346	1557	1781	2039	2308	2559	2813
34	1718	1540	1765	2001	2272	2554	2814	3079

续表

出生胎龄(周)	例数	P_3	P_{10}	P_{25}	P_{50}	P_{75}	P_{90}	P_{97}
35	2703	1762	1996	2241	2522	2812	3080	3352
36	4545	2007	2245	2495	2780	3075	3347	3622
37	11641	2256	2493	2741	3025	3318	3589	3863
38	29604	2461	2695	2939	3219	3506	3773	4041
39	48324	2589	2821	3063	3340	3624	3887	4152
40	40554	2666	2898	3139	3415	3698	3959	4222
41	12652	2722	2954	3195	3470	3752	4012	4274
42	1947	2772	3004	3244	3518	3799	4058	4319

P代表百分位数

(四)根据生后周龄分类

1. 早期新生儿　指出生一周以内的新生儿。

2. 晚期新生儿　指出生第 2~4 周的新生儿。

二、高危新生儿

高危新生儿(high risk infant)指已发生和可能发生危重情况的新生儿,高危新生儿需要密切观察和监护。凡符合下列条件的都可以定为高危新生儿:

(一)孕母存在高危因素

如年龄超过 40 岁或小于 16 岁;有慢性疾病如糖尿病、慢性肾脏疾病、心脏疾病、肺脏疾病、高血压、贫血、血小板减少症等;羊水过多或过少;妊娠早期或晚期出血;胎膜早破和感染。

(二)出生过程存在高危因素

如早产或过期产;急产或滞产;胎儿胎位不正;臀位助产;羊水被胎粪污染;脐带过长(>100cm)或过短(<30cm)或被压迫;剖宫产。

(三)胎儿和新生儿存在高危因素

如多胎、胎儿心率或节律异常;有严重先天畸形;Apgar 评分低于 7 分;新生儿出生时面色苍白或青紫;呼吸异常、低血压、出血等。

第二节　正常新生儿的特点与护理

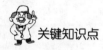

关键知识点

▲ 新生儿自出生能较好适应宫外环境,维持呼吸道通畅最为重要。

▲ 新生儿出生后30分钟内处于警觉期,为护士帮助建立亲子关系及母乳喂养的理想时期。

▲ 新生儿出生后24小时是适应外界环境的关键时期,护理重点是保暖、维持呼吸道通

畅、喂养及观察;新生儿的日常护理包括生命体征、喂养与排泄观察及预防感染。

▲护理人员必须熟知正常新生儿的特点和异常征象,对新生儿给予正确及时的评估和护理,为其一生的健康和发展奠定基础。

正常新生儿是指出生时胎龄满37周和小于42周,出生体重2500g～3999g,身长超过47cm,无任何疾病和畸形的活产婴儿。

一、正常新生儿的特点

(一)外观特点

正常新生儿体重在2500g～3999g,身长47cm以上,哭声响亮、肌肉有一定张力,四肢屈曲、皮肤红润、胎毛少,耳壳软骨发育好,指(趾)甲达到或超过指(趾)端,乳晕清楚,乳头突起,乳房可扪及结节,整个足底有较深的足纹,男婴睾丸下降,女婴大阴唇覆盖小阴唇。

(二)生理特点

1. 呼吸系统　新生儿出生时第一次吸气后啼哭使肺泡张开,开始自主呼吸。由于呼吸中枢发育不完善,呼吸运动表浅且频率较快,40次/分左右,主要依靠膈肌升降,呈腹式呼吸。

2. 循环系统　新生儿血流分布多集中在躯干和内脏部位,四肢血流量少,因而肝、脾容易触及,四肢易发冷末梢易发绀。脑中血流分布不平衡,在足月儿的大脑旁矢状区和早产儿的脑室周围白质部位分布最少,当全身低血压时,容易造成这些部位的缺血性损伤。新生儿心率波动在120～140次/分,当哭闹或活动时心率可增加至160次/分,熟睡时心率可下降至100次/分。血压在6.66/4kPa(50/30mmHg)至10.66/6.66kPa(80/50mmhg)的范围。

3. 泌尿系统　新生儿一般生后24小时内排尿,排尿量为40～60ml/(kg·d),若生后48小时无尿,需检查原因。新生儿肾脏功能不足,容易出现水、电解质及酸碱平衡紊乱。

4. 血液系统　新生儿血容量与脐带结扎时间有关,若推迟结扎5分钟,血容量可以从78ml/kg增至126ml/kg。新生儿出生时胎儿血红蛋白占70%～80%,出生后5周降为55%,以后逐渐被成人型血红蛋白取代。白细胞计数第一天为18×10^9/L,第3天开始明显下降,第5天接近婴儿值。由于胎儿肝脏维生素K储存量少,凝血因子活性低,故生后常规注射维生素K_1。

5. 消化系统　新生儿消化道面积相对较大,肌层薄,能适应较大量流质食物的消化吸收,但也容易引起过敏。食管下部括约肌松弛,胃呈水平位,容易发生溢乳和呕吐。生后不久可排出黏稠的墨绿色胎粪,3～4天转为棕绿色、稀软的过渡性大便。若生后24小时未见胎粪,宜进行检查以排除先天性消化道畸形。

6. 神经系统　新生儿脑相对大,占体重的10%～12%。脊髓相对较长,大脑皮质兴奋性低,睡眠时间长。新生儿期间视觉、听觉、味觉、触觉、温度觉发育良好,痛觉、嗅觉(除对母乳外)相对较差。新生儿出生时已具备多种暂时性原始反射,比如觅食反射、吸吮反射、握持反射、拥抱反射,生后数月自然消失,否则提示神经系统疾病。新生儿巴氏征、克氏征、佛斯特征阳性属正常现象。

7. 体温调节　新生儿体温调节中枢功能不完善,皮下脂肪薄,体表面积相对较大,容易散热。寒冷时无寒战反应而靠棕色脂肪化学产热。新生儿正常体表温度为36.0～36.5℃,正常核心温度为36.5～37.5℃。生后环境温度低于宫内温度,散热增加,如不及时保暖,可发生低体温、低氧血症、低血糖和代谢性酸中毒或寒冷损伤。室温过高时,体内水分摄入少,散热不足,可导致脱水热;室温过低可引起硬肿症。不显性失水过多可增加热的消耗,适宜的环境湿度为55%~65%。

8. 能量及体液代谢　新生儿基础热量消耗为209kJ/kg,每日总热量需418~502kJ/kg。新生儿体液总量占体重的70%~80%,每日液体维持量为第1天60~80ml/kg,第2天80~100ml/kg,第3天以后100~140ml/kg;足月儿每日钠需要量为1~2mmol/kg,10天后增加日需要量为1~2mmol/kg。

9. 免疫系统　新生儿非特异性和特异性免疫系统均不成熟。皮肤黏膜薄嫩易损伤,脐残端未完全闭合,细菌易进入血液;呼吸道纤毛运动差,胃酸、胆酸少,杀菌力差;同时分泌型IgA缺乏,易发生呼吸道和消化道感染。血脑屏障发育不完善,易患细菌性脑膜炎。免疫球蛋白虽能透过血脑屏障但IgG含量低、IgA和IgM不能通过胎盘,因此易患细菌感染。

10. 常见的几种特殊生理状态:

(1)生理性体重下降:新生儿出生后数日内,因丢失水分较多及胎粪排出,出现生理性体重下降,但一般不超过10%,生后10天左右恢复出生时体重。

(2)乳腺肿大:生后第3~5天,男、女新生儿均可发生乳腺肿大,切勿挤压,以免感染。一般生后2~3周内消退。

(3)生理性黄疸:由于胆红素代谢特点,50%~60%的足月儿和>80%的早产儿于生后2~3天内出现黄疸,4~5天达高峰;一般情况良好,足月儿在2周内消退,早产儿可延续到3~4周。

(4)"马牙"和"螳螂嘴":新生儿上颚中线和齿龈切缘上常有黄白色小斑点,俗称"马牙",系上皮细胞堆积或黏液腺分泌物积留所致,于生后数周至数月自行消失。新生儿面颊部有脂肪垫,俗称"螳螂嘴",对吸乳有利,不宜挑割,以免发生感染。

(5)假月经:部分女婴生后5~7天阴道流出少许血性分泌物,或大量非脓性分泌物,可持续一周。系因妊娠后期母亲雌激素进入胎儿体内,生后突然中断,形成类似月经的出血,一般不必处理。

(6)新生儿红斑及粟粒疹:生后1~2天,在头部、躯干及四肢常出现大小不等的多形性斑丘疹,称为"新生儿红斑",1~2天后自然消失。也可因皮脂腺堆积,在鼻尖、鼻翼、面颊部形成小米粒大小黄白色皮疹,称为"新生儿粟粒疹",脱皮后自然消失。

二、护理评估

1. 评估新生儿父母的健康状况、家族的特殊病史;产妇的既往妊娠史、分娩史;本次妊娠及分娩过程中的母婴情况。

2. 新生儿出生后的一般情况和体格检查,注意检查前先洗手并温暖双手,检查过程中动作轻巧、注意保暖。

3. 心理社会状况　由于缺乏新生儿护理相关知识,产妇及其家属担心自己的孩子是否健康,同时担心自己是否有能力照顾好孩子,所以生产后顾虑重重。我们应重点评估产妇及其家属的相关知识掌握情况、母亲角色获得和心理状况以及家属照顾新生儿的能力。

三、主要护理诊断/医护合作性问题

1. 有窒息的危险　与呛奶、呕吐有关。

2. 有体温失调的危险 与体温调节中枢发育不完善有关。

3. 有感染的危险 与新生儿免疫功能不足及皮肤黏膜屏障功能差有关。

4. 知识缺乏（家长） 与缺乏新生儿护理相关知识有关。

四、计划与实施

预期目标:新生儿未发生窒息及感染,体温正常,生长发育良好,家长已掌握新生儿护理的相关知识和技能。

（一）产房内正常新生儿的早期护理

1. 产房环境 室温至少在 20℃ 以上,阳光充足,空气流通,并保持适度湿度,每天消毒,定期监测环境菌落数。

2. 工作人员 应该身体健康,注意个人卫生,严格遵守无菌操作规程及消毒隔离制度,护理每个新生儿应做好手卫生。

3. 刚出生新生儿的护理 见第七章第五节。

（二）出生后 24 小时的护理

1. 再次核实身份 当产妇和新生儿转出产房入母婴同室时,助产士与病房护士做好母婴床旁交接班,病房护士再次核对新生儿出生记录单填写是否完整、新生儿手(脚)圈信息与新生儿记录单是否吻合、同时与家属一同查看新生儿性别、脐部残端是否夹紧、有无渗血,清晰告知家属新生儿的手(脚)圈保留至出院前均不可除去,做好入室 Apgar 评分及常规评估,并签字。

2. 保暖 由于新生儿脱离母体环境,体温易受外界影响而下降,24 小时内的正常体温维持尤其重要。维持适宜的室温 22~24℃,相对湿度 55%~65%。如果室温过低,注意包裹,或者给予母婴皮肤接触,如母亲胸前怀抱,母亲袋鼠式怀抱等。此外,接触新生儿的手、仪器、物品等均应该保持温暖。另外还应该注意衣被的增减,监测新生儿的体温,使其腋温维持在 36~37℃ 比较理想。如果新生儿面红耳赤、出汗、体温超过 37.5℃,则说明室温太高或保暖过度,应及时采取相应措施。

3. 保持呼吸道的通畅 新生儿出生后 4~6 小时,残留在胃内及呼吸道的分泌物易反流阻塞呼吸道,因此护士需密切观察新生儿的呼吸频率及肤色,及时清除新生儿口、咽、鼻部的分泌物,以保持呼吸道的通畅。新生儿应左右交替侧卧,以利于呼吸道内分泌物引流。

4. 观察喂养与排泄 严密观察新生儿的吸吮力及母乳喂养次数;观察新生儿大小便的排出情况,并记录。若 24 小时内未见墨绿色胎便,同时观察新生儿肠蠕动情况、腹部外形有无异常,必要时告知医生,警惕消化道畸形发生。24 小时未见小便者告知医生并密切观察至 48 小时。

（三）新生儿的日常护理

1. 监测生命体征 每日监测新生儿的体温、心率、呼吸,每天 3 次,若不在正常范围要及时纠正。

2. 喂养与观察

(1)喂养:鼓励母乳喂养,正常新生儿提倡早哺乳,一般生后半小时内即可让母亲怀抱新生儿使其吸吮,促进乳汁分泌,并可防止低血糖,之后按需哺乳。无法母乳喂养者可给予配方乳,注意奶具专用并严格消毒,奶汁流速以连续滴入为宜,新生儿喂养详见第二十章第一节。

（2）观察：哺乳时新生儿吸吮有力、安静、无呼吸困难及躁动，喂奶后新生儿有满足感或安静、不吐、无腹胀及腹泻，体重增长理想（15～30g/d，生理性体重下降期除外），说明供给的营养能够满足机体需要。每天监测体重1次，定时、定秤测量，确保准确性，为了解营养状况提供可靠依据。出生后3～4天出现生理性体重下降，应注意观察。观察皮肤生理性黄疸，每天2次，并记录，警惕病理性黄疸发生。观察大小便排泄情况：新生儿随出生天数的增加，进食奶水量的增加，出生24～48小时后，每日更换6～8次尿布，说明水分摄入充足；大便因哺喂方式各异，每个新生儿大便的排泄也有所不同，每日少量多次或1次多量大便，说明进食足够，注意观察大便次数、性状并记录。

3. 预防感染

（1）母婴同室尽量减少人员流动，减少探望，谢绝、劝阻患感冒和其他各种传染病的人员进入室内探视及护理新生儿。室内保持空气新鲜，在保证室温的情况下，定时开窗通风。接触和护理新生儿前后认真洗手。

（2）皮肤护理：为保持新生儿皮肤清洁预防感染，应做好皮肤护理。每日为其进行沐浴/抚触、脐部护理及臀部护理（详见第二十章第一节新生儿常用护理技术）。

（3）新生儿疫苗接种：出生24小时内注射乙肝疫苗（以后1个月、6个月各注射一次），出生后2～3天可接种卡介苗。

4. 健康教育与心理支持　①指导产妇及其家属了解新生儿护理的相关知识，采用录像、宣传册、模型示范等多种方式，指导新手父母学会新生儿的日常护理方法，并能及时发现和处理异常情况；②做好心理疏导，鼓励产妇说出心理感受和关心的问题，鼓励家属陪伴，消除紧张情绪，协助并提高产妇照顾新生儿的能力；③鼓励和指导双亲与新生儿眼神交流、说话、皮肤接触，学会新生儿抚触，尽早建立良好的情感联络，以利于新生儿身心发育。

（四）新生儿常见异常征象的观察与处理

1. 呼吸困难

（1）呼吸困难（respiratory distress）是新生儿的常见症状之一，是指新生儿的呼吸频率、节律、强弱、深浅度改变，吸气与呼气比例失调，出现呼吸急促、费力、点头、张口呼吸以及由呼吸肌动作引起的三凹征、鼻翼扇动等。呼吸困难是新生儿的危重症，它可由多种原因引起，临床表现为程度不同的低氧血症、代谢性和（或）呼吸性酸中毒，如不及时处理，可危及生命。

（2）观察要点：观察呼吸的频率、节律和深度，健康足月儿的呼吸频率35～45次/分，哭闹时增快，可达60～80次/分，一般将呼吸频率持续>60次/分称为新生儿呼吸增快。新生儿安静时呼吸增快多由呼吸系统疾病引起，也可与非呼吸系统疾病相关，如先天性心脏病、心力衰竭、休克、神经系统疾病等。新生儿呼吸<30次/分，称为呼吸减慢，往往是由呼吸中枢受抑制所致，是病情危重的表现之一。注意呼吸是否通畅，鼻部通气不畅伴吸气三凹征，注意有无后鼻孔闭锁。观察是否有点头呼吸、鼻翼扇动及三凹征、呻吟等呼吸窘迫的表现，多由呼吸系统疾病引起。注意有无青紫及其程度和分布，由呼吸系统疾病引起的青紫，吸氧多能缓解；如吸氧不能缓解，且青紫与呼吸困难不一致，应注意有无先天性心脏病。注意胸廓的形态，一侧胸廓饱满伴呼吸音改变提示气胸。胸部听诊是诊断新生儿呼吸系统疾病如肺炎、湿肺等的重要依据，要注意两肺呼吸音的强弱及是否对称，啰音的多少、性质及分布等。

（3）处理原则：查明原因进行病因治疗，密切监护患儿的心率、呼吸、血压、体温、血气的变化，保持正常通气、换气功能，必要时人工通气治疗，并配合全身治疗，纠正各种代谢紊乱。

2. 呕吐

（1）呕吐（vomit）是新生儿期常见症状之一。引起新生儿呕吐的原因取决于新生儿的解剖、生理特点及其出生前后内、外环境的急剧变化，也取决于胚胎期各脏器尤其是前、中、后原肠分化和发育的状况。

（2）呕吐类型：①溢乳：新生儿胃呈水平位，贲门松弛，哺乳后易从口角溢出奶汁，不影响生长发育，常于生后 6 个月左右消失，不属于真正的呕吐；②一般呕吐：常伴恶心，多为胃内容物，多见于喂养不当，肠道感染或全身感染的伴随症状；③反复呕吐：无规律性，呕吐物一般不含胆汁，主要见于胃食管反流；④喷射性呕吐：突然发生，呕吐量大，随日龄增大呕吐物奶样、乳酪样具酸腐味，不含胆汁。主要见于大量空气吞入、胃扭转、幽门梗阻。在颅内压增高性病因时可呕吐大量含胆汁样液。

（3）呕吐性状观察：①清淡或半透明黏液，可能是食管内容物；②伴有酸味，有奶汁或凝块，多来自胃内；③乳凝块多，伴酸腐味，有持久的规律性，多为幽门及十二指肠梗阻；④呕吐为绿色，可能为较高位肠梗阻；⑤呕吐物为粪便样，多为低位梗阻，结合腹部情况考虑麻痹性肠梗阻或是胎粪性腹膜炎；⑥呕吐物带血首先考虑消化道黏膜出血，出血量大、色鲜红，多为新鲜活动出血，呈紫褐色、咖啡色为陈旧性出血。

（4）处理原则：首先排除外科性呕吐，以免延误手术时机，再针对病因治疗，如合理喂养、控制感染、降颅压等。病情轻者一般无需特殊处理，严重者在确诊前应禁食，给予肠道外营养，保证能量供给。

3. 新生儿黄疸

（1）新生儿黄疸（neonatal jaundice）是胆红素在体内积聚而引起的皮肤黏膜黄染，原因很多，有生理性和病理性黄疸之分，重者可导致胆红素脑病，造成神经系统的永久性损害，甚至死亡，故应该加强对新生儿高胆红素血症的临床观察，尽快找出原因，及时治疗，加强护理。

（2）新生儿病理性黄疸特点：①生后 24 小时内出现黄疸；血清总胆红素值已达到相应日龄及相应危险因素下的光疗干预标准，或每日上升超过 $85\mu mol/L（5mg/dl）$；②黄疸持续时间长，足月儿 >2 周，早产儿 >4 周；黄疸退而复现；血清结合胆红素 $>34\mu mol/L（2mg/dl）$。具备其中任何一项者可诊断为病理性黄疸。

（3）观察要点：注意皮肤黏膜、巩膜色泽，评估进展情况。注意神经系统的表现，如患儿出现拒食嗜睡、肌张力减退等胆红素脑病的早期表现，应该立即通知医生，做好抢救准备。

（4）处理原则：积极治疗原发病；降低血清胆红素，给予蓝光治疗；保护肝脏，不用对肝脏有损害及可能引起溶血、黄疸的药物；控制感染、注意营养支持。

4. 湿疹

（1）湿疹俗称"奶癣"，是新生儿期一种急性、亚急性皮肤病，好发于头、面、颈部，甚至蔓延遍及全身。其原因复杂，目前认为是过敏性皮肤病，过敏原来自外界或机体内部。

（2）一般处理类似于特应性皮炎，母乳喂养可以防止由牛奶喂养引起异性蛋白过敏所致的湿疹。护理时保持新生儿皮肤清洁干燥，注意房间空气流通，可以外涂一些性质温和无刺激的药物保护皮肤如炉甘石洗剂、甘油、氧化锌等，也可使用糖皮质激素软膏，但应在医生指导下合理使用,尽量避免较长时间或短期大剂量外用糖皮质激素。

5. 低血糖症

(1)新生儿低血糖症(hypoglycemia)是指新生儿血糖值低于正常新生儿的最低血糖值。新生儿低血糖的界限值尚存在争议,目前多主张血浆葡萄糖≤2.6mmol/L诊断为低血糖症。发生严重低血糖者可造成神经系统急性及远期功能障碍。

(2)临床表现:新生儿低血糖缺乏特异性症状,多出现在生后数小时至1周内,或伴发于其他疾病过程而被掩盖,主要表现为反应差、阵发性发绀、震颤、眼球不正常转动、惊厥、呼吸暂停、嗜睡、拒食等,有的出现多汗、苍白及反应低下等。

(3)观察要点:密切观察病情变化,及时发现低血糖的早期临床表现,定时监测血糖和生命体征,及时调整输注量和速度。观察患儿神志、哭声、呼吸、肤色、肌张力、抽搐、吃奶情况、大小便和睡眠情况。如发现异常如呼吸暂停,应立即予以拍背、弹足底等初步处理,并及时告知医生,并进行微量血糖测定,尽早采取措施处理。

(4)处理原则:无症状低血糖可给予进食葡萄糖,如无效改为静脉输注葡萄糖;对有症状患儿应静脉输注葡萄糖;对持续或反复低血糖者除静脉输注葡萄糖外,结合病情予氢化可的松静脉输注、胰高血糖素肌注或泼尼松口服。

(五)母婴同室及管理

自从WHO提出6个月纯母乳喂养率在2025年达到50%的总目标后,我国卫生部妇幼司在1992年即着手在全国各地创建爱婴医院,实行母婴同室,让母亲与其新生儿24小时住在一起,即使分离最多不超过1小时,这不仅可以保证按需哺乳、促进母乳喂养成功,也利于新手母亲学习如何照顾新生儿、密切母婴间的感情,还可预防交叉感染。除病房的常规管理制度外,重点是:

1. 母乳喂养制度　进入母婴同室区工作的所有医务人员必须接受母乳喂养的技术培训,考核合格后才能进入母婴同室工作,熟知促进母乳喂养成功的十条措施,掌握母乳喂养的相关知识与技能,将母乳喂养的好处告知所有的孕产妇,保护、促进、支持母乳喂养。

2. 环境管理　按母婴同室病区环境规范要求进行房间布局,保持环境整洁、美观、安静、舒适与安全。控制外界人员探视新生儿的时间及人数,提示探视人员不可随意触摸新生儿,住院期间拒绝儿童探视,避免交叉感染。

3. 消毒管理　新生儿沐浴用品做到一人一物一消毒;用过的一切布类物品清洗后,需高压消毒后再使用;推荐产妇及新生儿使用一次性中单及尿布;要求每一个人在接触新生儿前后认真洗手。

4. 安全管理　当孕妇入院时,告知确保新生儿安全的具体方法,必要时与其签署新生儿安全知情同意书,如母婴同室期间母儿24小时待在一起,当新生儿需要检查或治疗短暂分开时,医护人员必须证明其身份、解释目的,并由一名家属全程陪伴;新生儿除需要保暖、母乳喂养外,需要睡在专用的婴儿床上,防新生儿坠床、受压致窒息;新生儿须远离电源、热源及尖锐物品等。

五、护理评价

1. 新生儿生命体征平稳,未发生窒息及感染等并发症,生长发育良好。
2. 产妇掌握新生儿日常的护理技能和育儿知识。

第三节　新生儿窒息的护理

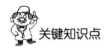关键知识点

▲ 严重窒息是导致新生儿致残及致死重要原因之一。

▲ 正确的新生儿复苏技术可以改善新生儿预后和降低新生儿死亡率。

新生儿窒息(neonatal asphyxia)是指胎儿娩出后1分钟内,无自主呼吸或未能建立规律呼吸而仅有心跳的缺氧状态。窒息是新生儿常见症状,多数为胎儿宫内窘迫的延续。为新生儿脑瘫、智力障碍等神经系统后遗症和死亡的原因之一,国内发病率为5%～10%。严重窒息是出生后最紧急情况,必须实施正确的复苏技术,以改善新生儿预后及降低新生儿死亡率。

一、病　　因

新生儿窒息与胎儿子宫内缺氧、感染密切相关,也有部分与分娩过程相关。常见原因如下:

1. 分娩前原因　分娩前因素包括母体疾病、胎盘因素、脐带因素及药物因素,均可能导致胎儿窘迫而发生新生儿窒息。

(1)母体疾病:常见于妊娠期高血压疾病、前置胎盘伴严重出血者、严重贫血、合并心脏病、产前或产时母体感染等。

(2)胎盘因素:如胎盘早剥、过期妊娠导致的胎盘老化等。

(3)脐带因素:如脐带脱垂、绕颈等。

(4)其他因素:大量镇静药抑制胎儿呼吸中枢等。

2. 分娩时损害　头盆不称、胎位异常等导致的产程异常等或因助产术不顺利使胎儿颅脑损害等。

3. 胎儿因素　早产儿、新生儿肺发育不成熟、颅内出血以及严重的中枢神经系统、心血管系统畸形、膈疝等。

二、护理评估

(一)临床表现

根据新生儿出生后1分钟Apgar评分,将窒息分为轻度和重度两类。

1. 轻度(青紫)窒息　Apgar评分4～7分。

(1)新生儿面部及全身皮肤青紫。

(2)呼吸表浅或不规律。

(3)心跳规则,强而有力,心率80～120次/分钟。

(4)对外界刺激有反应,四肢稍屈,肌肉张力好。

(5)喉反射存在。

2. 重度(苍白)窒息　Apgar评分0～3分。

(1)皮肤苍白,口唇暗紫。

(2)无呼吸或仅有喘息样微弱呼吸。

(3)心跳不规则,心率<80次/分钟,且弱。

(4)对外界刺激无反应,肌肉张力松弛。

(5)喉反射消失。

重点依据 Apgar 评分指标评估新生儿出生时窒息的程度,生后 1 分钟 Apgar 评分可以区别窒息程度;5 分钟 Apgar 评分有助于判断复苏效果和预后。

(二)健康史

了解有无胎儿窘迫的病因,如妊娠期并发症/合并症、分娩方式与过程、胎心率、羊水情况及胎儿心血管系统异常或膈疝等。

(三)辅助检查

新生儿血氧分压、二氧化碳分压、新生儿头皮血 pH 值,以便了解缺氧及酸中毒的程度。

(四)心理社会状况

新生儿未知转归的情况下,产妇及家属可产生焦虑、悲伤或恐惧心理,担心孩子健康或失去孩子而不知所措。

(五)治疗原则

预防为主,在胎儿娩出前做好充分评估。若评估为高危新生儿应做好新生儿复苏准备,一旦新生儿出生需要复苏时及时按照 A(清理气道),B(建立呼吸),C(维持正常循环),D(药物治疗),E(复苏中动态效果评价)流程进行复苏。

三、护理诊断/医护合作性问题

1. 气体交换受损(新生儿) 与胎儿窘迫或气道内有羊水、黏液有关。

2. 潜在并发症:新生儿受伤 与新生儿窒息、抢救、脑缺氧有关。

3. 焦虑/恐惧(母亲) 与新生儿的生命安全受到威胁有关。

四、计划与实施

预期目标:产妇接受新生儿窒息事实,新生儿复苏有效,并发症降低至最低;产妇情绪稳定。

新生儿窒息最主要的护理措施是进行新生儿复苏,而复苏开始是新生儿出生后立即评估呼吸、肌张力、肤色来确定的,是在 1 分钟 Apgar 评分前进行。

新生儿复苏由训练有素的产科、儿科医生及助产士或护士共同协作进行。新生儿窒息的病因几乎是呼吸问题,所以新生儿复苏的关键点:首先是畅通气道和进行正压通气,因此新生儿复苏方案为 ABCDE 即 A(airway,气道)、B(breathing,呼吸)、C(circulation,循环)、D(drug,药物)、E(evaluation,评价)。

(一)新生儿窒息复苏的护理

1. 做好新生儿娩出时评估 充分了解产前、产时的高危因素,如妊娠期糖尿病、妊娠期高血压、严重贫血等母体并发症或合并症及胎儿畸形等;分娩时的孕周,有无胎心音改变、羊水性状、羊膜炎等,以做好复苏准备。

2. 复苏人员到位,分工明确。

3. 环境与物品准备 协助复苏的工作人员将房间温度调至25~28℃,备好抢救用物,如预热的辐射台、毛巾或毯子,调好吸引器压力,氧气、复苏皮囊、喉镜、注射器、胎粪吸引器、不同型号的气管导管、听诊器、吸引管、面罩、胃管、肩垫等;备药物(如肾上腺素、生理盐水等)。

4. 初步复苏 快速评估呼吸、肌张力、足月与否、羊水性状,其中一项不达标,立即初步复苏,其步骤:

(1)保暖:新生儿置于预热保暖台上。

(2)摆正体位:新生儿仰卧位,肩部以布卷垫高约2cm,颈部轻度仰伸到鼻吸气位,使咽后壁、喉和气管成直线,利于气体自由出入。

(3)清理气道:在胎儿娩出后立即吸净口、咽、鼻内黏液,必要时吸引清理,时间不超过10秒。

(4)擦干全身:用预热干毛巾擦干头部及全身后取走湿毛巾,减少散热。

(5)触觉刺激:经上述处理后新生儿仍无呼吸,可采用拍打或轻弹足底2次,也可轻轻按摩新生儿的背部、躯干和四肢促使呼吸的出现。初步复苏要求在生后30秒钟内完成。

5. 通气复苏步骤 经初步复苏后评价无自主呼吸、喘息和(或)心率<100次/分,应立即用复苏器正压通气,频率30~40次/分钟,观察胸廓起伏,若新生儿情况改善不佳,可给予矫正通气步骤,继续正压通气并观察通气效果。有效正压通气30秒后评价复苏效果,新生儿情况改善不佳或要配合胸外按压时给予气管插管正压通气。

6. 胸外按压步骤 经以上处理,新生儿心率<60次/分钟者,考虑气管插管下行胸外按压。胸外按压和正压通气必须密切配合,每3次胸外按压后正压通气1次。

7. 抢救药物使用 遵医嘱使用肾上腺素或其他的抢救药物。

新生儿复苏过程中建议有条件者使用血氧饱和度监测指导。复苏后应严密观察体温、呼吸、面色或血氧饱和度、心率、大小便、四肢末梢循环及神经反射、肌张力等情况,严重者及时转入儿科病房观察治疗。

(二)心理护理

1. 新生儿出生前评估为高危儿时,告知产妇及家属医护人员已做好的准备及技术实力,以便放松焦虑或紧张情绪。

2. 列举成功案例,增强对新生儿救治信心。

3. 若新生儿出生后发生窒息,动态与家属沟通复苏效果,利于产妇及家属及时了解新生儿病情变化情况。

(三)健康教育

1. 讲解引起新生儿窒息的原因,发生窒息的处理方案,医护救治能力,增加对医护人员的信任感。

2. 告知新生儿复苏效果。

3. 讲解新生儿窒息抢救后之注意事项,取得产妇及家属的配合。

五、护 理 评 价

1. 新生儿复苏效果良好,5分钟Apgar评分提高。

2. 产妇家属已接受新生儿窒息事实,理解复苏过程,情绪稳定,配合治疗。

思考题

1. 李女士,24 岁,$G_1P_1$40 周孕,刚顺产诞下一女婴,体重 3500g,身长 50cm,哭声响亮,皮肤红润,肌张力可,足月儿貌,生命体征平稳,一家人非常高兴,但由于是第一胎,没有育儿经验,有些措手不及。

(1)提出该新生儿常见的护理诊断/医护合作性问题。

(2)该新生儿的护理措施有哪些?

2. 李女士,诞下女婴第 3 天,发现新生儿皮肤出现黄染,打电话前来咨询,需要询问哪些信息并给予指导和建议?

3. 李女士,诞下女婴第 5 天,因发现新生儿阴道流出少许血性分泌物就诊。体检均正常。李女士仍然十分焦虑,不知道孩子怎么了,应如何解释缓解她的焦虑?

4. 某足月新生儿,出生时脐带绕颈 2 周,羊水色清,出生 1 分钟心率 90 次/分,无呼吸,全身皮肤青紫,四肢稍屈,喉反射存在。

(1)该新生儿 Apgar 评几分?

(2)初步复苏的步骤包括哪些?

(张先红　王龙琼)

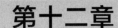

第十二章

异常产褥期妇女的护理

学习目标

识记：

产褥感染与产褥病率、晚期产后出血、产褥期抑郁症之定义；描述临床表现与治疗原则。

理解：

举例说明产褥感染、晚期产后出血、产褥期抑郁症的病因。

运用：

1. 评估产褥感染的部位、程度。

2. 判断产妇有无晚期产后出血、产褥期抑郁症的危险。

3. 运用护理程序对产褥期疾病的妇女提供整体护理。

第一节 产 褥 感 染

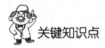

关键知识点

▲ 产褥病率多由产褥感染引起。

▲ 发热、疼痛、恶露异常为三大临床表现。

▲ 产褥感染常有诱因，β-溶血性链球菌是最常见的病原体。

▲ 产褥感染重在预防，及时评估感染部位与程度并提供针对性护理。

产褥感染（puerperal infection）是指产褥期内生殖道（如会阴伤口、阴道伤口、子宫颈口、胎盘剥离后子宫内的粗糙面）受病原体侵袭而引起局部或全身的感染。产褥病率（puerperal morbidity）是指分娩结束24小时以后的10日内，每日测量4次口腔体温，每次间隔4小时，其中有2次≥38℃。产褥病率多由产褥感染引起，也可由泌尿系统感染、上呼吸道感染、乳腺炎、血栓性静脉炎等所致。产褥感染是常见的产褥期并发症。产褥感染、产后出血、妊娠合并心脏病及严重的妊娠期高血压疾病仍是导致孕产妇死亡的四大原因。

一、病　　因

1. 诱发因素　正常女性生殖道对细菌的侵入有一定的防御能力。妊娠和正常分娩通常不会增加产妇感染机会,当机体免疫力、细菌毒力和细菌数量三者之间的平衡失调,可导致产褥感染。其发病可能与孕期卫生不良、胎膜早破、严重贫血、产科手术操作、产后出血等高危险因素有关,其中主要的因素是胎膜早破。胎膜破裂后,阴道及宫颈的细菌可上行至子宫,破膜时间越长,临床绒毛膜羊膜炎的风险越大,进而导致母体的产褥感染等;其次胎盘附着处的粗糙伤口,其裂陷及血栓阻塞的静脉是细菌良好的培养基;宫颈、阴道、会阴任何裂伤处均是细菌入侵的门户;会阴血肿易受感染而增加全身感染的机会。

2. 感染途径

(1)内源性感染:寄生于产妇阴道内的细菌,在一定条件下,细菌繁殖力增加或机体抵抗力下降,使原本不致病的细菌转化为致病菌而引起感染,内源性感染更为重要。

(2)外源性感染:外界的病原菌进入产道所引起的感染,其细菌可以通过医务人员、消毒不严或被污染手术器械及产妇临产前性生活等途径侵入机体。

3. 病原体　产褥感染常见的病原体有:①需氧菌:β-溶血性链球菌致病性最强,大肠杆菌、金黄色葡萄球菌,多为外源性产褥感染;②厌氧菌:以消化球菌和消化链球菌最常见,多与需氧菌混合感染,通常为内源性感染;③支原体和衣原体等,其感染多无明显症状。

二、护 理 评 估

(一) 临床表现

发热、疼痛、恶露异常为产褥感染三大临床表现。因感染部位、程度及扩散范围不同而临床表现各异。

1. 急性外阴、阴道、子宫颈炎　会阴裂伤或会阴伤口部位的感染,表现为会阴部疼痛,局部伤口充血、水肿,并有触痛或波动感,严重者伤口裂开,产妇活动受限,可伴低热;阴道、宫颈感染者表现为阴道黏膜充血、水肿,甚至出现溃疡、脓性分泌物流出;宫颈裂伤感染症状不明显,若深度达穹隆部及阔韧带底部,又未及时缝合,病原体可直接上行或沿淋巴扩散引起盆腔结缔组织炎,产妇可有全身感染症状。

2. 子宫感染　包括急性子宫内膜炎、子宫肌炎。病原体经胎盘剥离面侵入到子宫蜕膜层引起急性子宫内膜炎,为最常见的生殖道感染。子宫内膜炎进一步发展,可深入到子宫肌层,导致子宫肌炎。子宫内膜炎可致子宫内膜充血、坏死,阴道内有大量脓性分泌物且有臭味;子宫肌炎可致子宫复旧不良,产妇可出现高热、头痛、白细胞增多等全身中毒症状,下腹部可有压痛,尤以宫底部为甚。

3. 急性盆腔结缔组织炎和急性附件炎　感染经淋巴管播散引起盆腔结缔组织炎和形成炎性包块,可波及输卵管、卵巢,形成附件炎。患者可出现持续高热、寒战、下腹痛伴肛门坠胀,体征为下腹部明显压痛、反跳痛、肌紧张,肠鸣音减弱或消失;子宫复旧差,宫旁组织增厚,可触及到肿块。

4. 急性盆腔腹膜炎及弥漫性腹膜炎　炎症进一步扩散至子宫浆膜,形成急性盆腔腹膜炎,继而发展成弥漫性腹膜炎。患者出现全身中毒症状,病情危重。

5. **血栓静脉炎**　盆腔炎症向上蔓延可引起盆腔内血栓静脉炎,向下蔓延可形成下肢深静脉炎。患者多于产后 1~2 周继子宫内膜炎后出现高热、寒战、下肢持续性疼痛。临床表现因静脉血栓形成的部位不同而有所不同,早期表现为下腹痛,后向腹股沟放射。下肢血栓静脉炎,病变多在股静脉、腘静脉及大隐静脉,可出现弛张热,局部静脉压痛或触及硬索状,当影响静脉回流时,可出现肢体肿胀、疼痛,局部皮肤温度上升,皮肤发白,习称"股白肿"。若小腿深静脉栓塞,可出现腓肠肌和足底部压痛。

6. **脓毒血症及败血症**　感染的血栓脱落进入血液循环可引起脓毒血症。若细菌进入血液循环并大量繁殖形成败血症,出现如寒战、高热、脉细数、血压下降、呼吸急促、尿量减少等严重全身症状及感染性休克症状,可危及生命。

(二) 健康史

详细询问产褥感染的诱发因素。是否有贫血、营养不良、妊娠期糖尿病或泌尿生殖道感染史;了解产妇分娩经过,有无胎膜早破、产程过长、阴道助产、产后出血;评估产妇的个人卫生习惯,产后休息及营养情况。产后疲乏、体液营养不足时易感染。

(三) 辅助检查

1. **实验室检查**

(1) 血常规、C-反应蛋白检查:血常规白细胞计数增高,尤其是中性粒细胞升高明显,血沉加快;血清 C-反应蛋白 >8mg/L,有助于早期诊断感染。

(2) 药敏试验:取宫腔分泌物、脓肿穿刺物、后穹隆穿刺物或伤口分泌物作细菌培养和药物敏感试验,确定病原体,合理选择抗生素。

2. **B 超、CT 及磁共振成像检查**　对产褥感染形成的炎性包块、脓肿及静脉血栓作出定位及定性诊断。

(四) 心理社会状况

产褥感染所致不适感,可影响产妇照顾新生儿。护士应观察产妇的情绪变化、心理状况及家庭支持度,及早判断有无焦虑、烦躁、沮丧或抑郁等不良情绪。

(五) 治疗原则

积极纠正全身情况并有效控制感染。

1. **支持疗法**　纠正贫血和水、电解质紊乱。

2. **抗生素治疗**　首先选用广谱抗生素,待细菌培养药敏试验结果再作药物种类及剂量调整,中毒症状重者,短期使用肾上腺糖皮质激素。

3. **清除感染灶**　会阴部感染者及时拆除伤口缝线利于引流,产后第 7 天开始每日坐浴 2~3 次;盆腔脓肿可经腹或后穹隆切开引流。

4. **血栓性静脉炎患者**,在血管科医生的指导下治疗。

三、主要护理诊断/医护合作性问题

1. **体温过高**　与疾病导致的感染有关。

2. **急性疼痛**　与伤口及组织发炎有关。

3. **自理能力缺陷**　与产褥感染导致不能自我照顾有关。

4. **知识缺乏**　与缺乏对疾病的认识有关。

5. 焦虑　与担心自身的健康及婴儿的照顾有关。

四、计划与实施

预期目标:体温得到控制;产妇诉说疼痛程度减轻;产妇自理能力得到逐渐恢复;产妇积极配合治疗及护理;产妇自诉焦虑程度缓解。

(一)一般护理

1. 取半卧位休息,促进恶露的排出,使炎症局限于盆腔。

2. 提供安静、安全、整洁、舒适的环境,保证产妇充足的休息和睡眠,不能入睡者遵医嘱给予镇静剂。

3. 指导进食高蛋白、高热量、高维生素、易消化饮食,鼓励产妇多饮水,每天 2500 ~ 3000ml;病情严重因呕吐、腹泻造成水、电解质失衡不能进食者,遵医嘱给予静脉补液治疗。

(二)病情观察

密切观察产妇生命体征,尤其是体温的变化;观察子宫复旧情况:宫底高度、硬度及恶露的量、颜色与气味;观察有无腹痛、腹胀、恶心、呕吐及排便情况;观察会阴伤口愈合情况,做好记录。

(三)治疗配合　遵医嘱正确使用抗生素;会阴冲(擦)洗,每日 2 次;温水坐浴每日 2 ~ 3 次,每次 10 ~ 15 分钟;定期复查血常规,了解治疗效果。

(四)心理护理

护士应与产妇及家属耐心交谈,了解其担心的问题,针对性解释病情及治疗护理方案,取得其配合,缓解心理压力。

(五)健康教育

1. 限制陪伴及探视人员;工作人员、家属接触患者前后要认真洗手;使用后的衣物、床单需特殊处理。

2. 指导产妇建立良好的卫生习惯,注意保持会阴清洁,使用消毒会阴垫,勤更换会阴垫,便后由前向后擦拭并清洗会阴。

3. 教会产妇观察子宫复旧及会阴伤口情况,学会识别产褥感染征象,如恶露异常、腹痛、发热等,告知异常的应对措施。

4. 指导产妇及家属进行正确的乳房护理,保持泌乳通畅。

5. 提供产后进食、休息、活动及康复锻炼,用药及返院复查等指导。

(六)预防

1. 加强孕期保健与指导,预防贫血,避免胎膜早破,及时治疗外阴炎、阴道炎及宫颈炎等;告知孕妇临产前 2 个月避免性生活及盆浴。

2. 待产室、产房及各种器械均定期消毒,接产时严格无菌操作,减少不必要的阴道检查;密切观察产程进展,避免产程过长及产后出血发生;产褥期保持会阴部清洁,加强对孕产妇的管理,避免交叉感染。

3. 降低剖宫产率,减少无指征的剖宫产。

4. 必要时遵医嘱使用广谱抗生素预防感染。

五、护理评价

1. 产妇疼痛感觉减轻,自我感觉舒适。

2. 产妇自理能力恢复,积极参与自我护理。

3. 产妇能复述治疗的目的与配合,采取预防感染的措施。

4. 产妇及家属情绪稳定,对提供的服务满意。

第二节　晚期产后出血

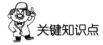

关键知识点

▲ 主要临床表现为分娩结束 24 小时后发生阴道流血,常伴有感染。

▲ 最常见的病因是胎盘、胎膜残留。

▲ 治疗原则是抗感染、促进子宫收缩,大量出血时需手术治疗。

▲ 重在预防,一旦发生全面评估,提供针对性护理。

晚期产后出血(late puerperal hemorrhage)是指分娩 24 小时后至产后 6 周内的任何时间的子宫大量出血。以产后 1 ~ 2 周发病最常见,亦有迟至产后 2 个月左右发病。常表现为少量或中等量、持续或间断的阴道流血;也可表现为突然阴道大量流血致失血性休克而危及产妇生命;产妇多伴有寒战、低热等,该病重在预防。

一、病　　因

1. 胎盘、胎膜残留　为最常见的原因。在第二产程之后,胎盘未完全分离前,过早挤压、用力牵拉胎盘或多次妊娠分娩致胎盘部分粘连,可使部分胎盘残留。黏附在宫腔内的残留胎盘组织发生变性、坏死、机化,形成胎盘息肉,当坏死组织脱落时,暴露基底部血管,引起大量出血,多发生于产后 10 日左右。

2. 蜕膜残留　蜕膜多在产后一周内脱落,并随恶露排出,若蜕膜剥离不全,长时间残留在宫腔内诱发子宫内膜炎症,影响子宫复旧,引起晚期产后出血。

3. 子宫胎盘附着面复旧不全　胎盘娩出后,子宫胎盘附着部位血栓形成,继而血栓机化,内膜逐渐修复,此过程需要 6 ~ 8 周。若胎盘附着部位复旧不全可引起血栓脱落,血窦重新开放,导致子宫大量出血,多发生于产后 2 周左右。

4. 感染　以子宫内膜炎症为多见,感染引起胎盘附着面复旧不全和子宫收缩不佳,导致子宫大量出血。

5. 剖宫产术后子宫切口裂开　因感染与切口愈合不良所致。

二、护　理　评　估

(一)临床表现

1. 阴道流血　血性恶露持续时间长、反复出血或突然阴道大量流血。胎盘、胎膜残留、蜕膜残留引起的阴道流血多在产后 10 日左右发生;胎盘附着部位复旧不良常在产后 2 周左右发生;剖宫产切口裂开或愈合不良,多在术后 2 ~ 3 周发生,常常是突然阴道大量出血,可导致失血性休克。

2. 腹痛、发热　见于合并感染者,常伴恶露量增多、有恶臭。

3. 全身症状　继发性贫血,严重者因失血性休克可危及生命。

4. 妇科检查　子宫复旧不良可扪及子宫增大、质软,宫口松弛,内有血块或组织,伴有感染者子宫明显压痛。

(二) 健康史

护士应详细了解胎盘、胎膜是否完整娩出,重点询问产后恶露的变化,是否有恶露不净、有臭味、色由暗红变鲜红,反复或突然阴道流血等情况。

(三) 辅助检查

1. 实验室检查

(1) 血常规检查:了解贫血和感染情况。

(2) 药敏试验:行宫腔分泌物培养,发热时应行血培养。

(3) 血 hCG 测定:有助于排除胎盘残留及绒毛膜癌。

2. B 型超声检查　了解子宫大小、宫腔有无残留物及子宫切口愈合情况。

3. 病理检查　宫腔刮出物或切除子宫标本,应送病理检查。

(四) 心理社会状况

产妇因反复阴道流血、发热,会担心自己的生命安全,产生焦虑情绪,一旦发生大出血可产生恐慌心理,其家属也会表现为焦虑不安或将希望全部寄托在医务人员身上。

(五) 治疗原则

1. 少量或中等量阴道出血,给予广谱抗生素、子宫收缩剂等支持疗法。

2. 疑有胎盘、胎膜、蜕膜等残留或胎盘附着部位复旧不全者,在确保安全的前提下行刮宫术。

3. 疑有剖宫产子宫切口裂开者,应即刻住院观察治疗,若阴道出血多,可行剖腹探查,并根据切口组织坏死范围大小选择手术方法。

4. 肿瘤引起的阴道流血,应按肿瘤性质、部位做相应处理。

三、主要护理诊断/医护合作性问题

1. 潜在并发症:失血性休克　与晚期产后出血有关。

2. 知识缺乏　缺乏疾病诊治及配合相关知识。

3. 焦虑/恐惧　与担心预后或自身健康受到威胁有关。

四、计划与实施

预期目标:产妇生命体征平稳;能积极配合治疗和护理;产妇及家属自述焦虑/恐惧程度缓解。

1. 一般护理

(1) 采用舒适安全体位。

(2) 提供安静、安全、整洁、舒适的休息环境,保持皮肤及床单的清洁。

(3) 指导进食高蛋白、高热量、高维生素、易消化饮食,以增强机体抵抗力。

2. 病情观察　密切监测产妇生命体征,尤其是体温与脉搏;观察子宫的复旧情形,如宫底高度、硬度及恶露的量、颜色与气味等;观察腹部或会阴伤口愈合情况;异常情况需立即通知医生,准备急救设备,做好记录。

3. 治疗配合　遵医嘱正确使用抗生素、子宫收缩剂等,会阴冲(擦)洗每日 2 次,观察治疗效果。

4. 心理护理　护士使用简单易懂的语言,耐心与产妇及家属交谈,了解其担心的问题,向产妇和家属解释各种处置的目的与配合,鼓励产妇说出内心感受,提供持续心理支持,缓解产妇焦虑不安的情绪。

5. 健康教育

(1)向产妇及家属讲解各种护理评估与处置措施。

(2)指导产妇按摩子宫、触摸子宫复旧情况,学会观察子宫复旧及伤口愈合情况,学会识别异常产褥征象,如恶露量、颜色与气味的异常、腹痛、发热等表现,异常时需及时咨询或复诊。

(3)规范产前检查,鼓励自然分娩,降低剖宫产率。

6. 预防

(1)避免过早用力强行娩出胎盘,胎盘胎膜娩出后仔细检查是否完整,若有残缺,应及时取出;不能排除胎盘残留时,应探查宫腔。

(2)剖宫产术者,合理选择切口,出胎头时应动作轻柔,避免子宫下端横切口两侧角部撕裂,切口解剖结构对齐缝合,术后按压宫底时避免冲击式用力。

(3)产后密切观察子宫复旧及切口愈合情况,严格执行无菌操作。

五、护 理 评 价

1. 产妇生命体征平稳。

2. 产妇配合良好。

3. 产妇情绪稳定。

第三节　产褥期抑郁症

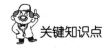

关键知识点

▲ 主要临床表现为情绪异常,对生活失去信心,严重者自杀或杀婴倾向。

▲ 常在产后 2 周内发病,重在仔细全面评估产妇,积极预防,预后良好。

产褥期抑郁症(postpartum depression,PPD)是 1968 年 Pitt 首次提出产妇在产褥期内出现的抑郁症状,是产褥期精神综合征最常见的一种类型。主要表现为持续及严重的情绪低落、对生活失去信心等一系列症状。常在产后 2 周内发病。产褥期抑郁症的发病率国外约30%,国内为 3.8% ~16.7%。产褥期抑郁症不仅影响产妇的生活质量,还影响家庭功能和产妇的亲子行为,严重者可危及产妇和婴儿的健康与安全。

一、病　　因

病因多且不明确,可分为三大类。

1. 生理因素　临产前胎盘类固醇的释放达最高值,分娩后胎盘类固醇分泌突然减少，胎盘分泌的绒毛膜促性腺激素(hCG)、胎盘生乳素(HPL)、孕激素(P)、雌激素(E)含量急剧下降。体内雌、孕激素的突然下降是产后抑郁症的可能因素，遗传因素是产褥期抑郁症的潜在因素，有精神病家族史特别是有家族抑郁症病史的产妇，产褥期抑郁症的发病率高。

2. 心理因素　有学者提出患产褥期抑郁症妇女的个性特征，时常表现为焦虑、情绪不稳定、强迫、性格内向等个性特征。母亲角色适应不良或对自己的母亲角色产生冲突，表现出强烈的依赖感以致难以承担母亲角色的压力，也是引起产褥期抑郁症的可能因素。另外有学者认为妊娠、分娩的情绪压力及严重焦虑，均可导致产褥期抑郁症的发生。

3. 社会因素　产褥期妇女没有得到足够的家庭及社会支持，如夫妻分离、失业、家庭成员意见不统一、经济压力、居住环境差等均是产褥期抑郁症发生的危险因素。

二、护理评估

(一) 临床表现

产褥期抑郁症的主要临床表现为抑郁。产后 2 周内是产褥期抑郁症发生的危险期，其特征表现为情绪不稳定、时常哭泣或掉泪、心情不平静、注意力不集中、健忘、感觉孤独、焦虑、失眠、负向思考方式等，严重者还有思维过程障碍、无法照顾自己及孩子，甚至伤害自己或婴儿，食欲缺乏或睡眠障碍等自主神经功能障碍症状。

(二) 健康史

评估有无抑郁症病史，精神病的个人史和家族史，有无重大精神创伤史，评估本次妊娠分娩情况顺利否，婴儿健康状况等。

(三) 辅助检查

常采用爱丁堡产后抑郁症评估量表(Edinburgh postnatal depression scale, EPDS)进行评估，该表包括 10 项内容，于产后 1 天对产妇进行筛查，每项内容 4 级评分，各项目为 0 ~ 3 分，总分 9 分以下，表示产后角色适应尚可，总分 10 ~ 12 分，需要与家人及产妇沟通给予重点关注警惕发生，总分 ≥13 分者可诊断产褥期抑郁症，该表是目前多采用的诊断标准(见表 12-1)。

(四) 心理社会状况

评估产妇自我照顾与沟通交流能力、母亲角色适应状况，评估社会家庭支持系统对产妇的身心支持程度。

(五) 治疗原则

1. 心理治疗　主要治疗手段。依据产妇的个性心理特征、心理状况、发病因素给予个性化心理疏导，增强产妇的自信心及自我价值的意识，发挥家庭的支持作用，定期家庭访视。

2. 药物治疗　常用抗抑郁药物有帕罗西汀、舍曲林、阿米替林等。

三、主要护理诊断/医护合作性问题

1. 个人应对无效　与产妇难以照顾自己及适应母亲角色有关。

2. 有自伤的危险　与严重产褥期抑郁症有关。

表 12-1　爱丁堡产后抑郁症评估量表

在过去的 7 日内

1. 我能够笑并能观看到事物有趣的方面

如我总能做到那样多	0 分	现在不是那样多	1 分
现在肯定不多	2 分	根本不	3 分

2. 我期待着享受未来的一切

如我所做到的那样多	0 分	较我原来做得少	1 分
肯定较原来做得少	2 分	全然难得有	3 分

3. 当事情做错,我多会责备自己

是,大多时间如此	3 分	是,有时如此	2 分
并不经常	1 分	不,永远不	0 分

4. 没有充分的原因我会焦虑或苦恼

不,总不	0 分	极难得	1 分
是,有时	2 分	是,非常多	3 分

5. 没有充分理由我感到惊吓或恐慌

是,相当多	3 分	是,有时	2 分
不,不多	1 分	不,总不	0 分

6. 事情对我来说总是发展到顶点

是,在大多数情况下我全然不能应付	3 分
是,有时我不能像平时那样应对	2 分
不,大多数时间我应对得相当好	1 分
我应对像过去一样好	0 分

7. 我难以入睡,很不愉快

是,大多数时间如此	3 分	是,有时	2 分
并不经常	1 分	不,全然不	0 分

8. 我感到悲伤或痛苦

是,大多时间如此	3 分	是,相当经常	2 分
并不经常	1 分	不,根本不	0 分

9. 我很不愉快,我哭泣

是,大多数时间	3 分	是,相当经常	2 分
偶然有	1 分	不,根本不	0 分

10. 出现自伤想法

是,相当经常	3 分	有时	2 分
极难得	1 分	永远不	0 分

Cox JL,Holden JM,Sagovsky R,1987

四、计划与实施

预期目标:产妇能配合医护人员及家人有效应对,积极参与自我照顾及婴儿的护理;产妇的情绪稳定,行为改善。

(一)一般护理

仔细评估产妇的睡眠、饮食及面部表情及社会支持系统,为产妇提供安静、安全、舒适、温馨的休息环境,保证睡眠。给予饮食指导,指导进食高蛋白、易消化、高维生素、易入眠的食物,保持大便通畅,促进舒适。指导产后康复锻炼,利于体形的恢复。

(二)心理护理

运用爱丁堡产后抑郁症评估量表对产妇的心理状况进行评估,尤其是有高危因素的产妇或妊娠分娩有不良结局的产妇,在产后24小时内进行评估为心理护理提供依据。产褥期妇女产后面临许多压力情景,护士应耐心倾听产妇诉说心理问题,密切关注产妇的情绪及行为改变,若时常哭泣、伤心、流泪、注意力不集中、焦虑、烦躁、失眠、食欲减退等及时与医生及家人沟通,针对性给予关爱与照顾,建立一对一的护患照顾模式,指导产妇与婴儿进行目光交流、皮肤接触、说话,指导母乳喂养,帮助和促进产妇适应母亲角色,增强产妇的自信心。

(三)确保产妇安全

1. 重症患者需请心理医师或精神科医师给予治疗,遵医嘱给予抗抑郁药。

2. 高度警惕产妇的伤害性行为,注意医护家属的沟通,24小时留陪护,做到班班交接,避免危险因素。

(四)预防

1. 做好围生期保健,仔细评估,对有高危因素的孕妇高度重视其心理状况,给予精神关怀。

2. 加大宣传力度 利用孕妇学校、媒体、微信平台等多种渠道普及有关妊娠、分娩知识、产后康复、科学育儿等常识,减轻孕妇对妊娠、分娩的紧张、焦虑及恐惧心理。

3. 重视产妇对分娩经历的感受,对有不良妊娠分娩结局的产妇,如胎儿畸形、死胎、死产者更多关注其情绪变化,并恰当为其解释产生的原因,理解她们的感受,给予亲切、友善、温和的语言,帮助顺利度过产褥期。

五、护理评价

1. 产妇的情绪稳定,能照顾自己及适应母亲角色。

2. 产妇与婴儿健康安全。

思考题

1. 龙女士,33岁。$G_4P_239^{+5}$周孕已产,胎膜早破20小时临产后入院,总产程为18小时,顺产后第二天,自述会阴部伤口疼痛,头痛、头晕等不适,影响睡眠及照顾孩子而焦虑。

(1)该产妇首要的医疗诊断可能是什么?

(2)还需要收集哪些重要体征?

2. 该产妇体检结果:体温39℃,心率105次/分,双乳房有明显乳汁分泌,无肿痛,宫底平脐,宫旁压痛明显,恶露呈鲜红色,似月经量,有臭味,会阴切口明显红肿、硬结,压痛明显。实验室检查:白细胞$1.70×10^9$/L,中性粒细胞90%。

(1)依据检查结果,找出该产妇异常的症状与体征。

(2)为该产妇提出相应的护理诊断及护理措施。

(廖碧珍)

第十三章

妇科患者的护理评估

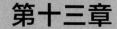

关键知识点

▲ 妇科患者护理评估的内容重点是月经史、婚育史及妇科疾病常见的临床表现。

▲ 妇科疾病的常见症状有阴道流血、白带异常、下腹痛、外阴瘙痒、下腹部包块。

▲ 妇科患者身体评估的重点是腹部检查和妇科检查。

▲ 重视沟通技巧和尊重患者隐私。

护理评估是护理程序的基础。护理评估的全面性及准确性有赖于资料收集方法和内容的全面性、可靠性及准确性。妇科患者因其解剖、生理的特殊性，会涉及更多隐私问题，护理评估方法及内容有别于其他学科。本章将重点介绍妇科患者护理评估的注意事项及内容。

一、妇科患者病史评估

（一）健康史采集注意事项

女性生殖系统疾病常常涉及患者隐私和与性生活有关的内容，收集资料时会使患者感到害羞和不适,甚至不愿说出真情。护理评估前护士自我介绍,说明目的,应选择较隐蔽及安静的场所,要做到态度和蔼、语言亲切,关心体贴和尊重患者,耐心细致地进行询问和观察,为患者保守秘密。危重患者在初步了解病情后,应立即抢救,以免贻误治疗。外院转诊患者,应索要病情介绍记录并口头交接。对自己不能口述病情的危重患者,可询问了解其护送人员、家属或亲友。

(二)健康史采集内容

包括一般项目、主诉、现病史、月经史、婚育史、既往史、个人史和家族史等8个方面。

1. **一般项目** 包括患者姓名、年龄、婚姻、籍贯、职业、民族、教育程度、宗教信仰、家庭住址等。患者年龄、婚姻、信仰、职业等不同,会影响其发病后的反应。记录入院日期,入院方式。若非本人陈述内容,应注明陈述者与患者的关系。

2. **主诉** 指促使患者就诊的主要症状(或体征)与持续时间。通过主诉可初步判定疾病的诊断,以此了解患者存在的主要问题、主要症状及其应对方式。妇科疾病常见的症状有外阴瘙痒、阴道流血、白带异常、闭经、下腹部痛、下腹部包块及不孕等,也有无任何自觉不适,妇科普查发现问题的患者。随着女性自身保健意识的增强,越来越多的女性主动到医院行妇科检查。主诉通常不超过20字,一般采用症状学名称,如"停经40天,阴道流血5天"或者"普查发现子宫肌瘤3天。

3. **现病史** 指患者本次疾病发生、演变和诊疗全过程,为健康史评估的主要组成部分。围绕患者主诉,按照时间顺序进行询问,了解发病的时间、原因及可能的诱因、病情发展经过、就医经过、采取的处置及效果。还需了解患者有无伴随症状及其出现的时间、特点和演变过程,诊疗情况与主要症状的关系。评估患者的食欲、睡眠、大小便、体重变化、活动能力以及心理反应、自我感觉、角色关系、应激能力的变化等。

4. **月经史** 是妇科疾病患者最重要的健康史之一,包括初潮年龄、月经周期、经期持续时间、经量、经期伴随症状(如11岁初潮,月经周期28~30日,持续4~7日,可简写为 $11\frac{4\sim7}{28\sim30}$)。应常规询问末次月经时间(LMP)及其经量和持续时间。若其流血情况不同于以往正常月经时,还应询问再前次月经(PMP)日期。应询问每日更换卫生巾次数及卫生巾打湿程度、有无血块,经前期有无不适(如乳房胀痛、水肿、精神抑郁或易激动等),有无痛经和疼痛部位、性质、程度、起始时间、消失时间。绝经后患者应询问绝经年龄、绝经后有无不适、有无绝经后阴道出血、分泌物增多或其他不适。

5. **婚育史** 也是妇科疾病患者最重要的健康史之一,包括结婚年龄、婚次、男方健康情况、是否近亲结婚(直系血亲及3代旁系)、同居情况、双方性功能及性病史等。生育情况包括足月产、早产、流产次数以及现存子女数,以4个阿拉伯数字顺序表示,可简写为:足-早-流-存,如足月产1次,无早产,流产1次,现存子女1人,可记录为1-0-1-1,也可以用孕2产1(G_2P_1)表示。同时询问分娩方式、有无难产史、新生儿出生情况、有无产后大量出血或产褥感染史、末次分娩或流产的时间,以及采用的计划生育措施及效果。

6. **既往史** 指患者过去的健康和疾病情况。特别是与妇产科疾病密切相关的病史如生殖系统炎症、肿瘤、损伤、畸形等,是否肥胖,有无肺结核、肠结核、结核性腹膜炎、肝炎、心血管疾病及腹部手术史等。为防止遗漏,可按全身各系统依次询问。若患者曾患有某种疾病,应记录疾病名称、患病时间及诊疗转归。同时应询问食物过敏史、药物过敏史,并说明对何种药物过敏。

7. 个人史　患者的生活和居住情况、出生地和曾居住地区、个人特殊嗜好、自理程度、生活方式、睡眠、饮食、营养、卫生习惯等。了解与他人及家人的关系,对待职业、工作、退休的满意度,有无烟酒嗜好。

8. 家族史　了解患者的家庭成员包括父母、兄弟、姊妹及子女的健康状况,询问家族成员有无遗传性疾病(如血友病、白化病等)、可能与遗传有关的疾病(如糖尿病、高血压、癌肿等)以及传染病(如结核等)。

(三)妇科疾病常见症状及原因

妇科疾病的常见症状有阴道流血、白带异常、下腹痛、外阴瘙痒及下腹部肿块等。

1. 阴道流血　为最常见的主诉之一,是指除正常月经外的阴道流血。女性生殖道任何部位发生病变,均可导致阴道出血。如阴道、宫颈、宫体及输卵管等病变,可发生阴道流血。

(1)临床表现:可表现为经量增多、周期不规则的阴道流血;无任何周期可辨的长期持续阴道流血;停经后流血、阴道流血伴白带增多、接触性出血、经间出血、经前或经后点滴出血、绝经后阴道流血、外伤后阴道流血等。

(2)原因:卵巢内分泌功能失调,如功血;与妊娠有关的子宫出血,如流产、异位妊娠等;生殖器炎症,如阴道炎、宫颈炎;生殖器肿瘤,如宫颈癌、子宫内膜癌、子宫肌瘤;损伤,如阴道骑跨伤、性交所致损伤;异物,如放置宫内节育器;外源性性激素的影响,如雌孕激素药物治疗要求的出血;与全身疾病有关的阴道流血如再障、白血病等。

2. 白带异常　白带(leucorrhea)是由阴道黏膜渗出液、宫颈管及子宫内膜腺体分泌液等混合而成,其形成与雌激素作用有关。正常白带呈白色或透明黏液状,黏稠、量少,无腥臭味,称为生理性白带。当生殖道炎症或发生癌变时,白带量显著增多且性状有改变,称为病理性白带。病理性白带常见表现有:透明黏液性白带、灰黄色或黄白色泡沫状稀薄白带、凝乳块状或豆腐渣样白带、灰白色匀质鱼腥味白带、脓性白带、血性白带、水样白带等。

3. 下腹痛　下腹痛为妇科疾病常见症状,根据下腹痛的性质和特点,考虑各种不同妇科疾病,同时应排除来自生殖器以外的疾病。询问及观察患者腹痛时,应注意起病缓急、下腹痛部位、性质、时间、腹痛放射部位及腹痛伴随症状。

4. 外阴瘙痒　外阴瘙痒(pruritus vulvae)是妇科患者常见症状,多由外阴肿瘤及外阴阴道炎症病变引起,还有不明原因的外阴瘙痒,外阴正常者也可发生。当瘙痒严重时,患者坐卧不安,甚至影响生活与工作。应询问及观察患者瘙痒部位、程度、发作情况。瘙痒程度因不同疾病和不同个体而有明显差异。

5. 下腹部肿块　下腹部肿块是妇科患者就医时的常见主诉。肿块可能是患者本人或家属无意发现,或因其他症状(如下腹痛、阴道流血等)做妇科检查或超声检查时发现。根据肿块性质不同,分为囊性和实性。肿块可以是子宫增大、附件肿块、肠道或肠系膜肿块、泌尿系肿块、腹腔肿块、腹壁或腹膜后肿块等。

二、妇科患者身体评估

身体评估包括全身检查、腹部检查及盆腔检查,盆腔检查为妇科检查所特有。除病情危急外,应按下列先后顺序进行。不仅要检查和记录与疾病有关的主要体征,还要检查与记录有鉴别意义的阴性体征,并及时告诉患者或家属检查结果。

(一)全身体格检查

常规测量体温、脉搏、呼吸、血压、身高、体重。观察精神状态、全身发育、毛发分布、皮肤、淋巴结(特别是左锁骨上淋巴结和腹股沟淋巴结)、头部器官、颈、乳房(检查其发育情况及有无包块或分泌物)、心、肺、脊柱及四肢。

(二)腹部检查

为妇科体格检查的重要组成部分,应在盆腔检查前进行。腹部检查包括视、触、叩、听4部分。视诊观察腹部形状和大小,有无隆起或呈蛙腹状,腹壁有无瘢痕、静脉曲张、妊娠纹、腹壁疝、腹直肌分离等。触诊腹壁厚度,肝、脾、肾有无增大及压痛,腹部其他部位有无压痛、反跳痛及肌紧张,腹部能否扪到包块,如扪及包块,应描述包块的部位、大小(以 cm 为单位表示或相当于妊娠月份表示,如包块相当于妊娠 3 个月大)、形状、质地、活动度、表面光滑或高低不平隆起以及有无压痛。叩诊时注意鼓音和浊音分布区,有无移动性浊音。必要时听诊了解肠鸣音情况。如为孕妇,应进行四步触诊和胎心音听诊检查。

(三)盆腔检查

盆腔检查(pelvic examination)又称为妇科检查,包括外阴、阴道、宫颈、宫体及双侧附件。检查器械包括无菌手套、阴道窥器、鼠齿钳、长镊、子宫探针、宫颈刮板、玻片、棉拭子、消毒液、石蜡油或肥皂水、生理盐水等。

1. 基本要求

(1)应准备温馨、舒适、隐秘的专用妇科检查室。检查者应关心体贴患者,做到态度严肃,语言亲切,检查前向患者做好解释工作,检查时仔细认真,动作轻柔。

(2)除尿失禁患者外,检查前嘱咐患者排空膀胱,必要时先导尿。大便充盈者应在排便或灌肠后进行。

(3)每检查一人,应更换置于臀部下面的一次性垫单,无菌手套、各检查器械,应一人一换,一次性使用,以避免感染或交叉感染。

(4)除尿瘘患者有时需取膝胸位外,一般妇科检查均取膀胱截石位,患者臀部置于台缘,头部略抬高,两手平放于身旁,以使腹肌松弛。检查者一般面向患者,立在患者两腿间。不宜搬动的危重患者不能上检查台,可在病床上检查。

(5)正常月经期应避免检查,如为阴道异常出血则必须检查。检查前应先消毒外阴,并使用无菌手套及器械,以防发生感染。

(6)无性生活患者禁做阴道窥器检查和双合诊检查,一般仅限于直肠-腹部诊。如确有检查必要时,应先征得患者及其家属同意后,方可用示指放入阴道扪诊,或者行阴道窥器或双合诊检查。

(7)怀疑有盆腔内病变而腹壁肥厚、高度紧张不合作或无性生活史患者,妇科检查不满意时,可行 B 型超声检查,必要时可在麻醉下进行盆腔检查,以作出正确的判断。

(8)男性医护人员对患者进行妇科检查时,应有一名女性医护人员在场,以减轻患者紧张心理,并可避免发生不必要的误会。

2. 检查方法及步骤　一般按下列步骤进行。

(1)外阴部检查:观察外阴发育、阴毛多少和分布情况(女性型或男性型),有无畸形、水肿、炎症、溃疡、赘生物或肿块,注意皮肤和黏膜色泽或色素减退及质地变化,有无增生、变薄或萎缩。分开小阴唇，暴露阴道前庭及尿道口和阴道口，观察尿道口周围黏膜色泽及有无赘生物。无性生活患者的处女膜一般完整未破，其阴道口勉强可容示指；有性生活者阴道口能容两指通过；经产妇处女膜仅余残痕或可见会阴后-侧切瘢痕。检查时应让患者用力向下屏气，观察有无阴道前壁或后壁膨出、子宫脱垂或尿失禁等情况。

（2）阴道窥器检查：根据患者阴道大小和阴道壁松弛情况，选用适当大小的阴道窥器。无性生活者未经本人同意，禁用阴道窥器检查。使用阴道窥器检查阴道和宫颈时，要注意阴道窥器的结构特点，以免漏诊。

临床常见的阴道窥器为鸭嘴形，可以固定，便于阴道内治疗操作。阴道窥器有大小之分，根据阴道宽窄选用。

放置窥器时，应将阴道窥器两叶合拢，表面涂润滑剂，润滑两叶前端，以利插入阴道，避免阴道损伤。冬天气温较低时，可将窥器前端置于40～45℃肥皂液中预先加温，防止因窥器温度过低影响检查效果。如拟做宫颈细胞学检查或取阴道分泌物作涂片时，则不宜用润滑剂，以免影响涂片质量和检查结果，可改用生理盐水润滑。放置窥器时，检查者左手拇指和示指将两侧小阴唇分开，暴露阴道口，右手持阴道窥器避开敏感的尿道周围区，斜行沿阴道侧后壁缓慢插入阴道内，边推进边旋转，将窥器两叶转正并逐渐张开两叶，直至完全暴露宫颈、阴道壁及穹隆部，然后旋转窥器，充分暴露阴道各壁（图13-1），取出窥器时应将两叶合拢后退出，以免小阴唇和阴道壁黏膜被夹入两叶侧壁间而引起患者剧痛或不适。

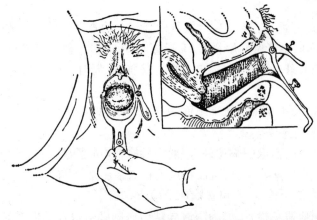

图13-1　阴道窥器检查
阴道窥器放置完毕所显示的正面及侧面观（暴露宫颈及阴道侧臂）

窥器检查内容包括阴道、宫颈的视诊。观察阴道前后壁、侧壁及穹隆黏膜颜色、皱襞多少，是否有阴道隔或双阴道等先天畸形，有无溃疡、赘生物或囊肿等。观察阴道分泌物的量、性状、色泽，有无臭味。阴道分泌物异常者应进行滴虫、假丝酵母菌、淋菌及线索细胞等检查。暴露宫颈后，观察宫颈大小、颜色、外口形状，有无出血、柱状上皮异位、撕裂、外翻、腺囊肿、损伤、息肉、赘生物、畸形，宫颈管内有无出血或分泌物。可于此时采集宫颈外口鳞-柱交接部或宫颈分泌物标本做宫颈细胞学检查。

（3）双合诊：是盆腔检查中最重要的项目。检查者一手示指和中指涂擦润滑剂后伸入阴道内，另一手放在腹部配合检查，称为双合诊检查。可检查阴道、宫颈、宫体、输卵管、卵巢及宫旁结缔组织和韧带，以及盆腔内壁情况。

检查方法:检查者戴无菌手套,右手(或左手)示指和中指蘸润滑剂,顺阴道后壁轻轻插入,检查阴道通畅度、深度、弹性,有无先天畸形,有无瘢痕、结节、肿块及阴道穹隆情况。触诊宫颈大小、形状、硬度及宫颈外口情况,有无接触性出血和宫颈举痛。随后将两指放在宫颈后方,另一手掌心朝下手指平放在患者腹部平脐处。当阴道内手指向上向前方抬举宫颈时,腹部手指往下往后按压腹壁,并逐渐向耻骨联合部位移动,通过内、外手指同时抬举和按压,相互协调,扪诊子宫体位置、大小、形状、软硬度、活动度以及有无压痛(图13-2)。正常子宫位置呈前倾略前屈位。"倾"指宫体纵轴与身体纵轴的关系。若宫体朝向耻骨,称为前倾(anteversion),当宫体朝向骶骨,称为后倾(retroversion)。"屈"指宫体与宫颈间的关系。若两者间纵轴形成的角度朝向前方,称为前屈(anteflexion),形成的角度朝向后方,称为后屈(retroflexion)。扪清子宫后,将阴道内两指由宫颈后方移至一侧穹隆部,尽可能往上向盆腔深部扪触,同时,另一手从同侧下腹壁髂嵴水平开始,由上往下按压腹壁,与阴道内手指相互对合,以触摸该侧子宫附件区有无肿块、增厚或压痛(图13-3)。若扪及肿块,应查清其位置、大小、形状、软硬度、活动度、与子宫的关系以及有无压痛等。正常卵巢偶可扪及,触后稍有酸胀感。正常输卵管不能扪及。

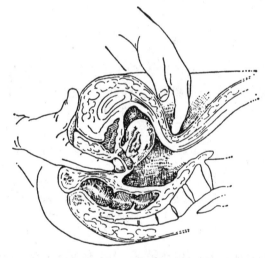

图 13-2　双合诊(检查子宫)

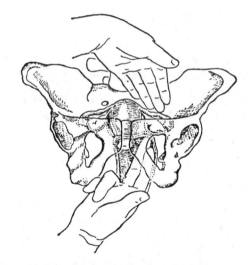

图 13-3　双合诊(检查附件)

(4)三合诊:经直肠、阴道、腹部联合检查,称为三合诊。方法:一手示指放入阴道,中指插入直肠以替代双合诊时的两指外,其余检查步骤与双合诊时相同(图13-4)。通过三合诊能扪清后倾或后屈子宫的大小,发现子宫后壁、宫颈旁、直肠子宫陷凹、子宫骶韧带及双侧盆腔后壁的病变,估计盆腔内病变范围、与子宫或直肠的关系,特别是癌肿与盆壁间的关系。扪诊阴道直肠隔、骶骨前方或直肠内有无病变。三合诊在生殖器官肿瘤、结核、内膜异位症、炎症的检查时尤为重要。

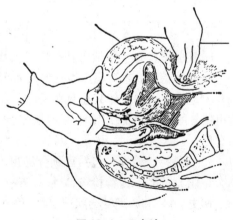

图 13-4　三合诊

223

（5）直肠-腹部诊：检查者一手示指伸入直肠，另一手在腹部配合检查，称为直肠-腹部诊。一般适用于无性生活史、阴道闭锁、经期或有其他原因不宜行双合诊检查的患者。

行双合诊、三合诊或直肠-腹部诊时，应注意下述操作要点：①若两手指放入阴道，患者感疼痛不适时，可单用示指替代双指进行检查；②三合诊中指伸入肛门时，嘱患者用力向下屏气，使肛门括约肌自动放松，可减轻患者疼痛和不适感；③若患者腹肌紧张，可边检查边与患者交谈，使其张口呼吸而使腹肌放松；④当检查者无法查明盆腔内解剖关系时，应暂时停止检查。若继续强行扪诊，患者难以耐受，往往徒劳无益。

3. 记录方法　将检查结果按照解剖部位的先后顺序记录检查结果。

外阴：发育情况、阴毛分布形态、婚产类型，有异常发现时，应详加描述。

阴道：是否通畅，黏膜情况，分泌物量、颜色、性状及有无臭味。

子宫颈：大小、硬度，有无柱状上皮异位、撕裂、息肉、腺囊肿，有无接触性出血、举痛及摇摆痛等。

子宫：位置、大小、硬度、活动度、有无压痛等。

附件：有无肿物、增厚、压痛。如扪及肿物，记录其位置、大小、硬度、表面光滑与否、活动度、有无压痛，与子宫及盆壁关系。左右两侧情况分别记录。

三、妇科患者心理-社会评估

1. 评估患者对健康问题及医院环境的感知　通过与患者沟通了解对健康问题的感受，对自己所患疾病的认识和态度，对住院治疗和护理的期望和满意度，对患者角色的接受等内容。患者对疾病的反应可应用评估量表，常用评估量表有拉斯如斯（Lazarus）与弗克曼（Folkman）等。

2. 评估患者的精神心理状态　患者的定向力、意识水平、注意力、仪表、举止、情绪、沟通交流能力、思维、记忆和判断能力有无改变。患病后患者有无焦虑、恐惧、否认、绝望、自责、沮丧、愤怒、悲哀等情绪变化。妇科检查中的暴露常常使患者感到害羞、困扰，或将检查与性联系起来产生罪恶感。也可因为以往不愉快的经历使患者对护理评估产生畏惧，拖延或拒绝接受妇科检查。

3. 评估患者家属对患者健康问题的感受，对所患疾病的认识和态度，对患者的关心程度，家庭经济条件、社会支持系统等内容。便于为患者提供良好的家庭及社会支持系统。

四、辅助检查

1. 实验室检查　包括血、尿、便三大常规检查、肝功能、肾功能等检查。

2. 超声检查　B 型超声检查对患者无创伤，可重复。妇科 B 型超声检查途径有 2 种：阴道 B 型超声检查和腹部 B 型超声检查。前者常常适用于有性生活的女性可避免腹壁脂肪对超声信号的影响，使超声清晰度增加，利于诊断；后者适用于无性生活或不适宜行阴道超声的女性。

3. 妇科特殊检查　包括宫颈分泌物培养、阴道分泌物检查等。

4. 其他检查　内镜检查、X 线检查、心电图检查等。

病史、身体和心理社会状况、辅助检查是妇科患者护理评估的主要内容，四者紧密结合、相互补充，可为展开临床思维、确立护理诊断、对妇科患者实施正确的护理措施提供全面系统的依据。

思考题

1. 妇科检查的注意事项有哪些?
2. 月经史、婚育史正确的表示方法是什么?
3. 妇科患者常见症状有哪些?
4. 描述妇科检查的意义、内容及步骤。

(王富兰)

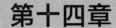

第十四章

女性生殖系统炎症患者的护理

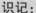

学习目标

识记：
1. 陈述前庭大腺炎的临床表现及护理要点。
2. 陈述滴虫性阴道炎与外阴阴道假丝酵母菌病的病因、临床表现、处理原则及护理要点。
3. 描述子宫颈炎的临床表现及处理原则。
4. 描述盆腔炎性疾病的临床表现及护理要点。

理解：
1. 女性生殖系统的自然防御功能。
2. 子宫颈炎物理治疗的注意事项。
3. 盆腔炎性疾病的病因及发病机制、高危因素及处理原则。

运用：运用护理程序为盆腔炎患者提供整体护理。

第一节 概 述

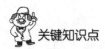

关键知识点

▲ 女性生殖系统的解剖、生理生化方面具有比较完善的自然防御功能。

▲ 病原体可沿生殖道黏膜上行，经淋巴、血液循环系统播散，或直接蔓延扩散炎症。

▲ 病变部位不同症状有差异，治疗以抗感染为主，提供个性化整体护理。

生殖系统炎症是妇女常见病，包括外阴、阴道、子宫、输卵管、卵巢、盆腔腹膜、盆腔结缔组织的炎症。炎症可局限于一个部位或多个部位同时受累，病情轻者无症状，重者可引起败血症甚至感染性休克死亡。女性生殖系统炎症不仅危害患者本人，还可危及胎儿、新生儿，一些性传播疾病还严重影响配偶健康及家庭和睦，对生殖系统炎症应积极干预，为护理对象提供整体护理。

一、女性生殖系统自然防御功能

1. 外阴　外阴皮肤为鳞状上皮覆盖,抵御感染能力强。两侧大阴唇自然合拢,遮掩阴道口、尿道口,防止外界微生物污染。

2. 阴道　由于盆底肌作用,阴道口闭合,阴道前后壁紧贴,减少微生物侵入;阴道分泌物中的黏蛋白可形成网状非特异性物理屏障,防止微生物侵损阴道上皮细胞。生理情况下,阴道上皮在雌激素影响下增生变厚,富含糖原,阴道杆菌使糖原分解为乳酸,使阴道内保持酸性环境(pH 在 3.8~4.4 之间),抑制致病菌的繁殖,称为阴道自净作用。

3. 子宫颈　子宫颈内口紧闭,宫颈管黏膜为分泌黏液的高柱状上皮所覆盖,分泌大量黏液形成胶冻状黏液栓,成为上生殖道感染的机械屏障,黏液栓内含乳铁蛋白、溶菌酶等,可抑制细菌侵入子宫内膜。

4. 子宫内膜　育龄期妇女子宫内膜周期性剥脱,是消除宫腔感染的有利条件。子宫内膜分泌液也含有乳铁蛋白、溶菌酶,可清除进入宫腔的病原体。

5. 输卵管　输卵管蠕动及纤毛摆动方向朝向宫腔,有利于阻止病原体侵入。输卵管液也含有乳铁蛋白、溶菌酶,可清除病原体。

6. 生殖道的免疫系统　生殖道黏膜如宫颈和子宫黏膜聚集有不同数量的淋巴组织及散在的淋巴细胞,包括 T 细胞、B 细胞。此外,中性粒细胞、巨噬细胞、补体及一些细胞因子均在局部有重要免疫功能,发挥抗感染作用。

二、病　原　体

女性生殖系统的解剖、生理方面具有比较完善的自然防御功能,但由于外阴与尿道、肛门毗邻,局部潮湿,易受污染,生殖道又因性交、分娩及各种宫腔操作容易受到损伤及外界病原体的感染。当自然防御功能遭到破坏,或机体免疫功能下降、内源性菌群发生变化或外源性病原菌侵入时,均可导致炎症。

1. 细菌　葡萄球菌、链球菌、大肠杆菌、厌氧菌、变形杆菌、淋病奈瑟菌、结核杆菌等。

2. 原虫　以阴道毛滴虫最为多见。

3. 真菌　以假丝酵母菌最为多见。

4. 病毒　以疱疹病毒、人乳头瘤病毒为多见。

5. 螺旋体　多为苍白密螺旋体。

6. 衣原体　以沙眼衣原体为多见,感染症状不明显,但常导致严重的输卵管黏膜结构及功能破坏,可引起盆腔广泛粘连。

7. 支原体　是正常阴道菌群的一种,为条件致病菌,包括有人型支原体、生殖支原体及解脲支原体。

三、传　染　途　径

1. 沿生殖道黏膜上行蔓延　病原体侵入外阴、阴道后,或阴道内的菌群沿黏膜面经宫颈、子宫内膜、输卵管黏膜上行至卵巢及腹腔,是非妊娠期、非产褥期盆腔炎性疾病的主要感染途径。葡萄球菌、淋病奈瑟菌及沙眼衣原体等多沿此途径扩散。

2. 经淋巴系统蔓延 病原体经外阴、阴道、宫颈及宫体创伤处的淋巴管道侵入盆腔结缔组织及内生殖器其他部分,是产褥感染、流产后感染的主要途径,多见于链球菌、大肠埃希菌及厌氧菌感染。

3. 经血液循环传播 病原体先侵入人体其他系统后再经血液循环感染生殖器,为结核杆菌感染的主要途径。

4. 直接蔓延 腹腔其他邻近脏器感染后直接蔓延至内生殖器,如阑尾炎可引起右侧输卵管炎。

四、炎症的发展与转归

1. 痊愈 患者抵抗力强、病原体致病力弱或治疗及时有效,病原体被消灭,炎症控制,炎性渗出物完全被吸收为痊愈。一般痊愈后组织结构、功能都可以恢复正常,不留痕迹,但如果坏死组织、炎性渗出物粘连或形成瘢痕,则组织结构和功能不能完全恢复。

2. 转为慢性 炎症治疗不彻底,或身体防御功能和病原体的作用处于相持状态,使得炎症长期存在。机体抵抗力强时,炎症被控制并逐渐好转,一旦机体抵抗力下降,慢性炎症可急性发作。

3. 扩散与蔓延 患者抵抗力低下,病原体毒性强、数量多时,炎症可经淋巴系统和血液循环扩散或直接蔓延到邻近器官。严重时可发生败血症,危及生命。

五、护 理 评 估

(一) 临床表现

1. 症状

(1)阴道分泌物异常:阴道分泌物是由阴道黏膜渗出物、宫颈管及子宫内膜腺体分泌物等混合而成,俗称白带,其形成与雌激素作用有关。正常白带呈白色稀糊状或蛋清样,带有黏性,无腥臭味,量少,不引起外阴刺激症状。生殖系统炎症患者白带量往往增多,有臭味,性状亦发生改变。

(2)外阴不适:生殖系统炎症患者外阴受到阴道分泌物的刺激,往往出现皮肤瘙痒、疼痛、烧灼感等症状。

(3)全身症状:当炎症扩散蔓延后,患者可有腰骶部疼痛、下腹部坠痛等不适,常在活动或性交后加重。病情严重时还可出现高热、寒战、头痛、食欲减退等。

(4)不孕:由于炎性分泌物不利于精子通过,或炎症致输卵管粘连堵塞、蠕动受限、盆腔淤血等导致不孕。

2. 妇科检查

(1)外阴:局部可出现充血、肿胀、糜烂、溃疡、赘生物或肿块,皮肤和黏膜色泽及质地发生变化。

(2)阴道:阴道黏膜可出现红肿、出血点、赘生物等,阴道分泌物量、性质、色泽、气味可发生改变。

(3)宫颈:宫颈大小、颜色、外口形状可发生改变,可有出血、肥大、糜烂、赘生物、宫颈管分泌物增多等情况。

(4)子宫及附件:双合诊和三合诊检查可发现肿块、压痛、局部组织增厚变粗、活动度减小,与宫旁、盆壁组织粘连分界不清等异常。

（二）健康史

询问患者年龄、职业等一般资料,了解其月经史、婚育史、生殖系统手术史、用药史,有无吸毒、输血经历,有无接受大剂量激素治疗或长期应用抗生素治疗史,产后、流产后、宫腔内手术操作后有无感染史等。了解患者个人卫生及月经期保健情况,采用的避孕或节育措施,此次发病过程、治疗经过和效果。

（三）辅助检查

1. 生殖道脱落细胞学和阴道分泌物检查　可通过阴道涂片、宫颈刮片、宫颈管涂片、细胞学染色法、免疫细胞化学等技术找到病原体如滴虫、假丝酵母菌、细菌、病毒、衣原体、支原体等,必要时可做培养。采集标本前 24 小时内禁止性生活、阴道检查、灌洗及阴道用药,以免影响检查结果。

2. 活组织检查　在绝大多数情况下,活检是诊断最可靠的证据,常用的取材方法有局部活组织检查、诊断性刮宫等。对有血性白带者、绝经后子宫出血者,应与子宫恶性肿瘤相鉴别,必要时行分段诊刮。

3. 内镜检查　妇产科常用内镜检查有阴道镜、宫腔镜、腹腔镜,可以直接观察或通过连接于摄像系统和监视屏幕观察外阴、阴道、宫颈,宫颈管内、宫腔、子宫、输卵管浆膜面等情况,同时还能在病变部位取活检。

4. 影像检查　B 型超声是妇科常用检查方法,以了解子宫、附件、盆腔等情况;X 线检查借助造影剂可了解子宫和输卵管的腔内形态;计算机体层扫描(CT)和磁共振成像(MRI)在包块诊断上更为精确。

（四）心理社会状况

由于炎症处于患者隐私部位,患者一般心理负担较重,常出现不安、烦躁、焦虑、紧张等情绪,应及时评估患者对疾病的认知、情绪反应及应对,社会支持系统是否有效,帮助患者树立治疗信心,减轻心理负担。

（五）治疗原则

主要为抗生素药物治疗,必要时手术治疗。

六、主要护理诊断/医护合作性问题

1. 舒适度的改变　与炎性分泌物刺激引起局部瘙痒有关。
2. 焦虑　与健康状态受到威胁有关。
3. 知识缺乏　缺乏疾病相关知识和自我护理知识。

七、计划与实施

预期目标:接受治疗后,患者自诉瘙痒症状减轻,舒适感增加;患者情绪稳定,自诉焦虑明显缓解;患者能复述疾病治疗及护理配合相关知识。

（一）一般护理

指导患者多休息,避免劳累,急性炎症期如急性盆腔炎时应卧床休息。增加营养,进食高热量、高蛋白、高维生素、易消化食物,发热时应多饮水。

（二）专科护理

指导患者注意个人卫生，保持外阴清洁，穿棉质内裤，每日更换，做好经期、孕期、分娩期及产褥期卫生。治疗期间避免去公共浴池、游泳池，个人卫生用品、用具应消毒。注意观察病情变化，如有异常及时与医务人员联系。

（三）用药护理

生殖器官炎症患者常需局部用药，告知患者药物作用、用药途径、可能出现的不良反应及注意事项等，指导患者遵医嘱用药，及时复诊，以保证疗程和疗效。

（四）心理护理

由于患病部位为女性隐私处，患者往往有害羞心理，讳疾忌医，护理人员应及时了解其心理问题，尊重患者，耐心倾听，鼓励患者战胜疾病的信心，给予疾病知识讲解与心理疏导，帮助患者选择最佳的治疗方式，以免因拖延而延误病情的诊治。

（五）健康教育

向患者及家属讲解妇科炎症的病因、诱发因素、预防措施，各种检查的目的及可能出现的不适，在治疗期间应禁止性生活，治疗后及时随访，避免复发。指导女性定期妇科体检，及早发现异常、及早治疗。

八、护 理 评 价

1. 患者诉说瘙痒不舒适症状明显减轻。
2. 患者焦虑缓解或消失，愿意接受医务人员治疗与指导。
3. 患者能复述疾病诊疗知识，能正确进行自我护理。

第二节 外阴部炎症

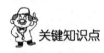 **关键知识点**

▲ 非特异性外阴炎由经血、阴道分泌物、卫生巾等非病原体因素造成。临床表现为外阴瘙痒、疼痛、烧灼感等不适。

▲ 前庭大腺炎主要由葡萄球菌、大肠埃希菌、链球菌、肠球菌等引起，局部肿胀、疼痛为主要症状。

▲ 前庭大腺炎可发展为前庭大腺脓肿，并可反复急性发作，主要治疗手段是切开引流。

一、非特异性外阴炎

非特异性外阴炎（non-specific vulvitis）是由物理、化学因素造成的外阴皮肤或黏膜的炎症。

（一）病因

外阴与尿道、肛门毗邻，经常受到经血、阴道分泌物、尿液、粪便等刺激，如不注意局部清洁卫生易引起外阴炎；其次尿瘘、粪瘘患者长期尿液、粪便浸渍；糖尿病患者糖尿刺激、穿紧身化纤内裤、使用卫生巾、卫生垫导致局部潮湿通透性差等，均可引起非特异性外阴炎。

（二）临床表现

外阴皮肤黏膜瘙痒、疼痛、烧灼感，于活动、性交、排尿及排便时加重。检查可见局部充血、肿胀、糜烂，常有抓痕，严重者形成溃疡或湿疹。慢性炎症者，局部皮肤增厚、粗糙、皲裂，甚至苔藓样变。

（三）治疗原则

消除病因，局部应用抗生素，保持外阴清洁、干燥。

（四）护理要点

1. 治疗指导　配合医生积极寻找病因，若发现糖尿病应及时正规治疗控制血糖，如有尿瘘、粪瘘应及时行修补术，减少尿液粪渍等异物刺激。指导患者可用 0.1% 聚维酮碘或 1：5000 高锰酸钾坐浴，每日 2 次，每次 15～30 分钟，坐浴后涂抗生素软膏或紫草油。也可选用中药水煎熏洗外阴部。急性期患者还可选用红外线或微波等局部物理治疗。注意提醒患者正确配制药液，坐浴时外阴部浸没于药液中，月经期停止坐浴。

2. 健康教育　指导患者注意个人卫生，保持外阴清洁、干燥，穿棉质内裤，每日更换，注意经期、孕期、分娩期及产褥期卫生。局部严禁搔抓，避免使用热水或刺激性药物或肥皂擦洗。饮食上少进辛辣刺激性食物，忌烟酒。

二、前庭大腺炎

病原体侵入前庭大腺引起的炎症称为前庭大腺炎（bartholinitis）。前庭大腺位于两侧大阴唇后 1/3 深部，如黄豆大，左右各一，腺管细长（1～2cm），向内侧开口于处女膜与小阴唇之间。性兴奋时分泌出黏液，在性交、分娩等情况污染外阴部时易发生炎症。此病多见于育龄期妇女，幼女及绝经后期妇女少见。

（一）病因

主要病原体为葡萄球菌、大肠埃希菌、链球菌、肠球菌等，随着性传播疾病发病率的升高，淋病奈瑟菌及沙眼衣原体已成为常见病原体。在急性感染时，病原体首先侵犯腺管，导致前庭大腺导管炎，腺管开口处因肿胀或渗出物凝聚而阻塞，脓液不能外流，积存而形成脓肿，称之为前庭大腺脓肿（abscess of Bartholin gland）。

（二）临床表现

前庭大腺炎多发于一侧。初起时患者局部出现肿胀、疼痛、灼烧感，行走不便，有时会导致大小便困难。检查可见局部皮肤红肿，发热，压痛明显。当脓肿形成时，直径可达3～6cm，疼痛加剧，触及局部有波动感。当脓肿内压力增大时，表面皮肤发红变薄，脓肿可自行破溃，若破孔大，可自行引流，炎症消退而痊愈；若破孔小，引流不畅，炎症持续不消退，并可反复急性发作。部分患者还可出现发热等全身症状，腹股沟淋巴结不同程度增大。

（三）处理原则

根据病原体选择敏感抗生素控制急性炎症，脓肿形成后需行切开引流及造口术。

（四）护理要点

1. 急性炎症发作时，患者应该卧床休息，保持局部清洁。可取前庭大腺开口处分泌物进行细菌培养和药敏试验，遵照医嘱给予患者抗生素治疗。也可选用蒲公英、紫花地丁、金银花、连翘等局部热敷或坐浴。

2. 脓肿或囊肿患者行切开引流术后，局部放置的引流条需每日更换。外阴用消毒液常规擦洗,伤口愈合后,改用坐浴。

三、前庭大腺囊肿

前庭大腺囊肿(bartholin cyst)是因前庭大腺腺管开口部阻塞,分泌物积聚于腺腔而形成。

(一)病因

1. 前庭大腺脓肿消退后,腺管阻塞,分泌物不能排出,脓液吸收后由黏液分泌物所代替。

2. 先天性腺管狭窄或腺腔内黏液浓稠,排出不畅,导致囊肿形成。

3. 前庭大腺管损伤,如分娩时会阴与阴道裂伤后瘢痕阻塞腺管口,或会阴后-侧切开术损伤腺管。

前庭大腺囊肿可继发感染,形成脓肿,并且反复发作。

(二)临床表现

前庭大腺囊肿大小不等,多由小逐渐增大,多为单侧,也可为双侧。若囊肿小且无感染,患者可无自觉症状;若囊肿大,患者可有外阴坠胀感或性交不适。检查见囊肿多呈椭圆形,位于外阴部后下方,可向大阴唇外侧突起。

(三)处理原则

行前庭大腺囊肿造口术取代以前的囊肿剥出术,造口术方法简单、损伤小,术后还能保留腺体功能。还可采用 CO_2 激光或微波行囊肿造口术,效果良好。

(四)护理要点

同前庭大腺炎患者护理。

第三节 阴 道 炎 症

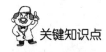

关键知识点

▲ 滴虫阴道炎的病原体为阴道毛滴虫,性接触为主要传播方式;主要症状为外阴瘙痒,检查可见稀薄泡沫样白带。

▲ 口服抗滴虫药物治疗,性伴侣同时治疗,用物煮沸消毒,避免重复感染。

▲ 外阴阴道假丝酵母菌病的病原体为假丝酵母菌,主要为内源性传染;主要症状为外阴瘙痒、灼痛,检查可见白色稠厚豆渣样白带。

▲ 其治疗原则是消除诱因,抗真菌治疗,避免重复感染。

▲ 萎缩性阴道炎为雌激素水平降低,局部抵抗力下降引起的以需氧菌感染为主的炎症,见于绝经期妇女;主要症状为外阴灼热不适、瘙痒及阴道分泌物增多。

▲ 补充雌激素是萎缩性阴道炎的主要治疗方法。

一、滴 虫 阴 道 炎

滴虫阴道炎(trichomonal vaginitis)是由阴道毛滴虫引起的常见阴道炎。

(一)病因

阴道毛滴虫呈梨形,体积为多核白细胞的 2 ~ 3 倍,顶端有 4 根鞭毛,体侧有波动膜,后端尖并有轴柱凸出,无色透明如水滴。滴虫适宜在温度 25~40℃,pH 为 5.2~6.6 的潮湿环境生长,在 pH 5.0 以下或 7.5 以上环境中则不生长。滴虫生活史简单,只有滋养体而无包囊期,滋养体生存力较强,能在 3~5℃生存 21 日,在 46℃生存 20~60 分钟,在半干燥环境中约生存 10 小时。滴虫有嗜血和耐碱的特性,月经前、后阴道 pH 发生变化时,隐藏在腺体及阴道皱襞的滴虫得以繁殖,引起炎症发作。其次,妊娠期、产后等阴道环境改变,适于滴虫生长繁殖而发生滴虫阴道炎。滴虫能消耗或吞噬阴道上皮细胞内的糖原,阻碍乳酸生成,使阴道 pH 升高而有利于繁殖。滴虫不仅寄生于阴道,还侵入尿道或尿道旁腺,甚至膀胱、肾盂以及男性的包皮皱襞、尿道或前列腺中。

(二)传播方式

1. 经性交直接传播　是主要的传播方式,由于男性感染滴虫后常无症状,易成为感染源。

2. 间接传播　经公共浴池、浴盆、浴巾、游泳池、坐便器、衣物等间接传播,还可通过污染的器械或敷料等传播。

(三)临床表现

滴虫阴道炎潜伏期为 4~28 天,25%~50% 的患者感染初期无症状。典型症状是稀薄泡沫样阴道分泌物增多及外阴瘙痒。分泌物也可呈脓性、黄绿色,有臭味。分泌物呈脓性是因为分泌物中含有白细胞,若合并其他感染则呈黄绿色;分泌物呈泡沫状、有臭味是因为滴虫无氧酵解碳水化合物,产生腐臭气体。患者瘙痒部位主要是阴道口及外阴,若尿道口有感染,患者还可出现尿频、尿痛、血尿等症状。阴道毛滴虫能吞噬精子,并能阻碍乳酸生成,影响精子在阴道内存活,导致不孕。妇科检查时可见患者阴道黏膜充血,严重者有散在出血点,宫颈也可见出血斑点,形成"草莓样"宫颈,后穹隆白带量多,呈灰黄色、黄白色稀薄液体或黄绿色脓性分泌物,常呈泡沫状。少数患者阴道内有滴虫存在但无炎症反应,阴道黏膜也无异常,称之为带虫者。

(四)治疗原则

滴虫阴道炎可同时伴有尿道、尿道旁腺、前庭大腺滴虫感染,需全身用药,主要治疗药物为甲硝唑及替硝唑。

1. 全身用药　初次治疗可选择甲硝唑 2g 或替硝唑 2g,单次口服;或甲硝唑 400mg,每日 2 次,连服 7 日。口服吸收好,疗效高,治愈率为 90%~95%,应用方便。孕早期及哺乳期妇女慎用。

2. 局部用药　不能耐受口服药物或不适宜全身用药患者可以局部单独给药,甲硝唑阴道泡腾片 200mg 每晚塞入阴道 1 次,连用 7 天。也可全身及局部联合用药,联合用药效果更佳。

(五)护理要点

1. 健康教育　指导患者注意个人卫生,保持外阴清洁,尽量避免搔抓外阴部以免溃烂感染。勤换内裤,用过的内裤、毛巾及洗涤用物应煮沸消毒 5~10 分钟以消灭病原体,避免交叉和重复感染。

2. 用药注意事项　甲硝唑口服后偶见胃肠道反应,如食欲减退,恶心,呕吐。此外,偶见头痛、皮疹、白细胞减少等,一旦发现应立即停药并报告医师。由于甲硝唑抑制乙醇在体内氧化而产生有毒的中间代谢产物,故甲硝唑用药期间及停药 24 小时内、替硝唑用药期间及停药72小时内禁止饮酒。哺乳期用药不宜哺乳。局部用药者应告知患者各种剂型药物阴道用药方法,酸性药液冲洗阴道后再上药的原则。在月经期间暂停坐浴、阴道冲洗及阴道用药。

3. 性伴侣治疗　滴虫阴道炎主要由性行为传播,性伴侣应同时进行治疗,治疗期间应避免无保护性行为。

4. 妊娠期合并感染者　妊娠期女性是否使用甲硝唑治疗目前尚有争议。美国疾病控制中心推荐甲硝唑2g,单次口服,但用药前最好取得患者及家属的知情同意。

5. 强调治愈标准及随访　滴虫阴道炎常于月经后复发,向患者解释坚持按照医嘱正规治疗的重要性。治疗后检查滴虫阴性时,仍应每次月经后复查阴道分泌物,若经3次检查均为阴性,方可称为治愈。告知患者取分泌物前24~48小时避免性交,阴道灌洗或局部用药,分泌物取出后应及时送检,否则滴虫活动力减弱,造成辨识困难。因滴虫阴道炎可合并其他性传播疾病,应注意鉴别诊断。

二、外阴阴道假丝酵母菌病

外阴阴道假丝酵母菌病(vulvovaginal candidiasis,VVC)是由假丝酵母菌引起的常见外阴阴道炎症。国外资料显示,约75%妇女一生至少患过此病1次,45%妇女经过2次或2次以上的发病。

(一)病因

80%~90%的病原体为白假丝酵母菌,10%~20%为光滑假丝酵母菌、近平滑假丝酵母菌、热带假丝酵母菌等。酸性环境适宜假丝酵母菌生长,感染假丝酵母菌的患者阴道pH多在4.0~4.7之间,通常小于4.5。假丝酵母菌对热的抵抗力不强,加热至60℃1小时即可死亡,但对于干燥、日光、紫外线及化学制剂等抵抗力较强。

白假丝酵母菌为条件致病菌,有酵母相和菌丝相,酵母相为芽生孢子,在无症状寄居及传播中起作用;菌丝相为芽生孢子伸长成假菌丝,侵袭能力强。10%~20%非孕妇女及30%孕妇阴道中有此菌寄生,但菌量极少,呈酵母相,并不引起症状。当机体全身及阴道局部细胞免疫能力下降、假丝酵母菌大量繁殖并转变为菌丝相才出现症状。常见的发病诱因有:①长期使用抗生素,抑制了乳杆菌生长,假丝酵母菌得以繁殖;②妊娠及糖尿病者,机体免疫力下降,阴道组织内糖原增加,酸度增高,有利于假丝酵母菌生长;③大量使用免疫抑制剂,如皮质类固醇激素或免疫缺陷综合征,机体抵抗力下降;④其他诱因,如应用含高剂量雌激素的避孕药、穿紧身化纤内裤、肥胖等,都可使假丝酵母菌易于繁殖引起感染。

(二)传播方式

1. 内源性感染　为主要感染途径,假丝酵母菌可寄生于人的口腔,上呼吸道,肠道及阴道,这4个部位的假丝酵母菌可互相自身传染,一旦条件适宜就可引起感染。

2. 性交传染　少部分患者可通过性交直接传染。

3. 间接传染　极少患者是接触感染的衣物、用具等间接传染。

(三)临床表现

患者主要症状是外阴瘙痒、灼痛、性交痛、尿痛及阴道分泌物增多。尿痛是排尿时尿液刺激水肿的外阴及前庭导致局部疼痛。阴道分泌物由脱落上皮细胞和假丝菌组成,呈白色稠厚凝乳或豆腐渣样。妇科检查可见外阴红斑、水肿,常有皮肤抓痕,严重者可见皮肤皲裂、表皮脱落。阴道黏膜充血水肿,小阴唇内侧及阴道黏膜有白色膜状物附着,擦除后可见红肿黏膜面,急性期还可见到糜烂及浅表溃疡。目前根据其流行情况、临床表现、真菌种类、宿主情况而分为单纯性外阴阴道假丝酵母菌病和复杂性外阴阴道假丝酵母菌病(表14-1),10% ~ 20% 妇女表现为复杂性 VVC。

表 14-1　VVC 临床分类

	单纯性 VVC	复杂性 VVC
发生频率	散发或非经常发作	复发性
临床表现	轻到中度	重度
真菌种类	白假丝酵母菌	非白假丝酵母菌
宿主情况	免疫功能正常	免疫功能低下、应用免疫制剂、糖尿病、妊娠

(四)治疗原则

治疗以消除诱因,局部或全身应用抗真菌药物为主。

1. 消除诱因　积极治疗糖尿病,根据患者病情及时停用广谱抗生素、雌激素及皮质类固醇激素等。

2. 单纯性 VVC 治疗　单纯性 VVC 主要以局部短程抗真菌药物为主,全身用药与局部用药疗效相似,治愈率80% ~90%,唑类药物的疗效高于制霉菌素。局部用药可选用下列药物放于阴道内:①咪康唑栓剂,1 粒(1200mg),单次用药;或每晚 1 粒(400mg),连用 3 日;或每晚 1 粒(200mg),连用 7 日;②克霉唑栓剂,1 粒(500mg),单次用药;或每日早、晚各 1 粒(150mg),连用 3 日;或每晚 1 粒(150mg),连用 7 日;③制菌霉素栓剂,每晚 1 粒(10 万 U),连用 10 ~ 14 日。对于不能耐受局部用药者、未婚妇女及不愿采用局部用药者,可选用口服药物,常用药物是氟康唑,150mg,顿服。

3. 复杂性 VVC 的治疗　无论局部用药还是全身用药均应延长治疗时间。局部用药需要适当延长 7 ~ 14 日;若口服氟康唑 150mg,则 72 小时后加服 1 次。若患者症状严重,局部还可应用低浓度糖皮质激素软膏或唑类霜剂。

(五)护理要点

1. 健康教育　与患者讨论发病因素及治疗原则,嘱患者积极配合治疗,消除诱因,避免滥用抗生素,坚持正规治疗。平常养成良好的卫生习惯,保持外阴清洁,但切忌频繁使用消毒洗液、消毒护垫等以免过度清洁,破坏阴道自净作用。穿棉质内裤,用过的内裤、盆及毛巾均应开水烫洗,单独清洗,避免交叉感染。

2. 用药注意事项　向患者说明用药的目的、途径及方法,遵医嘱完成正规疗程。需阴道用药的患者应洗手后戴手套,将药物送入阴道深部,宜在晚上睡觉前放置。为提高用药效果,可在2% ~4% 碳酸氢钠液坐浴或阴道冲洗后阴道上药。治疗期间应定期监测疗效及药物副作用,一旦发现副作用,立即停药,及时就医。

3. 性伴侣治疗　约15% 男性与女性外阴阴道假丝酵母菌病患者接触后患有龟头炎,对有症状男性应及时行假丝酵母菌检查及治疗,避免女性重复感染。

4. 妊娠期合并感染者　局部治疗为主,可选用克霉唑栓剂等,7 日疗法效果为佳,禁用口服唑类药物。

三、萎缩性阴道炎

萎缩性阴道炎(atrophic vaginitis)常见于自然绝经或人工绝经后妇女,也可见于产后闭经、药物假绝经治疗的妇女。

(一)病因

因卵巢功能衰退,雌激素水平降低,阴道壁萎缩,黏膜变薄,上皮细胞内糖原含量减少,阴道内 pH 多增高至 5.0～7.0,嗜酸性的乳杆菌不再是优势菌,局部抵抗力降低,致病菌容易入侵繁殖引起炎症。另外,个人卫生习惯不良,营养缺乏,尤其是 B 族维生素缺乏,可能与发病有关。

(二)临床表现

主要症状是外阴灼热不适、瘙痒及阴道分泌物增多,由于阴道黏膜萎缩,可伴有性交痛。阴道分泌物稀薄,淡黄色,感染严重者呈脓血性白带。妇科检查可见阴道上皮皱襞消失、萎缩、菲薄。阴道黏膜充血,常伴有散在小出血点或点状出血斑,有时可见浅表溃疡。溃疡面可与对侧粘连,严重时造成狭窄甚至闭锁,炎症分泌物引流不畅形成阴道积脓或宫腔积脓。

(三)治疗原则

补充雌激素,增强阴道抵抗力,抑制细菌生长。

1. **雌激素治疗** 补充雌激素是萎缩性阴道炎的主要治疗方法(乳癌或子宫内膜癌患者慎用)。雌激素制剂可局部给药,也可全身用药。可用雌三醇软膏局部涂抹,每日 1～2 次,连用 14 日。全身用药可口服替勃龙 2.5mg,每日 1 次。也可选用其他雌孕激素制剂连续联合用药。

2. **抗感染治疗** 阴道局部应用抗生素如甲硝唑 200mg、诺氟沙星 100mg 等,放入阴道深部,每日 1 次,连用 7～10 日。也可选用中药制剂。

(四)护理要点

1. **健康教育** 养成良好的卫生习惯,勤换内裤,保持外阴清洁,温水清洗,避免搔抓加重感染。出现症状应及时诊断并治疗。急性期患者性交可导致阴道黏膜撕裂、出血、疼痛,加重感染,应禁止性生活。症状消失后,对于阴道干涩明显者,可应用润滑剂,消除性生活的不适,增进夫妻感情。

2. **用药护理** 告知患者及家属用药的目的、方法及注意事项,特别是老年患者一定要注意用药安全,患者本人用药有困难者,指导其家属协助用药或由医务人员帮助使用。

第四节 子宫颈炎症

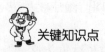 关键知识点

▲ 子宫颈炎有急、慢性两种,临床以慢性多见。

▲ 多数患者无症状,妇科检查可见炎性改变。

▲ 急性子宫颈炎主要选择抗生素治疗,慢性宫颈炎患者病理类型多样,物理治疗为主。

子宫颈炎症(cervicitis)是妇科最常见的下生殖道疾病之一,包括宫颈阴道部炎症及宫颈管黏膜炎症。宫颈炎分为急性和慢性两种,若急性宫颈炎未及时诊治或病原体持续存在,可导致慢性子宫颈炎。

一、病　因

正常情况下,子宫颈具有多种防御功能,是阻止病原体入侵的重要防线。但因分娩、流产、性交或手术操作,宫颈容易受到机械性损伤;宫颈管黏膜上皮为单层柱状上皮,抗感染能力较差,易受到病原体侵袭发生感染。病原体主要为性传播疾病病原体和内源性病原体,性传播疾病病原体如淋病奈瑟菌、沙眼衣原体、单纯疱疹病毒等,主要见于性传播疾病的高危人群。宫颈管阴道部鳞状上皮与阴道鳞状上皮相延续,阴道炎症均可引起宫颈阴道部炎症。

二、临床表现

1. 急性子宫颈炎　大部分患者无症状。有症状者主要表现为脓性阴道分泌物增多,外阴瘙痒和灼热感。患者还可出现经间期出血、性交后出血等症状。若合并泌尿系统感染可出现尿路刺激征如尿急、尿频、尿痛等。妇科检查时可见宫颈充血、水肿、黏膜外翻,有黏液脓性分泌物附着甚至从宫颈管流出,宫颈管黏膜质脆,易出血。

2. 慢性子宫颈炎　患者多无症状,少数可有阴道分泌物增多,呈淡黄色或脓性,外阴瘙痒不适,性交后出血、月经间期出血等症状。妇科检查可见子宫颈呈糜烂样改变,也可表现为宫颈息肉、宫颈肥大等。

三、治疗原则

急性宫颈炎以抗感染治疗为主。慢性宫颈炎患者病变不同,采用不同的治疗方法,如药物治疗、物理治疗、手术治疗等,目前,物理治疗是临床最常用的有效治疗方法。

四、护理要点

1. 健康教育　指导患者保持外阴清洁、干燥,穿棉质内裤,勤更换,避免不洁性生活。做好避孕措施,避免过早、过多、过频的生育和流产,在分娩、流产、宫颈物理治疗术后应遵医嘱应用抗生素,短期内避免性生活。定期进行妇科检查,及时发现病变及时治疗。

2. 用药指导　急性宫颈炎的治疗应力求彻底,以全身用药为主,针对病原体选择有效抗生素,遵嘱及时、足量、规范用药。抗生素选择、给药途径、剂量和疗程则根据病原体和病情严重程度决定,指导患者紧密配合,以免病情迁延转为慢性。若子宫颈炎患者为沙眼衣原体及淋病奈瑟菌感染时,还应对其性伴侣进行相应的检查及治疗。

3. 物理治疗注意事项　临床常用的物理治疗方法有激光、冷冻、红外线凝结及微波治疗等。其原理是将宫颈糜烂面单层柱状上皮破坏,结痂脱落后形成新的鳞状上皮覆盖创面,一般3~4周宫颈恢复光滑外观,病变较深者需6~8周。接受物理治疗的患者应注意:①治疗前常规进行宫颈刮片细胞学检查,排除子宫颈上皮内瘤和子宫颈癌病变;②有急性生殖器炎症者为禁忌;③治疗时间选择应在月经干净后3~7天内;④术后应保持外阴清洁,每日清洗2次,在创面尚未愈合期间(4~8周)应禁止盆浴、性交和阴道冲洗;⑤患者术后阴道分泌物增多,在宫颈创面痂皮脱落前,可出现大量黄水样排液,术后1~2周脱痂时可有少许出血,如出血量多者,应急诊处理;⑥一般于两次月经干净后3~7天复查,了解创面愈合情况,同时注意观察有无宫颈管狭窄、感染等,及时予以处理。

4. 手术治疗 对宫颈息肉、糜烂面深广且涉及颈管者,及(或)疑有恶变者,可行局部手术治疗。切下组织送病理组织学检查。

第五节 盆腔炎性疾病

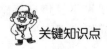 关键知识点

▲ 盆腔炎性疾病是女性上生殖道感染性疾病,可引起不孕、异位妊娠、慢性盆腔痛等后遗症,严重影响女性的生殖健康。

▲ 主要症状是下腹痛、发热、阴道分泌物增多,抗生素是主要治疗手段。

▲ 个性化整体护理对缓解患者症状,改善生活质量有重要意义。

盆腔炎性疾病(pelvic inflammatory disease,PID)是指女性盆腔生殖器官、子宫周围的结缔组织及盆腔腹膜的感染性疾病,主要包括子宫内膜炎(endometritis)、输卵管炎(salpingitis)、输卵管卵巢脓肿(tubo-ovarian abscess,TOA)、盆腔腹膜炎(peritonitis)。炎症可局限于一个部位,也可同时几个部位受累,最常见的是输卵管炎及输卵管卵巢炎。盆腔炎性疾病多见于性活跃期、有月经的妇女,初潮前、绝经后及无性生活妇女很少发生。急性盆腔炎性疾病若未能得到及时、彻底治疗,可导致盆腔炎性疾病后遗症,表现为不孕、慢性盆腔痛、炎性反复发作等,严重影响妇女的生活质量,增加患者及家庭的心理负担和经济负担。

一、病 因

盆腔炎性疾病的病原体有内源性和外源性两种,可单独存在,但通常为混合性感染。①内源性病原体,来自寄居于阴道内的微生物群,包括需氧菌(金黄色葡萄球菌、溶血性链球菌等)和厌氧菌(脆弱类杆菌、消化球菌群等);②外源性病原体,主要是性传播疾病的病原体,如淋病奈瑟菌、沙眼衣原体、支原体等。

二、高危因素

女性生殖系统有自然的防御功能,正常情况下,能抵御病原体的入侵,当机体抵抗力下降,或由于其他原因使女性的自然防御功能遭到破坏时,导致盆腔炎性疾病的发生。

1. 年龄 据美国资料,盆腔炎性疾病的高发年龄为15~25岁。年轻女性患病率高可能与频繁性生活、宫颈柱状上皮生理性向外移动、宫颈黏液机械防御功能较差有关。

2. 性活动 盆腔炎性疾病多见于性活跃期妇女,特别是初次性交年龄小、有多个性伴侣、性交过于频繁以及性伴侣有性传播疾病者。

3. 下生殖道感染 下生殖道的性传播疾病,如淋病奈瑟菌性宫颈炎、衣原体性宫颈炎

以及细菌性阴道病可以通过下生殖道与盆腔连接,进而导致盆腔炎性疾病的发生。

4. 宫腔操作　如刮宫术、输卵管通液术、宫腔镜检查等各种对盆腔有一定损害的手术及侵入性检查,或没有严格遵守无菌原则,可导致生殖道黏膜损伤、出血、坏死,导致下生殖道内源性菌群的病原体上行感染。

5. 经期卫生不良　在经期进行性行为,使用不洁的月经垫、盆浴等,均可使病原体侵入而引起炎症。

6. 邻近器官炎症直接蔓延　如阑尾炎、腹膜炎等蔓延至盆腔导致炎症发作,病原体以大肠埃希菌多见。

7. 盆腔炎性疾病再次急性发作　盆腔炎性疾病所致的盆腔广泛粘连、输卵管损伤、输卵管防御能力下降,易造成再次感染,导致慢性盆腔炎的急性发作。

三、病　　理

(一)急性盆腔炎性疾病

1. 急性子宫内膜炎及子宫肌炎　子宫内膜充血、水肿,有炎性渗出物,严重者可见内膜坏死、脱落,有溃疡形成。镜下可见大量白细胞浸润,炎症向深部侵入形成子宫肌炎。

2. 急性输卵管炎、输卵管积脓、输卵管卵巢脓肿　急性输卵管炎症因病原体传播途径不同而有不同的病变特点:①炎症经子宫内膜向上蔓延者,首先引起输卵管黏膜炎,可见输卵管肿胀、充血、间质水肿,严重者输卵管上皮发生退行性变或成片脱落,造成输卵管黏膜粘连、输卵管管腔及伞端闭锁,如有脓液积聚可形成输卵管积脓。淋病奈瑟菌、大肠埃希菌等除直接引起输卵管上皮损伤外,还可导致输卵管运输功能减退或丧失。衣原体感染后可引起交叉免疫反应,损伤输卵管,导致输卵管黏膜结构及功能破坏,并引起盆腔广泛粘连。②病原菌经宫颈淋巴播散者,通过宫旁结缔组织,首先侵及浆膜层,然后累及肌层,病变以输卵管间质炎为主,轻者输卵管轻度充血、肿胀、略增粗,严重者输卵管明显增粗、弯曲,与周围组织粘连。

卵巢白膜是良好的防御屏障,故而卵巢很少单独发炎,常与发炎的输卵管伞端粘连而发生卵巢周围炎,称为输卵管卵巢炎。炎症可通过卵巢排卵的破孔侵入卵巢实质形成卵巢脓肿,脓肿壁与输卵管积脓粘连并贯通,形成输卵管卵巢脓肿。输卵管卵巢脓肿多位于子宫后方或子宫、阔韧带后叶、肠管间粘连处,脓肿可破入直肠或阴道,若破入腹腔则引发弥漫性腹膜炎。

3. 急性盆腔腹膜炎　盆腔内器官发生严重感染时往往蔓延到盆腔腹膜,可见腹膜充血、水肿,并有少量含纤维素的渗出液,形成盆腔脏器粘连。当大量脓性渗出液积聚于粘连的间隙内,可形成散在小脓肿,以直肠子宫陷凹处的盆腔脓肿多见。脓肿前面为子宫,后方为直肠,顶部为粘连的肠管及大网膜,脓肿可破入直肠而使症状突然减轻,也可破入腹腔引起弥漫性腹膜炎。

4. 急性盆腔结缔组织炎　病原体经淋巴管进入盆腔结缔组织而引起结缔组织充血、水肿,以宫旁结缔组织炎最为常见。若组织化脓形成盆腔腹膜外脓肿,可自发破入直肠或阴道。

5. 败血症及脓毒血症　当病原体毒性强、数量多、患者抵抗力低下时,常发生败血症。若身体其他部位发现多处炎症病灶或脓肿者,应考虑有脓毒血症存在。

6. 肝周围炎　指肝包膜炎症而无肝实质损害的肝周围炎。淋病奈瑟菌及衣原体感染均可引起。肝包膜上可见脓性或纤维渗出物,早期在肝包膜与前腹壁腹膜之间形成松软粘连,晚期形成琴弦样粘连。由于肝包膜水肿,患者可出现吸气时右上腹疼痛症状。5% ~ 10%输卵管炎患者可出现肝周围炎。

(二)盆腔炎性疾病后遗症

盆腔炎性疾病未得到及时有效的治疗,可能出现一系列后遗症。主要病理改变为组织破坏、广泛粘连、增生及瘢痕形成,从而导致输卵管阻塞、输卵管积水或输卵管卵巢囊肿等,盆腔结缔组织炎的遗留改变表现为主韧带、骶韧带增生、变厚,若蔓延范围广泛,可使子宫固定,宫颈旁组织也增厚变硬,形成"冰冻骨盆"。

四、护理评估

(一)临床表现

1. 急性盆腔炎性疾病

(1)症状:①腹痛:患者下腹痛明显,疼痛呈持续性,活动或性交后加重。患者若有输卵管炎的症状及体征并同时伴有右上腹疼痛者,应怀疑有肝周围炎。②发热:若病情严重可有寒战、高热、头痛、食欲缺乏。③阴道分泌物增多:部分患者可出现阴道分泌物增多,呈脓性,有臭味。④其他症状:月经期发病者可出现经量增多,经期延长;若盆腔炎包裹形成盆腔脓肿可引起局部压迫症状,压迫膀胱可出现尿频、尿痛、排尿困难;压迫直肠可出现里急后重、排便困难等直肠刺激症状。急性盆腔炎进一步发展可引起弥漫性腹膜炎、败血症、感染性休克,严重者可危及生命。

(2)体征:患者呈急性病容,体温升高,心率加快,下腹部有压痛、反跳痛及肌紧张,叩诊鼓音明显,肠鸣音减弱或消失。妇科检查可见阴道充血,大量脓性臭味分泌物从宫颈口流出;宫颈充血、水肿、宫颈举痛,穹隆触痛明显;宫体稍大,有压痛,活动受限;子宫两侧压痛明显。若为单纯输卵管炎,可触及增粗的输卵管,压痛明显;若为输卵管积脓或输卵管卵巢脓肿,可触及包块并且压痛明显,不活动;若有宫旁结缔组织炎时可扪及宫旁一侧或两侧片状增厚,压痛明显;若有盆腔炎脓肿形成且位置较低时,可扪及后穹隆或侧穹隆有肿块,触之有波动感。三合诊常能协助进一步了解情况。

2. 盆腔炎性疾病后遗症　盆腔炎性疾病后遗症是由于急性盆腔炎性疾病未能彻底治疗或患者体质较差,病程迁延所致,既往称慢性盆腔炎。患者可出现下腹部坠胀,疼痛及腰骶部酸痛等症状,常在劳累、性交后及月经前后加剧。病情往往反复发作经久不愈,导致不孕、异位妊娠、慢性盆腔痛或盆腔炎性疾病反复发作,严重影响女性生活质量。根据患者病变部位,妇科检查可呈现不同特点:通常子宫大小正常或稍大,子宫常呈后倾后屈,活动受限或粘连固定,有触痛;宫旁组织增厚,骶韧带增粗、变硬,有触痛;附件区可触及条索状物、囊性或质韧包块,活动受限,有触痛。如果子宫被固定或封存于周围瘢痕化组织中,则呈"冰冻骨盆"状态。

(二)健康史

询问患者年龄、职业等基本信息,了解其月经史、婚育史,特别是患者有无宫腔手术、生殖道感染史等高危因素存在。对此次发病过程、治疗经过和效果进行全面评估。

(三)辅助检查

遵医嘱定期复查血常规,血沉,必要时进行 B 型超声、CT、血培养等检查。

（四）心理社会评估

评估患者及家属对疾病的了解程度与应对疾病的心理状况,如有无紧张、焦虑、恐惧等心理,了解患者家庭及社会支持系统是否有效。

（五）治疗原则

主要为抗生素药物治疗,必要时手术治疗(手术治疗主要应用于抗生素控制不满意的输卵管卵巢脓肿或盆腔脓肿)。对于盆腔炎性疾病后遗症者,多采用综合性治疗方案控制炎症,缓解症状。包括中西药治疗、物理治疗、手术治疗等,同时注意增强患者机体抵抗力。

五、主要护理诊断/医护合作性问题

1. 急性疼痛　与盆腔炎症刺激有关。
2. 体温过高　与盆腔炎症有关。
3. 焦虑　与健康状态受到威胁有关。
4. 知识缺乏　缺乏疾病相关知识和自我护理知识。

六、计划与实施

预期目标:患者自诉疼痛症状减轻或消失;患者体温下降至正常;患者情绪稳定,自诉焦虑明显缓解;患者能复述疾病治疗及护理配合相关知识。

（一）一般护理

1. 卧床休息,指导患者取半卧位,有利于脓液积聚于子宫直肠陷凹使炎症局限。
2. 给予高热量、高蛋白、高维生素饮食,并遵医嘱纠正电解质紊乱及酸碱失衡。
3. 高热患者采用物理降温。
4. 减少不必要的盆腔检查以免炎症扩散。

（二）病情观察

患者在治疗后的 72 小时内临床症状应改善,如腹痛减轻,体温下降,恶心呕吐、食欲不振等症状明显缓解或消失;妇科检查腹部压痛、反跳痛、宫颈举痛、子宫及附件区压痛减轻。若症状无改善,应与医生及时沟通,调整治疗方案,遵医嘱对患者进行血培养、复查病原体或手术探查准备等。

（三）用药护理

经恰当的抗生素积极治疗,绝大多数盆腔炎性疾病能彻底治愈。告知患者抗生素治疗的重要性并取得患者的主动配合,遵医嘱及时予以足量抗生素,给药途径以静脉滴注见效快。同时可以辅以中药治疗,主要为活血化瘀、清热解毒药物,内服或局部热敷外用。

（四）心理护理

讲解相关疾病知识,耐心解答患者及家属提出的问题,提供诊疗信息。及时予以心理疏导,解除患者的思想顾虑,增强对治疗的信心,鼓励患者坚持治疗,提高其应对能力。

（五）健康教育

指导患者增加营养,锻炼身体,注意劳逸结合,提高机体抵抗力。做好经期、孕期及产褥期保健,避免不洁性生活,做好避孕措施,尽量减少人工流产术的创伤及损害。若有下生殖道感染应及时正规治疗。对沙眼衣原体感染的高危妇女进行筛查和治疗可减少盆腔炎性疾病发生率。

七、护理评价

1. 患者自诉腹痛症状明显减轻。
2. 患者体温恢复至正常范围。
3. 患者焦虑缓解或消失，对疾病有正确认识并积极配合治疗。
4. 患者能复述疾病诊疗知识，能正确进行自我护理。

第六节　性传播疾病

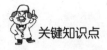
关键知识点

▲ 淋病由淋病奈瑟菌引起的泌尿生殖系统化脓性感染；治疗首选第三代头孢菌素。

▲ 梅毒是由梅毒螺旋体引起的慢性全身性的性传播疾病；患者病情复杂，病程长，临床表现多样，治疗首选青霉素。

▲ 尖锐湿疣由低危型 HPV 病毒感染引起的的性传播疾病；主要采取局部物理治疗和手术切除。

▲ 心理护理与健康教育对患者治疗及预后有重要意义。

性传播疾病(sexually transmitted diseases,STDs)是指可经性行为或类似性行为传播的一组传染性疾病,涉及 8 类病原体引起的 20 余种疾病(表 14-2)。目前我国重点监测的性传播疾病有梅毒、淋病、艾滋病、生殖道衣原体感染、尖锐湿疣和生殖器疱疹,其中前 3 种疾病被列为乙类传染病。

表 14-2　性传播疾病病原体及相关疾病

分类	病原体	疾病
细菌类	1. 淋病奈瑟菌	淋病
	2 杜克雷嗜血杆菌	软下疳
	3. 肉芽肿荚膜杆菌	腹股沟肉芽肿
	4. 加德纳菌及动弯杆菌	细菌性阴道病
病毒类	5. 人乳头瘤病毒	尖锐湿疣
	6. 单纯疱疹病毒	生殖器疱疹
	7. 巨细胞病毒	巨细胞病毒感染症
	8. 甲型肝炎病毒	病毒性甲型肝炎
	9. 乙型肝炎病毒	病毒性乙型肝炎
	10. 人类免疫缺陷病毒	艾滋病
	11. 传染性软疣病毒	传染性软疣

分类	病原体	疾病
螺旋体类	12. 梅毒螺旋体	梅毒
支原体类	13. 解脲支原体	生殖道支原体感染
衣原体类	14. 沙眼衣原体 H-K	生殖道衣原体感染
	15. 沙眼衣原体 L1-3	性病淋巴肉芽肿
真菌类	16. 假丝酵母菌	外阴阴道假丝酵母菌病
原虫类	17. 阴道毛滴虫	滴虫阴道炎
寄生虫类	18. 人疥螨	疥疮
	19. 阴虱	阴虱病

性传播疾病的主要传播途径是性行为直接传播,其次是间接传播、血液传播、医源性传播、母儿传播。性传播疾病不仅可引起泌尿生殖器官的病变,还可侵犯全身组织和器官,导致不孕、生殖器畸形、毁容等,严重影响患者身心健康及家庭和谐,成为严重的社会问题。

一、淋 病

淋病(gonorrhea)由淋病奈瑟菌引起的以泌尿生殖系统化脓性感染为主要表现的性传播疾病。其传染性强,潜伏期短,可导致多种并发症和后遗症,是我国常见的性传播疾病,也是《中华人民共和国传染病防治法》中规定的需重点防治的乙类传染病。

(一)病因

淋病奈瑟菌为革兰阴性双球菌,离开人体不易生存,一般消毒剂可将其杀灭。淋病奈瑟菌以侵袭生殖、泌尿系统黏膜柱状上皮和移行上皮为特点。

(二)传播途径

1. 直接传播　淋病主要通过性接触传播,淋病患者及淋病奈瑟菌携带者是淋病的最主要传染源,通常女性较男性更易感染。

2. 间接传播　通过接触含菌衣物、毛巾、床单、浴盆等物品感染外阴及阴道。

3. 母儿传播　孕妇感染后可累及羊膜腔导致胎儿感染,新生儿可在分娩通过软产道时接触污染的阴道分泌物传染。胎儿感染易发生胎儿窘迫、胎儿宫内生长受限、早产、死胎等。新生儿感染后可发生新生儿淋菌性结膜炎、肺炎,甚至出现淋菌败血症,导致围生儿死亡率明显增加。

(三)临床表现

潜伏期 1~10 日,平均 3~5 日。50%~70% 的患者感染淋病奈瑟菌后无症状,易被忽视,但仍具传染性。患者主要症状有阴道分泌物增多,外阴瘙痒或灼热感,偶有下腹痛。妇科检查可见宫颈明显水肿、充血,有脓性分泌物从宫颈口流出,宫颈触痛明显,易出血。感染初期病变局限于下生殖道、泌尿道,随病情发展可累及上生殖道,引起子宫内膜炎、输卵管炎、输卵管卵巢脓肿、盆腔脓肿等。若病情严重,治疗不及时,1%~3% 淋病奈瑟菌可通过血液循环播散,引起全身淋病奈瑟菌性疾病,出现高热、寒战、食欲减退、全身不适等症状,晚期表现为永久性损害的关节炎、心内膜炎、肺炎、脑膜炎等全身病变。

（四）治疗原则

治疗原则是及时、足量、规范应用抗生素。由于耐青霉素菌株增多，目前首选药物为第三代头孢菌素。如头孢曲松钠，头孢噻肟钠等，对轻症可用大剂量单次给药，重症者应连续每日给药。由于20%～40%淋病患者同时合并沙眼衣原体感染，可同时应用抗衣原体药物。妊娠期禁用喹诺酮类及四环素类药物，可首选头孢曲松钠加用红霉素治疗。性伴侣应及时检查及治疗。

（五）护理要点

1. 一般护理　急性期患者应卧床休息，注意隔离消毒，患者接触的生活物品等应严格消毒灭菌，防止交叉感染。在症状发作期间或确诊前60日内与患者有过性接触的性伴侣应及时进行淋病奈瑟菌的检查及治疗，治疗期间严禁性交。淋病患者20%～40%同时合并沙眼衣原体感染，因此患者及性伴侣应进行衣原体检查。

2. 用药护理　淋病以抗生素药物治疗为主要手段，告知患者及时足量规范用药的重要意义，以防疾病转为慢性，取得患者配合。密切观察药物疗效及副反应，如有异常，及时就医。

3. 心理护理　淋病患者往往对自身疾病羞于启齿，害怕通过就医会被人所知，因而受到他人的回避，心理压力大，易产生焦虑、恐惧、孤独、失望的心理。淋病患者心理变化，会直接影响疾病的诊治、控制及预后，并且淋病传染性较强，可通过直接或间接传播方式感染他人。因此护理人员应尊重患者的人格和隐私，帮助患者了解疾病相关知识及治疗进展，从而消除焦虑恐惧的心理，树立战胜疾病的信心。

4. 随访教育　指导患者随访，判断疗效。治疗结束后2周内，在无性接触史情况下符合如下标准为治愈：①症状和体征全部消失；②在治疗结束后4～7天内取宫颈管分泌物涂片及培养，淋病奈瑟菌复查阴性。

二、梅　毒

梅毒（syphilis）是由梅毒螺旋体引起的慢性全身性的性传播疾病。

（一）病因

梅毒螺旋体在体外干燥条件下不易生存，40℃时失去传染力，56℃ 3～5分钟或煮沸立即死亡，一般消毒剂及肥皂水即能将其杀灭。耐寒力强，4℃存活3日，-78℃存活数年，仍具有传染性。

（二）传播途径

梅毒是人类独有疾病，显性和隐性梅毒患者是传染源，感染梅毒者的皮损及其分泌物、血液中都含有梅毒螺旋体。

1. 直接传播　最主要的传播途径是性接触直接传播，占95%。未经治疗患者在感染后1年内传染性最强，随着病期的延长传染性越来越小，病期超过4年者基本没有传染性。

2. 间接传播　少数患者可因接吻、哺乳、衣服、被褥、浴具、医源性途径等直接接触患者的皮肤黏膜而间接感染，个别患者可因输入有传染性梅毒患者的血液而被感染。

3. 母儿传播　即使梅毒患者病期超过4年，妊娠后仍可通过胎盘将梅毒螺旋体传染给胎儿，引起先天梅毒。先天梅毒儿占死胎30%左右，即使幸存，病情也较重，病死率及致残率均高。新生儿可在分娩通过软产道时受到感染,但不属于先天梅毒。

(三)临床表现

梅毒的发病是梅毒螺旋体与机体免疫力相互作用的复杂过程,临床表现多样,进展缓慢,病程长。

梅毒的潜伏期为 2~4 周。一期梅毒主要表现为硬下疳,可出现在外阴、阴道、宫颈、肛门等部位,初期为小红斑或丘疹,进而形成硬结,表面破溃形成无痛性、边界清楚的溃疡,经 2~8 周可自然消失。二期梅毒主要表现为皮肤梅毒疹,常在硬下疳消退后 3~4 周出现,表现为躯干、四肢等处对称、泛白的斑疹、斑丘疹等。三期梅毒主要表现为永久性皮肤黏膜损害,并可侵犯多种组织器官,如眼、骨、心血管、神经系统等,产生各种严重症状,导致患者劳动力丧失甚至死亡。

(四)治疗原则

治疗首选青霉素。苄星青霉素 240 万 U,分两侧臀部注射,每周 1 次,共 2~3 次。如青霉素过敏可选用盐酸四环素、多西环素或红霉素等,但疗效较青霉素差。治愈标准有临床治愈及血清学治愈。各种损害消退、症状消失为临床治愈;抗梅毒治疗 2 年内,梅毒血清学试验转为阴性,脑脊液检查阴性,为血清学治愈。

(五)护理要点

1. 一般护理 梅毒患者应注意生活细节,内裤、毛巾等用品单独清洗,煮沸消毒,防止传染他人。性伴侣应同时进行检查及治疗,治疗期间禁止性生活。有梅毒病史的已婚妇女在孕前一定进行全面梅毒检查。对于梅毒治疗完成、症状不明显的已婚女性也要在确定梅毒治愈后,才能怀孕。

2. 用药护理 向患者讲解药物相关知识,取得患者配合,遵医嘱尽早、足量、规范用药。在首剂治疗过程中,由于大量梅毒螺旋体被杀灭,释放异性蛋白质,患者可能出现头痛、发热、肌肉痛等症状,称吉海反应,症状多会在 24 小时内缓解。

3. 心理护理 尊重患者,讲解相关疾病知识及诊疗进程,帮助患者消除不良情绪,改变错误认知,建立治愈的信心和生活的勇气。

4. 随访教育 梅毒治疗后应随访 2~3 年。第 1 年每 3 个月随访 1 次,以后每半年随访 1 次,随访内容包括临床表现及非螺旋体试验。若在治疗后 6 个月内梅毒临床表现无缓解或血清滴度未下降 4 倍,应视为治疗失败或再感染,需加倍治疗,还应进行脑脊液检查,观察有无神经梅毒。多数一期梅毒在 1 年内、二期梅毒在 2 年内血清学试验转阴。

三、尖锐湿疣

尖锐湿疣(condyloma acuminata)是由人乳头瘤病毒(human papilloma virus,HPV)感染引起的鳞状上皮增生性疣状病变。近年发病率明显升高,仅次于淋病,居第二位,常与多种性传播性疾病同时存在。

(一)病因

HPV 有 100 多个型别,其中 40 个型别与生殖道感染有关,生殖道尖锐湿疣主要与低危型 HPV6 型、11 型有关。HPV 在自然界普遍存在,在人体温暖潮湿的条件下易生存繁殖,早年性交、多个性伴侣、免疫力低下、高性激素水平及吸烟等是高危因素。虽然 HPV 感染多见,但机体产生的细胞免疫和体液免疫可清除 HPV,只有极少数患者发生临床可见的尖锐湿疣。

（二）传播途径

1. 直接传播 主要传播途径是经性交直接传播。

2. 间接传播 部分患者可因接触患者使用过的物品而感染，如内裤、浴巾、澡盆等。

3. 母儿传播 孕妇感染 HPV 可传染给新生儿，一般认为新生儿是在通过母亲软产道时因吞咽含 HPV 羊水、血或分泌物而感染。

（三）临床表现

潜伏期为 3 周～8 个月，平均 3 个月，以 20～29 岁年轻妇女多见。患者临床症状多不明显，常以外阴赘生物就诊，部分患者可出现外阴瘙痒、烧灼痛或性交后出血等不适。病变多发生在性交易受损部位，如阴唇后联合、小阴唇内侧、阴道前庭、肛周等，病变也可累及阴道和宫颈。查体可见病灶初期为散在或成簇状增生的粉色或白色乳头状疣，柔软，指样突起；病灶增大后相互融合，呈菜花状、鸡冠状或桑葚状，表面凹凸不平，质脆，可有破溃或感染。少数患者免疫力低下或妊娠期患者疣体可过度增生成为巨大型尖锐湿疣。

（四）治疗原则

因目前尚无根除 HPV 方法，治疗原则为去除疣体，改善症状和体征。疣体小者局部用药，如足叶草毒素、三氯醋酸外用；疣体较大者可采用物理治疗或手术切除。

（五）护理要点

1. 一般护理 尖锐湿疣患者主要是通过性接触感染，指导患者避免不洁性生活或多个性伙伴，污染的衣裤、浴巾等要及时消毒处理。性伴侣应及早进行尖锐湿疣的检查。

2. 用药护理 外用药物刺激性较小，患者可自行用药，向患者讲解药物用法、用量及注意事项等。对于病情严重，病变持续存在或反复复发的患者必要时需使用干扰素，因其费用较高，给药途径不方便以及全身反应等情况，患者需遵医嘱规范用药。

3. 心理护理 尊重患者，倾听患者诉求，减轻其思想顾虑，讲解相关疾病知识及诊疗方案，帮助患者建立疾病康复的信心。

4. 随访教育 尖锐湿疣患者的治愈标准是疣体消失，患者预后一般良好，治愈率较高，但有复发的可能，特别是在治疗后的 3 个月内，复发率为 25%，患者需遵循医嘱随访，对反复发作的顽固病例应及时组织活检排除恶变。

思考题

1. 孙女士，25 岁，因"外阴瘙痒，白带增多 3 天"就诊，妇科检查：阴道壁、宫颈充血，有出血点，白带呈稀薄泡沫状。请问该患者可能的医疗诊断是什么？护理要点包括哪些？

2. 朱女士，22 岁，人流后 3 天，高热、寒战、下腹痛入院，查体下腹压痛、反跳痛明显，妇科检查：宫颈有少量血性分泌物，宫颈举痛，子宫稍大，两侧附件区明显压痛。

(1)患者可能的医疗诊断是什么？

(2)还需完善哪些检查内容？

(3)患者目前主要的护理诊断及护理措施有哪些？

3. 赵女士，25 岁，自诉 2 小时前出现下腹疼痛伴发热、寒战症状。患者呈急性病容，体温 39.7℃，心率 110 次/分，呼吸 24 次/分。妇科检查：阴道有大量的脓性分泌物，子宫及双附件有压痛、反跳痛，一侧附件增厚，后穹隆可扪及肿块且有波动感，行阴道后穹隆穿刺抽出

200 毫升的脓液。B 型超声结果提示:左附件区探及一囊性无回声暗区,大小 17mm×13mm,盆腔有少量积液,余未见明显异常。医疗诊断:急性盆腔炎。

（1）此时患者存在的主要护理诊断是什么?

（2）采用哪些护理措施?

（武　倩）

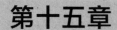

第十五章

女性生殖器官肿瘤患者的护理

学习目标

识记:

1. 描述妇科腹部手术患者、外阴阴道手术患者手术前、后之特殊护理。

2. 识别妇科腹部手术患者、外阴阴道手术患者术后常见并发症。

3. 归纳预防妇科手术后并发症的护理措施。

4. 描述子宫颈上皮内瘤变、子宫颈癌、子宫内膜癌、子宫肌瘤、卵巢肿瘤的临床表现及处理原则。

5. 介绍早期发现和诊断宫颈上皮内瘤变及宫颈癌的方法。

6. 描述卵巢肿瘤的组织学分类。

理解:

1. 子宫颈癌、子宫内膜癌、子宫肌瘤、卵巢肿瘤的病理。

2. 领会子宫颈癌、子宫内膜癌、卵巢恶性肿瘤的分期及转移途径。

运用:

1. 为妇科腹部手术患者及外阴、阴道手术患者提供出院指导。

2. 运用护理程序为妇科腹部手术患者及外阴、阴道手术患者提供术前术后护理。

第一节　妇科手术患者一般护理

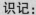关键知识点

▲ 妇科手术包括经腹部手术及外阴、阴道手术。

▲ 妇科腹部手术特殊护理内容有术前阴道准备、膀胱准备;术后留置尿管护理、引流管护理、术后阴道流血的观察及护理等。

▲ 妇科腹部手术后下肢深静脉血栓的发生率较高,应重点防范。

▲ 外阴、阴道手术属女性隐私部位,要特别注意隐私保护和心理护理。

▲ 外阴、阴道手术术前应做好阴道准备、肠道准备和外阴部皮肤准备;术后应注意根据不同手术方式采取合适的体位,做好管道护理、切口护理及并发症的防范。

一、妇科腹部手术患者的一般护理

手术是妇科患者常用的治疗手段,同时也是创伤的过程,为保证手术治疗的安全性,务必认真为受术者做好手术前准备,并为其提供精心的术后护理。有关腹部手术患者的常规护理内容详见《外科护理学》,本部分将主要介绍妇科腹部手术患者手术前后的特殊护理。

(一) 妇科腹部手术常见类型及适应证

1. 按手术急缓程度分类

(1)择期手术　多适用于妇科良性肿瘤如子宫肌瘤、卵巢良性肿瘤等。

(2)限期手术　多适用于各种妇科恶性肿瘤如宫颈癌、子宫内膜癌、卵巢癌等。

(3)急诊手术　多适用于各种妇科急腹症如异位妊娠、卵巢肿瘤蒂扭转等。

2. 按手术范围分类

(1)附件切除术　包括一侧或双侧输卵管及卵巢切除术,主要适用于附件病变。

(2)卵巢肿瘤剥除术或子宫肌瘤切除术　多适用于卵巢良性肿瘤和子宫肌瘤,需要保留生育功能的年轻女性,仅切除肿瘤组织,保留完整卵巢和子宫。

(3)子宫切除术　包括次全子宫切除术和全子宫切除术。前者指切除子宫体,保留子宫颈的手术方式,多适用于子宫体良性病变而宫颈无病变的年轻女性;后者指切除子宫体和子宫颈,多适用于老年女性或合并宫颈病变的女性。当子宫及附件同时有病变时,可行子宫及一侧或双侧输卵管切除术。

(4)子宫根治术及盆腔淋巴结清扫术　包括次广泛和广泛全子宫切除术及盆腔淋巴结清扫术,前者切除范围包括全子宫、子宫韧带、宫旁组织、阴道上端 1 ~ 2cm 及盆腔淋巴结,后者切除范围包括全子宫、子宫韧带、宫旁组织及阴道上端 3 ~ 4cm 及盆腔淋巴结,多适用于早期子宫颈癌及子宫内膜癌患者。

3. 按手术方式分类

(1)传统开腹手术　此类方式伤口创面大,术后愈合时间长,仅适用于对腹腔镜手术有禁忌的患者。

(2)经腹腔镜手术　近年来多主张微创治疗,腹腔镜手术有伤口小、术后恢复快、手术视野好等优点,已逐渐取代传统开腹手术成为当今妇科手术的趋势。

(二) 手术前护理

1. 常规护理

(1)术前指导:采用通俗易懂的语言耐心向患者讲解所患疾病的相关知识,指导并协助患者完善各项术前检查,具体内容详见《外科护理学》;讲解拟施手术的名称、经过和麻醉方式等,给予术前饮食、休息和个人卫生指导。

(2)协助医生积极处理术前合并症:如贫血或营养不良的患者,应注意患者日常进食情况,鼓励患者在术前进食高蛋白及富含维生素的食物,进食不足或营养状况极差者遵医嘱给予静脉支持治疗,贫血短期无法纠正者必要时遵医嘱予输血治疗;对于合并高血压、糖尿病等内科疾病的患者,应在术前指导其积极控制血压及血糖,指导其保持情绪稳定,遵医嘱定期监测血压和血糖情况,使患者以最佳的身体状态接受手术治疗。

(3)遵医嘱积极完善术前常规准备:术前1日,如消化道准备、药物过敏试验、备血,指导患者沐浴、更衣和促进睡眠;患者手术前30分钟:皮肤准备。

(4)病情观察:术前应严密观察患者生命体征和病情变化,随时发现影响手术的相关因素,如患者发热、血压不稳定、月经来潮等,并及时报告医生。

2. 特殊护理

(1)心理护理:大部分妇科腹部手术将会切除子宫和(或)卵巢,两者是女性的生殖器官。患者担心手术会引起疼痛,恐惧手术可能有生命危险,更顾虑手术切除女性性器官会导致生活质量和生活方式的改变。一些患者或家属认为子宫是产生性感和保持女性特征的重要器官,子宫切除后会影响女性性征,会因闭经而快速衰老,影响性生活和夫妻关系;或因为子宫切除丧失生育能力而痛苦不堪、自卑、自责和恐惧,因此手术会给患者和家属造成很大的精神压力。护士应充分评估患者的心理反应和需求,向患者及家属详细讲解女性生殖器官的生理作用,告知患者及家属一侧卵巢切除通常不会对女性生理功能产生明显影响;双侧卵巢切除会使女性激素水平下降,出现闭经、潮热、性交困难等卵巢功能衰退症状,但可通过性激素替代治疗进行纠正;单纯子宫切除不会明显改变女性激素水平,虽可导致闭经,但不会影响女性性征和加速衰老,纠正患者及家属的误解,解除其心理顾虑。对因丧失生育功能而悲伤的患者,护士应耐心安慰,告知实施手术是为了治疗疾病,陪伴患者共同度过心理难关。

(2)皮肤准备:妇科腹部手术的皮肤准备范围上自剑突下,下至两大腿上1/3处及外阴部,两侧至腋中线。通常以顺毛、短刮的方式进行,备皮完毕用温水洗净、拭干。美国疾病感染控制中心发表的有关伤口部位感染的预防资料(1999年)提示:手术患者不必常规去除毛发,除非毛发密集在切口或周围干扰手术进行时需要剔除,并建议采用脱毛剂或剪毛器去除毛发,以避免刮毛、剃毛时损伤皮肤,增加感染机会。近几年的研究资料表明,备皮时间越接近手术时间感染率越低,即术前即刻备皮者的伤口感染率明显低于手术前一日备皮者,且备皮应尽可能使用无损伤性剃毛刀备皮,时间尽量安排在临近手术时,以免备皮过程损伤皮肤,增加感染机会。

(3)消化道准备:大部分妇科手术患者一般于手术前一日灌肠1~3次,必要时可先口服缓泻剂(如25%硫酸镁、聚乙烯二醇电解质溶液等)后再灌肠,可取得良好效果。指导患者术前晚进食易消化清淡饮食,术前6~8小时禁食,术前4~6小时严格禁饮,以减少手术中因牵拉内脏引起恶心、呕吐反应,也使术后肠道得以休息,利于肠功能恢复。部分患者根据手术需要术前一日需行清洁灌肠。预计手术可能涉及肠道者,如卵巢癌伴有肠道转移,肠道准备应从术前3天开始。患者于手术前3日进无渣半流饮食,并按医嘱服用肠道抑菌药物。术前一日禁食,口服肠道缓泻剂后清洁灌肠,效果良好,同时应给予静脉补液,防发生腹泻导致脱水及电解质紊乱。

(4)阴道上药:行全子宫切除术者,需行阴道上药。阴道上药的目的是消毒阴道和宫颈,避免引发感染。阴道准备通常从术前3日开始,选取0.1%~0.5%碘伏消毒液擦洗阴道和宫颈,将阴道抗生素制剂置于阴道后穹隆处。

3. 手术日护理

(1)术晨,护士宜尽早看望受术者,核查体温、脉搏、呼吸、血压等,询问患者自我感受。

一旦发现患者月经来潮、血压不稳定或表现为过度恐惧或忧郁,需及时通知医师;若非急诊手术,应协商重新确定手术时间。

（2）术晨,应指导并协助患者取下活动义齿、发夹、首饰及贵重物品,并协助其妥善保管。长发者指导或协助梳辫子,头戴布帽以防更换体位时弄乱头发或被呕吐物污染。

4. 手术前安置保留尿管,保持膀胱空虚状态,以免术中误伤膀胱或术后发生尿潴留等并发症,同时有利于术中充分暴露手术野。

5. 拟行全子宫切除术者,手术日晨用肥皂水棉球清洗外阴和阴道,再用清水洗净,之后用0.1%~0.5%碘伏消毒液擦洗阴道和宫颈,最后用2%的消毒甲紫标记宫颈。标记宫颈的目的是协助医生术中辨认宫颈,可警示其小心操作预防逆行感染。

6. 根据麻醉师医嘱于术前半小时给基础麻醉药物,用药前注意核查有无用药禁忌,常用苯巴比妥和阿托品或地西泮、山莨菪碱等,目的在于缓解患者的紧张情绪并减少唾液腺分泌,防止支气管痉挛等因麻醉引起的副交感神经过度兴奋的症状。

7. 协助患者入手术室。手术室护士、病房护士需认真核对患者姓名、住院号、床号、手术部位标识、手术名称等信息,病房护士应随同患者至手术室,向手术室巡回护士交接患者情况、药品、物品等,当面点交、核对无误后签字。

8. 术后病房护士应根据患者手术和麻醉方式做好迎接患者的准备,应铺好麻醉床、准备好用氧设备、心电监护仪和急救药物。

（三）手术后护理

一般腹部手术术后护理内容详见《外科护理学》。手术后恰当而专业的护理直接关乎患者的术后康复及手术效果。

1. 常规护理

（1）床边交班:手术完毕应由手术室护士及麻醉师共同护送回病房,并向病房护士详细交接术中情况,包括麻醉类型、手术范围、生命体征、术中出入液量、用药情况、有无特殊护理注意事项等;病房护士快速判断患者的意识恢复程度、测量血压、心率、呼吸等生命体征;检查各种管道的固定和通畅情况、腹部切口、阴道流血情况等并做好交接记录。

（2）体位:按手术及麻醉方式决定患者术后体位。全身麻醉清醒患者平卧6小时后可协助患者翻身,鼓励患者活动双下肢肢体,每15分钟进行一次腿部运动,防止下肢静脉血栓形成;每2小时翻身、咳嗽、深呼吸一次,有助于改善循环和促进良好的呼吸功能。

（3）观察生命体征:通常术后2小时内,每15~30分钟观察一次血压、心率、呼吸、血氧饱和度,并记录,平稳后改为2小时一次,异常情况时应随时观察并记录,持续24小时后病情稳定者可改为每日3~4次直至正常后3天。患者手术后1~2日体温稍有升高,一般不超过38℃,此为手术后正常反应。术后持续高热,或体温正常后再次升高则提示可能有感染存在。

（4）留置尿管,观察尿量:妇科腹部手术因解剖特点,有可能伤及输尿管、膀胱或尿道等邻近器官,术中分离粘连时牵拉膀胱、输尿管可能会影响术后排尿功能。为此,术后应保留尿管,保留时间根据手术方式而定,需保持尿管通畅,认真观察尿量及性质。

（5）伤口及疼痛护理:手术后应每2~4小时观察一次伤口情况,有无渗血渗液,敷料浸湿后应及时更换。术后疼痛和不适通常在手术后24小时内最为明显,主要为切口疼痛。护士应重视伤口疼痛的护理,充分评估患者伤口疼痛程度,积极镇痛处理,促进患者舒适。目前使用的止痛方法有自控式止痛泵止痛、或肌内注射哌替啶、曲马多等。

2. 特殊护理

（1）尿管护理

1）保留尿管时间：与手术方式有关，行子宫切除术、附件切除术及子宫肌瘤切除术等一般妇科腹部手术的患者，手术后保留尿管24～36小时；行子宫根治术者，术中对膀胱和输尿管的分离面大，导致支配膀胱的血管和神经功能受到部分损伤，因此需留置尿管10～14日，待膀胱功能恢复后方可拔出尿管。

2）保持尿管通畅：护士应仔细检查尿管固定和通畅情况，必要时可行外固定，防止尿管受压、扭曲、堵塞及脱落。

3）观察尿量和尿色：患者每小时尿量应在50ml以上，若每小时尿量少于30ml，应评估其有无其他症状或体征，如同时伴有血压下降、脉搏增快，或主诉口渴、肛门坠胀感等，应考虑有无血容量不足或腹腔内出血等可能。护士应仔细查看尿液颜色，若尿液呈血红色或尿色过深，应结合尿量进行综合评估，必要时立即汇报医生。

4）防止感染：留置尿管期间应做好会阴护理，每日用1:5000的高锰酸钾溶液或0.5%碘伏溶液行会阴冲洗或会阴擦洗，2次/日。长期留置尿管者应每周更换集尿袋，鼓励患者每日饮水2000～2500ml，保持尿色清亮；观察患者有无尿路刺激征症状，遵医嘱定期监测尿常规及尿培养结果，结果异常应配合医生积极处理。

5）膀胱功能训练：长期留置尿管者可在拔管前3日行膀胱功能训练。子宫根治术患者拔管后，应鼓励其自行排尿并测定膀胱残余尿，若膀胱残余尿超过100ml，应再次行留置导尿。

（2）引流管护理：妇科部分手术如子宫根治术、卵巢癌根治术等由于手术范围广、创面大，创面渗血渗液较多，需安置腹腔引流管。引流管安置时间依据引流量的变化而定，一般安置72小时。护士应仔细检查引流管固定和通畅情况，防止脱落、折叠和堵塞；认真观察引流液的量、颜色和性状，正常引流液一般呈淡红色，每日总量不超过200ml。若引流液颜色呈鲜红色、量多，伴随血压下降和脉搏增快等情况，应考虑有腹腔活动性出血可能。

（3）观察阴道流血：部分妇科手术如全子宫切除术、卵巢肿瘤剔除术或子宫肌瘤切除术后，患者可出现少许阴道流血。当全子宫切除术后阴道流血增多同月经量时，应考虑阴道顶端切口出血，应及时告诉医生，协助查找原因，及时处理。

3. 并发症护理

（1）腹胀：术后腹胀多因术中肠管受到牵拉刺激和麻醉药物对肠功能的抑制所致。患者术后呻吟、抽泣、憋气等可咽入大量不易被肠黏膜吸收的气体加重腹胀，手术后卧床致活动减少，也可使肠蠕动减弱而致腹胀，通常在术后36小时可恢复肠蠕动并排气。若术后48小时肠蠕动仍未恢复，护士应充分评估其原因和性质，排除麻痹性肠梗阻、机械性肠梗阻的可能，针对不同原因采取处理措施。若患者因肠蠕动减弱导致腹胀，可用生理盐水低位灌肠、按摩及热敷下腹部等；鼓励患者加强床上活动并早起下床活动。若肠蠕动已恢复但仍不能排气时，可针刺足三里、肛管排气或遵医嘱皮下或肌内注射新斯的明等。如因炎症或低钾引起，则分别补以抗生素或钾；形成脓肿者则应及早切开引流。

（2）尿潴留：妇科腹部手术对膀胱及输尿管会有不同程度的分离、牵拉，膀胱功能受到一定影响；下腹部切口疼痛可影响排尿；多数患者因不习惯卧位排尿可致尿潴留。预防尿潴留的措施包括拔尿管前夹闭尿管并定时开放训练膀胱功能,尿管拔除后协助患者坐起或下床排尿,必要时可行诱导排尿如听流水声等。如上述措施无效则应导尿,一次导尿量不超过1000ml,以免患者因腹压骤然下降引起虚脱。

(3)尿路感染:手术后留置尿管时间越长,细菌侵入的可能性越大,轻者无明显症状,仅表现为尿常规或尿培养结果异常;重者出现尿频、尿痛等症状。应做好会阴护理,指导患者多饮水保持尿色清亮,加强病情观察。

(4)下肢深静脉血栓形成:妇科肿瘤患者术后易并发下肢深静脉血栓,尤以肥胖、糖尿病、高脂血症及恶性肿瘤等高危人群为甚。妇科手术对盆腔血流及淋巴回流干扰较大,尤其是盆腔淋巴结清扫术后,下肢淋巴回流受阻,加之术中长时间制动,很容易发生下肢深静脉血栓。护士应在术后尽早做好防范下肢深静脉血栓的措施,如协助并指导患者翻身、定期行踝泵运动及双下肢抬腿运动、热水泡脚、气压治疗及穿戴防血栓弹力袜等;加强下肢疼痛及肿胀等情况的观察,及时发现及时处理。

4. 健康教育

(1)饮食指导:一般妇科腹部手术对肠道干扰较小,肛门未排气前,若无明显腹胀,可指导并协助患者进食少许温开水、米汤、菜汤等流质食物,但应避免进食牛奶、豆浆、含糖饮料等产气流质;肛门排气后,指导患者进食稀饭、面条等半流质饮食,逐渐过渡到正常饮食。指导患者少量多餐,增加新鲜水果蔬菜及优质肉类蛋白的摄入,保持大便通畅,避免便秘发生。

(2)活动指导:妇科腹部手术后4~6小时,应指导并协助患者床上翻身。一般妇科腹部手术患者术后24~36小时应鼓励并协助其下床活动;子宫根治术等大手术患者,术后2~3日应下床活动,以防止肠粘连、下肢深静脉血栓等并发症发生。全子宫切除者,在阴道残端伤口完全愈合之前,以卧床休息为主,避免阴道残端伤口出血。

(3)出院指导:护士应评估患者的出院时间,在出院前1~2日,根据患者的支持系统、自我照护能力等实施出院指导。内容包括自我照护技巧,生活方式、饮食与活动指导,药物使用及性生活指导,随访指导等。全子宫切除术后患者的出院指导包括:术后2~3个月内,避免阴道冲洗、盆浴及性生活,以免影响阴道残端伤口愈合;术后2月内,避免提举重物,避免从事重体力劳动及久站、久坐、跳舞等有可能增加盆腔充血的活动;加强双下肢活动,坚持行踝泵运动,预防下肢深静脉血栓形成;出现阴道流血及异常分泌物时应减少活动,及时就医;遵医嘱如期返院就诊。

(四)急诊腹部手术患者的护理

部分妇科肿瘤如卵巢肿瘤蒂扭转或其他妇科疾病如异位妊娠、卵巢黄体破裂、卵泡破裂等需行急诊腹部手术。此部分患者病情发展迅速,如不及时手术可能延误病情甚至威胁生命。护士在接诊患者时应沉着、冷静,反应迅速、动作敏捷,在短时间内快速作出初步判断,及时通知医生,配合医生做好急救护理和术前准备。

1. 妥善安置患者,采取合适体位,根据病情可安置患者于检查床上便于妇科检查和术前准备,注意保暖。

2. 根据病情做好生命体征监测和病情观察,并做好护理记录。

3. 配合医生完善必备的术前检查和治疗,如静脉采血送检、建立静脉通道、给氧等。

4. 迅速完善术前准备,如备血,备皮,药物皮试,协助患者更衣。急腹症患者一般不灌肠,以免加重病情。

5. 做好心理护理和健康教育,及时向患者及家属讲解疾病和手术相关知识,安慰和疏导其紧张情绪,取得他们的信任和配合。

二、外阴、阴道手术患者的一般护理

外阴、阴道手术涉及女性身体隐私部位,与腹部手术相比具有其特殊性。外阴、阴道组织疏松,血管、神经丰富,与尿道、肛门等器官毗邻,手术后易出现疼痛、出血、感染等护理问题;心理上患者常感觉羞怯、自卑,容易出现自我形象紊乱、焦虑等护理问题。

外阴手术主要有外阴癌根治切除术、外阴切除术、前庭大腺切开引流术等;阴道手术则包括阴道前后壁修补术、阴道成形术、阴式子宫切除术、尿瘘修补术、陈旧性会阴裂伤修补术、经阴道子宫黏膜下肌瘤摘除术等。

(一)手术前护理

1. 心理护理　外阴、阴道手术患者常担心手术会损伤身体的完整性、手术切口瘢痕可能会影响性生活,病变部位的隐私性会加重患者心理负担。护士应理解患者,认同患者的情感,以亲切和蔼的语言耐心解答患者疑问,取得信任。鼓励患者倾诉内心的感受,给予针对性的心理疏导,帮助患者选择积极的应对措施,消除其紧张情绪。行术前准备、检查、及手术时应注意遮挡患者,尽量减少暴露部位,避免过多人员在场。同时,应做好家属的工作,让其理解患者的感受,为患者提供心理、情感及生活支持,使患者能够积极配合治疗。

2. 皮肤准备　术前要特别注意会阴部清洁,每日清洗外阴。如外阴皮肤有炎症、溃疡等需用药控制后方可手术。术前一日或手术当日行皮肤准备,备皮范围上至耻骨联合上10cm,下至会阴部、肛门周围、腹股沟区及大腿内侧上1/3,备皮后清洁皮肤。

3. 阴道准备　为避免术后感染,手术前3日开始行阴道准备。一般行阴道冲洗或坐浴,常用1∶5000高锰酸钾液、0.02%碘伏溶液或1∶1000苯扎溴铵溶液。术晨用消毒液行阴道擦洗,必要时涂甲紫进行标记。

4. 肠道准备　会阴部手术前应做好肠道准备。术前3日进食无渣或少渣饮食,必要时术前1日禁食。可遵医嘱给予肠道抗生素如庆大霉素、甲硝唑等抑制肠道病菌。术前一日晚及术晨行清洁灌肠。

5. 健康教育

(1)护士应向患者详细介绍相关手术的名称及过程,解释术前准备的内容、目的、方法及配合技巧等。

(2)会阴部手术术后卧床时间较长,床上解便机会多,术前护士应指导患者床上使用便器的方法。

(3)向患者讲解会阴部手术后常用体位,说明原因,指导患者床上肢体运动的方法,防范术后并发症的发生。

6. 身体准备　评估患者全身重要脏器功能,评估患者对手术的耐受能力。如合并贫血、高血压、糖尿病等内科合并症应给予纠正。认真观察患者生命体征,注意有无月经来潮,如有异常及时通知医生。

7. 其他　根据不同手术方式做好用物准备,包括软垫、支托、阴道模型、绷带等。指导患者术前排空膀胱,根据病情留置尿管。

（二）手术后护理

1. 体位　应根据不同手术方式采取相应的体位。处女膜闭锁及有子宫的先天性无阴道患者,术后应取半卧位,有利于陈旧性经血流出;阴道前后壁修补后的患者应以平卧位为宜,禁止半卧位,以降低外阴阴道张力,促进伤口愈合;外阴癌根治术后的患者应取平卧位,双腿外展屈膝,膝下垫软枕,以减少腹股沟及外阴张力,减轻伤口疼痛,利于伤口愈合和术后恢复。

2. 切口护理　护士应随时观察会阴切口的愈合情况,注意有无渗血渗液、红、肿、热、痛等炎性反应;观察局部皮肤的颜色、温度、湿度,有无黏膜或皮肤组织坏死,注意阴道分泌物的量、形状、颜色及有无异味,发现异常及时报告医生。注意保持外阴清洁干燥,每日行会阴擦洗2次,排便后清洁外阴以防止感染。对于外阴部手术需要加压包扎或阴道填塞压迫止血者,一般在术后12～24小时内取出,注意核对数量。

3. 管道护理

（1）尿管:外阴、阴道手术后一般保留尿管5～7天。留置尿管期间注意保持尿管通畅、固定,观察尿量、尿色,特别是尿瘘修补术后的患者,如发现尿管堵塞需及时查找原因并给予处理,必要时予膀胱冲洗。拔管前可行膀胱功能训练,拔管后应指导患者尽早排尿,若排尿困难,可给予诱导、热敷等方法协助排尿,必要时重新留置尿管。

（2）引流管:部分外阴、阴道手术后可能会安置伤口引流管,要注意防止引流管扭曲、受压及堵塞,妥善固定,观察并记录引流液的量及性质,如有异常及时通知医生处理。

4. 肠道护理　会阴部切口与肛门位置毗邻,为防止大便对伤口的污染及排便时对伤口的牵拉,应控制术后首次排便时间。术后可遵医嘱给予抑制肠蠕动的药物,指导患者术后3天内进食低纤维饮食,尽量控制术后5天内不排便。于术后5天给予缓泻剂软化大便,避免排便困难影响伤口愈合。

5. 疼痛护理　会阴部神经末梢丰富,对疼痛特别敏感。护理人员应充分理解患者,应正确评估患者的疼痛,针对患者个体差异,采取不同的方法缓解疼痛,如认同患者的感受,提供良好的休养环境,采取恰当的体位减轻伤口张力,遵医嘱及时给予足量的止痛药物、应用自控镇痛泵等,同时注意观察止痛效果。

6. 出院指导　指导患者出院后保持外阴清洁干燥;注意休息,外阴癌患者至少休息3个月;禁止性生活及盆浴3～6个月;避免重体力劳动及增加腹压的动作;遵医嘱定期随访,经医生检查确定伤口完全愈合后方可恢复性生活。

第二节　子宫颈上皮内瘤变

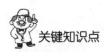

关键知识点

▲ 高危型 HPV 持续感染是引起 CIN 的基本病因。

▲ 其组织学发展是一个连续过程,根据轻重可分为 Ⅰ～Ⅲ 级,多可自行消退,但高级别 CIN 可发展为宫颈癌。

▲ 组织学诊断是确诊和分级的依据。筛查并及时治疗高级别 CIN 病变,是预防子宫颈

癌的有效措施。

▲ 护士应重点关注患者术后阴道流血情况及病理结果。

子宫颈上皮内瘤变(cervical intraepithelial neoplasia,CIN)是与子宫颈浸润癌密切相关的一组子宫颈病变,反映了宫颈癌发生发展过程中的连续状态,常发生于 25～35 岁妇女。大部分低级别 CIN 可自然消退,高级别 CIN 具有癌变潜能,可能发展为浸润癌,被视为癌前病变。通过筛查发现 CIN,及时治疗高级别病变,是预防子宫颈癌行之有效的措施。

一、病　因

目前认为人乳头瘤状病毒(HPV)感染,特别是高危型 HPV 持续性感染,是引起 CIN 和宫颈癌的基本病因。其他相关因素有性生活过早、早年分娩、多个性伴侣、高危男性伴侣及吸烟等。

1. HPV 感染　目前已知 HPV 共有 120 多个型别,其中 10 余种与 CIN 和宫颈癌发病密切相关。已在接近 90% 的 CIN 和 99% 以上的宫颈癌组织中发现有高危型别 HPV 感染,其中 70% 与 HPV16 型和 18 型相关。高危型别 HPV 产生病毒癌蛋白,其中 E6 和 E7 分别作用于宿主细胞的抑癌基因 P53 和 Rb 使之失活或降解,继而通过一系列分子事件导致癌变。

2. 性行为及分娩次数　流行病学调查发现,多个性伴侣、初次性生活过早(<16 岁)、早年分娩及多产等与宫颈癌发生密切相关。此外,有阴茎癌、前列腺癌或其性伴侣曾患宫颈癌的高危男子与宫颈癌发病相关。吸烟可抑制机体免疫功能,有促癌可能。

二、子宫颈组织学特点

宫颈上皮由宫颈阴道部的鳞状上皮和宫颈管柱状上皮组成,两者交接部位在子宫颈外口,称为原始鳞-柱交接部或鳞柱交界。此交接部并非固定不变,大量雌激素可使其外移。新生女婴受母体雌激素的影响,可使柱状上皮向外扩展,占据一部分宫颈阴道部;幼女期受母体雌激素影响的作用消失后,柱状上皮便退至宫颈管内。青春期和生育期,尤其妊娠期妇女由于体内雌激素水平增多,柱状上皮又外移至宫颈阴道部;绝经后体内雌激素水平降低,柱状上皮再度内移至宫颈管。这种随着体内雌激素水平变化而移位的鳞-柱交接部称为生理性鳞-柱交接部,在原始鳞-柱交接部和生理性鳞-柱交接部之间所形成的区域称为移行带区,也称为子宫颈转化区(图 15-1),是 CIN 和子宫颈癌的好发部位。转化区在形成的过程中,其表面被覆的柱状上皮逐渐被鳞状上皮所替代,替代的方式包括鳞状上皮化生和鳞状上皮化两种。转化区成熟的化生鳞状上皮对致癌物的刺激相对不敏感,未成熟的化生鳞状上皮代谢活跃,在人乳头瘤病毒或精液蛋白及其他致癌物质的刺激下,发生不同程度的细胞分化不良、排列紊乱、细胞核异常、有丝分裂增加,形成宫颈上皮内瘤变。

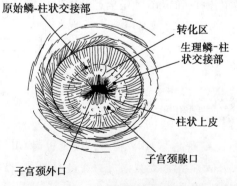

图 15-1　子宫颈转化区

三、病理学诊断及分级

CIN 分为 3 级(图 15-2),反映了 CIN 发生的连续病理过程。

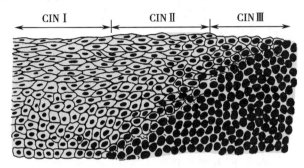

图 15-2　CIN 分级

CIN Ⅰ:约 60% 可自行消退。轻度异型,上皮下 1/3 层细胞核增大,核质比例略增大,核染色稍加深,核分裂象少,细胞极性正常。

CIN Ⅱ:约 20% 会发展为 CIN Ⅲ,5% 可发展为浸润癌。中度异型上皮下 1/3 ~ 2/3 层细胞核明显增大,核质比例增大,核深染,核分裂象较多,细胞极性尚存在。

CIN Ⅲ:包括重度异型和原位癌。病变细胞占据 2/3 层以上或占据上皮全层,细胞核异常增大,核形不规则,核质比例显著增大,染色较深,核分裂象增多,细胞排列紊乱,极性消失。

四、护 理 评 估

(一)临床表现

无特殊症状。偶有阴道排液增多,伴或不伴有臭味。也可在性生活或妇科检查后发生接触性出血。检查子宫颈可光滑,或仅见局部红斑、白色上皮,或子宫颈糜烂样表现,未见明显病灶。

(二)健康史

仔细评估患者的婚育史、性生活史、有无 HPV 病毒感染史、慢性宫颈炎等危险因素;同时应详细了解患者的生活习惯、有无吸烟史等情况。

(三)辅助检查

目前对于宫颈上皮内瘤变常采用“三阶梯”诊断法,即:宫颈刮片细胞学检查、阴道镜检查、宫颈活体组织检查。

1. 子宫颈刮片细胞学检查　是筛查 CIN 及早期子宫颈癌的基本方法,相对于高危 HPV 检测,其细胞学检查特异性高,但敏感度较低,有一定的漏诊和误诊率。应注意在宫颈移行带区取材并仔细镜检,必要时重复刮片并行宫颈活检以免漏诊或误诊。可选用巴氏涂片法和 TBS(the Bethesda System)分类系统。巴氏涂片法采用 5 级分类:Ⅰ级正常;Ⅱ级炎症细胞;Ⅲ级可疑癌变;Ⅳ级高度可疑癌变;Ⅴ级癌细胞阳性。TBS 分类系统较好地结合细胞学、组织病理和临床处理方案,是近年来提出的描述性细胞病理学诊断的报告方式。巴氏Ⅲ级及以上、TBS 分类中有上皮细胞异常时,均应重复刮片检查并行阴道镜下宫颈活组织检查。

2. 阴道镜检查 凡宫颈刮片细胞学检查巴氏Ⅲ级或以上、TBS法鳞状上皮内瘤变,均应在阴道镜检查下选择可疑癌变区行宫颈活组织检查以提高诊断正确率。

3. 宫颈活体组织检查 是确诊宫颈癌前期病变和宫颈癌的最可靠方法。选择宫颈鳞-柱状细胞交接部3、6、9和12点处取4点活体组织送检,或在碘试验、阴道镜指导或肉眼观察可疑区取多处组织进行切片检查。宫颈刮片细胞检查阳性而宫颈光滑或宫颈活检为阴性时,需用小刮匙搔刮宫颈管将刮出物送检。

4. 高危型HPV-DNA检测 相对于细胞学检查,其敏感性较高,特异性较低。可与细胞学检查联合应用于宫颈癌筛查。

(四)心理社会状况

部分患者知道病情后,误认为自己患了宫颈癌,会产生不同程度的恐惧和无助感,担心疾病预后,担心子宫被切除等。护士应充分评估患者及家属对疾病和治疗的认知程度、接受程度和社会支持系统情况。

(五)治疗原则

1. CIN Ⅰ 约60% CIN Ⅰ会自然消退,可观察随访,若在随访过程中病变持续存在2年或病变发展,宜进行治疗。阴道镜检查结果满意者可采取冷冻和激光治疗,阴道镜检查不满意者推荐子宫颈锥切术。

2. CIN Ⅱ和CIN Ⅲ 约20% CIN Ⅱ会发展成为CIN Ⅲ,5%发展为浸润癌。故所有的CIN Ⅱ和CIN Ⅲ均需要治疗。阴道镜检查结果满意的CIN Ⅱ可用物理治疗或子宫颈锥切术;阴道镜检查结果不满意的CIN Ⅱ和所有CIN Ⅲ通常采取子宫颈锥切术。年龄较大、无生育要求或合并其他手术指征的妇科良性疾病也可行全子宫切除术。

五、主要护理诊断/医护合作性问题

1. 焦虑/恐惧 与担心疾病预后有关。
2. 知识缺乏 缺乏疾病和治疗相关知识。
3. 潜在并发症 阴道流血,与手术有关。

六、计划与实施

预期目标:患者焦虑/恐惧心理得到消除,能正确认识疾病;患者能复述疾病相关知识,并能接受治疗;患者术后未发生阴道流血或阴道流血得以及时发现并救治。

宫颈CIN治疗多数在门诊进行。宫颈锥切术后创面出血是其常见的并发症,因创面大、术后痂皮脱落或感染所致,多发生于手术后1~3周。护理要点如下:

1. 手术后1周内,尽量减少活动,保持外阴部清洁卫生,遵医嘱正确使用抗生素。若排便不畅,用力大便可增加腹内压,导致宫颈创面张力增加,影响创面的愈合或导致出血。应指导患者多吃蔬菜、水果,必要时口服芝麻油等,保持大便通畅。

2. 术后1~3周为宫颈创面痂皮脱落阶段,可有阴道排液及少量阴道流血。若阴道流血量多超过月经量,或色鲜红应及时就诊。

3. 在创面未完全愈合前,禁止性生活、阴道灌洗及盆浴。性生活恢复时间应由医生复查后确定,一般为术后2~3个月。

4. 术后指导患者关注病理检查的结果,如有异常需进一步处理,并指导患者定期门诊随访。

七、护理评价

1. 患者焦虑心理消除,能正确认识和面对疾病。
2. 患者能复述疾病相关知识,积极接受治疗。
3. 患者能掌握术后护理知识,无阴道流血发生。

第三节　子宫颈癌

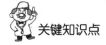
关键知识点

▲ 宫颈癌是妇科最常见的恶性肿瘤,高危型 HPV 持续性感染与宫颈癌的发生密切相关。

▲ 宫颈鳞癌最为多见,腺癌次之,以直接蔓延和淋巴转移为主要转移途径。

▲ 接触性阴道流血是早期宫颈癌最常见的症状。

▲ 早期以手术治疗为主,中晚期以放疗为主,辅以化疗的综合治疗。

▲ 术后并发症预防及随访是宫颈癌患者最主要的护理措施。

子宫颈癌(cervical cancer),习称宫颈癌,是女性生殖系统最常见的恶性肿瘤,高发年龄为50~53 岁,近年有逐渐年轻化趋势。自 20 世纪 50 年代以来,由于宫颈细胞学筛查的普遍应用,使子宫颈癌和癌前病变得以早期发现和治疗,子宫颈癌的发病率和死亡率已有明显下降。

一、病　　因

同"子宫颈上皮内瘤变"。

二、组织发生发展

CIN 形成后继续发展,突破上皮下基底膜,浸润间质,形成子宫颈浸润癌(图 15-3)

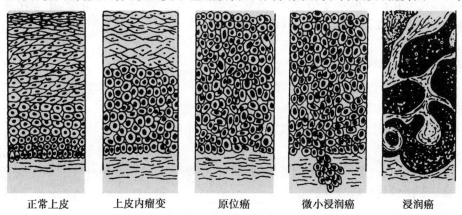

| 正常上皮 | 上皮内瘤变 | 原位癌 | 微小浸润癌 | 浸润癌 |

图 15-3　子宫颈正常上皮-上皮内瘤变-浸润癌

三、病　理

（一）鳞状细胞浸润癌

占子宫颈癌的 75%～80%。

1. 巨检　微小浸润癌肉眼观察无明显异常，或类似宫颈柱状上皮异位。随着病程发展，可表现为以下 4 种类型（图 15-4）。

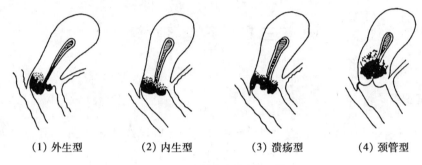

　　（1）外生型　　（2）内生型　　（3）溃疡型　　（4）颈管型

图 15-4　子宫颈癌类型（巨检）

（1）外生型：最常见，癌组织向外生长，最初呈息肉样或乳头状隆起，继而发展为向阴道内突出的菜花样赘生物，质脆易出血，常累及阴道。

（2）内生型：癌组织向宫颈深部组织浸润，子宫颈表面光滑或仅有柱状上皮异位，宫颈肥大变硬，呈桶状。常累及宫旁组织。

（3）溃疡型：上述两型癌组织进一步发展合并感染坏死，脱落可形成溃疡或空洞，形如火山口。

（4）颈管型：癌灶发生在子宫颈管内，常侵入宫颈管及子宫峡部的供血层，并转移到盆壁淋巴结。

2. 显微镜检

（1）镜下早期浸润癌：指在原位癌的基础上镜检发现小滴状，锯齿状癌细胞团突破基底膜浸润间质。

（2）宫颈浸润癌：癌灶浸润间质的范围已超过镜下早期浸润癌，多呈网状或团块浸润间质。根据细胞分化程度可分为：Ⅰ级，高分化鳞癌（角化性大细胞型）；Ⅱ级，中分化鳞癌（非角化性大细胞型）；Ⅲ级，低分化鳞癌（小细胞型）。

（二）腺癌

近年来发生率有上升趋势，占子宫颈癌的 20%～25%。

1. 巨检　来自宫颈管内，浸润管壁；或自颈管内向颈管外口突出生长，常可侵犯宫旁组织。病灶向宫颈管内生长时宫颈外观可正常，宫颈管膨大形如桶状。

2. 显微镜检　主要有黏液腺癌及恶性腺癌两种组织学类型。

（三）腺鳞癌

占子宫颈癌 3%～5%。是由储备细胞同时向腺细胞和鳞状细胞分化发展而成，癌组织中含有腺癌和鳞癌两种成分。

四、转移途径

以直接蔓延和淋巴转移为主,血行转移极少见。

1. **直接蔓延**　是最常见的转移途径。癌组织局部浸润,向邻近器官及组织扩散。常向下累及阴道壁;极少向上累及子宫体,向两侧可扩散至子宫颈旁、阴道旁组织,甚至延伸至骨盆壁;向前、后蔓延,可侵犯膀胱或直肠,甚至造成生殖道瘘。

2. **淋巴转移**　癌组织局部浸润后侵入淋巴管,形成瘤栓,随淋巴液引流到达局部淋巴结,并在淋巴管内扩散。淋巴转移一级组包括宫旁、子宫颈旁、闭孔、髂内、髂外、髂总、骶前淋巴结;二级组包括腹股沟深浅淋巴结、腹主动脉旁淋巴结。

3. **血行转移**　多发生在晚期。癌组织破坏小血管后,可经体循环转移到肺、肾或骨骼等。

五、临床分期

采用国际妇产科联盟(FIGO,2009 年)分期标准(表 15-1),临床分期应在治疗前进行,治疗后不再更改(图 15-5)。

表 15-1　子宫颈癌临床分期(FIGO,2009 年)

Ⅰ 期	肿瘤严格局限于宫颈(扩展至宫体可以被忽略)
Ⅰ A	镜下浸润癌(所有肉眼可见的病灶,包括表浅浸润,均为 Ⅰ B 期)
	间质浸润深度 <5mm,宽度 ≤7mm
Ⅰ A1	间质浸润深度 ≤3mm,宽度 ≤7mm
Ⅰ A2	间质浸润深度 >3mm 且 <5mm,宽度 ≤7mm
Ⅰ B	临床癌灶局限于子宫颈,或是镜下病灶 > Ⅰ A
Ⅰ B1	临床癌灶 ≤4cm
Ⅰ B2	临床癌灶 >4cm
Ⅱ 期	肿瘤超越子宫,但未达骨盆壁或未达阴道下 1/3
Ⅱ A	肿瘤侵犯阴道上 2/3,无明显宫旁浸润
Ⅱ A1	临床可见癌灶 ≤4cm
Ⅱ A2	临床可见癌灶 >4cm
Ⅱ B	有明显宫旁浸润,但未达到盆壁
Ⅲ 期	肿瘤已扩展到骨盆壁,在进行直肠指诊时,在肿瘤和盆壁之间无间隙。肿瘤累及阴道下 1/3,由肿瘤引起的肾盂积水或肾无功能的所有病例,除非已知道由其他原因所引起
Ⅲ A	肿瘤累及阴道下 1/3,没有扩展到骨盆壁
Ⅲ B	肿瘤扩展到骨盆壁,或引起肾盂积水或肾无功能
Ⅳ 期	肿瘤超出了真骨盆范围,或侵犯膀胱和(或)直肠黏膜
Ⅳ A	肿瘤侵犯邻近的盆腔器官
Ⅳ B	远处转移

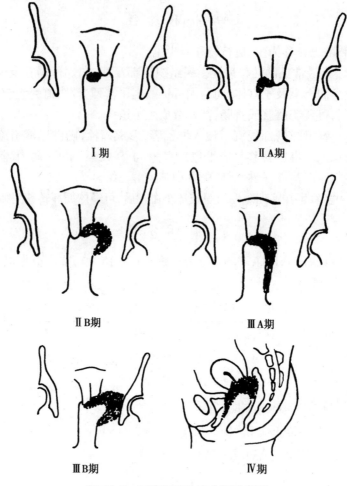

Ⅰ期　　　　　ⅡA期

ⅡB期　　　　　ⅢA期

ⅢB期　　　　　Ⅳ期

图 15-5　子宫颈癌临床分期示意图

六、护理评估

（一）临床表现

早期患者常无明显症状和体征,随着病变发展可出现以下表现:

1. 阴道流血　性交后或双合诊检查后少量阴道出血,称为接触性出血,是宫颈癌患者早期最主要的症状,晚期主要表现为不规则阴道流血,如经期延长、经量增多或月经间期出血,老年患者表现为绝经后不规则阴道流血。随着病灶扩大,阴道流血量可逐渐增多,一旦病灶侵蚀大血管,可导致大量阴道流血,甚至危及患者生命。

2. 阴道排液　多发生在阴道出血之后,早期量不多,呈白色或血性、稀薄如水样或米泔样,伴有腥臭味。晚期癌组织坏死继发感染,可出现大量脓性或米汤样恶臭白带。

3. 晚期症状　根据癌灶累及范围出现不同的继发性症状。如尿频、尿急、便秘、下肢肿痛等;癌肿压迫或累及输尿管时,可引起输尿管梗阻、肾盂积水及尿毒症;晚期可有贫血、恶病质等全身衰竭症状。

（二）健康史

仔细询问患者婚育史、性生活史、病毒感染史以及高危男子接触史等危险因素;了解患者的生活环境、饮食习惯、有无吸烟史等；评估患者阴道流血及阴道排液的时间、量、性质等情况；评估有无尿频、尿急、便秘或疼痛等病史。

（三）辅助检查

早期病理诊断常采用三阶梯诊断法，即：宫颈刮片细胞学检查和（或）高危型 HPV DNA 检测、阴道镜检查及宫颈活体组织检查，详见本章第二节"子宫颈上皮内瘤变"，其他辅助检查有：

1. 碘试验　正常宫颈阴道部鳞状上皮含有丰富的糖原，可被碘液染成棕色。宫颈管柱状上皮、瘢痕、宫颈糜烂部位及异常鳞状上皮区均无糖原，不着色。将碘液涂抹宫颈及阴道穹隆部，观察着色情况，可识别宫颈病变的危险区。在碘液不着色区取材行活检可提高诊断率。

2. 宫颈锥切术　适用于宫颈刮片检查多次阳性而宫颈活检阴性者，或宫颈活检为原位癌需要确诊者，可采用冷刀切除或宫颈环形电切除术（loop electrosurgical excision procedure, LEEP）等方法行宫颈锥切，将切除组织做连续病理切片（24～36 张）检查。

（四）心理社会状况

几乎所有患者在被明确诊断时，都会产生不同程度的恐惧、无助、沮丧和绝望情绪。会担心疾病预后、会害怕被遗弃和死亡、害怕手术疼痛等。与其他恶性肿瘤患者一样会经历否认、愤怒、妥协、忧郁、接受期等心理反应阶段，同时评估其家庭支持系统对疾病的认知。

（五）治疗原则

根据临床分期、患者年龄、生育要求、全身情况以及医院的设备及医疗技术水平等因素，综合分析后制订适合于个体的治疗方案。目前采用以手术和放疗为主、化疗为辅的综合治疗方案。

1. 手术治疗　主要适用于ⅠA～ⅡA早期、且无手术禁忌证的患者。其优点是年轻患者可保留卵巢及阴道功能。

（1）ⅠA1 期：可行全子宫切除术；要求保留生育功能者，在与患者及家属充分沟通的前提下，可行子宫锥形切除术。

（2）ⅠA2～ⅡA 期：多采用广泛性子宫切除术及盆腔淋巴结切除术，年轻患者卵巢正常者可予保留。

2. 放射治疗　适用于宫颈癌各期患者。临床上主要用于有手术禁忌证、年老或晚期不能手术的患者。包括腔内照射和体外照射。早期病例以局部腔内照射为主，体外照射为辅；晚期患者以体外照射为主，腔内照射为辅。

3. 手术及放射综合治疗　适用于宫颈局部病灶较大者，术前行放疗待癌灶缩小后再行手术。或手术后证实淋巴结或宫旁组织有转移者，可将放疗作为术后的补充治疗。

4. 化疗　主要用于：①宫颈癌灶 >4cm 的手术前化疗，目的是使癌灶缩小，便于手术切除；②与放疗同步化疗，近年临床试验结果表明可明显改善患者的生存期，降低了宫颈癌的死亡危险度及复发危险度；③不能耐受放疗的晚期或复发转移的患者姑息治疗。常采用以铂类为基础的联合化疗方案，通过静脉或动脉灌注的用药途径进行化疗。

七、主要护理诊断/医护合作性问题

1. 恐惧　与担心疾病预后有关。

2. 潜在并发症:下肢深静脉血栓 与手术有关。

3. 有感染的危险 与长期留置尿管有关。

八、计划与实施

预期目标:患者恐惧心理得到消除,能正确认识疾病;患者术后未发生下肢深静脉血栓或静脉血栓得以早期发现并及时诊治;患者留置尿管期间无尿路感染的发生,尿色清亮。

除按腹部手术一般护理外,还应做好如下护理措施:

(一)心理护理

宫颈癌患者住院后往往恐惧和焦虑,护士应主动与患者建立良好的护患关系,向患者介绍有关宫颈癌的诊断、治疗及护理常识,鼓励患者倾诉,解除其心理包袱,鼓励其以良好的心态配合治疗。

(二)管道护理

1. 尿管护理 宫颈癌手术范围广,支配膀胱的神经和血管均有不同程度的损伤,膀胱功能受到不同程度的影响,需逐渐恢复。故术后一般留置尿管 10 ~ 14 天。留置尿管期间应注意:①预防感染:指导患者多饮水,2000 ~ 2500ml/d,保持尿色清亮;用 1:5000 高锰酸钾溶液或碘伏行会阴擦洗,2 次/日。观察有无尿路感染征象,遵医嘱定时复查血常规、尿常规,必要时可做尿培养。②膀胱功能训练:拔管前 3 日开始夹闭尿管,每 2 小时开放一次,或未及 2 小时但患者有尿意时开放,以训练膀胱反射,促进功能恢复。③拔管后护理:嘱咐患者于拔管后 1 ~ 2 小时排尿,拔尿管后 4 ~ 6 小时测残余尿量,残余尿小于 100ml 提示膀胱功能已恢复。如超过 100ml 或拔管后不能自行排尿,则需继续留置尿管 3 ~ 5 日,再行拔管测残余尿,直至残余尿量少于 100ml。

2. 引流管护理 宫颈癌根治术创面大,渗血渗液多,一般需留置腹腔引流管。引流管护理详见本章第一节。

(三)并发症预防

宫颈癌根治术创面大,术后卧床时间较一般腹部手术长,盆腔淋巴结清扫者下肢淋巴回流障碍,容易发生坠积性肺炎、下肢深静脉血栓等并发症。故术前应指导患者练习深呼吸及有效咳嗽;术后指导患者正确活动,协助有效咳嗽及排痰;指导患者正确行踝泵运动,穿防血栓弹力袜及行双下肢间歇性气压治疗,加强对血栓早期症状如疼痛、肿胀的观察。

(四)健康教育

1. 宫颈癌预防 宫颈癌可通过普查筛查,早期发现、早期诊断并早期治疗。采取积极的预防措施,积极处理宫颈上皮内瘤变,可以阻止病程发展。①普及防癌知识教育,提供预防保健知识,大力宣传并积极治疗与宫颈癌发病有关的高危因素;②开展性卫生知识教育:指导科学避孕,避免不洁的性行为;③高度重视宫颈癌高危因素和高危人群,及时诊治 CIN,以阻断、控制宫颈癌的发生与发展;④建立健全宫颈癌防癌保健网。开展宫颈癌普查、筛查工作,做到早期发现、早期诊断、早期治疗。30 岁以上已婚妇女应每 1 ~ 2 年普查 1 次,常规接受宫颈刮片检查,有异常者应进一步处理;有高危因素或高危人群,应 3 ~ 6 个月检查 1 次,并同时行宫颈细胞学检查及 HPV-DNA 检测;指导绝经前后有月经异常或有接触性出血者及时就医。

2. 出院指导 护士要鼓励患者及家属积极参与出院计划的制订过程,保证计划的可行性。凡接受手术治疗的患者,须等病理结果决定下一步治疗方案。有淋巴转移的患者,需继续接受放疗和(或)化疗。向出院患者说明认真随访的重要性,核实通讯地址。出院后1个月行首次随访,以后每2~3个月复查1次;第2年内,每3~6个月复查1次;第3~5年内,每半年复查1次;第6年开始,每年复查1次,期间出现任何症状均应及时随诊。护士应帮助患者调整自我,协助其重新评价自我能力,根据患者具体状况提供有关术后生活方式的指导。性生活的恢复根据术后复查结果而定,一般建议禁性生活3~6个月。护士应认真听取患者对性问题的看法和疑虑,提供针对性帮助。

九、护 理 评 价

1. 患者恐惧心理得到消除,能正确认识疾病。
2. 患者住院期间未发生下肢深静脉血栓。
3. 患者留置尿管期间无尿路感染的发生,尿色清亮。

第四节 子宫内膜癌

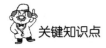

关键知识点

▲ 以腺癌多见。按分化程度分为3级,分级越高,预后越差。
▲ 可分为雌激素依赖型和非雌激素依赖型,前者多见。
▲ 绝经后阴道流血是其主要临床表现。
▲ 分段诊刮是诊断子宫内膜癌最常用最有价值的诊断方法。
▲ 早期首选手术治疗。手术方式及护理措施同宫颈癌。

子宫内膜癌(endometrial carcinoma)是发生于子宫体内膜层的一组上皮性恶性肿瘤,以来源于子宫内膜腺体的腺癌最为常见。该病占女性生殖道恶性肿瘤24%~30%,占女性全身恶性肿瘤7%,是女性生殖道常见三大恶性肿瘤之一。平均发病年龄为60岁,其中75%发生于50岁以上妇女。随着妇女寿命的延长,欧美一些国家子宫内膜癌的发生率已跃居女性生殖器官恶性肿瘤第一位,我国其发生率也明显上升。

一、发病类型及病因

确切病因不清楚,可能与子宫内膜增生过长有关。目前认为有两种发病类型:

1. **雌激素依赖型(estrogen-dependent)** Ⅰ型,占子宫内膜癌的大多数,病理类型均为内膜样腺癌,肿瘤分化较好,雌、孕激素受体阳性,预后好。在缺乏孕激素拮抗而长期接受雌激素刺激的情况下,可导致子宫内膜增生症甚至癌变。临床上常见于无排卵性疾病(无排卵性功血,多囊卵巢综合征)、分泌雌激素的卵巢肿瘤(颗粒细胞瘤、卵泡膜细胞瘤)、长期服用雌激素以及长期服用他莫昔芬的妇女。此型患者较年轻,常伴有肥胖、糖尿病、高血压、不孕及绝经延迟等。

2. **非雌激素依赖型(estrogen-independent)** Ⅱ型,少见,发病与雌激素无明确关系。多见于老年体瘦妇女。肿瘤恶性程度高,分化差,预后不良。

二、病　理

（一）巨检

内膜癌病变多发生于子宫底部内膜，以双侧子宫角附近最为多见。大体分为以下两种：

1. 弥散型　子宫内膜大部或全部为癌组织侵犯并突向宫腔，常伴有出血、坏死，较少浸润肌层。晚期癌灶可侵犯深肌层或宫颈，若病灶堵塞宫颈管时可导致宫腔积脓。

2. 局灶型　病灶局限在宫腔的某一部分，多见于子宫底或宫角部，早期病灶很小，呈息肉或菜花状，易浸润肌层。

（二）显微镜检

镜下可见4种类型，内膜样腺癌、腺癌伴鳞状上皮分化、透明细胞癌和浆液性腺癌。其中以内膜样腺癌最为多见，占80%~90%。

三、转　移　途　径

多数子宫内膜癌生长缓慢，病变局限于子宫内膜或在宫腔内时间较长。部分特殊病理类型（浆液性乳头状腺癌、鳞腺癌）和低分化癌发展很快，短期内出现转移。

1. 直接蔓延　病灶沿子宫内膜蔓延生长扩散，向上可沿子宫角累及输卵管，向下可累及宫颈管及阴道。也可向子宫肌层浸润，甚至穿透肌层，波及子宫浆肌层，广泛种植于盆腔腹膜、直肠子宫陷凹及大网膜。

2. 淋巴转移　是子宫内膜癌的主要转移途径。当癌肿累及深肌层、宫颈管或癌组织分化不良时，易发生淋巴转移。淋巴转移途径与癌灶生长部位有关，按癌灶所在部位可分别转移至腹股沟的浅、深淋巴结，髂淋巴结及腹主淋巴结，有的可达卵巢，也可通过淋巴逆流自阴道及尿道周围淋巴结。

3. 血行转移　晚期患者经血行转移到全身各器官，常见部位为肺、肝、骨等。

四、临　床　分　期

子宫内膜癌的分期，采用国际妇产科联盟（FIGO，2009年）分期标准，见表15-2。

五、护　理　评　估

（一）临床表现

1. 症状　早期患者无明显症状，随着病情发展出现以下症状：

（1）阴道流血：主要表现为绝经后不规则阴道流血，量一般不多。尚未绝经者可表现为经量增多、经期延长或月经紊乱。

（2）阴道排液：早期多为血性或浆液性分泌物，合并感染者出现脓性或脓血性排液，有恶臭。

（3）疼痛：多见于晚期患者，以下腹及腰骶部疼痛为主，并向下肢及足部放射，主要由癌瘤浸润周围组织或压迫神经引起。

2. 体征　早期妇科检查无异常发现。晚期可有子宫明显增大；癌灶浸润周围组织时，子宫固定或在宫旁扪及不规则结节状物。

表 15-2　子宫内膜癌手术病理分期（FIGO，2009 年）

Ⅰ期	肿瘤局限于子宫体
ⅠA	肿瘤浸润深度 <1/2 肌层
ⅠB	肿瘤浸润深度 ≥1/2 肌层
Ⅱ期	肿瘤侵犯宫颈间质，但无宫体外蔓延
Ⅲ期	肿瘤局部和（或）区域扩散
ⅢA	肿瘤累及浆膜层和（或）附件
ⅢB	阴道和（或）宫旁受累
ⅢC	盆腔淋巴结和（或）腹主动脉旁淋巴结转移
ⅢC1	盆腔淋巴结阳性
ⅢC2	腹主动脉旁淋巴结阳性伴（或不伴）盆腔淋巴结阳性
Ⅳ期	肿瘤侵及膀胱和（或）直肠黏膜，和（或）远处转移
ⅣA	肿瘤侵及膀胱和（或）直肠黏膜
ⅣB	远处转移，包括腹腔内和（或）腹股沟淋巴结转移

（二）健康史

应充分评估患者高危因素，如老年、肥胖、绝经期推迟、少育、不育或患有高血压、糖尿病等因素；评估有无停经后接受雌激素补充治疗或育龄期妇女应用雌激素治疗等病史；询问家属中是否有乳腺癌、子宫内膜癌等肿瘤病史；对确诊为子宫内膜癌者，需详细询问并记录发病经过、有关检查治疗及出现症状后机体反应等情况。

（三）辅助检查

1. 分段诊断性刮宫　是目前早期诊断子宫内膜癌最常用且最有价值的诊断方法。其优点是能鉴别子宫内膜癌和子宫颈管腺癌；同时可以明确子宫内膜癌是否累及宫颈管，为制订治疗方案提供依据。该方法通常要求先环刮宫颈管后探宫腔，再行宫腔内膜搔刮，标本分瓶做好标记送病理检查。病理检查结果是确诊子宫内膜癌的依据。

2. B超检查　经阴道 B 型超声检查可了解子宫大小、宫腔形状、宫腔内有无赘生物、子宫内膜厚度、肌层有无浸润及深度等，为临床诊断及处理提供参考。

3. 宫腔镜检查　可直接观察子宫腔及宫颈管内有无病灶、了解病灶的生长情况，并在直视下取可疑病灶活组织送病理检查。可减少对早期患者的漏诊，有促进癌组织扩散的可能。

4. 其他　子宫内膜抽吸活检方法简便，国外报道诊断准确性与诊断性刮宫相当，目前国内未普遍开展。

（四）心理社会状况

当患者出现症状并需要接受各种检查时，面对不熟悉的检查过程充满恐惧和焦虑，担心检查结果以及检查过程所致的不适。当得知患子宫内膜癌时，与宫颈癌患者一样，不同个案及其家庭会出现不同的心理反应，需要仔细评估。

（五）治疗原则

1. 手术治疗　为首选治疗方法。Ⅰ期可行全子宫及双附件切除术；Ⅱ期可行广泛性子宫切除及双附件切除术,同时行盆腔淋巴结切除术及腹主动脉旁淋巴结取样术;Ⅲ期及以上者手术应个体化,以尽可能切除肉眼可见癌症为目的。

2. 放疗 是治疗子宫内膜癌有效方法之一,适用于已有转移或可疑淋巴结转移及复发的内膜癌患者。根据病情需要联合手术及化疗可提高疗效。

3. 化疗 适用于晚期不能手术或治疗后复发者,也可用于术后有复发高危因素的患者,以期减少盆腔以外的远处转移。常用的化疗药物有顺铂、阿霉素、紫杉醇等,可单独使用也可几种药物联合应用。

4. 孕激素治疗 适用于晚期或癌症复发者,不能手术切除或年轻、早期、要求保留生育功能者,选用大剂量孕激素可获得一定的效果。其机制可能是孕激素与癌细胞孕激素受体结合形成复合物浸入细胞核,延缓 DNA 和 RNA 复制,抑制癌细胞生长。

六、主要护理诊断/医护合作性问题

1. 恐惧 与担心疾病预后有关。
2. 潜在并发症:下肢深静脉血栓 与手术有关。
3. 有感染的危险 与长期留置尿管有关。

七、计划与实施

预期目标:患者恐惧心理得到消除,能正确认识疾病;术后未发生下肢深静脉血栓或静脉血栓得以早期发现并及时诊治;患者留置尿管期间无尿路感染的发生,尿色清亮。

除按腹部手术一般护理外,还应做好如下护理措施:

(一)心理护理

子宫内膜癌患者得知病情后,往往感到恐惧和焦虑,对治疗缺乏信心。护士应当主动与患者建立良好的护患关系,向患者介绍有关子宫内膜癌的治疗、预后及护理常识,鼓励患者提问,解除其心理包袱,鼓励其以良好的心态配合治疗。

(二)管道护理及并发症预防

详见本章第三节。

(三)健康教育

1. 普及防癌知识 大力宣传定期进行防癌检查的重要性,中年妇女应每年接受一次妇科检查。严格掌握雌激素的用药指征,加强用药期间的监护和随访。督促围绝经期、月经紊乱及绝经后出现不规则阴道流血等高危人群应 6 个月检查一次,以便及时发现病变。

2. 出院指导 手术后 2~3 个月内避免性生活;3~6 个月内避免重体力劳动;手术后坚持随访,随访时间为:术后 2 年内每 3~6 个月 1 次,术后 3~5 年每 6~12 个月 1 次。注意有无复发病灶,根据患者康复情况,调整随访间期。子宫根治术后、服药或放射治疗后,患者可能出现阴道分泌物减少、性交痛等症状,需为患者提供咨询指导服务。

八、护 理 评 价

1. 患者恐惧心理得到消除,能正确认识疾病。
2. 患者住院期间未发生下肢深静脉血栓。

3. 患者留置尿管期间无尿路感染的发生,尿色清亮。

第五节　子宫肌瘤

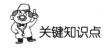关键知识点

▲ 子宫肌瘤是女性生殖系统最常见的良性肿瘤。

▲ 根据肌瘤与子宫肌壁的关系分为肌壁间肌瘤、浆膜下肌瘤和黏膜下肌瘤。其中以肌壁间肌瘤最为常见。

▲ 最常见的临床症状是经量增多、经期延长。

▲ 手术是最有效的治疗方法。术后阴道流血的观察及护理为最主要护理措施。

子宫肌瘤(uterine myoma)是女性生殖器官中最常见的良性肿瘤,由平滑肌和结缔组织组成。常见于 30~50 岁育龄妇女,20 岁以下少见。据尸检统计,30 岁以上的妇女约 20% 患有子宫肌瘤。因患者多无或很少有临床症状,临床报道的子宫肌瘤发生率远低于实际发病率。

一、病　　因

确切病因尚不清楚。因肌瘤好发于生育年龄,青春期前少见,绝经后萎缩或消退,提示其发生发展与女性性激素可能相关。生物化学检测证实肌瘤组织中雌二醇的雌酮转化明显低于正常肌组织;肌瘤组织中雌激素受体浓度明显高于周边正常组织,故一般认为肌瘤组织局部对雌激素的高敏感性是肌瘤发生的重要因素之一。此外,研究还证实孕激素亦有促进肌瘤细胞有丝分裂、刺激肌瘤生长的作用。

二、分　　类

(一) 按肌瘤生长部位分类

分为宫体肌瘤(90%)和宫颈肌瘤(10%)。

(二) 根据肌瘤与子宫肌壁的关系分类

分为 3 类(图 15-6):

1. 肌壁间肌瘤(intramural myoma)　占 60%~70%,肌瘤位于子宫肌壁间,周围均为肌层包绕。

2. 浆膜下肌瘤(subserous myoma)　约占 20%。肌瘤向子宫浆膜面生长,并突出于子宫表面,肌瘤表面仅由浆膜层覆盖。若肌瘤继续向浆膜面生长,仅有一蒂与子宫相连称为带蒂浆膜下肌瘤,营养由蒂部血管供应。如血供不足肌瘤可变性坏死。若肌瘤向阔韧带两叶腹膜间伸展,则形成阔韧带内肌瘤。

3. 黏膜下肌瘤(submucous myoma)　占 10%~15%。肌瘤向宫腔方向生长,突出于宫腔,表面仅由子宫黏膜层覆盖。黏膜下肌瘤容易形成蒂,在宫腔内生长犹如异物刺激引起子宫收缩,肌瘤可被挤出宫颈外口而突入阴道。

子宫肌瘤常为多个,各种类型的肌瘤可发生在同一子宫上,称为多发性子宫肌瘤。

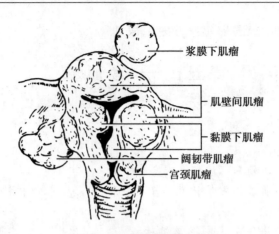

浆膜下肌瘤

肌壁间肌瘤

黏膜下肌瘤

阔韧带肌瘤

宫颈肌瘤

图 15-6 子宫肌瘤分类示意图

三、病　理

1. 巨检　多为球形实质性包块,表面光滑,质地较子宫肌层硬;单个或多个,大小不一。肌瘤外表有被压缩的肌纤维束和结缔组织构成的假包膜覆盖,肌瘤与假包膜之间有一层疏松网状间隙,故易剥出。肌瘤切面呈灰白色,可见漩涡状或编织状结构。肌瘤的颜色和硬度则与所含纤维组织的多少有关。

2. 镜检　主要由梭形平滑肌细胞和不等量的纤维结缔组织相互交织而成,细胞大小均匀,排列成漩涡状或棚状,核为杆状。

四、肌瘤变性

肌瘤变性是肌瘤失去原有的典型结构,常见的变性有:

1. 玻璃样变　又称透明变性,最常见。肌瘤剖面漩涡状结构消失,由均匀透明样物质取代。镜下见病变区肌细胞消失,为均匀透明无结构区。

2. 囊性变　玻璃样变继续发展,肌细胞坏死液化即可发生囊性变,此时子宫变软,很难与妊娠子宫与卵巢囊肿区别。肌瘤内出现囊腔,腔内含清亮无色液体,也可凝固呈胶冻状。

3. 红色样变　多见于妊娠期或产褥期,为肌瘤的一种特殊类型坏死。发生机制不清,可能与肌瘤内小血管退行性病变引起血栓及溶血、血红蛋白渗入肌瘤有关。患者可有剧烈腹痛、高热、呕吐等临床表现。肌瘤剖面呈暗红色,如半熟的牛肉。

4. 肉瘤样变　少见,仅为 0.4% ~0.8%,多见于绝经后伴疼痛和出血的患者。肌瘤恶变后,组织变软且脆,切面灰黄色,似生鱼肉状。

5. 钙化　常因脂肪变性后进一步分解为甘油三酯,再与钙盐结合沉积在肌瘤内形成。

五、护理评估

(一)临床表现

多数患者无明显症状,仅在体检时偶尔发现。症状与肌瘤生长部位、有无发生变性有关,与肌瘤大小、数目关系不大。

1. 经量增多及经期延长　最常见的症状。多见于大的肌壁间肌瘤及黏膜下肌瘤,肌瘤可致宫腔及内膜面积增大、子宫收缩不良或子宫内膜增生过长等,致使经期延长,经量增多,不规则阴道流血等。黏膜下肌瘤伴有坏死及感染时,则有持续性或不规则阴道流血或脓血性排液等。患者因长期月经量过多可引起不同程度的贫血。

2. 下腹包块　当肌瘤逐渐增大致使子宫超过妊娠 3 个月大小时,患者可于下腹正中扪及肿块,尤其膀胱充盈将子宫推向上方时更容易触及。巨大的黏膜下肌瘤脱出阴道外时,患者会因外阴脱出肿物就医。

3. 白带增多　肌壁间肌瘤使宫腔、宫腔内膜面积增大,内膜腺体分泌增加,伴盆腔充血致白带增多。黏膜下肌瘤一旦有感染,可产生大量脓样白带。若有溃烂、坏死、出血时,可有血性、脓血性、伴有恶臭的阴道溢液。

4. 压迫症状　子宫前壁下段肌瘤可压迫膀胱引起尿频、尿急;宫颈肌瘤可引起排尿困难、尿潴留;子宫后壁肌瘤(峡部或后壁)可压迫肠道引起下腹坠胀不适及便秘症状。

5. 其他　包括腹痛、腰酸、下腹坠胀,月经期加重。当浆膜下肌瘤发生蒂扭转时可出现急性腹痛;肌瘤红色样变时腹痛剧烈,并伴发热、恶心。黏膜下肌瘤由宫腔向外排出时也可引起腹痛。黏膜下和可引起宫腔变形的肌壁间肌瘤可引起不孕或流产。

（二）健康史

详细询问患者既往月经史、生育史;评估是否长期使用女性性激素以及用药时间、用药经过、用药后机体反应等;了解阴道流血及白带的性质和量,有无腹部包块及压迫症状,有无贫血等症状。

（三）辅助检查

1. 双合诊/三合诊检查　是诊断子宫肌瘤最基本的方法。子宫不规则或均匀增大,表面呈结节状,质硬、无压痛。黏膜下肌瘤突出于宫颈口或阴道内,呈红色、表面光滑;伴有感染时表面则有渗出液覆盖或形成溃疡。

2. B 型超声检查　是诊断子宫肌瘤最常用的检查方法。

（四）心理社会状况

很多患者误认为子宫肌瘤是癌症,或担心会发生癌变,一旦知道病情后,非常紧张、恐惧和焦虑。除担心疾病预后及手术外,更担心手术会切除子宫,会影响性生活,会提前衰老等。护士应充分评估患者以及家属是否存在以上心理变化。

（五）治疗原则

根据患者的年龄、症状、肌瘤大小和数目、生长部位及对生育功能的要求等情况进行全面分析后选择处理方案。

1. 保守治疗

(1)随访观察:肌瘤小、症状不明显,或已近绝经期妇女,可每 3～6 个月定期复查,加强随访观察,必要时再考虑进一步治疗措施。

(2)药物治疗:肌瘤小于 2 个月妊娠子宫大小,症状不明显或较轻者,尤其近绝经期或全身情况不能手术者,在排除子宫内膜癌的情况下,可采用药物对症治疗。

常用药物:①雄激素:对抗雌激素,促使子宫内膜萎缩;直接作用于平滑肌,使其收缩而减少出血;②促性腺激素释放激素类似物(GnRHa):通过抑制 FSH 和 LH 的分泌作用,降低体内雌激素水平达到治疗目的;③其他药物:米非司酮,可作为术前用药或提前绝经使用。不宜长期使用,因其为孕激素受体拮抗剂,拮抗孕激素后,子宫内膜长期受雌激素刺激,增加子宫内膜增生的风险。

2. **手术治疗**　是子宫肌瘤的主要治疗方法。适应证主要包括：月经过多致继发贫血，药物治疗无效；有蒂肌瘤扭转引起的急性腹痛；肌瘤大引起膀胱、直肠压迫症状；肌瘤生长较快，怀疑有恶变者。手术途径可经腹、经阴道或采用宫腔镜及腹腔镜进行，手术方式有：①肌瘤切除术：年轻希望保留生育功能的患者，术前排除子宫及宫颈癌前病变后可考虑经腹或腹腔镜下切除肌瘤，黏膜下子宫肌瘤可经阴道摘除，保留子宫；②子宫切除术：无需保留生育功能或疑有恶变的患者可行全子宫切除术。术前应行常规检查排除宫颈恶性病变，术中根据具体情况决定是否保留附件。

3. **其他治疗**　新微创治疗技术，如高强度聚焦超声海扶刀治疗（HIFU）。

六、主要护理诊断/医护合作性问题

1. **知识缺乏**　缺乏子宫切除术后康复知识。
2. **个人应对无效**　与选择子宫肌瘤治疗方案的无助感有关。

七、计划与实施

预期目标：患者能陈述子宫切除术后的康复知识；患者能确认可利用的资源及支持系统。

（一）一般护理

按妇科腹部手术患者一般护理的常规护理执行。

（二）症状护理

当肌瘤患者阴道出血多或长期出血导致继发性贫血，出现乏力、头昏、心悸等症状或有生命体征改变时，护士应严密观察病情变化，评估出血量，遵医嘱使用止血药物和子宫收缩剂，必要时输血、补液、抗感染等对症支持治疗。指导患者多食含铁量高、补血食物，如大枣、花生、动物肝脏及易消化、高维生素、高蛋白饮食。巨大肌瘤引起排尿、排便不畅或下腹坠胀、腰背酸痛等局部压迫症状时，可给予导尿、软化大便及止痛等。肌瘤脱出阴道者，应保持外阴部清洁，防止感染。

（三）手术患者护理

行子宫肌瘤摘除术者，子宫肌壁间创面可致子宫收缩不良而引起阴道流血，护理重点在于观察患者阴道流血情况，必要时遵医嘱合理使用缩宫素，促进子宫收缩，减少出血。

（四）心理护理

详细评估患者所具备的子宫肌瘤相关知识以及错误概念，通过连续性的护理活动与患者建立良好的护患关系，讲解有关疾病的知识以及治疗配合，纠正其错误认识。使患者确信子宫肌瘤属于良性肿瘤，消除其不必要的顾虑，增强其康复信心。为患者提供表达内心顾虑、恐惧、感受和期望的机会，帮助患者分析其住院期间以及出院后可利用的社会支持系统，减轻无助感。

（五）健康教育

1. **用药指导**　使用药物治疗者，应向患者详细交待所服药物的名称、用药目的、方法、剂量，可能出现的副作用以及应对措施。选用雄激素治疗者，每月总剂量应控制在300mg以内。使用 GnRHa 者，一般用药不超过 6 个月，注意观察有无绝经综合征、骨质疏松等副作用。

2. 活动指导　手术治疗者,应指导患者充分休息 2～3 个月,三个月内避免久站、负重、重体力劳动或剧烈运动,保持大便通畅,避免用力解大便,一切有可能增加腹内压的因素均应尽可能避免。

3. 性生活指导　手术治疗者,应指导患者性生活恢复时间:次全子宫切除术应禁止性生活 1～2 个月,全子宫切除术 2～3 个月。

八、护 理 评 价

1. 患者在诊疗全过程表现出积极行为。
2. 患者能列举可利用的资源及支持系统。

第六节　卵 巢 肿 瘤

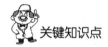

关键知识点

▲ 卵巢肿瘤组织学类型繁多,生物学行为亦存在差异。

▲ 卵巢恶性上皮性肿瘤是最常见、死亡率最高的妇科恶性肿瘤。

▲ 并发症包括蒂扭转、破裂、感染和恶变等。

▲ 手术联合化疗是卵巢恶性肿瘤主要的治疗手段。

▲ 关注卵巢恶性肿瘤患者生活质量是最主要的护理措施。

卵巢肿瘤(ovarian tumor)是妇科常见的肿瘤,可发生于任何年龄。其组织学类型繁多,在不同年龄组分布有所变化。近 40 年来,卵巢恶性肿瘤发病率增加 2～3 倍,并有逐渐上升趋势,是女性生殖器常见的三大恶性肿瘤之一。由于卵巢位于盆腔深部,早期病变不易发现,一旦出现症状往往已属晚期,且缺乏有效的治疗手段,故死亡率高居妇科恶性肿瘤之首,成为当今对妇女生命和健康威胁最大的妇科肿瘤。

一、病　　因

卵巢恶性肿瘤发病的高危因素有:

1. 遗传及家族史　20%～25% 的卵巢癌患者有家族史。

2. 饮食及环境因素　工业发达国家卵巢癌发病率高,可能与饮食及环境污染有关。

3. 持续排卵　持续排卵使卵巢上皮不断损伤与修复,增加了卵巢在修复过程中卵巢表面上皮细胞突变的可能性。流行病学调查发现卵巢癌高危因素有不育或少育、初潮年龄早、绝经年龄迟者及应用促排卵药物等,而多次妊娠、哺乳和口服避孕药有保护作用。

二、组织学分类

目前普遍采用世界卫生组织(WHO)制定的卵巢肿瘤组织学分类法(2003 年制定,见表 15-3)。

表 15-3　卵巢肿瘤组织学分类（WHO,2003 年,部分内容）

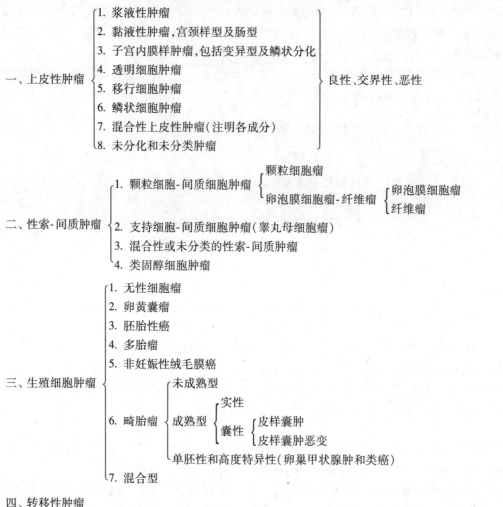

一、上皮性肿瘤
1. 浆液性肿瘤
2. 黏液性肿瘤,宫颈样型及肠型
3. 子宫内膜样肿瘤,包括变异型及鳞状分化
4. 透明细胞肿瘤
5. 移行细胞肿瘤
6. 鳞状细胞肿瘤
7. 混合性上皮性肿瘤(注明各成分)
8. 未分化和未分类肿瘤
　　　　　　　　　　　　　　　良性、交界性、恶性

二、性索-间质肿瘤
1. 颗粒细胞-间质细胞肿瘤
　　颗粒细胞瘤
　　卵泡膜细胞瘤-纤维瘤
　　　　卵泡膜细胞瘤
　　　　纤维瘤
2. 支持细胞-间质细胞肿瘤(睾丸母细胞瘤)
3. 混合性或未分类的性索-间质肿瘤
4. 类固醇细胞肿瘤

三、生殖细胞肿瘤
1. 无性细胞瘤
2. 卵黄囊瘤
3. 胚胎性癌
4. 多胎瘤
5. 非妊娠性绒毛膜癌
6. 畸胎瘤
　　未成熟型
　　成熟型
　　　　实性
　　　　囊性
　　　　　　皮样囊肿
　　　　　　皮样囊肿恶变
　　单胚性和高度特异性(卵巢甲状腺肿和类癌)
7. 混合型

四、转移性肿瘤

三、常见卵巢肿瘤及病理特点

(一)卵巢上皮性肿瘤

为最常见卵巢肿瘤,占原发性卵巢肿瘤的 50% ~ 70%,占卵巢恶性肿瘤的 85% ~ 90%。多见于中老年妇女,很少发生在青春期和婴幼儿。肿瘤来源于卵巢表面的生发上皮,具有分化潜能。向输卵管上皮分化,形成浆液性肿瘤;向宫颈黏膜分化,形成黏液性肿瘤;向子宫内膜分化,形成子宫内膜样肿瘤。

卵巢上皮性肿瘤有良性、交界性和恶性之分。交界性肿瘤的上皮细胞增生活跃并有核异型,无间质浸润,是一种低度潜在恶性肿瘤,生长慢,转移率低,复发迟。卵巢上皮性肿瘤的组织学类型主要有以下类型。

1. 浆液性肿瘤

(1)浆液性囊腺瘤:占卵巢良性肿瘤的 25%。多为单侧,圆球型,大小不等,表面光滑,囊内充满淡黄清澈浆液。镜下见囊壁为纤维结缔组织,内衬单层立方或柱状上皮,间质见砂粒体。

(2)交界性浆液性囊腺瘤:约占卵巢浆液性囊腺瘤的10%。中等大小,多为双侧,较少在囊内乳头状生长。镜外见乳头分支纤细而密,上皮复层不超过3层,细胞核轻度异型,无间质浸润,预后好。

(3)浆液性囊腺癌:是最常见的卵巢恶性肿瘤,占卵巢上皮性癌的75%。多为双侧,体积较大,囊实性。结节状或分叶状、灰白色,或有乳头状增生,囊内充满乳头、质脆、出血、坏死。镜下见囊壁上皮明显增生,复层排列。癌细胞为立方形或柱状,细胞明显异型,并向间质浸润。肿瘤生长速度快,预后差。

2. 黏液性肿瘤

(1)黏液性囊腺瘤:约占卵巢良性肿瘤的20%,恶变率为5%～10%,是人体中生长最大的一种肿瘤。多为单侧多房性,肿瘤表面光滑,灰白色,囊液呈胶冻样。癌壁破裂,黏液性上皮种植在腹膜上继续生长,并分泌黏液,形成腹膜黏液瘤。镜下见囊壁为纤维结缔组织,内衬单层高柱状上皮,产生黏液。

(2)交界性黏液性囊腺瘤:一般大小,多为单侧,表面光滑,多房。切面见囊壁增厚,有实质区和乳头状形成。镜下见细胞轻度异型性,细胞核大、深染,有少量核分裂,增生上皮向腔内突出形成短粗乳头,上皮细胞不超过3层,无间质浸润。

(3)黏液性囊腺癌:约占卵巢恶性肿瘤的20%。多为单侧,瘤体较大,囊壁可见乳头或实质区,囊液混浊或为血性。镜下见腺体密集,间质较少,腺上皮超过3层,细胞明显异型,并有间质浸润。

(二)卵巢生殖细胞肿瘤

来源于原始生殖细胞的一组肿瘤,占卵巢肿瘤20%～40%。好发于青少年及儿童,青春前期患者占60%～90%,绝经后期患者仅占4%。

1. 畸胎瘤　为最常见的卵巢生殖细胞肿瘤,由多胚层组织构成,偶尔只含一个胚层成分。肿瘤组织多数成熟,少数不成熟。无论肿瘤质地呈囊性或实质性,其恶性程度均取决于组织分化程度。

(1)成熟畸胎瘤:又称皮样囊肿,属于卵巢良性肿瘤,占卵巢肿瘤的10%～20%、生殖细胞肿瘤的85%～97%。可发于任何年龄,以20～40岁居多。多为单侧、单房,中等大小,表面光滑,壁厚,腔内充满油脂和毛发,有时可见牙齿或骨质。囊壁内层为复层鳞状上皮,囊壁常见小丘样隆起向腔内突出称为"头节"。成熟畸胎瘤恶变率为2%～4%,多见于绝经后妇女,"头节"的上皮易于恶变,形成鳞状细胞癌,预后差。

(2)未成熟畸胎瘤:属恶性肿瘤,占卵巢畸胎瘤的1%～3%。多发于青少年,平均年龄11～19岁,其转移及复发率均高。多为单侧实性瘤,可有囊性区域,体积较大,由分化程度不同的未成熟胚胎组成,多为原始神经组织。肿瘤恶性程度与未成熟组织所占比例、分化程度及神经上皮含量有关。

2. 无性细胞瘤　中等恶性,占卵巢恶性肿瘤的5%,好发于青春期及生育期妇女。多为单侧,右侧多于左侧,中等大小,包膜光滑。镜下见圆形或多角形大细胞,核大,细胞丰富,瘤细胞呈片状或条索状排列,间质中常有淋巴细胞浸润。对放疗特别敏感。

3. 卵黄囊瘤又名内胚窦瘤　占卵巢恶性肿瘤的1%,属高度恶性肿瘤,多见于儿童及年轻妇女。多数为单侧、体积较大,易发生破裂。镜下见疏松网状和内胚窦样结构,瘤细胞扁平、立方、柱状或多角形,可产生甲胎蛋白(AFP),AFP是诊断及病情检测的重要标志物。该肿瘤生长迅速,易早期转移,预后差,但对化疗十分敏感,既往平均生存时间仅1年,现经手术及联合化疗,生存期明显延长。

（三）卵巢性索间质肿瘤（ovarian sex cord stromal tumor）

来源于原始性腺中的性索及间质组织,占卵巢肿瘤4.3%~6%,该类肿瘤常有内分泌功能,故又称为卵巢功能性肿瘤。

1. 颗粒细胞-间质细胞瘤（granulosa- stromal cell tumor）　由性索的颗粒细胞及间质的衍生成分如成纤维细胞及卵泡膜细胞组成。

（1）颗粒细胞瘤（granulosa cell tumor）:是最常见的功能性肿瘤,在病理上分为成年型和幼年型。成人型颗粒细胞瘤占95%,可发生在任何年龄,45~55岁为发病高峰,属于低度恶性肿瘤,一般预后较好,5年生存率达80%以上,但仍有远期复发倾向。肿瘤能分泌雌激素,有女性化作用。青春期前的患者可出现性早熟;育龄期患者出现月经紊乱;绝经后患者则有不规则阴道流血,常合并子宫内膜增生过长甚至发生癌变。肿瘤表面光滑,圆形或椭圆形,多为单侧性,大小不一。幼年型颗粒细胞瘤罕见,仅占5%,恶性度极高。主要发生在青少年,98%为单侧。

（2）卵泡膜细胞瘤（theca cell tumor）:常与颗粒细胞瘤合并存在,由于可分泌雌激素,有女性化作用。多为良性、单侧,圆形、卵圆形或分叶状,表面被覆薄的有光泽的纤维包膜。切面为实性、灰白色。常合并子宫内膜增生,甚至子宫内膜癌。恶性卵泡膜细胞瘤较少见,可见瘤细胞直接浸润邻近组织,并发生远处转移,但预后较卵巢上皮性癌好。

（3）纤维瘤（fibroma）:为较常见的卵巢良性肿瘤,占卵巢肿瘤的2%~5%,多见于中年妇女。肿瘤多为单侧性,中等大小,表面光滑或结节状,切面灰白色,实性,坚硬。偶见纤维瘤患者伴有腹水或胸腔积液,称为梅格斯综合征（Meigs syndrome）,手术切除肿瘤后胸腔积液、腹水自行消失。

2. 支持细胞-间质细胞瘤（sertoli- leydig cell tumor）　也称睾丸母细胞瘤（androblastoma）,多发生于40岁以下妇女,罕见。单侧居多,较小,实性,表面光滑。镜下见由不同分化程度的支持细胞及间质细胞组成。高分化者属于良性,中低分化者为恶性,具有男性化作用;少数无内分泌功能,雌激素升高呈现女性化,雌激素由瘤细胞直接分泌或由雄激素转化而来。有10%~30%呈恶性行为,5年生存率为70%~90%。

（四）卵巢转移性肿瘤

体内任何部位的原发性癌均可能转移到卵巢,乳腺、胃、肠、生殖道、泌尿道等是常见的原发肿瘤器官。库肯勃瘤（Krukenberg tumor）即印戒细胞癌（singnet- ring cell carcinoma）,是一种特殊的卵巢转移性腺癌,其原发部位是胃肠道,肿瘤为双侧性,中等大小,多保持卵巢原状或呈肾形;一般无粘连,切面为实性、胶质样。镜下见典型的印戒细胞,能产生黏液,周围是结缔组织或黏液瘤性间质。大部分卵巢转移性肿瘤的治疗效果不佳,恶性程度高,预后极差。

四、卵巢瘤样病变

属卵巢非赘生性肿瘤,是卵巢增大的常见原因。有时表现为下腹压迫感、盆腔一侧胀痛、月经不规则等。如果症状不严重,一般追踪观察1~2个月,无需特殊治疗,囊肿会自行消失。常见有以下几种:

1. 滤泡囊肿　在卵泡发育过程中,因停滞以致不成熟或成熟但不排卵、卵泡液潴留而形成。囊壁薄,滤泡液清,囊肿直径常小于5cm。

2. 黄体囊肿　因黄体持续存在所致,一般少见。直径 5cm 左右,可使月经后延。

3. 黄素囊肿　在滋养细胞疾病中出现。由于滋养细胞显著增生,产生大量 hCG,刺激卵巢颗粒细胞及卵泡膜细胞,使之过度黄素化所致,直径 10cm 左右。可为双侧性,表面光滑,黄色。黄素囊肿本身无手术指征。

4. 多囊卵巢　与内分泌功能紊乱、下丘脑-垂体平衡失调有关。双侧卵巢均匀增大,为正常卵巢的 2~3 倍,表面光滑,呈白色,包膜厚,切面有多个囊性卵泡。患者常有闭经、多毛、不孕等多囊卵巢综合征。

5. 卵巢子宫内膜异位囊肿　又称卵巢巧克力囊肿。卵巢组织内因异位的子宫内膜存在致反复出血形成单个或多个囊肿,直径 5~6cm 以下,囊内液为暗褐色糊状陈旧性血液。

五、卵巢恶性肿瘤的转移途径

直接蔓延、腹腔种植及淋巴转移是卵巢恶性肿瘤的主要转移途径,因此转移特点是盆、腹腔内广泛转移灶。包括横膈、大网膜、腹膜脏器表面、壁腹膜及腹膜后淋巴结等部位。由于卵巢有丰富的淋巴回流,瘤栓脱落后可随其邻近淋巴管扩散到髂内、髂外淋巴结,经髂总至腹主动脉旁淋巴结。横膈为转移的好发部位,血行转移者少见。

六、卵巢恶性肿瘤的临床分期

采用国际妇产科联盟(FIGO)制订的手术-病理分期,用以估计预后和评价疗效(表 15-4)。

表 15-4　卵巢恶性肿瘤的手术病理分期(FIGO,2006 年)

Ⅰ期	肿瘤局限于卵巢
ⅠA	肿瘤局限于一侧卵巢,包膜完整,卵巢表面无肿瘤;腹腔积液中未找到恶性细胞
ⅠB	肿瘤局限于双侧卵巢,包膜完整,卵巢表面无肿瘤;腹腔积液中未找到恶性细胞
ⅠC	肿瘤局限于单侧或双侧卵巢并伴有如下任何一项:包膜破裂;卵巢表面有肿瘤;腹腔积液或腹腔冲洗液有恶性细胞
Ⅱ期	肿瘤累及一侧或双侧卵巢,伴有盆腔扩散
ⅡA	扩散和(或)转移至子宫和(或)输卵管
ⅡB	扩散至其他盆腔器官
ⅡC	ⅡA 或ⅡB,伴有卵巢表面有肿瘤,或包膜破裂,或腹腔积液或腹腔冲洗液有恶性细胞
Ⅲ期	肿瘤侵犯一侧或双侧卵巢,并有组织学证实的盆腔外腹膜种植和(或)局部淋巴结转移;肝表面转移;肿瘤局限于真骨盆,但组织学证实肿瘤细胞已扩散至小肠或大网膜
ⅢA	肉眼见肿瘤局限于真骨盆,淋巴结阴性,但组织学证实腹腔腹膜表面存在镜下转移,或组织学证实肿瘤细胞已扩散至小肠或大网膜
ⅢB	一侧或双侧卵巢肿瘤,并有组织学证实的腹腔腹膜表面肿瘤种植,但直径≤2cm,淋巴结阴性
ⅢC	盆腔外腹膜转移灶直径 >2cm,和(或)区域淋巴结转移
Ⅳ期	肿瘤侵犯一侧或双侧卵巢,伴有远处转移。有胸腔积液且胸腔肿瘤细胞阳性为Ⅳ期;肝实质转移为Ⅳ期

七、并　发　症

1. **蒂扭转**　为妇科常见的急腹症,约10%卵巢肿瘤发生蒂扭转。蒂扭转好发于瘤蒂长、活动度大、中等大小、重心偏于一侧的肿瘤,如成熟畸胎瘤。常在体位突然发生改变,或妊娠期、产褥期由于子宫大小、位置改变时发生蒂扭转(图15-7)。发生急性蒂扭转后,静脉血流受阻,瘤内极度充血,致瘤体迅速增大,后因动脉血流受阻,瘤体发生坏死、破裂和继发感染。患者的典型症状为体位改变后突然发生一侧下腹剧痛,常伴恶心、呕吐甚至休克。盆腔检查可触及张力较大的肿物,压痛以瘤蒂处最为明显。若为不全扭转者有时可自然复位,腹痛可随之缓解。蒂扭转一经确诊应尽快手术。

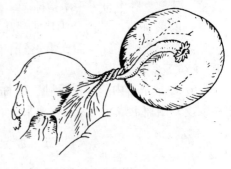

图15-7　卵巢肿瘤蒂扭转

2. **破裂**　约有3%卵巢肿瘤发生破裂,有外伤性破裂及自发性破裂两种。外伤性破裂可因腹部受重击、分娩、性交、穿刺、盆腔检查等所致;自发性破裂则因肿瘤过速生长所致,多数为恶性肿瘤浸润性生长穿破囊壁引起。症状轻重取决于破裂口的大小、流入腹腔囊液的量和性质。轻者仅感轻度腹痛,重者表现为剧烈腹痛、恶心、呕吐以致腹膜炎及休克。妇科检查可发现腹部压痛、腹肌紧张。可有腹水征,原有的肿块摸不到或缩小。怀疑肿瘤破裂时应立即剖腹探查。

3. **感染**　较少见,多继发于蒂扭转或破裂,也可来源于邻近器官感染灶如阑尾脓肿扩散。患者可有发热、腹痛、腹部压痛、反跳痛、肌紧张、腹部肿块及白细胞计数升高等症状。治疗原则是应先用抗生素抗感染,后手术切除肿瘤,若短期内不能控制感染则宜即刻手术。

4. **恶变**　肿瘤迅速生长尤其双侧性应考虑有恶变可能,诊断后应尽早手术。

八、护　理　评　估

（一）临床表现

1. **卵巢良性肿瘤**　初期肿瘤较小,患者多无症状,常在妇科检查时偶然发现。当肿瘤增长至中等大小时,患者可感腹胀或腹部可扪及肿块。较大的肿瘤占满盆腔时可出现压迫症状,如尿频、便秘、气急、心悸等。检查见腹部膨隆,包块活动度差,叩诊实音,无移动性浊音。妇科检查可在子宫一侧或双侧触及圆形或类圆形肿块,多为囊性,表面光滑,活动,与子宫无粘连。

2. **卵巢恶性肿瘤**　早期多无自觉症状,出现症状时往往病情已属晚期。晚期症状主要为腹胀、腹部肿块、腹腔积液及其他消化道症状;部分患者可有消瘦、贫血等恶病质表现。若肿瘤向周围组织浸润或压迫神经则可引起腹痛、腰痛或下腹疼痛;压迫盆腔静脉可出现下肢水肿;功能性肿瘤患者可出现不规则阴道流血或绝经后阴道流血症状。三合诊检查可在直肠子宫陷凹处触及质硬结节或肿块,肿块多为双侧,实性或囊实性,表面凹凸不平,活动差,与子宫分界不清,常伴有腹腔积液。

卵巢良性肿瘤与恶性肿瘤的鉴别见表15-5。

表 15-5 卵巢良、恶性肿瘤鉴别

鉴别内容	良性肿瘤	恶性肿瘤
病史	病程长,逐渐增大	病程短,迅速增大
体征	多为单侧,活动,囊性,表面光滑,常无腹腔积液	多为双侧,固定;实性或囊实性,表面不平,结节状;常有腹腔积液,多为血性,可查到癌细胞
一般情况	良好	恶病质
B 型超声	为液性暗区,可有间隔光带,边缘清晰	液性暗区内有杂乱光团,肿块边界不清

(二) 健康史

注意收集与发病有关的高危因素,根据患者年龄、病程长短及局部体征初步判断是否为卵巢肿瘤、有无并发症,并对良恶性作出初步判断。

(三) 辅助检查

1. 影像学检查 ①B 型超声检查:可了解肿瘤的部位、大小、形态及性质,囊内有无乳头。临床诊断符合率 >90%,直径 <1cm 的实性肿瘤不易测出。②腹部 X 线摄片:卵巢畸胎瘤可显示牙齿、骨骼及钙化囊壁。③MRI、CT、PET 检查:MRI 可较好显示肿块及肿块与周围的关系,有利于病灶定位及病灶与相邻结构关系的确定;CT 可判定周围侵犯及远处转移情况,对手术方案的制订有较大优势。

2. 肿瘤标志物 通过免疫学、生物化学等方法测定患者血清中的肿瘤标志物,用于辅助诊断及病情监测:①血清 CA125:敏感性较高,特异性较差。80% 卵巢上皮性癌患者血清 CA125 水平升高,90% 以上患者 CA125 水平与病情缓解或恶化相关,因此可以用于监测病情和疗效评估。②血清 AFP:对卵黄囊瘤有特异性诊断价值,对未成熟畸胎瘤、混合性无性细胞瘤中含卵黄囊成分者有协助诊断意义。③血 hCG:对原发性卵巢绒毛膜癌有特异性。④性激素:颗粒细胞瘤、卵泡膜细胞瘤产生较高水平雌激素,浆液性、黏液性囊腺瘤等有时也可分泌一定量雌激素。⑤血清 HE4:是继 CA125 后被高度认可的卵巢上皮性癌肿瘤标志物,目前推荐其与 CA125 联合应用来判断盆腔肿块的良、恶性。

3. 腹腔镜检查 可直视肿物的大体情况,必要时在可疑部位进行多点活检,抽吸腹腔液行细胞学检查。

4. 细胞学检查 通过抽取腹水、腹腔冲洗液和胸腔积液,行细胞学检查。

(四) 心理社会状况

卵巢良性肿瘤患者,主要顾虑手术会影响个人或家庭生活质量。卵巢恶性肿瘤患者,会恐惧疾病预后,因治疗周期长及不良反应大,会对治疗缺乏信心,部分患者因家庭经济原因或不能忍受疾病和治疗的痛苦而中断治疗。护士应充分评估患者对疾病的认知程度、患者的耐受能力、适应能力、接受程度及家庭支持系统,为患者提供健康教育和心理支持。

(五) 治疗原则

原则上卵巢肿瘤一经确诊首选手术治疗。手术目的:①明确诊断;②切除肿瘤;③恶性肿瘤进行手术-病理分期。手术范围取决于肿瘤性质、病变累及范围和患者年龄、生育要求、对侧卵巢情况以及对手术的耐受力等。较小的卵巢良性肿瘤常采用腹腔镜手术,恶性肿瘤多采用剖腹手术。

1. 良性肿瘤　年轻、单侧良性卵巢肿瘤者应行患侧卵巢肿瘤剥出术或卵巢切除术,保留患侧正常卵巢组织和对侧正常卵巢;双侧良性肿瘤者应行肿瘤剥出术。绝经后期妇女宜行子宫及双侧卵巢切除术,术中需判断卵巢肿瘤的良恶性,必要时作冰冻切片组织学检查,明确肿瘤的性质以确定手术范围。

2. 交界性肿瘤　主要采用手术治疗。年轻希望保留生育功能的Ⅰ期患者,可以保留正常的子宫和对侧卵巢。

3. 恶性肿瘤　以手术为主,辅以化疗、放疗等综合治疗方案。晚期卵巢癌患者行肿瘤细胞减灭术,其目的是切除所有原发灶,尽可能切除所有转移灶,使残余肿瘤的直径越小越好。

4. 卵巢肿瘤并发症属急腹症,一旦确诊须立即手术。怀疑卵巢瘤样病变且囊肿直径小于5cm者可进行随访观察。

九、主要护理诊断/医护合作性问题

1. 焦虑　与担心疾病预后有关。
2. 营养失调:低于机体需要量　与癌症、化疗药物的治疗反应等有关。
3. 身体意象紊乱　与切除子宫、卵巢有关。

十、计划与实施

预期目标:患者能描述自己的焦虑,并列举缓解焦虑程度的方法;患者能说出影响营养摄取的原因,并列举应对措施;患者能用语言表达对丧失子宫及附件的看法,并积极接受治疗过程。

（一）心理护理

1. 提供支持,协助患者应对压力　患者一旦诊断为卵巢肿瘤,心理负担通常较大,尤其是卵巢癌患者手术后需接受长时间化疗,由于化疗反应重,患者常常感到灰心甚至不能坚持治疗。护士应为患者提供表达情感的机会和环境;经常巡视病房,陪伴患者,了解患者需求;耐心向患者讲解病情,解答患者的提问;安排患者与已康复的病友交谈,分享感受,增强治愈信心;鼓励患者尽可能参与护理活动,接受患者无破坏性的应对压力方式,以维持其独立性和生活自控能力。

2. 提供足够的支持系统　卵巢恶性肿瘤的患者需长期治疗,给患者的身心和经济都带来了巨大影响,若此时患者家属不能给予足够的支持、理解及帮助,患者的心理负担就会加重,严重影响治疗的进行。因此,护士应充分评估其社会支持系统,积极与家属进行谈话、沟通,争取家属的理解与支持。

（二）协助患者接受各种检查和治疗

1. 向患者及家属介绍将经历的手术经过、可能施行的各种检查,取得主动配合。

2. 协助医师完成各种诊断性检查,如为放腹水者备好腹腔穿刺用物,协助医师完成操作过程。在放腹水过程中,严密观察、记录患者的生命体征变化、腹水性质及出现的不良反应;一次放腹水3000ml左右,不宜过多,以免腹压骤降,发生虚脱,放腹水速度宜缓慢,操作结束后用腹带包扎腹部。发现不良反应及时报告医师。

3. 使患者理解手术是卵巢肿瘤最主要的治疗方法,解除患者对手术的种种顾虑。按腹部手术患者的护理内容认真做好术前准备和术后护理,包括与病理科联系快速切片组织学检查事项,以助术中识别肿瘤的性质,确定手术范围、同时为巨大肿瘤患者准备沙袋加压腹部,以防腹压骤然下降出现休克。

4. 需化疗、放疗者,为其提供相应的护理活动。

(三)随访指导

1. 卵巢非赘生性肿瘤直径 <5cm 者,应定期(3~6 个月)接受复查并详细记录。

2. 手术后患者根据病理报告结果配合治疗:良性患者术后 1 个月常规复查;恶性肿瘤患者常需辅以化疗,按组织类型制订不同化疗方案,疗程多少因个案情况而异。早期患者常采用静脉化疗 3~6 个疗程,疗程间隔 4 周。晚期患者可采用静脉腹腔联合化疗或静脉化疗 6~8 个疗程,疗程间隔 3 周。老年患者可用卡铂或紫杉醇单药化疗。护士应配合家属督促、协助患者克服实际困难,努力完成治疗计划以提高疗效。

3. 卵巢癌易于复发,患者需长期接受随访和监测。随访时间:术后 1 年内,每月 1 次;术后第 2 年,每 3 个月 1 次;术后 3~5 年视病情每 4~6 个月 1 次;5 年以上者,每年 1 次。随访内容包括临床症状与体征、全身及盆腔检查、B 型超声检查等,必要时作 CT 或 MRI 检查;根据病情需要测定血清 CA125、AFP、hCG 等肿瘤标志物。

(四)加强预防保健意识

1. 大力宣传卵巢癌的高危因素,提倡高蛋白、富含维生素 A 的饮食,避免高胆固醇饮食,高危妇女应预防性口服避孕药。

2. 积极开展普查普治工作,30 岁以上妇女每年应进行一次妇科检查,高危人群不论年龄大小最好每半年接受一次检查,必要时进行 B 型超声检查和检测血清 CA125 等肿瘤标志物。

3. 卵巢实性肿瘤或囊性肿瘤直径 >5cm 者应及时手术切除。盆腔肿块诊断不清或治疗无效者宜及早行腹腔镜检或剖腹探查。

4. 乳腺癌、子宫内膜癌、胃肠癌等患者,术后随访中应定期接受妇科检查以确定有无卵巢转移癌。

(五)妊娠合并卵巢肿瘤患者的护理

妊娠合并卵巢肿瘤的患者比较常见,其危害性较非孕期大,恶性肿瘤者很少妊娠。

1. 合并良性肿瘤者　早孕者可等待孕 12 周后手术,以免引起流产;妊娠晚期发现肿瘤者可等待至妊娠足月行剖宫产术,同时切除卵巢肿瘤。需为患者提供相应的手术护理。

2. 合并恶性肿瘤者　诊断或考虑为恶性肿瘤者,应及早手术并终止妊娠,其处理和护理原则同非孕期。

十一、护理评价

1. 患者在住院期间,能与同室病友交流并积极配合各种诊治过程。

2. 患者在治疗期间,能努力克服化疗药物的治疗反应,摄入足够热量,维持化疗前体重。

3. 患者能描述造成压力、引起焦虑的原因,并表示用积极方式面对现时健康问题。

思考题

1. 王女士,36 岁,已婚,G_6P_2,因白带增多半年,性交后出血 3 个月就诊。妇科检查:宫颈前唇见菜花样肿块向阴道突起,大小约 4.5cm×2.5cm,触之易出血,HPV-DNA 结果示 16 型阳性,行宫颈活检术,结果示宫颈鳞癌。患者拿到检查结果后一直暗自落泪,情绪低落,一度想放弃治疗。

(1)列举出 2~3 个护理诊断。

(2)找出王女士患此疾病的病因。

(3)描述该患者的临床特点、临床分期及治疗方式。

2. 张女士,35 岁,G_3P_1,体检发现 CINⅢ入院,已行宫颈锥切术,现为术后第一天,平卧位休息,生命体征平稳,疼痛评分 2 分,阴道内填塞大纱布三张,少许阴道流血,留置保留尿管 1 根,通畅,尿色正常。

(1)该患者有哪些护理诊断/医护合作性问题?

(2)如何对该患者实施护理?

3. 试述经腹子宫肌瘤切除术后患者的护理要点。

4. 李女士,56 岁,已绝经 5 年,3 个月前无明显诱因出现阴道流血,量不多,呈点滴状,持续 2 天后自行停止,未引起重视,现再次出现阴道流血 1 周未止,每天需用 1~2 个卫生巾;妇科检查:宫颈光滑,子宫饱满,触软,双附件无异常发现,行分段诊刮提示子宫内膜腺癌,已在全麻腹腔镜下行广泛全子宫切除+双附件切除+盆腔淋巴结清扫术,现为术后第一天,半卧位休息,生命体征平稳,痛苦面容,疼痛评分 6 分,夜间睡眠较差,伤口敷料有少许渗血,安置腹腔引流管及尿管,均通畅。

(1)请列举出该患者 3 个护理问题。

(2)请为该患者制定一份护理计划。

5. 彦女士,46 岁。主诉 3 月前无明显诱因出现上腹部胀感,伴食欲缺乏、乏力,无恶心、呕吐及腹泻,1 月前自觉下腹部较前增大,就诊于消化内科,腹部 B 超示腹腔积液,肝胆脾胰肾无异常发现。行妇科 B 超示右附件区可见一 2.8cm×2.6cm×1.5cm 无回声区包块,血清 CA125 异常升高。

(1)请指出该患者最可能的医疗诊断。

(2)该患者的治疗方式是什么?

(舒春梅)

第十六章

妊娠滋养细胞疾病患者的护理

学习目标

识记：

1. 妊娠滋养细胞疾病概念（葡萄胎、侵蚀性葡萄胎、绒毛膜癌）。
2. 妊娠滋养细胞疾病患者的临床表现、辅助检查、处理原则及护理措施。
3. 葡萄糖清宫术的护理及出院的随访指导。

理解：

1. 葡萄胎、侵蚀性葡萄胎、绒毛膜癌的病理特点。
2. 侵蚀性葡萄胎与绒毛膜癌的临床特点。

运用：

为滋养细胞疾病患者实施整体护理。

妊娠滋养细胞疾病（gestational trophoblastic disease，GTD）是一组来源于胎盘绒毛滋养细胞的疾病。根据组织学特征将其分为葡萄胎、侵蚀性葡萄胎和绒毛膜癌（简称绒癌）及胎盘部位滋养细胞肿瘤。侵蚀性葡萄胎和绒毛膜癌在临床表现、诊断和处理原则等方面基本相同，多经化疗治愈。国际妇产科联盟（FIGO）妇科肿瘤委员会建议将侵蚀性葡萄胎和绒毛膜癌合称为妊娠滋养细胞肿瘤（gestational trophoblastic neoplasia，GTN）。

滋养细胞疾病绝大部分继发于妊娠，本章主要讨论妊娠性滋养细胞疾病。

第一节 葡 萄 胎

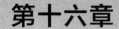 关键知识点

▲ 是良性疾病，部分可发展为妊娠滋养细胞肿瘤。

▲ 典型的临床表现是停经后阴道流血和子宫异常增大。

▲ 主要辅助检查方法有 B 型超声检查及血清 hCG 测定，组织学诊断是确诊依据。

▲ 处理原则是及时清除子宫腔内容物和定期 hCG 测定及随访。

▲葡萄胎严重危及患者身心健康,急性大出血可导致休克而死亡,清官前后的护理及随访指导是关键。

妊娠后胎盘绒毛滋养细胞增生、间质水肿变性,形成大小不一的水泡,水泡间借蒂相连成串形如葡萄而名之,也称水泡状胎块(hydatidiform mole,HM)。葡萄胎是一种滋养细胞的良性病变,可发生在任何年龄的生育期妇女,可分为完全性葡萄胎(complete hydatidiform mole)和部分性葡萄胎(partial hydatidiform mole)两类。营养状况与社会经济因素可能是完全性葡萄胎的高危因素之一,年龄是另一高危因素,年龄<20岁及>35岁妊娠妇女发病率显著升高,既往有葡萄胎史也是高危因素,有过1次或2次葡萄胎妊娠者,再次发生率分别为1%和15%~20%。流行病学调查资料显示,东南亚国家或地区的发病率比欧美国家高。部分性葡萄胎发病率远低于完全性葡萄胎,其高危因素可能与口服避孕药和不规则月经等有关,但与年龄和饮食因素无关。

一、病 理

病变局限于子宫腔内,不侵入肌层,也不发生远处转移。

1. 完全性葡萄胎 水泡状物形如串串葡萄、大小不一,直径数毫米至数厘米不等,其间质由纤维素相连,常混有血块及蜕膜碎片。水泡状物占满整个宫腔,无胎儿及其附属物或胎儿痕迹。镜下见滋养细胞呈弥漫性增生,绒毛间质水肿,间质内胎源性血管消失。

2. 部分性葡萄胎 仅部分绒毛变为水泡,常合并胚胎或胎儿组织,胎儿多已死亡,合并足月儿极少,且常伴发育迟缓或多发性畸形。镜下见部分绒毛水肿,轮廓不规则,滋养细胞呈局限性和轻度增生,间质内可见胎源性血管。完全性葡萄胎和部分性葡萄胎核型和病理特征比较(表16-1)。

表16-1 完全性葡萄胎和部分性葡萄胎核型和病理特征比较

特征	完全性葡萄胎	部分性葡萄胎
核型	46,XX(90%)和46,XY	常为69,XXX和69,XXY
病理特征		
胎儿组织	缺乏	存在
胎膜、胎儿红细胞	缺乏	存在
绒毛水肿	弥漫	局限,大小和程度不一
滋养细胞包涵体	缺乏	存在
扇贝样轮廓绒毛	缺乏	存在
滋养细胞增生	弥漫,轻~重度	局限,轻~中度
滋养细胞异型性	弥漫,明显	局限,轻度

二、护理评估

(一)临床表现

1. 完全性葡萄胎 随着诊断技术的进展,越来越多的患者未出现症状或仅有少量阴道

流血时已被诊断并治疗,具有症状典型的葡萄胎患者已少见,典型症状有:

(1)停经后阴道流血:80%以上患者会出现阴道流血,为最常见的症状。一般在停经8～12周左右开始出现不规则阴道流血,时出时停,量多少不定,若子宫大血管破裂可造成大量出血,导致休克甚至死亡。葡萄胎组织有时可自行排出,排出前或排出时常伴有大量流血,有时在血中可有水泡状物。若出血时间长未及时治疗,可导致贫血和感染。

(2)子宫异常增大、变软:约半数以上患者子宫大于停经月份,质地极软,可能因葡萄胎迅速增长及宫腔内积血所致。伴有血清 hCG 水平异常升高。约1/3 患者子宫大小与停经月份相符,少数患者子宫小于停经月份,可能与水泡退行性病变有关。

(3)妊娠呕吐:多发生在子宫异常增大和 hCG 水平异常升高者,出现时间较正常妊娠早,症状严重且持续时间长。发生严重呕吐未及时纠正者可导致水电解质紊乱。

(4)子痫前期征象:多发生于子宫异常增大者,可在妊娠 24 周前出现高血压、蛋白尿和水肿,但子痫罕见。若早期妊娠发生子痫前期,要考虑葡萄胎可能。

(5)甲状腺功能亢进:约7%患者出现轻度甲状腺功能亢进,表现为心动过速、皮肤潮湿和震颤,血清 T_3、T_4 水平升高,但突眼少见。

(6)腹痛:由葡萄胎增长迅速和子宫过度快速扩张所致,表现为阵发性下腹痛,一般不剧烈,可忍受,常发生在阴道流血前。如发生黄素化囊肿扭转或破裂时则可出现急性腹痛。

(7)卵巢黄素化囊肿(theca lutein ovarian cyst):大量绒毛膜促性腺激素(hCG)刺激卵巢卵泡内膜细胞发生黄素化而形成囊肿,称为卵巢黄素化囊肿。多为双侧性,大小不等,囊壁薄,表面光滑。一般无症状,偶尔发生扭转。黄素化囊肿在水泡状胎块清除后 2～4 个月自行消退。

2. 部分性葡萄胎　除阴道流血外,患者多没有完全性葡萄胎的典型症状。子宫大小与停经月份多数相符或小于停经月份,妊娠呕吐少见并较轻,多无子痫前期症状,常无腹痛及卵巢黄素化囊肿,呕吐也较轻。

（二）健康史

评估患者营养状况、年龄、有无滋养细胞疾病史等高危因素;详细询问患者月经史、生育史,末次妊娠早孕反应发生的时间及程度,有无阴道流血等。如有阴道流血,应询问阴道流血的量、质、时间,是否有水泡状物质排出等。

（三）辅助检查

1. B 型超声检查　是诊断葡萄胎的重要辅助检查方法,采用经阴道彩色多普勒超声效果更好。完全性葡萄胎的典型超声影像学表现为增大的子宫内无妊娠囊或胎心搏动,宫腔内充满不均质密集状或短条状回声,呈"落雪状",若水泡较大则呈"蜂窝状"。常可测到一侧或双侧卵巢囊肿。部分性葡萄胎宫腔内见水泡状胎块引起的超声图像改变及胎儿或羊膜腔,胎儿常合并畸形。

2. 人绒毛膜促性腺激素(hCG)测定　血清 hCG 测定是诊断葡萄胎的另一项重要辅助检查。hCG 滴度常明显高于正常孕周的相应值,且在停经 8～10 周以后持续上升。约45%的完全性葡萄胎患者的血清 hCG 水平在 100 000U/L 以上,最高可达240 万 U/L。>8 万 U/L 时支持诊断。

3. 多普勒胎心测定　只能听到子宫血流杂音,无胎心音。

4. DNA 倍体分析　完全性葡萄胎的染色体核型为二倍体,部分性葡萄胎为三倍体。

5. 其他检查 如 X 线胸片、血细胞和血小板计数、肝肾功能等。

（四）心理社会状况

一旦确诊,患者及家属会担心自己及孕妇的安全,同时担心进一步治疗及此次妊娠对今后生育的影响,会对清宫手术产生恐惧。对妊娠滋养细胞疾病知识的缺乏及预后的不确定性会增加患者的焦虑情绪。

（五）治疗原则

一旦确诊应迅速清宫。如黄素化囊肿蒂扭转且卵巢血运发生障碍应手术切除患侧卵巢。对有高危因素,且随访有困难的患者可采用预防性化疗,对年龄较大且无生育要求患者可行全子宫切除术。

三、主要护理诊断/医护合作性问题

1. 组织灌注量不足 与葡萄胎致大出血有关。
2. 焦虑/恐惧 与妊娠失败及自身安全受到威胁有关。
3. 自尊紊乱 与妊娠的期望得不到满足有关。
4. 有感染的危险 与长期阴道流血、贫血造成免疫力下降有关。

四、计划与实施

预期目标:患者休克得到及时纠正,生命体征稳定;患者情绪稳定,能接受葡萄胎的事实,积极配合治疗,能说出葡萄胎病因、治疗与护理配合,表现出自信;患者未发生感染等并发症。

（一）一般护理

安置患者安全体位;建立静脉双通道;行床旁心电监测其生命体征、氧饱和度;观察意识、瞳孔;专人守护;观察腹痛及阴道流血情况;遵医嘱用氧、配血等;观察每次阴道排出物,有水泡状组织要送病理检查,并保留会阴垫,以评估出血量和流出物的性质;加强营养;保持外阴清洁。

（二）清宫术前、术中及术后护理

1. 清宫术前准备 与患者沟通解释其目的与配合,排空膀胱;建立静脉双通畅,配血备用,准备好缩宫素和抢救药品及物品(特别是备大号吸管)。

2. 术中配合 由专人守护并监测生命体征。为防止宫缩时将水泡挤入血管造成肺栓塞或转移,静脉滴注缩宫素的时机应选择在充分扩张宫口、开始吸宫后使用。严格执行无菌技术操作。正确评估出血量、腹痛及生命体征,做好大出血急救的准备。葡萄胎清宫不易一次吸刮干净,一般于1周后再次刮宫。注意选用大号吸管吸引,待子宫缩小后再慎重刮宫,刮出物选取靠近宫壁的葡萄状组织送病理检查。对合并妊娠期高血压疾病者做好相应的护理。

3. 术后护理 观察生命体征、腹痛及阴道流血情况,保持外阴清洁。

（三）心理护理

详细评估患者对疾病的心理承受能力,鼓励患者表达不能得到良好妊娠结局的悲伤,对疾病、治疗手段的认识,确定其主要的心理问题。向患者及家属讲解有关葡萄胎的疾病知识,说明尽快清宫手术的必要性。告诉患者治愈两年后可正常生育,让患者以平静的心理接受手术。

（四）健康教育

1. 一般指导　指导患者摄取高蛋白、富含维生素 A、易消化饮食。因饮食中缺乏维生素 A 及其前体胡萝卜素和动物脂肪者发生葡萄胎的概率明显增高；适当活动,保证充足的睡眠时间和质量,改善机体的免疫功能；保持室内空气清新及外阴清洁,预防感染,每次刮宫手术后禁止性生活及盆浴 1 个月以防感染。

2. 专科指导　清晰告诉患者和家属葡萄胎清宫术后必须定期随访,以便尽早发现滋养细胞肿瘤并及早诊治。对于年龄大于 40 岁、刮宫前 hCG 值异常升高、刮宫后 hCG 值不进行性下降、子宫比相应妊娠月份明显大或短期内迅速增大、黄素化囊肿直径 >6cm、滋养细胞高度增生或伴有不典型增生、出现可疑转移灶或无条随访的患者,可采用预防性化疗。但预防性化疗不常规推荐,也不能代替随访。

（五）出院随访

葡萄胎的恶变率为 10%～25%,正常情况下,葡萄胎排空后血清 hCG 稳定下降,首次降至阴性的平均时间约为 9 周,最长不超过 14 周。若葡萄胎排空后 hCG 持续异常,考虑为滋养细胞肿瘤,应重视刮宫术后的定期随访。随访内容包括:

1. 定期 hCG 测定　葡萄胎清宫后每周一次,直至连续 3 次阴性,然后每月一次持续至少 6 个月,然后每 2 个月 1 次共 6 个月,自第一次阴性后共计 1 年。

2. 随访 hCG 同时应注意询问患者月经是否规律,有无阴道异常流血,有无咳嗽、咯血及其他转移灶症状；定时做妇科检查,必要时行盆腔 B 型超声及 X 线胸片检查。

3. 避孕　葡萄胎患者随访期间必须严格避孕 1 年。首选避孕套,也可选择口服避孕药,一般不选用宫内节育器,以免子宫穿孔或混淆子宫出血的原因。

五、护理评价

1. 患者生命体征维持平稳。
2. 患者情绪稳定,焦虑减轻,治愈疾病的信心增加。
3. 患者接受葡萄胎事实,配合医护人员顺利完成清宫术。
4. 患者未发生感染,能复述出院随访的重要性。

第二节　妊娠滋养细胞肿瘤

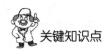

关键知识点

▲ 侵蚀性葡萄胎和绒癌临床上统称妊娠滋养细胞肿瘤,继发于葡萄胎最常见,也可继发于任何妊娠。

▲ 侵蚀性葡萄胎与绒癌的病理特点是:侵蚀性葡萄胎病灶侵入子宫肌层,见绒毛结构,而绒癌病变部位无绒毛结构。

▲ 异常阴道流血为无转移妊娠滋养细胞肿瘤的主要表现；转移性妊娠滋养细胞肿瘤最早、最常见的转移部位是肺,一旦发生肝脑转移,预后不良。

▲ 血清 hCG 异常增高是最主要的诊断依据；化疗是主要治疗手段。

▲ 耐药复发是致死原因,治疗结束严密随访 2 ~ 3 年。

▲ 护理重点是仔细评估,密切观察病情,转移灶的对症护理,帮助患者度过化疗毒副反应难关。

妊娠滋养细胞肿瘤是妊娠滋养细胞疾病的恶性病变,包括侵蚀性葡萄胎、绒毛膜癌和胎盘部位滋养细胞肿瘤。胎盘部位滋养细胞肿瘤是起源于胎盘种植部位的一种特殊类型的滋养细胞肿瘤,临床罕见。妊娠滋养细胞肿瘤 60% 继发于葡萄胎,30% 继发于流产,10% 继发于足月妊娠或异位妊娠。继发于葡萄胎排空后半年以内的妊娠滋养细胞肿瘤的组织学诊断多数为侵蚀性葡萄胎(invasive mole),1 年以上者多数为绒毛膜癌(choriocarcinoma),简称绒癌。时间间隔越长,绒癌的可能性越大。侵蚀性葡萄胎全部继发于葡萄胎妊娠,具有恶性肿瘤行为,但恶性程度不高,预后较好。绒癌可继发于葡萄胎妊娠,也可继发于非葡萄胎妊娠,恶性程度极高,早期可通过血行转移至全身,随着诊断技术的发展及化疗方案的优化,其预后已得到极大改善。

一、病　　理

侵蚀性葡萄胎的大体检查可见子宫肌壁内有大小不等、深浅不一的水泡状组织。当侵蚀病灶接近子宫浆膜层时,子宫表面可见紫蓝色结节,侵蚀较深时可穿透子宫浆膜层或阔韧带。镜下可见侵入子宫肌层的水泡状组织,可见绒毛结构及滋养细胞增生和分化不良。

绒毛膜癌多原发于子宫,肿瘤常位于子宫肌层内,也可突入宫腔或穿破浆膜,单个或多个,无固定形态,与周围组织分界清,质地软而脆,剖视可见癌组织呈暗红色,常伴出血、坏死及感染。镜下表现为滋养细胞成片状高度增生,极度不规则,排列紊乱,不形成绒毛或水泡状结构,并广泛侵入子宫肌层及血管,周围大片出血、坏死。

二、护理评估

(一) 临床表现

1. 无转移滋养细胞肿瘤　多数继发于葡萄胎后,仅少数继发于流产或足月产后。

(1)不规则阴道流血:葡萄胎清除后、流产或足月产后出现不规则阴道流血,量多少不定,也可表现为一段时间的正常月经后再停经,然后出现阴道流血。长期流血者可继发贫血。

(2)子宫复旧不全或不均匀增大:葡萄胎排空后 4 ~ 6 周子宫未恢复正常大小,质软。也可受子宫肌层内病灶部位和大小的影响,表现为子宫不均匀性增大。

(3)卵巢黄素化囊肿:由于 hCG 持续作用,在葡萄胎排空、流产或足月产后,卵巢黄素化囊肿可持续存在。

(4)腹痛:一般无腹痛,若肿瘤组织穿破子宫,可引起急性腹痛和腹腔内出血症状。黄素化囊肿发生扭转或破裂时也可出现急性腹痛。

(5)假孕症状:由于 hCG 及雌、孕激素的作用,乳房增大,乳头、乳晕着色,甚至有初乳样分泌,外阴、阴道、宫颈着色,生殖道质地变软。

2. 转移性妊娠滋养细胞肿瘤　大多为绒毛膜癌,症状和体征视转移部位而异。主要经血行播散,最常见的转移部位是肺(80%),其次是阴道(30%)、盆腔(20%)、肝(10%)、脑

(10%)等,各转移部位共同特点是局部出血。

(1)肺转移:可无症状,仅通过放射检查明确诊断。典型症状为咳嗽、咳痰或反复咯血、胸痛及呼吸困难,常急性发作。少数情况下可因肺动脉滋养细胞瘤栓形成造成急性肺梗死,出现肺动脉高压和急性肺功能衰竭。

(2)阴道转移:转移灶常位于阴道前壁。局部表现紫蓝色结节,破溃后引起不规则阴道流血,甚至大出血发生。

(3)肝转移:预后不良,多同时伴有肺转移,表现为上腹部或肝区疼痛,若病灶穿破肝包膜可出现腹腔内出血,导致死亡。

(4)脑转移:预后凶险,为主要死亡原因。按病情进展可分为三期:①瘤栓期:表现为一过性脑缺血症状,如暂时性失语、失明、突然跌倒等;②脑瘤期:瘤组织增生侵入脑组织形成脑瘤,表现为头痛、喷射性呕吐、偏瘫、抽搐直至昏迷;③脑疝期:瘤组织增大及周围组织出血、水肿,表现为颅内压升高,脑疝形成压迫生命中枢而死亡。

(5)其他转移:包括脾、肾、膀胱、消化道、骨等,症状视转移部位而异。

(二)健康史

采集患者与妊娠相关的病史,尤其是葡萄胎史、药物使用及过敏史。若既往曾患葡萄胎,应详细了解第一次清宫的时间、水泡大小、吸出组织物的量等,清宫次数及清宫后阴道流血的量、性质、时间,子宫复旧情况,收集随访中 hCG 的变化情况、肺 X 线检查结果等。询问阴道不规则流血的情况,询问生殖道、肺部、脑等转移的相应症状,是否接受过化疗及化疗的时间、药物、剂量、疗效、用药后机体的反应情况等。

(三)辅助检查

1. 血清 hCG 测定　hCG 水平是妊娠滋养细胞肿瘤的主要诊断依据。患者往往于葡萄胎排空 9 周以后,或流产、足月产、异位妊娠 4 周以后,hCG 持续高水平或一度下降后又上升,排除妊娠物残留或再次妊娠,结合临床表现可诊断为滋养细胞肿瘤。

2. B 型超声检查　是诊断子宫原发灶最常用的方法。声像图表现为子宫正常大小或呈不同程度增大,肌层内可见高回声团,边界清但无包膜;或肌层内有回声不均区域或团块,边界不清且无包膜;彩色多普勒超声显示丰富的血流信号和低阻力型血流频谱。

3. X 线胸片　为常规检查。肺转移者最早 X 线征象为肺纹理增粗,继而发展为片状或小结节阴影,棉球状或团块状阴影是肺部转移的典型 X 线表现。

4. CT 和磁共振成像　胸部 CT 对发现肺部较小病灶和脑等部位的转移灶有较高的诊断价值,磁共振成像主要用于脑、肝和盆腔病灶的诊断。

5. 组织学诊断　在子宫肌层或子宫外转移灶中若见到绒毛结构或退化的绒毛阴影,则诊断为侵蚀性葡萄胎;若仅见大量的滋养细胞浸润和坏死出血,未见绒毛结构者诊断为绒癌。若原发灶和转移灶诊断不一致,只要在任何组织切片中见有绒毛结构均可诊断为侵蚀性葡萄胎。

(四)心理社会状况

患者异常的阴道流血其心理多表现为紧张、焦虑并担心再次出血,当发生大出血时会产生恐惧心理。若病情出现转移灶,患者和家属会担心疾病预后,害怕化疗药物的毒副作用,对治疗和生活失去信心。有些患者会感到悲哀、情绪低落,不能接受现实,部分患者会因多次化疗而发生经济困难,表现出焦虑不安。手术患者因为切除子宫而担心生殖功能及生理功能的改变,迫切希望得到丈夫及家人的理解、关怀与支持。

(五) 治疗原则

以化疗为主,手术和放疗为辅的综合治疗。年轻未生育者尽可能不切除子宫,保留生育能力,若必须切除子宫者可保留正常卵巢。需手术治疗者一般主张先化疗,待病情基本控制后再手术,对肝、脑有转移的重症患者可加用放射治疗。

常用化疗方案及给药方法:化疗方案的选择目前国内外已基本一致,低危患者选择单一药物化疗,高危患者选择联合化疗。单一化疗常用药有:甲氨蝶呤(MTX)、氟尿嘧啶(5-FU)、放线菌素 D(Act-D)等;联合化疗国内应用比较普遍的是以氟尿嘧啶为主的方案或EMA-CO 方案(依托泊苷(VP-16)、放线菌素 D、甲氨蝶呤(MTX)、四氢叶酸、长春新碱(VCR)、环磷酰胺(CTX)等),EMA-CO 方案为主的联合化疗方案(表 16-2)。较常用的给药方法有静脉滴注、肌内注射、口服给药,目前还有腹腔内给药,动脉插管局部灌注化疗、靶向治疗等方法。

表 16-2 联合化疗方案及用法

方案	剂量、给药途径、疗程日数		疗程间隔
EMA-CO			2 周
第一部分 EMA			
第 1 日	VP-16 100mg/m^2	静脉滴注	
	Act-D 0.5mg	静脉注射	
	MTX 100mg/m^2	静脉注射	
	MTX 200mg/m^2	静脉滴注 12 小时	
第 2 日	VP-16 100mg/m^2	静脉滴注	
	Act-D 0.5mg	静脉注射	
	四氢叶酸钙(CF)15mg	肌内注射	
	(从静脉注射 MTX 开始算起 24 小时给药,每 12 小时 1 次,共 2 次)		
第 3 日	四氢叶酸钙 15mg,肌内注射,每 12 小时 1 次,共 2 次		
第 4~7 日	休息(无化疗)		
第二部分 CO			
第 8 日	VCR 1.0mg/m^2	静脉注射	
	CTX 600mg/m^2	静脉注射	
5-Fu + KSM			3 周*
	5-Fu 26~28mg/(kg·d)	静脉滴注 8 日	
	KSM 6μg/(kg·d)	静脉滴注 8 日	

* 特指上一疗程结束至下一疗程开始的间隔时间

三、主要护理诊断/医护合作性问题

1. 潜在并发症:失血性休克　与阴道转移结节随时溃破/肺部病灶溃破出血有关。

2. 知识缺乏 缺乏疾病诊断、治疗与护理及随访相关知识。

3. 潜在并发症:肺转移、阴道转移、脑转移 与恶性滋养细胞致血行转移有关。

4. 焦虑/恐惧 与担心疾病预后及害怕化疗有关。

5. 潜在并发症:感染 与化疗有关。

四、计划与实施

预期目标:及时发现出血,防治失血性休克;患者能复述疾病诊治相关知识并积极配合诊治;密切观察病情变化,未发生转移或转移后得到及早诊治;患者能诉说焦虑/恐惧原因,焦虑或恐惧情绪逐渐缓解;化疗期间预防感染发生。

(一)一般护理

为患者提供安静、清洁、光线适宜的休息环境,避免刺激;指导患者取舒适、安全体位,防跌倒;保持患者头发、口腔、皮肤、会阴、指(趾)甲的清洁,防止感染发生;保持大小便的通畅,鼓励饮水,进食高热量、高蛋白、高维生素、低脂饮食;观察生命体征,尤其是体温的变化。

(二)专科护理

1. 病情观察 妊娠滋养细胞肿瘤患者一般病情重且变化快,肺转移最常见,脑转移者预后凶险。因此,护士密切观察病情变化尤为重要。经常巡视,观察患者有无咳嗽、胸闷、胸痛或气急、咯血等症状;观察腹痛及阴道流血情况,记录出血量,出血多时应观察患者的血压、脉搏、呼吸、神志等生命体征,尤其是观察患者体温以判断有否合并肺部感染;动态观察并记录血 hCG 的变化情况,了解治疗效果;及早识别转移灶症状,发现异常应即刻报告医师,配合医师做好抢救工作;有转移灶者,提供相应护理:

(1)阴道转移患者的护理:禁止做不必要的盆腔检查和窥阴器检查,评估患者阴道转移结节的位置、大小、有无溃破及出血、治疗方案及阳性辅助检查结果。根据病情配血备用,准备好各种抢救器械和物品(输血、输液用物、长纱条、止血用物、照明灯及氧气等)。若发生溃破大出血应立即通知医师并配合抢救,协助用长纱条填塞阴道压迫止血,保持外阴清洁,严密观察阴道出血情况及生命体征,观察有无感染及休克,填塞的纱条必须于 24～48 小时内如数取出,取出时做好输液、输血及抢救的准备。若出血未止可用无菌纱条重新填塞,记录取出和再次填入纱条数量,给予输血、输液。遵医嘱用抗生素预防感染。

(2)肺转移患者的护理:卧床休息,避免剧烈运动,有呼吸困难者给予半卧位并吸氧,必要时遵医嘱用镇静剂。大量咯血时有窒息、休克甚至死亡的危险,立即让患者取头低患侧卧位并保持呼吸道的通畅,轻击背部,排出积血。迅速通知医师,配合医师进行止血抗休克治疗。

(3)脑转移患者的护理:嘱患者尽量卧床休息,起床时应有人陪伴,以防瘤栓期的一过性症状发生时造成意外损伤。密切观察患者一过性脑缺血症状,如暂时性失语、失明、突然跌倒等为瘤栓期表现;观察患者有无头痛、喷射性呕吐、偏瘫、抽搐或昏迷、大小便失禁等脑转移致颅内压增高的表现,一旦发生,即刻通知医生配合抢救:立即平卧,头偏向一侧,使用开口器,用氧,吸痰,保持呼吸道通畅,必要时置保留尿管;遵医嘱用药:保持输液通畅,给予止血剂、脱水剂、化疗等,严格控制输液总量和速度,以防颅内压升高,准确记录出入量。做好 hCG 测定、腰穿等项目的检查配合;采取有效措施:预防跌倒、咬伤、吸入性肺炎、角膜炎、压疮等发生;若发生昏迷、偏瘫者按相应护理常规实施护理。

2. **用药护理** 疾病一旦确诊,治疗原则以化疗为主。

(1)准确测量并记录体重:化疗时应根据体重正确计算和调整药量,一般在每个疗程用药前及用药中各测一次体重,应在早上、空腹、排空大小便后测量,酌情减去衣服重量,若体重不准确,用药剂量过大,可发生中毒反应,过小则影响疗效。

(2)正确使用药物:根据医嘱严格执行三查七对,正确溶解和稀释药物,确保剂量准确,做到现配现用,一般常温下不超过1小时。联合用药应根据药物的性质排出先后顺序,放线菌素D等需要避光的药物,使用时要用避光罩或黑布包好;环磷酰胺等药物需快速进入,应选择静脉推注;氟尿嘧啶等药物需慢速进入,最好使用静脉注射泵或输液泵给药;依托泊苷类药物对肾脏损害严重,需在用药前后给予水化,同时鼓励患者多饮水并监测尿量,保持尿量每天 >2500ml。

(3)合理使用静脉血管并注意保护:遵循长期补液保护血管的原则,从远端开始,有计划地穿刺,用药前先注入少量生理盐水,确认针头在静脉中后再注入化疗药物。一旦怀疑或发现药物外渗应重新穿刺,遇局部刺激较强的药物,如长春新碱、放线菌素D等外渗,需立即停止滴入并给予局部冷敷,同时用生理盐水或普鲁卡因局部封闭,以后用金黄散外敷,防止局部组织坏死、减轻疼痛和肿胀。化疗结束前用生理盐水冲管,以降低穿刺部位拔针后的残留浓度,起到保护血管的作用。对经济条件允许的患者建议使用 PICC 或输液港等给药,以保护静脉并减少反复穿刺的痛苦。

(4)化疗毒副反应的护理:①消化道副反应:恶心、呕吐、食欲不振是最常见的消化道毒副作用,影响患者的营养状况、生活质量及心理状况,严重者致水、电解质紊乱,使患者难以坚持,造成心理恐惧。护理要点是:观察消化道反应出现的时间、程度、呕吐量及性质,呕吐时给予拍背、及时清除呕吐物、漱口,提供安静舒适环境减少刺激,采用行为或音乐放松法,如哈气、全身肌肉放松等;指导多次少量进食清淡易消化食物,如小米粥、新鲜果汁、蔬菜汁,进食自己平时喜爱的食物,必要时静脉输液,防水电解质紊乱;化疗前后使用镇吐药可缓解症状;保持口腔的清洁卫生,多次少量饮水,进餐前后漱口,一旦发生口腔溃疡遵医嘱用药;②骨髓抑制:骨髓抑制是化疗药毒副作用中最常见和最严重的一种,主要表现为白细胞减少,白细胞的减少也有一定规律,用药后一般3天开始下降,5~7天达低谷,10天后逐渐恢复正常,但与化疗药物种类有关。白细胞降低时,患者的抵抗能力低下,极易发生严重感染及败血症,影响化疗进程。护理要点是:护士遵医嘱指导患者用药后1、3、5、7、9、15天复查血常规,及时了解患者白细胞下降的程度,若白细胞低于 3.0×10^9/L 应与医师联系考虑使用升高白细胞的药物;若白细胞低于 1.0×10^9/L,要进行保护性隔离,谢绝探视,禁止带菌者入室、净化空气,遵医嘱应用抗生素,输入新鲜血或白细胞浓缩液、血小板浓缩液等;保持环境整洁,控制探视人员,预防感染发生,严格执行无菌操作;③其他毒副反应观察,包括:有无血小板减少所致的牙龈出血、鼻出血、皮下淤血或阴道流血等倾向;观察有无上腹疼痛、恶心、腹泻、皮肤黏膜黄染等肝脏损害的症状和体征;如有腹痛、腹泻,要严密观察大便次数及性状,正确收集大便标本;观察有无尿频、尿急、血尿等膀胱炎症状;观察有无皮疹、脱发等反应;观察有无肢体麻木、肌肉软弱、偏瘫等神经系统的副作用等。

(三) 心理护理

患者及家属一旦得知因怀孕而患恶性肿瘤对患者的生命安全造成威胁时,其心理会产生不同程度的焦虑或恐惧,尤其是化疗对患者产生一系列的不良反应使患者更是难以承受,护士应多与患者及家属沟通,耐心倾听他们内心的感受,评估其心理担心的问题,为其提供针对性的解释及支持,尤其是关于疾病的诊治与配合,说明医护患合作的重要性。帮助患者分析可利用的支持系统,如建立医患沟通微信群或QQ交流群,以纠正消极的应对方式,特别是脱发所致的心理障碍,帮助其建立治疗与康复的信心。

(四)健康教育

(1)讲解化疗相关知识:包括化疗药物的种类、给药时间、用法;化疗药物可能发生的毒副作用及应对方法,如出现恶心、呕吐等消化道不适时的应对方法,化疗造成脱发的应对措施等;骨髓抑制致白细胞降低,如白细胞低于1.0×10^9/L,说明使用升白药物名称、副作用、用药后血常规的监测,同时需进行保护性隔离,告知患者和家属保护性隔离的重要性,使其理解并能配合治疗等。

(2)教会患者化疗时的自我照护:进食前后用生理盐水漱口,用软毛牙刷刷牙。化疗时和化疗后二周内是化疗反应较重的阶段,不宜吃损伤口腔黏膜的坚果类和油炸类食品;为减少恶心呕吐,避免吃油腻、甜的食品。由于白细胞下降会引起免疫力下降,特别容易感染,指导患者应经常擦身更衣,保持皮肤干燥和清洁;在自觉乏力、头晕时以卧床休息为主,尽量避免去公共场所,或戴口罩,注意保暖避免受凉。

(3)随访注意事项:恶性滋养细胞肿瘤化疗后严密随访是治疗成功的关键,出院后随访:第一次在出院后3个月,然后每6个月1次至3年,此后每年1次直至5年,以后可每2年1次。随访内容同葡萄胎。知晓随访期间转移灶致异常征象的识别,如头痛、咳嗽、咯血、意识或视力突然改变等及时告知医护人员。随访期间需严格避孕,一般于化疗停止≥12个月方可妊娠。

五、护理评价

1. 患者住院期间生命体征正常,未发生失血性休克。

2. 患者能理解并信任所采取的治疗方案和护理措施,配合治疗,树立了战胜疾病的信心。

3. 患者获得一定的化疗自我照护知识与技能,能较好地处理与家人的关系,诊治过程中表现出积极的行为,情绪稳定。

4. 患者住院期间未出现严重感染,病情好转或治愈。

思考题

1. 张女士,22岁,主诉"停经2月,出现不规则阴道流血1周,阴道大出血30分钟"急诊来院就诊,伴有腹痛,妊娠反应重,恶心呕吐剧烈。患者神清,呈急性痛苦面容,面色苍白,由家属陪同平车推入病房。妇科检查:宫颈口可见"水泡状组织物"排出。体检:血压86/54mmHg,体温36.5℃,心率120次/分,呼吸22次/分。

(1)该患者的医疗诊断有哪些?找出案例中的诊断依据。

(2)如何为该患者实施急救护理?

2. 吴女士,27岁,第一次因葡萄胎入院,行清宫术后3月,出现不规则阴道流血7天再次入院。妇科检查:子宫饱满,双附件包块;妇科 B 超检查示:子宫肌层回声不均质,彩色多普勒显示有血流信号,查血示 hCG 2255IU/L。

(1)该患者的医疗诊断可能是妊娠滋养细胞肿瘤哪一类?

(2)如何为该患者实施护理?

(王富兰)

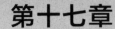

第十七章

生殖内分泌疾病患者的护理

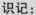学习目标

识记:

1. 说出功能失调性子宫出血的概念及分类、闭经的概念。
2. 阐述功能失调性子宫出血的辅助检查方法、治疗原则及性激素治疗的护理要点。
3. 阐述闭经的病因及分类、围绝经期综合征的临床特点。

理解:

1. 功能失调性子宫出血的病因病理。
2. 闭经的辅助检查方法及治疗原则、围绝经期综合征激素替代治疗方法。

运用:

应用护理程序对生殖内分泌疾病患者实施整体护理。

生殖内分泌疾病是妇科常见病,以月经失调为主要表现形式。临床主要表现为月经周期或经期长短异常、流血量异常或伴发某些异常症状,多由下丘脑-垂体-卵巢轴调节机制异常所致,部分还涉及生殖器官器质性病变。

第一节　功能失调性子宫出血

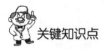关键知识点

▲ 功能失调性子宫出血分为无排卵型和排卵型两种类型,其中以无排卵型功血多见。

▲ 有效止血是功血最首要的治疗原则。无排卵型功血以性激素止血为主;刮宫术既是诊断方法,也是治疗方法,适用于有性生活的急性大出血和绝经过渡期患者。

▲ 配合医生有效止血、纠正贫血,指导患者正确服用性激素是最主要的护理措施。

功能失调性子宫出血(dysfunctional uterine bleeding,DUB)简称功血,是指由于生殖内分

泌轴紊乱造成的异常子宫出血,而全身及内外生殖器官无明显器质性病变存在。常表现为月经周期长短不一、经期延长、经量过多或不规则阴道流血。可分为无排卵型功血和排卵型功血两类,其中无排卵型功血约占85%。功血可发生于月经初潮至绝经间的任何年龄,50%患者发生于绝经前期,30%发生于育龄期,20%发生于青春期。

一、病因及病理

（一）无排卵型功血

无排卵型功血好发于青春期和绝经过渡期,也可发生于生育年龄。在青春期,下丘脑-垂体-卵巢轴激素间的反馈调节尚未成熟,大脑中枢对雌激素的正反馈作用存在缺陷,FSH持续低水平,无促排卵性的 LH 陡直高峰而不能排卵。绝经过渡期妇女因卵巢功能下降,卵巢对垂体促性腺激素的反应低下,卵泡发育受阻而不能排卵。生育年龄妇女有时因为应激等因素的干扰,也可发生无排卵。各种因素造成的无排卵,均可导致子宫内膜受单一雌激素刺激而无孕酮对抗,发生雌激素突破性出血或撤退性出血。

（二）有排卵型功血

较无排卵型功血少见,多发生于生育期妇女。患者有周期性排卵,临床上仍有可辨认的月经周期。其原因为:①子宫内膜纤溶酶活性过高或前列腺素等血管舒缩因子分泌失调所致;②黄体功能异常:又分为黄体功能不全和黄体萎缩不全两种类型,前者月经周期中有卵泡发育及排卵,但黄体期孕激素分泌不足或黄体过早衰退,使子宫内膜分泌反应不良或黄体期缩短所致;后者月经周期有排卵,黄体发育良好,但黄体萎缩过程延长,导致子宫内膜不规则脱落;③与排卵前后激素水平波动有关。

二、护理评估

（一）临床表现

1. 无排卵型功血　可有各种不同的临床表现。最常见的症状为子宫不规则出血,表现为月经周期紊乱,经期长短不一,经量时多时少,量可少至点滴淋漓,或可多至大量出血,出血多或时间长可导致贫血,甚至休克。出血期间一般无腹痛或其他不适。

2. 有排卵型功血

（1）月经过多:月经周期规则,经期正常,但经量增多 >80ml。常因子宫内膜纤溶酶活性过高或前列腺素等血管舒缩因子分泌失调所致。

（2）月经间期出血:分为黄体功能异常和围排卵期出血。

1）黄体功能异常:又分为黄体功能不全和黄体萎缩不全两类。①黄体功能不全:表现为月经周期缩短,月经频发。有时月经周期虽在正常范围内,但卵泡期延长,黄体期缩短,导致患者不易受孕或在妊娠早期流产;②黄体萎缩不全:又称子宫内膜不规则脱落。表现为月经周期正常,但经期延长,长达9~10日,且出血量多。黄体功能异常者常合并不孕或流产。

2）围排卵期出血:出血期≤7天,多数持续1~3天,出血停止数天后又出血,量少,时有时无。出血原因不明,可能与排卵前后激素水平波动有关。

（二）健康史

1. 病因　患者年龄、婚育史、避孕措施、有无慢性疾病(如肝病、血液病、高血压、代谢性疾病)等因素。

2. 诱因　患者发病前有无精神紧张、情绪打击、过度劳累及环境改变等导致月经紊乱的诱发因素。

3. 临床特点　患者发病及诊疗经过,如发病时间、阴道流血性质及程度、流血前有无停经史、诊治经历、所用激素名称和剂量及效果、诊刮病理结果等。

（三）辅助检查

1. 妇科检查　以排除生殖系统器质性病灶,常无异常发现。

2. 诊断性刮宫　简称诊刮,止血的同时能明确子宫内膜病理诊断。适用于有性生活史、出血量多、药物治疗无效或存在子宫内膜癌高危因素的异常子宫出血患者。为确定排卵或黄体功能,应在月经前3~7日或月经来潮6小时(不超过12小时)内刮宫,不规则流血者可随时进行刮宫。诊刮时应注意宫腔大小、形态、宫壁是否光滑,刮出物的性质和量。无性生活史患者,若激素治疗失败或疑有器质性病变者,应经患者或家属知情同意后行诊刮术。必要时可在宫腔镜下行诊断性刮宫。

3. 宫腔镜检查　可直接观察子宫内膜情况,表面是否光滑,有无组织突起及充血等。

4. 基础体温(BBT)测定　是测定排卵最简易可行的方法,不仅有助于判断有无排卵,还可提示黄体功能情况。正常基础体温呈双相型。基础体温呈单相型,提示无排卵(图17-1);基础体温呈双相,但排卵后体温上升缓慢,上升幅度偏低,升高时间仅维持9~10日即下降,提示黄体功能不全(图17-2);若基础体温呈双相,但下降缓慢,提示黄体萎缩不全(图17-3)。

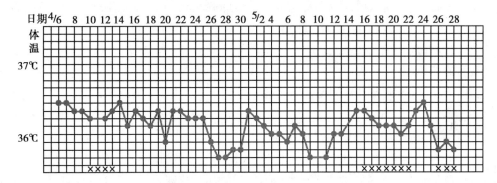

图 17-1　基础体温单相型(无排卵性功血)

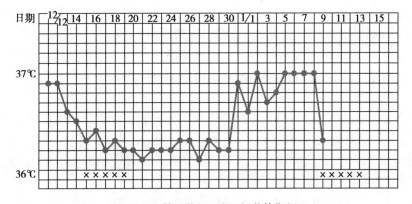

图 17-2　基础体温双相型(黄体期短)

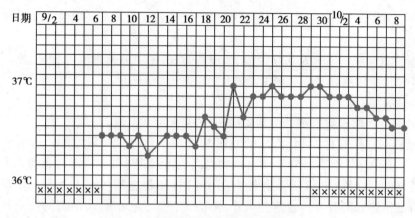

图 17-3　基础体温双相型(黄体萎缩不全)

5. 血清性激素水平测定　为确定有无排卵及黄体功能,可测定血清孕酮水平,若为卵泡期水平则为无排卵。为排除其他内分泌疾病,可测定血催乳激素水平及甲状腺功能。

6. 全血细胞计数及凝血功能检查　以排除凝血和出血功能障碍性疾病。

7. 尿妊娠试验或血 hCG 测定　有性生活史者,应除外妊娠及妊娠相关疾病。

(四)心理社会状况

患者常因害羞或其他顾虑而不及时就诊,随着病程延长可并发感染或止血效果不佳,大量出血更容易产生恐惧、焦虑,影响身心健康和工作学习。围绝经期患者常常担心疾病严重程度,疑有肿瘤而焦虑不安、恐惧。

(五)治疗原则

止血、纠正贫血、调整月经周期并防治感染。

1. 止血

(1)性激素:无排卵型功血止血首选性激素。

1)孕激素:孕激素治疗也称"子宫内膜脱落法"或"药物刮宫"。无排卵型功血由单一雌激素刺激所致,补充孕激素使处于增生期或增生过长的子宫内膜转化为分泌期,停药后内膜脱落,出现撤退性出血。适用于体内已有一定雌激素水平,血红蛋白水平 >80g/L、生命体征平稳的患者。

2)雌激素:又称"子宫内膜修复法"。应用大剂量雌激素可迅速提高血内雌激素浓度,促使子宫内膜生长,短期内修复创面而止血。主要适用于急性大量出血或血红蛋白水平 <80g/L 的青春期患者。常用药物有苯甲酸雌二醇、结合雌激素(倍美力)等,血止 3 天后按每 3 天递减 1/3 量调整。

3)复方短效口服避孕药:适用于长期而严重的无排卵出血。目前常用第 3 代短效口服避孕药,如去氧孕烯-炔雌醇(妈富隆)。

4)高效合成孕激素:高效合成孕激素可使子宫内膜萎缩,从而达到止血目的,此法不适用于青春期患者。

(2)刮宫术:既可迅速止血,同时具有诊断价值,可了解子宫内膜病理变化,除外恶性病变。对于绝经过渡期及病程长的育龄期妇女应首先考虑刮宫术。对未婚、无性生活史的青春期女性不轻易选择刮宫术,仅适于大量出血且药物治疗无效需立即止血,或需要行子宫内膜组织学检查者。术前应征得患者及家属知情同意。

(3)辅助治疗:①一般止血药物的应用,包括氨甲环酸或酚磺乙胺、维生素 K 等;②丙酸睾酮:具有对抗雌激素的作用,可减少盆腔充血和增加子宫张力,减少子宫出血,有协助止血作用;③矫正凝血功能:出血严重时可补充凝血因子;④矫正贫血:中、重度贫血患者在上述治疗的同时,可给予铁剂和叶酸治疗,必要时输血;⑤抗感染治疗:对出血时间长、贫血严重、抵抗力差或有合并感染征象者,应及时应用抗生素。

2. 调节月经周期

(1)雌孕激素序贯疗法:即人工周期。模拟自然月经周期中卵巢内分泌变化,序贯应用雌、孕激素,使子宫内膜发生相应变化,引起周期性脱落。适用于青春期及生育年龄功血、内源性雌激素水平较低者。

(2)雌、孕激素联合疗法:此法开始即用孕激素,限制雌激素促内膜生长作用,使撤退性出血逐渐减少。雌激素即预防治疗过程中的孕激素突破性出血。

(3)孕激素法:适用于青春期或活组织检查为增生期子宫内膜的功血患者。

(4)宫内孕激素缓释系统:可有效治疗功血,原理为在宫腔内局部释放孕激素,抑制子宫内膜生长。常用于治疗严重月经过多者。

(5)口服避孕药:口服避孕药可很好的控制周期,尤其适用于有避孕需求的患者。

3. 手术治疗　适用于药物治疗效果不佳或不宜用药、无生育要求的患者,尤其是不易随访的年龄较大患者及内膜病理为癌前病变或癌变者,可行子宫内膜切除术或子宫切除术。

(六) 有排卵型功血的治疗

1. 月经过多的治疗

(1)药物治疗:①止血药:如氨甲环酸、酚磺乙胺、维生素 K 等;②宫腔放置左炔诺孕酮宫内缓释系统,可在宫腔内释放左炔诺孕酮,有效期一般为 5 年;③高效合成孕激素:可使子宫内膜萎缩。

(2)手术治疗:子宫内膜去除术、子宫切除术或子宫动脉栓塞术。

2. 月经周期间出血的治疗　可观察 1～2 个周期,测定基础体温(BBT),明确出血类型,排除器质性病变后再行干预。

(1)黄体功能不足:可采取:①促进卵泡生长;②促进月经中期 LH 峰形成;③黄体功能刺激疗法;④黄体功能补充疗法;⑤口服避孕药。

(2)黄体萎缩不全:可在月经周期第 5～7 天,给予小剂量雌激素帮助修复子宫内膜,或在前一个周期的黄体期应用孕激素促进子宫内膜脱落。

(3)围排卵期出血:可用复方短效口服避孕药,抑制排卵、控制周期。

三、主要护理诊断/医护合作性问题

1. 疲乏　与子宫异常出血导致继发性贫血有关。

2. 焦虑　与长期或大量出血,担心预后有关。

3. 知识缺乏　缺乏正确服用性激素的知识。

4. 有跌倒的危险　与子宫异常出血导致继发性贫血有关。

5. 有感染的危险 与子宫不规则出血、出血量多导致严重贫血,机体抵抗力下降有关。

四、计划与实施

预期目标:患者的体力逐渐恢复且情绪稳定;患者能配合治疗,正确服用性激素;异常子宫出血停止;未发生跌倒及感染。

(一) 一般护理

1. 补充营养 贫血者可补充铁剂、维生素 C 和蛋白质。护士应结合患者饮食习惯制定饮食计划,向患者推荐含铁较多的食物如猪肝、豆角、蛋黄、胡萝卜、葡萄干等,保证患者获得足够的营养,及时纠正贫血。

2. 维持正常血容量 观察并记录患者生命体征、出入量,嘱患者保留出血期间使用的会阴垫及内裤等,便于准确估计出血量。出血量较多者,督促其卧床休息,避免过度疲劳、剧烈活动及迅速起床,防止晕厥。贫血严重者,遵医嘱做好配血、输血、止血措施,执行治疗方案维持患者正常血容量。

3. 预防感染 严密观察与感染有关的征象,如体温、脉搏、子宫体压痛等,监测白细胞计数和分类,同时做好会阴部护理,保持局部清洁。异常者及时通知医生,并遵医嘱应用抗生素治疗。

(二) 性激素治疗的护理

性激素是治疗功血的主要药物,正确服用性激素是保证治疗效果最关键的环节,护士应指导患者正确服用性激素。

1. 做好交接班,重点交接患者服药情况。

2. 指导患者按时按量正确服用性激素,保持药物在血中的稳定水平,不得随意停服和漏服。

3. 嘱患者必须在血止后遵医嘱开始减量,每 3 天减量一次,每次减量不得超过原剂量的 1/3,直至维持量。

4. 告知患者及家属,若治疗期间出现不规则阴道流血应及时就诊。

(三) 心理护理

1. 鼓励患者表达内心感受,了解患者疑虑。

2. 向患者解释疾病治疗方案及预后等相关信息,解除思想顾虑,摆脱焦虑。也可鼓励患者看电视、听广播、看书等,分散其注意力。

(四) 手术患者的护理

需要接受手术治疗的患者,护士应为其提供腹部手术患者常规护理。

五、护理评价

1. 患者体力得到恢复。

2. 患者情绪稳定。

3. 正确服用性激素,服药期间药物不良反应程度轻。

4. 患者未发生感染。

第二节　闭　　经

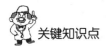关键知识点

▲ 生育年龄闭经首先应排除妊娠。

▲ 闭经可分为原发性闭经和继发性闭经,下丘脑性闭经是最常见的继发性闭经。

▲ 针对病变环节及病因,可采取全身治疗、药物治疗及手术治疗。下丘脑性闭经以性激素治疗为主。

闭经(amenorrhea)是妇科常见症状,表现为无月经或月经停止。根据既往有无月经来潮,将闭经分为原发性和继发性两类。原发性闭经是指年龄超过 13 岁,第二性征未发育;或年龄超过 15 岁,第二性征已发育,月经尚未来潮。继发性闭经(secondary amenorrhea)是指以往曾建立正常月经周期,后因某种原因月经停止 6 个月以上者,或按自身原来月经周期计算停经 3 个周期以上者。青春前期、妊娠期、哺乳期及绝经后的月经不来潮均属生理现象,本节不讨论。

一、病因及分类

原发性闭经较少见,多由于遗传学原因或先天性发育缺陷所致,如米勒管发育不全综合征、雄激素不敏感综合征、卵巢不敏感综合征等。继发性闭经最为常见,病因复杂,按生殖轴病变和功能失调的部位可分为下丘脑性闭经、垂体性闭经、子宫性闭经以及下生殖道发育异常性闭经。

(一) 下丘脑性闭经

最常见。由中枢神经系统及下丘脑各种功能和器质性疾病引起的闭经,以功能性原因为主。其机制可能与应激状态下下丘脑合成及分泌促性腺激素释放激素(GnRH)缺陷或下降,导致垂体促性腺激素(Gn),即卵泡刺激素(FSH),尤其是黄体生成素(LH)的分泌功能低下有关,属低促性腺激素性闭经,治疗及时可逆转。临床上按病因分为 3 大类:

1. 功能性闭经　因各种应激因素抑制 GnRH 分泌所致,治疗及时可逆转。

(1)精神应激:突然或长期精神压抑、紧张、忧虑、环境变化、过度劳累等因素,可引起内源性阿片类物质、多巴胺和促肾上腺皮质激素释放激素水平应激性升高,继而抑制下丘脑 GnRH 的分泌。

(2)运动性闭经:长期剧烈运动如长跑、芭蕾舞、现代舞训练等易导致闭经,可能与患者心理背景、应激反应程度及体脂下降有关。初潮发生和月经的维持有赖于一定比例(17% ~ 20%)的机体脂肪,脂肪是合成甾体激素的原料,若机体肌肉/脂肪比率增加或总体脂肪减少,可使月经异常。剧烈运动后 GnRH 释放受到抑制,使 LH 释放受抑制,也可导致闭经。中华医学会《闭经诊断和治疗》指南指出若体重减轻 10% ~ 15% 或体脂丢失 30% 时将出现闭经。

(3)体重下降和神经性厌食所致闭经:中枢神经对体重急剧下降极为敏感。1 年内体重下降 10% 左右,即使体重在正常范围内也可引发闭经。若体重下降 10% ~ 15% ,或体脂丢

失30%时将出现闭经。严重的神经性厌食可致体重急剧下降,最终导致下丘脑多种神经内分泌激素分泌降低,引起垂体前叶多种促性腺激素包括LH、FSH、ACTH等分泌下降。慢性消耗性疾病、肠道疾病、营养不良等导致体重过度降低及消瘦均可引起闭经。

2. **基因缺陷或器质性闭经**　因基因缺陷引起的先天性GnRH分泌缺陷,主要存在伴有嗅觉缺失综合征(Kallmann's syndrome)与不伴有嗅觉缺失综合征的突发性低Gn性闭经。导致器质性闭经包括下丘脑肿瘤,还有炎症、创伤、化疗等原因。

3. **药物性闭经**　长期使用抑制中枢或下丘脑的药物,如抗抑郁药、抗精神病药、避孕药等,可抑制GnRH分泌而致闭经,一般停药后均可恢复月经。

(二)垂体性闭经

主要病变在垂体。垂体器质性病变或功能失调,均可影响促性腺激素分泌,继而影响卵巢功能而致闭经,如垂体梗死、垂体肿瘤、空蝶鞍综合征及先天性垂体病变等。Sheehan(希恩)综合征是导致垂体梗死的常见原因。

(三)卵巢性闭经

闭经的原因在卵巢。卵巢性激素水平低落,子宫内膜不发生周期性变化而导致闭经。此类闭经促性腺激素升高,属高促性腺素性闭经,如先天性卵巢发育不全、卵巢早衰、卵巢功能性障碍、多囊卵巢综合征等。

(四)子宫性闭经

闭经原因在子宫,包括先天性和继发性闭经两种。先天性子宫闭经的病因包括米勒管发育异常的MRKH综合征和雄激素不敏感综合征;继发性闭经主要原因包括感染、创伤等导致宫腔粘连。此时月经调节功能正常,第二性征发育也正常,但子宫内膜受到破坏或对卵巢激素不能产生正常反应,从而引起闭经。

下生殖道发育异常性闭经包括宫颈闭锁、阴道横隔、阴道闭锁及处女膜闭锁等,经血引流障碍从而导致闭经。

(五)其他

内分泌功能异常也可引起闭经。常见疾病有甲状腺功能减退或亢进、肾上腺皮质功能亢进、肾上腺皮质肿瘤等。

二、护理评估

(一)临床表现

1. **症状**　符合原发性或继发性闭经的定义。在规定时间内无月经来潮或曾经有正常月经周期,后因某种原因月经停止6个月以上,或按自身原来月经周期计算停经3个周期以上。

2. **体征**　观察患者精神状态、营养、全身发育状况,测量身高、体重、智力情况、躯干和四肢的比例,检查五官生长特征、有无多毛、第二性征发育情况(如音调、乳房发育、阴毛及腋毛情况、骨盆及是否具有女性体态),挤压双乳观察有无乳汁分泌。妇科检查内、外生殖器有无缺陷、畸形和肿瘤,腹股沟区有无肿块等。

(二)健康史

询问患者婴幼儿期生长发育过程,有无先天性缺陷或其他疾病,有无家族史;仔细评估月经史,包括初潮年龄、第二性征发育情况、月经周期、经期、经量、有无痛经,了解闭经前月经情况;已婚妇女询问其生育史及产后并发症。特别注意询问闭经期限及伴随症状,近期有无精神过度紧张、忧虑、环境改变、体重增减、剧烈运动、各种疾病及用药影响等情况。

(三)心理社会状况

闭经对患者的自我概念有较大影响,会担心闭经对健康、性生活和生育能力的影响。病程过长及反复治疗效果不佳时会加重患者和家属的心理压力,表现为情绪低落,对治疗和护理丧失信心,其不良情绪反过来又会加重闭经。

(四)辅助检查

生育年龄闭经首先需排除妊娠。通过病史及体征,对病因及病变部位有初步了解,再通过有选择的辅助检查明确诊断。

1. 功能试验

(1)药物撤退试验:常用孕激素试验和雌、孕激素序贯试验。①孕激素试验:用以评估体内雌激素水平。黄体酮注射液,每日肌内注射20mg,连续5日;或口服孕激素(黄体酮或醋酸甲羟孕酮)8~10日。停药3~7日后出现撤药性出血(阳性反应),提示子宫内膜已受一定水平的雌激素影响,但无排卵;若无撤药性出血(阴性反应),说明患者体内雌激素水平低下,对孕激素无反应,应进一步做雌、孕激素序贯试验。②雌激素试验:适用于孕激素试验阴性的患者。每晚服用雌激素,最后10天加用孕激素,停药后3~7日发生撤药性出血为阳性,提示子宫内膜功能正常,对甾体激素有反应,可排除子宫性闭经。若撤药性出血为阴性,应重复试验一次,若两次试验均为阴性,提示子宫内膜有缺陷或被破坏,可诊断为子宫性闭经。

(2)垂体兴奋试验:又称 GnRH 刺激试验,用以了解垂体对 GnRH 的反应性。注射 LHRH 15~60 分钟后 LH 较注射前高 2~4 倍以上,说明垂体功能正常,病变在下丘脑;若经多次重复试验,LH 值仍无升高或增高不显著,提示垂体功能减退,如希恩综合征。

2. 激素测定　建议应在停用雌孕激素至少 2 周后再行激素测定,以协助诊断。主要包括血甾体激素测定,如雌二醇、孕酮及睾酮测定。若孕酮升高,提示有排卵;雌、孕激素浓度低,提示卵巢功能不正常或衰竭;若睾酮值高,提示有多囊卵巢综合征、卵巢男性化肿瘤或睾丸女性化等疾病的可能。必要时可行催乳素及垂体促性腺激素等测定。

3. 诊断性刮宫　适用于已婚妇女,用以了解宫腔深度和宽度,宫颈管或宫腔有无粘连。刮取子宫内膜作病理学检查,可了解子宫内膜对卵巢激素的反应,还可以确定子宫内膜结核的诊断,刮出物同时作结核菌培养。

4. 影像学检查

(1)盆腔超声检查:了解有无子宫、子宫形态、大小及内膜厚度;了解卵巢大小、形态及卵泡数量、大小等。

(2)子宫输卵管碘油造影:了解宫腔形态、大小及输卵管情况,用以诊断生殖系统发育不良、畸形、结核及宫腔粘连等病变。

(3)CT 或 MRI 检查:用于盆腔或头部检查。了解盆腔或中枢神经系统器质性病变,如卵巢肿瘤、下丘脑病变、垂体肿瘤、空蝶鞍等。

5. 宫腔镜检查　能精确诊断宫腔粘连。

6. 腹腔镜检查　能直视下观察卵巢形态、子宫大小、对诊断多囊卵巢综合征等有较大价值。

7. 染色体检查　对鉴别性腺发育不全及指导临床处理有重要意义。

8. 其他检查

（1）基础体温测定：正常月经周期中基础体温显示双相型，即月经周期后半期的基础体温较前半期上升 0.3~0.6℃，提示卵巢有排卵或黄体形成。

（2）阴道脱落细胞检查：涂片见有正常周期性变化，提示闭经原因在子宫。无周期性变化，若 FSH 升高，提示病变在卵巢。涂片表现不同程度雌激素低落，或持续轻度影响，若 FSH、LH 均低，提示垂体或以上中枢功能低下引起的闭经。

（3）宫颈黏液结晶检查：羊齿状结晶越明显、越粗，提示雌激素作用越显著。若涂片上见成排的椭圆体，提示雌激素作用的基础上已受孕激素影响。

（五）闭经的诊断步骤

首先区分是原发性闭经还是继发性闭经。若为原发性闭经，首先检查乳房及第二性征、子宫发育情况，然后再行进一步检查；若为继发性闭经，首先应排除妊娠，然后再行药物撤退实验及激素水平测定等进一步检查，必要时行影像学、宫腔镜、诊断性刮宫等检查。

（六）治疗原则

纠正全身健康状况，进行心理和疾病治疗，因某种疾病或因素引起的下丘脑-垂体-卵巢轴功能紊乱者，可用性激素替代治疗。

1. 病因治疗　部分患者去除病因后可恢复月经。低体重或因过度节食、消瘦所致闭经者，应调整饮食结构、加强营养，保持标准体重；运动性闭经者应适当减少运动量及强度；应激及精神因素闭经，应进行耐心、有效的心理治疗；肿瘤所致闭经，应行手术治疗；因生殖道畸形经血引流障碍引起的闭经，手术矫正使经血流出畅通。

2. 性激素治疗　明确病变环节及病因后，可给予相应激素治疗以补充体内激素不足。

（1）性激素补充治疗：主要治疗方法有雌激素补充治疗、雌孕激素人工周期疗法及孕激素疗法。三种治疗方法分别适用于无子宫者、有子宫者及体内有一定内源性雌激素的闭经患者。

（2）促排卵：适用于有生育要求的患者。对于低 Gn 性闭经患者，在采用雌激素治疗促进生殖器官发育、子宫内膜获得雌、孕激素的反应后，可采用尿促性素（HMC）联合 hCG 治疗，促进卵泡发育和诱发排卵；对于 FSH 和 PRL 水平正常的患者，由于体内有一定水平的内源性雌激素，可首选氯米芬作为促排卵药物；对于 FSH 水平升高的闭经患者，由于卵巢功能衰退，不建议采用促排卵药物治疗。

3. 辅助生育治疗　对于有生育要求者，诱发排卵后未成功妊娠，或者合并输卵管问题的闭经患者，或男方因素不孕者可采用辅助生育技术治疗。

4. 手术治疗　针对各种器质性病因，如生殖器畸形、肿瘤等，可采用相应的手术治疗。

三、主要护理诊断/医护合作性问题

1. 自尊紊乱　与长期闭经及治疗效果不明显，不能正常月经来潮而出现自我否定等有关。

2. 焦虑　与担心疾病对健康、性生活、生育的影响有关。

3. 功能障碍性悲哀　与担心丧失女性形象有关。

四、计划与实施

预期目标:患者能够接受闭经的事实,能够主动诉说病情、积极配合诊治方案。闭经原因明确,治疗有效。

1. 加强心理护理 建立良好的护患关系,鼓励患者表达自己的感情,对健康问题、治疗和预后提出问题。向患者提供诊疗信息,帮助其澄清一些观念,解除患者担心疾病及其影响的心理压力。

2. 促进患者与社会的交往 鼓励患者与同伴、亲人交流,参与力所能及的社会活动,保持心情舒畅,正确对待疾病。

3. 指导合理用药 说明性激素的作用、不良反应、剂量,具体用药方法、时间等问题。

4. 鼓励患者加强锻炼 供给足够的营养,保持标准体重,增强体质。

五、护理评价

1. 患者接受闭经事实,主动、积极配合诊治方案。
2. 患者闭经原因明确,治疗有效。

第三节 痛 经

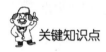

关键知识点

▲ 痛经是妇科最常见的症状之一,尤以原发性痛经为主,占痛经的90%以上,主要与局部前列腺素含量增高有关。

▲ 主要治疗护理措施是心理疏导及缓解症状。

痛经(dysmenorrhea)为最常见的妇科症状之一,是指行经前后或月经期出现下腹疼痛、坠胀、腰酸或伴有头痛、头晕、乏力、恶心等其他不适,严重者可影响生活和工作质量。痛经分为原发性和继发性两类,前者指生殖器官无器质性病变的痛经,后者指由于盆腔器质性疾病如子宫内膜异位症、盆腔炎等引起的痛经。本节只叙述原发性痛经。

一、病 因

原发性痛经多见于青少年期,其发生与月经时子宫内膜前列腺素(prostaglandin,PG)含量增高有关。研究表明,痛经患者子宫内膜和月经血中 $PGF_{2\alpha}$ 和地诺前列酮较正常妇女明显升高。$PGF_{2\alpha}$ 含量增高是导致痛经的主要原因。$PGF_{2\alpha}$ 含量高可引起子宫平滑肌过强收缩,血管痉挛,造成子宫缺血、缺氧状态而发生痛经。增多的前列腺素进入血液循环,还可引起心血管及消化道等症状。原发性痛经也与血管加压素、内源性缩宫素等物质的增加有关,此外,还受内分泌因素、遗传因素、免疫因素、精神因素、神经因素等的影响。

二、护理评估

（一）临床表现

月经期下腹痛是原发性痛经的主要症状，疼痛部位多为下腹中线或放射至腰骶部、外阴与肛门，偶可放射至大腿内侧。疼痛性质以坠痛为主，重者呈痉挛性。疼痛多自月经来潮后开始，最早可发生在经前 12 小时，以行经第 1 日疼痛最剧烈，持续 2～3 日后疼痛即可缓解。可伴有恶心、呕吐、腹泻、头晕、乏力等症状，严重时面色发白、出冷汗。妇科检查无异常发现。

（二）健康史

评估患者年龄、月经史与婚育史；询问与痛经相关的诱发因素，疼痛与月经的关系，疼痛发生的时间、部位、性质及程度，疼痛时的伴随症状；了解患者痛经期间的用药情况等。

（三）心理社会状况

绝大部分患者对痛经能耐受，部分患者可因疼痛及恶心、呕吐、头晕等伴随症状而影响生活及工作，往往会使患者有意识或无意识的怨恨自己是女性，认为来月经是"倒霉"、"痛苦"，甚至出现神经质的性格。

（四）辅助检查

妇科检查无阳性体征。可行超声检查、腹腔镜检查、子宫输卵管造影、宫腔镜检查，用于排除子宫内膜异位、子宫肌瘤、盆腔粘连、感染、充血等疾病。腹腔镜检查是最有价值的辅助诊断方法。

（五）治疗原则

治疗原则是避免精神刺激和过度疲劳，以对症治疗为主。疼痛不能忍受时使用镇痛、镇静、解痉药，口服避孕药有治疗痛经的作用，未婚少女可行雌、孕激素序贯疗法减轻症状，还可配合中医中药治疗。

三、主要护理诊断/医护合作性问题

1. 疼痛　与月经期子宫收缩，子宫组织缺血缺氧，刺激疼痛神经元有关。
2. 焦虑　与长期痛经造成的精神紧张有关。
3. 睡眠形态紊乱　与痛经有关。

四、计划与实施

预期目标：患者疼痛缓解，月经来潮前及月经期无恐惧感，在月经期得到足够的休息和睡眠。

（一）一般护理

1. 健康教育　包括注意经期清洁卫生，经期禁止性生活，预防感冒，注意合理休息和充足睡眠，加强营养等。

2. 重视精神心理护理　关心并理解患者的不适和恐惧心理，阐明月经期的轻度不适是正常的生理反应，不影响日常生活、学习和工作，以消除紧张及顾虑。讲解有关痛经的生理知识，疼痛不能忍受时提供非麻醉性镇痛治疗。

（二）缓解症状

1. 腹部局部热敷和进食热饮料如热汤或热茶。

2. 应用止痛剂 若因疼痛严重影响患者工作及生活时,可应用止痛剂,但应避免成瘾。

3. 药物治疗 口服避孕药和前列腺素合成酶抑制剂可以有效治疗原发性痛经。避孕药可抑制排卵及子宫内膜生长,减少月经血前列腺素含量,适用于有避孕要求的患者。前列腺素合成酶抑制剂通过抑制前列腺素合成酶的活性,减少前列腺素产生,防止子宫收缩及痉挛,从而减轻疼痛,该类药物治疗有效率可达80%。

4. 应用生物反馈法 增加患者的自我控制感,使身体放松,以解除痛经。

五、护理评价

1. 患者能够采取减轻疼痛的应对措施。

2. 患者疼痛减轻,心理和生理上舒适感增加,睡眠良好。

第四节 围绝经期综合征

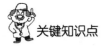

关键知识点

▲ 绝经提示卵巢功能衰退,生殖功能终止。

▲ 近期表现主要有月经紊乱、血管舒缩症状及精神神经症状。远期可表现为泌尿生殖功能异常、骨质疏松及心血管系统疾病等。

▲ 主要采用激素补充治疗,并鼓励患者保持良好心态,建立健康生活方式等。

绝经提示卵巢功能衰退,生殖功能终止,绝经是每个妇女生命进程中必然经历的生理过程。绝经有多种方式,与绝经发生的时间与距离绝经的时间有关。围绝经期(perimenopausal period)指妇女绝经前后的一段时期,出现与绝经有关的内分泌学、生物学及临床特征起至绝经一年内的时期。绝经(menopause)分为自然绝经和人工绝经。自然绝经指卵巢内卵泡生理性耗竭所致的绝经,根据回顾性资料显示,我国城市妇女的平均自然绝经年龄为49.5岁,农村妇女为47.5岁。人工绝经是手术切除双卵巢或因医源性丧失双卵巢功能(如化学治疗或放射治疗)。人工绝经者更易发生围绝经期综合征。

围绝经期综合征(menopause syndrome)指妇女绝经前后出现性激素波动或减少所致的一系列躯体及精神心理症状。约2/3围绝经期妇女可出现明显症状,多发生在45~55岁之间,部分妇女可持续至绝经后2~3年,少数妇女可持续到绝经后5~10年,影响其生活质量。

一、围绝经期内分泌变化

围绝经期最明显的变化是卵巢功能衰退,表现为下丘脑和垂体功能退化。此时期卵巢渐趋停止排卵,卵巢激素的分泌相应减少。此阶段首先表现为雌激素水平下降,血中FSH水平相应升高,孕激素相对不足或缺乏。继而由于FSH水平升高,加快了卵泡发育速度,进一步刺激雌激素分泌,在卵巢功能开始减退初期出现代偿性雌激素升高阶段。随着卵泡数目的继续减少直至耗竭,卵巢激素分泌继续下降,FSH 继续升高,但无卵泡发育成熟,进入雌激素低下阶段,月经终止。

1. 促性腺激素的变化 绝经后卵巢性激素水平明显低下,对下丘脑与垂体的负反馈作用削弱,故促性腺激素 FSH、LH 均有升高。其中血清中 FSH 水平较正常育龄妇女卵泡期增加 10~15 倍,LH 水平也增加约 3 倍,绝经后 2~3 年内,FSH、LH 达最高水平。此后,这两种促性腺激素水平不再上升,并随着年龄的增长而有所降低,绝经后 10 年,促性腺激素约下降到最高值的一半。

2. 雌激素 整个绝经过渡期雌激素水平并非逐渐下降,绝经早期妇女体内雌激素水平起伏不定,直至卵泡停止生长发育时雌激素水平才急速下降。绝经后妇女由于卵巢萎缩,不再分泌黄体酮和雌激素,体内低水平的雌激素来源于肾上腺皮质以及卵巢的雄烯二酮经周围组织中芳香化酶转化的雌酮。

3. 孕激素 绝经后不再排卵,黄体酮明显降低,仅为育龄妇女卵泡期黄体酮值的 30%。

4. 雄激素 雄烯二酮血中含量仅为育龄妇女的一半,主要来自肾上腺。

5. 泌乳素 绝经后泌乳素变化不大。

6. 促性腺激素释放激素(GnRH) 绝经后 GnRH 脉冲式分泌的幅度增加,与 LH 相平行,说明下丘脑和垂体间仍保持良好功能。

以上内分泌改变可引起围绝经期及绝经后妇女产生一系列生理与心理变化。

二、病 因

1. 内分泌因素 卵巢功能减退,血中雌-孕激素水平降低,正常的下丘脑-垂体-卵巢轴平衡失调,影响了自主神经中枢及其支配下的各脏器功能,从而出现一系列自主神经功能失调的症状。在卵巢切除或受放疗影响后雌激素急剧下降,症状更为明显。

2. 神经递质 血 β-内啡肽及其自身抗体含量明显降低,引起神经内分泌调节功能紊乱。神经递质 5-羟色胺(5-HT)水平异常,与情绪变化密切相关。

3. 种族、遗传因素 个体人格特征、神经类型,以及职业、文化水平均与围绝经期综合征的发病及症状严重程度有关。围绝经期综合征患者大多神经类型不稳定,且有精神压抑或精神上受过较强烈刺激的病史。另外,从事体力劳动者发生围绝经期综合征的较少。

三、护 理 评 估

(一)临床表现

1. 近期症状

(1)月经紊乱:是绝经过渡期的常见症状,有四种表现:①月经频发:月经周期短于 21 天,常常伴有经前点滴出血致出血时间延长;②月经稀发:月经周期超过 35 天;③不规则子宫出血:排卵停止而发生功能性子宫出血;④闭经:子宫内膜不再增殖和脱落。多数妇女经历不同类型和时期的月经改变后逐渐进入闭经,而少数妇女可能突然闭经。

(2)血管舒缩症状:主要表现为潮红、潮热,为围绝经期最常见且典型的症状。其特点是反复出现短暂的面部、颈部及胸部皮肤阵阵发红,伴有潮热,继而出汗。持续时间一般 1~3 分钟。症状轻者每日发作数次,严重者可发作十余次或更多,可影响妇女的情绪、工作、睡眠。此症状可持续 1~2 年,有时长达 5 年或更长。自然绝经者潮热发生率超过 50%,人工绝经者发生率更高。

（3）自主神经失调症状：常出现心悸、眩晕、头痛、耳鸣、失眠等自主神经失调症状。

（4）精神神经症状：主要包括情绪、记忆及认知功能症状。常表现为注意力不集中，情绪波动大，如激动易怒、焦虑不安或情绪低落、不能自我控制等情绪症状，有时有记忆力减退。

2. 远期症状

（1）泌尿生殖道症状：主要表现为泌尿生殖道萎缩症状，如外阴、阴道干燥，性交困难及反复发生阴道炎，排尿困难、尿急、尿痛等反复发生的尿路感染，常有张力性尿失禁。

（2）骨质疏松：绝经后妇女雌激素水平下降，骨质吸收速度快于骨质生成，促使骨量快速丢失而出现骨质疏松。约25%围绝经期妇女患有骨质疏松症，50岁以上妇女50%以上会发生骨质疏松。

（3）阿尔兹海默病：研究发现雌激素缺乏对发生阿尔兹海默痴呆症可能有潜在危险，表现为老年痴呆、记忆丧失、失语失认、定向计算判断障碍及性格行为情绪改变。

（4）心血管病变：绝经后妇女糖脂代谢异常增加，易发生动脉粥样硬化、心肌缺血、心肌梗死、高血压和脑出血。冠心病发病风险较绝经前明显增加。

（5）皮肤和毛发的变化：皮肤皱纹增多加深；皮肤变薄、干燥甚至皲裂；皮肤色素沉着，出现斑点；皮肤营养障碍易发生围绝经期皮炎、瘙痒、多汗、浮肿及烧灼痛；暴露区皮肤经常受到日光刺激易发生皮肤癌。绝经后大多数妇女可出现毛发分布的改变。

（二）健康史

详细评估患者年龄、性格、兴趣及爱好；询问并记录病史，包括月经史、生育史、肝病、高血压、其他内分泌腺体疾病等；应仔细询问患者月经来潮情况。

（三）心理社会状况

围绝经期综合征患者的心理及社会家庭特点主要包括以下几点：

1. 家庭和社会环境因素变化所诱发的症状　妇女进入绝经期以后，家庭和社会环境的变化可加重身体与精神的负担，如子女长大离家自立、父母年老或去世、丈夫工作地位的改变、自己健康与容貌的改变、工作责任的加重等引起心情不愉快、忧虑、多疑、孤独等。

2. 个性特点与精神因素引起的症状　妇女在绝经期以前曾有过精神状态不稳定，绝经期以后则往往较易发生失眠、多虑、抑郁、易激动等。也有部分妇女认为绝经后解脱了妇女生理上的烦恼，反而可以焕发出青春的活力。

护士应高度关注围绝经期妇女的心理、社会因素，及早采取干预措施。

（四）辅助检查

1. 妇科检查　内外生殖器呈现不同程度的萎缩性改变。

2. 辅助检查

（1）血清激素测定：检查血清 FSH、LH 及雌激素值，了解卵巢功能状况。

（2）尿常规、细菌学检查、膀胱镜检查：以排除泌尿系统病变。

（3）宫颈刮片：进行防癌涂片检查。

（4）分段诊断性刮宫：除外器质性病变，同时是围绝经期异常阴道流血患者首选的诊疗方法。

（5）其他：必要时可行骨密度（BMD）测定；X 线、B 型超声、心电图、阴道脱落细胞、腹腔镜等检查。

（五）治疗原则

治疗目标:缓解近期症状,早期发现及有效预防骨质疏松、动脉硬化等。

1. 一般治疗　通过心理疏导及治疗,可使绝经过渡期妇女了解其生理过程,以乐观心态应对。必要时可选用适量的镇静药以助睡眠。谷维素有助于调节自主神经功能,可以缓解潮热症状。为预防骨质疏松,应鼓励患者建立健康的生活方式,如坚持身体锻炼、健康饮食,增加日晒时间,摄取足够蛋白质及含钙丰富食物,并按医嘱补充钙剂。

2. 激素替代治疗(hormone replacement therapy,HRT)　是针对绝经相关健康问题而采取的一种医疗措施,可有效缓解绝经相关症状,改变生活质量。适用于有适应证且无禁忌证的患者。

(1)适应证:①绝经相关症状:尤其是血管舒缩障碍如潮热、盗汗,睡眠障碍等;也可用于激动、烦躁、焦虑、紧张或心境低落等患者;②泌尿生殖道萎缩相关的问题:如阴道干涩、疼痛、排尿困难、性交痛、反复发作的阴道炎、反复泌尿系感染、夜尿、尿频和尿急;③低骨量及骨质疏松症:包括骨质疏松症的危险因素(如低骨量)及绝经后期骨质疏松症。

(2)禁忌证:①包括已知或怀疑妊娠;②原因不明的阴道流血;③已知或怀疑患有乳腺癌;④已知或怀疑患有性激素依赖性恶性肿瘤;⑤患有活动性静脉或动脉血栓栓塞性疾病(最近6个月内);⑥严重肝肾功能障碍;⑦血卟啉症、耳硬化症;⑧脑膜瘤(禁用孕激素)等。

(3)慎用情况:与禁忌证不同。下列情况应在使用之前和应用过程中咨询相关专业医师,共同确定应用 HRT 的时机和方式,同时采取比常规随诊更为严密的措施,监测病情进展。慎用情况包括:子宫肌瘤、子宫内膜异位症、子宫内膜增生史、尚未控制的糖尿病及严重高血压、有血栓形成倾向、胆囊疾病、癫痫、偏头痛、哮喘、高催乳素血症、系统性红斑狼疮、乳腺良性疾病、乳腺癌家族史。

(4)制剂及剂量:主要药物为雌激素,常同时使用孕激素。剂量个体化,以取最小有效量为佳。原则上尽量选用天然性激素,以雌三醇和雌二醇间日给药最为安全有效。

(5)用药途径:根据患者情况选择不同制剂。口服以片剂为主;经皮肤有贴膜、涂胶;经阴道有霜、片、栓、硅胶环及盐悬剂;肌内注射有油剂及鼻喷用制剂。

(6)用药方案:①序贯给药,有子宫者在雌激素治疗的后半周期加用孕激素制剂;②联合用药,雌、孕激素合剂。

(7)用药时间:应用 HRT 时,应个性化用药,且在综合考虑治疗目的和危险的前提下,使用能达到治疗目的的最低有效剂量,没有必要限制 HRT 的期限。应用 HRT 时应至少每年进行1次个体化危险/受益评估,根据评估情况决定疗程的长短,并决定是否长期应用。在受益大于危险时,可继续给予 HRT。

四、主要护理诊断/医护合作性问题

1. 自我形象紊乱　与月经紊乱、出现精神和神经症状等围绝经期综合征症状有关。
2. 焦虑　与围绝经期内分泌改变、家庭和社会环境改变、个性特点、精神因素等有关。
3. 有感染的危险　与尿路感染及局部组织结构改变、抵抗力低下有关。
4. 知识缺乏　与缺乏围绝经期综合征知识及用药知识有关。

五、计划与实施

预期目标:患者能积极参与社会活动,正确评价自己,有健康的生活方式及积极乐观的心态。其血管舒缩症状、自主神经失调症状、精神神经症状及泌尿生殖道症状明显缓解,且未发生骨质疏松及阴道感染等远期症状。

（一）健康教育

1. 向围绝经期妇女及其家属介绍绝经是一个生理过程,绝经发生的原因及绝经前后身体将发生的变化,帮助患者消除因绝经变化产生的恐惧心理,并对将发生的变化做好心理准备。

2. 介绍绝经前后减轻症状的方法,以及预防围绝经期综合征的措施。如适当地摄取钙和维生素 D,将减少因雌激素降低所致骨质疏松;规律的运动,如散步、骑自行车等可以促进血液循环,维持肌肉良好的张力,延缓老化的速度,还可以刺激骨细胞的活动,延缓骨质疏松症的发生;正确对待性生活等。

3. 设立"妇女围绝经期门诊",以利咨询、指导和加强护理。具体咨询内容包括:①帮助患者了解围绝经期是正常生理过程;②消除无谓的恐惧和焦虑,以乐观积极的态度对待老年的到来,帮助解决各种心理矛盾、情绪障碍、心理冲突、思维方法等问题;③耐心解答患者提出的问题,使护患合作和相互信任,共同发挥防治作用;④防癌检查,主要是女性生殖道和乳腺肿瘤;⑤对围绝经期妇女的性要求和性生活等方面给予关心和指导;⑥积极防治围绝经期妇女常见病、多发病,如糖尿病、高血压、冠心病、肿瘤和骨质疏松症;⑦防治围绝经期妇女常见及多发疾病,如阴道炎、绝经后出血、子宫脱垂、尿失禁等;⑧宣传雌激素补充疗法的有关知识。

（二）心理护理

1. 护士应通过语言、表情、态度、行为等去影响围绝经期妇女的知识、情绪和行为,应护患双方相互配合,达到缓解症状的目的。

2. 使其家人了解绝经期妇女可能出现的症状并给予同情、安慰和鼓励。

（三）用药护理

帮助患者了解用药的目的、药物剂量、适应证、禁忌证、用药时可能出现的反应等,督促长期使用性激素者接受定期随访。开始 HRT 后,可于 1～3 个月复诊,以后随诊间隔可为 3～6 月,1 年后的随诊间隔可为 6～12 个月。若出现异常阴道流血或其他不良反应应随时复诊,每次复诊须仔细询问病史及其他相关问题。推荐每年 1 次体格检查:如血压、体重、身高、乳腺及妇科检查等。推荐每年 1 次辅助检查:如盆腔 B 超、血糖、血脂及肝肾功能检查,乳腺 B 超或钼靶照相;每 3～5 年一次骨密度测定。根据患者情况,可酌情调整检查频率。

指导患者用药期间注意观察,若子宫不规则出血,应做妇科检查并行诊断性刮宫,刮出物送病理检查以排除子宫内膜病变。雌激素剂量过大时可引起乳房胀痛、白带多、阴道出血、水肿或色素沉着等。孕激素副作用包括抑郁、易怒、乳腺痛和浮肿。

六、护 理 评 价

1. 患者认识到绝经是女性正常生理过程,能以乐观、积极的态度对待自己,参与社区活动。

2. 患者能与家人、亲戚及朋友关系融洽,互相理解。

3. 患者近期症状明显缓解,且无远期症状发生。

思考题

1. 王某,17岁,高三学生,因停经3月,阴道大量流血2天,由急诊科护士急诊推入病房,有母亲陪同。患者末次月经为3个月前,2天前开始阴道流血,量特别多,为平时月经量的3~4倍。患者面色苍白,痛苦病容,测血压88/58mmHg,心率106次/分。急诊查血常规示血红蛋白68g/L,B型超声检查未见异常。医生初步考虑为功能失调性子宫出血。

(1)该患者发病诱因是什么?

(2)该患者的主要临床表现有哪些?

(3)还需要收集哪些重要信息?

2. 经补充病史发现,王某因为备战高考,经常晚睡伴有失眠,近半年月经不规律,量时多时少。其母亲在叙述病史过程中,不断哭泣,反复询问医生,她女儿的病情是否能治疗好,是否耽误高考? 王某也不断呻吟,询问会不会耽误高考。经过完善辅助检查,医生确诊为功能失调性子宫出血无排卵型,并给予纠正休克、药物止血等急救措施。

(1)写出该患者2~3个护理诊断/医护合作性问题。

(2)为该患者提供的主要护理措施有哪些?

(谢莉玲)

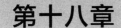

第十八章

妇科其他疾病患者的护理

━━━━━━ 学习目标 ━━━━━━

识记:
描述子官内膜异位症、子宫脱垂、尿瘘、不孕症定义及其临床表现与护理措施。
理解:
子官内膜异位症、子宫脱垂、尿瘘、不孕症的病因及治疗原则。
运用:
运用护理程序为子宫内膜异位症、子宫脱垂、尿瘘及不孕症妇女提供整体护理。

第一节　子宫内膜异位症与子宫腺肌病

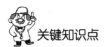

关键知识点

　　▲ 异位的子宫内膜可侵犯全身任何部位,最常见的侵犯部位是卵巢和宫骶韧带。

　　▲ 子宫内膜异位症的典型症状为继发性痛经并进行性加重。

　　▲ 腹腔镜检查是确诊盆腔子宫内膜异位症的最佳方法。

　　▲ 治疗原则分为手术治疗和药物治疗,根据患者年龄、症状、病变部位和范围及对生育要求等给予个体化治疗。

　　子宫内膜异位性疾病包括子宫内膜异位症和子宫腺肌病,两者均由具有生长功能的异位子宫内膜所致,临床上常可并存。但两者的发病机制及组织发生学不尽相同,临床表现及其对卵巢激素的敏感性亦有差异,前者对孕激素敏感,后者不敏感。本节主要介绍子宫内膜异位症。

　　当具有生长功能的子宫内膜组织出现在子宫腔被覆内膜及宫体肌层以外的其他部位时,称为子宫内膜异位症(endometriosis,EMT),简称内异症。异位的子宫内膜可侵犯全身任何部位,最常见的侵犯部位是盆腔内生殖器及其邻近器官的腹膜,故又称为盆腔子宫内膜异位症(图18-1)。其中以卵巢(约80%)和宫骶韧带最常见,其次是子宫浆膜、子宫直肠陷凹、子宫后壁下段等,也可侵犯腹部手术切口、阔韧带、直肠、乙状结肠、膀胱、输尿管、肾、脐、肺,甚至手臂、指尖、大腿等。

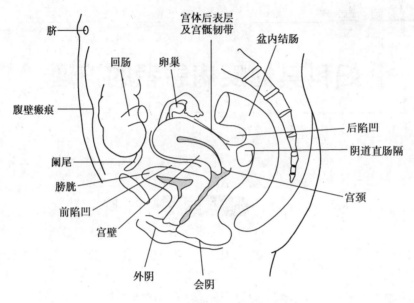

图 18-1　子宫内膜异位症的发生部位

近年,子宫内膜异位症的发病率呈上升趋势,已成为妇科常见病。流行病学研究认为,本病一般发生于育龄期妇女,以 25~45 岁妇女多见,发病率为 10%~15%。妇科手术中发现有 5%~15% 患者存在内异症;25%~35% 的不孕患者与内异症有关。绝经后或双侧卵巢切除后异位内膜组织可逐渐萎缩吸收,妊娠或使用性激素抑制卵巢功能,可暂时阻止病情发展,故内异症属激素依赖性疾病。子宫内膜异位症虽为良性病变,但却具有类似恶性肿瘤的远处转移和种植、浸润生长及复发等恶性行为。

一、病因与发病机制

子宫内膜异位的病因及发病机制至今尚未完全阐明,可能与卵巢激素和遗传因素等有关,目前主要以下几种学说。

1. 子宫内膜种植学说　1921 年 Sampson 首先提出了种植学说,也是目前公认最为重要的学说。该理论认为,经血中所含的子宫内膜腺上皮和间质细胞可随经血逆流,经输卵管进入腹腔,种植于卵巢和邻近的盆腔腹膜,并继续生长蔓延,形成盆腔子宫内膜异位症。临床资料显示先天性阴道闭锁或宫颈狭窄等致经血逆流者,常发生子宫内膜异位症。剖宫取胎术后继发腹壁切口的子宫内膜异位症及阴道分娩后会阴切口出现子宫内膜异位症的事实,也是支持手术时将子宫内膜带至切口直接种植的观点。

2. 体腔上皮化生学说　19 世纪著名的病理学家 Robert Meyer 认为,盆腔腹膜或卵巢生发上皮都是由具有高度化生潜能的体腔上皮分化而来的,在炎症或卵巢激素的持续刺激下,均可被激活转化为子宫内膜样组织而形成子宫内膜异位症。该学说尚缺乏充分的临床及实验室依据。

3. 诱导学说　未分化的腹膜组织在内源性生物化学因素诱导下,可发展成为子宫内膜组织,种植的内膜可以释放化学物质诱导未分化的间质形成子宫内膜异位组织。此学说是体腔上皮化生学说的延伸。在兔动物实验中已证实,而在人类尚无证据。

4. 免疫学说　实验表明,在子宫内膜异位症患者血清 IgG 及抗子宫内膜自身抗体较对照组显著增加,其子宫内膜的 IgG 及补体 C3 沉积率亦高于正常妇女,故认为可能与患者免疫力异常有关。

子宫内膜异位症的基本病理变化为异位子宫内膜随卵巢激素变化而发生周期性出血,导致周围纤维组织增生和囊肿、粘连形成,在病变区出现紫褐色斑点或小泡,最终发展成为大小不等的紫褐色实质性结节或包块。病灶中可见到子宫内膜间质、子宫内膜腺体、纤维素、陈旧血液等成分。卵巢的异位子宫内膜因周期性反复出血致卵巢增大并形成单个或多个囊肿,称卵巢子宫内膜异位囊肿。囊肿大小不一,一般在 5cm 左右,最大直径可达 25cm,囊内含暗褐色陈旧性血液,似巧克力样糊状,又称卵巢巧克力囊肿。

二、护理评估

(一)临床表现

内异症患者的临床表现因人和病变部位不同而多种多样,症状特征与月经周期密切相关。约25%的患者无任何症状。

1. 症状

(1)下腹痛和痛经:疼痛是内异症的主要症状。典型症状为继发性痛经并进行性加重。疼痛多位于下腹、腰骶及盆腔中部,有时可放射至会阴部、肛门及大腿,常于月经来潮时出现,并持续至整个经期。疼痛的严重程度与病灶大小不一定呈正比,粘连严重的卵巢异位囊肿患者可能并无疼痛,而盆腔内小的散在病灶却可引起难以忍受的疼痛。少数患者可表现为持续下腹痛,经期加剧。但有 27%~40% 的患者无痛经,因此痛经不是内异症诊断的必需症状。

(2)不孕与自然流产率增加:患者因盆腔粘连、子宫后倾、输卵管粘连闭锁或蠕动减弱、卵巢功能异常等原因,不孕率可高达40%,自然流产率也较正常妇女增加。

(3)性交不适:多见于直肠子宫陷凹有异位病灶或因局部粘连使子宫后倾固定者。性交时碰撞或子宫收缩而引起疼痛,一般表现为深部性交痛,月经来潮前性交痛最明显。

(4)月经异常:15%~30%的患者表现为经量增多、经期延长或月经淋漓不尽。可能与病灶破坏卵巢组织、影响卵巢的内分泌功能导致排卵障碍和黄体功能不良等有关。部分患者可能与同时合并有子宫腺肌病和子宫肌瘤有关。

(5)其他特殊症状:盆腔外任何部位有异位内膜种植生长时,均可在局部出现周期性疼痛、出血和肿块,并出现相应症状。肠道内异症可出现腹痛、腹泻、便秘或周期性少量便血,严重者可因肿块压迫肠腔而出现肠梗阻症状;膀胱内异症常在经期出现尿痛和尿频,但多被痛经症状掩盖而被忽视;异位病灶侵犯和(或)压迫输尿管时,引起输尿管狭窄、阻塞,出现腰痛和血尿,甚至形成肾盂积水和继发性肾萎缩;手术瘢痕:异位症患者常在剖宫产或会阴侧切术后数月至数年出现周期性瘢痕处疼痛,在瘢痕深部扪及剧痛包块,随时间延长,包块逐渐增大,疼痛加剧。

除上述症状外,卵巢子宫内膜异位囊肿破裂时,囊内容物流入盆腹腔引起突发性剧烈腹痛,伴恶心、呕吐和肛门坠胀。疼痛多发生于经期前后、性交后或其他腹压增加的情况,症状类似输卵管妊娠破裂,但无腹腔内出血。

2. 体征　卵巢异位囊肿较大时,妇科检查可扪及与子宫粘连的肿块。囊肿破裂时腹膜刺激征阳性。典型盆腔内异症双合诊检查时,可发现子宫后倾固定,直肠子宫陷凹、宫骶韧带或子宫后壁下方可扪及触痛性结节,一侧或双侧附件处触及囊实性包块,活动度差。病变累及直肠阴道间隙时,可在阴道后穹隆触及、触痛明显,或直接看到局部隆起的小结节或紫蓝色斑点。

(二) 健康史

重点了解患者的月经史、孕育史、家族史及手术史。特别注意疼痛或痛经的发生发展与月经和剖宫产、人流术、输卵管通液术等的关系。通过全面评估,了解患者的病因、病情程度、治疗经过及效果,同时注意评估者对疾病的认知程度。

(三) 辅助检查

1. 妇科检查　怀疑为子宫内膜异位症的患者,除双合诊检查外,必须行三合诊检查。典型的盆腔子宫内膜异位症患者盆腔检查表现为子宫粘连,呈后倾、活动受限甚至固定。子宫正常大小或略大饱满并有轻压痛;一侧或双侧附件区可扪及与子宫相连的不活动囊性包块,有轻压痛;子宫骶韧带、子宫后壁或子宫直肠陷凹处可触及不规则的硬结节,触痛明显。如阴道直肠受累,可在阴道后穹隆部扪及甚至看到突出的紫蓝色结节。

2. 超声检查　阴道和腹部 B 型超声检查可以确定卵巢子宫内膜异位囊肿的位置、大小和形状,并可发现盆腔检查时未能扪及的包块。超声检查的诊断敏感性达 97%,特异性达 96%,是鉴别卵巢子宫内膜异位囊肿和直肠阴道隔内膜异位症的重要手段。

3. CA125 测定　中、重度子宫内膜异位症患者血清 CA125 值可能升高,定期测定血 CA125 可用于疗效观察或追踪随访。CA125 是卵巢癌相关抗原,其特异性和敏感性均有限,不能单独依靠测定患者血清 CA125 值鉴别诊断子宫内膜异位症和卵巢癌。

4. 腹腔镜检查　是目前国际公认的诊断子宫内膜异位症的最佳方法,特别是对不明原因不育或腹痛者是首选的有效诊断手段。镜下见到典型病灶即可确诊;对可疑病变进行活体组织检查,同时,在直视下有助于确定临床分期。因此,腹腔镜也是治疗子宫内膜异位症最常用的方法。

5. 抗子宫内膜抗体　该抗体是内异症的标志抗体,其靶抗原是内膜腺体细胞中一种孕激素依赖性糖蛋白,有报道其敏感性为 60%~90%,特异性 90%~100%。患者血中检测出该抗体,表明体内有异位的内膜刺激及免疫内环境改变。但因测定方法较繁琐,目前在临床尚未普及。

(四) 心理社会状况

子宫内膜异位症患者的痛经症状,特别是痛经严重者,会严重影响患者的工作和生活。子宫内膜异位症引起的不孕及自然流产率增加,患者担心别人的歧视、嫌弃,家属和周围人群的不理解会加重患者的心理负担。了解患者对疾病的感受,家属对患者的态度,护理人员进行针对性干预,有利于缓解患者负性情感。

(五) 治疗原则

治疗内异症的根本目的是"缩减和去除病灶,减轻和控制疼痛,治疗和促进生育,预防和减少复发"。治疗时应依据患者年龄、症状、病变部位和范围以及对生育的要求等加以全面考虑,制订个体化治疗方案。症状轻或无症状的轻微病变患者可选用期待治疗;有生育要求的轻度患者经过全面诊断评估后可以先行药物治疗,重者行保留生育功能手术;年轻无生育要求的重度患者,可行保留卵巢功能手术,并辅以性激素治疗;症状及病变均严重的无生育要求者,考虑行根治性手术。

1. 期待治疗 仅适用于轻度内异症患者,采用定期随访,对症处理病变引起的轻微经期腹痛,可给予前列腺素合成酶抑制剂(吲哚美辛、萘普生、布洛芬)等。每3~6个月随访并行盆腔检查一次。对有生育要求的患者,应尽早促使其受孕。一般在妊娠期间,病变组织多坏死、萎缩,分娩后症状可缓解甚至消失。随访期间,如发现症状或体征加剧应改用其他治疗方法。

2. 药物治疗 可采用性激素抑制排卵以达到缓解痛经的目的。性激素可抑制雌激素合成,使异位种植的子宫内膜萎缩或阻断下丘脑-垂体-卵巢轴的刺激和出血周期。

(1)口服避孕药:适用于轻度内异症患者,目前临床上常用低剂量高效孕激素和炔雌醇的复合片,患者连续服用6~12个月,造成类似妊娠的人工闭经称假孕疗法。药物可直接作用于子宫内膜和异位内膜使其蜕膜化和萎缩,达到缓解痛经和减少经量的治疗目的。

(2)孕激素类药物:其作用机制是通过抑制垂体促性腺激素分泌,并直接作用于异位内膜和子宫内膜,最初引起子宫内膜蜕膜化,继而导致子宫内膜萎缩和闭经。临床上常用醋酸甲羟孕酮(醋酸甲孕酮)、甲地孕酮和炔诺酮等,一般连续使用半年。药物不良反应主要为体内吸收不稳定而致阴道不规则点滴出血,其他有恶心、轻度抑郁、水钠潴留等,患者停药数月后痛经缓解,月经恢复正常。

(3)孕三烯酮(gestrinone):为19-去甲睾酮甾体类药物,具有雄激素、抗孕激素和中度抗雌激素作用。通过抑制 FSH、LH 峰值并减少 LH 均值,使体内雌激素水平下降,异位内膜萎缩、吸收,也是一种假绝经疗法。治疗后50%~100%患者发生闭经,症状缓解率达95%以上。

(4)米非司酮(mifepristone):为孕激素受体拮抗剂,具有抗黄体酮和抗糖皮质激素作用,能抑制排卵,干扰子宫内膜的完整性。用药治疗后造成闭经使病灶萎缩,但长期疗效有待证实。

(5)达那唑(danazol):为合成的 17α-乙炔睾酮衍生物,能抑制 FSH、LH 峰,从而抑制卵巢甾体激素生成能力,直接抑制和竞争子宫内膜的雌、孕激素受体,最终导致子宫内膜萎缩出现闭经。因 FSH、LH 呈低水平又称假绝经疗法,适用于轻度及中度内异症痛经明显的患者。常见的药物不良反应有恶心、体重增加、痤疮、多毛、潮热、性欲减退、情绪不稳定等,停药后多可恢复。该药在肝脏代谢,肝功能受损者不宜使用。近年来的研究结果表明该药可引起高密度脂蛋白降低,长期应用有引起动脉粥样硬化性心脏病的危险。

(6)促性腺激素释放激素激动剂(GnRH-a):为人工合成的十肽类化合物,其作用与天然 GnRH 相同。抑制垂体分泌促性腺激素,导致卵巢激素水平明显下降,出现暂时性闭经,此疗法又称为"药物性卵巢切除"。患者一般用药后第2个月开始闭经,可使痛经缓解,停药后短期内可恢复排卵。不良反应主要为雌激素过低所引起的潮热、阴道干燥、性欲减退及骨质丢失等绝经症状。连续用药3个月以上者,需添加小剂量雌激素和孕激素,以防骨质丢失。

3. 手术治疗 适用于药物治疗后症状不缓解、局部病变加重或不能怀孕者,以及子宫内膜异位囊肿直径>5~6cm且迫切希望生育者。腹腔镜手术是子宫内膜异位症首选的治疗方法,目前认为以腹腔镜确诊、手术联合药物治疗是内异症治疗的"金标准"。手术方式有以下三种：

(1)保留生育功能手术：适用于药物治疗无效、年轻和有生育要求患者。手术切除病灶，保留子宫、一侧或双侧卵巢。该术式的术后复发率约40%，术后尽早妊娠或补充药物治疗有助于降低复发率。

(2)保留卵巢功能的手术：即切除子宫及病灶，至少保留一侧卵巢或部分卵巢，适用于年龄45岁以下且无生育要求的重症患者，术后复发率约为5%。

(3)根治性手术：即切除子宫、双侧附件及所有病灶。适用于重症患者，特别是盆腔粘连严重和45岁以上的患者，术后几乎不复发。

4. 手术与药物联合治疗 单纯手术治疗和单纯药物治疗均有其局限性，如发生严重粘连时病灶难以彻底切除；单纯药物治疗对于大的病灶无效，疗效个体差异，停药后复发等。因此手术前给药可使异位病灶缩小、软化，利于缩小手术范围、便于手术操作；手术后加用药物治疗，有利于巩固手术的疗效。

5. 不孕的治疗 腹腔镜手术能提高术后妊娠率，治疗效果取决于病变程度。希望妊娠者术后不宜采用药物巩固治疗，应尽早采取促排卵治疗。手术后2年内未妊娠者，再妊娠的机会甚少。

三、主要护理诊断/医护合作性问题

1. 疼痛 与子宫内膜周期性出血刺激周围组织的神经末梢有关。
2. 焦虑 与不孕和需要手术以及害怕疼痛有关。

四、计划与实施

预期目标：住院期间，患者疼痛症状得到控制；患者理解不孕与子宫内膜异位症的关系，增强治愈的信心，术后恢复良好。

(一) 保守疗法患者的护理

1. 耐心说明定期随访的意义，使患者明确随访的具体内容和时间，以取得主动配合。

2. 药物治疗的患者了解用药目的、剂量、具体方法及所用药物可能出现的不良反应与应对方法。目前，用于治疗子宫内膜异位症的药物种类较多，不同药物的治疗剂量、用法、作用及其不良反应不同，用药期间的注意事项也有区别。护士需明确患者的用药类型和具体情况，耐心指导，直至确认其正确掌握。

(二) 手术患者的护理

对需要手术治疗的患者，应根据手术要求，配合医师认真做好术前准备。

1. 腹腔镜手术患者的护理 腹腔镜手术具有创伤小、恢复快和术后粘连少等优点，目前首选腹腔镜手术治疗子宫内膜异位症。腹腔镜手术患者的护理，见第二十一章第十节。

2. 腹部手术患者的护理 对于粘连严重、病灶广泛、巨大卵巢子宫内膜异位囊肿者则需要开腹手术。按腹部手术患者常规进行术前、术中和术后的护理。

(三) 心理护理

有焦虑、恐惧心理的患者应采取相应措施，进行心理安慰与疏导，缓解和消除其焦虑和恐惧心理。因不孕出现自卑、抑郁的患者，护理人员应给予安慰和鼓励，避免在患者面前谈论家庭、小孩、夫妻关系，避免加重患者的精神压力。鼓励家属给予患者生活上的关心、体贴

与精神上的安慰,增强其战胜疾病的信心。

(四)健康教育

1. 预防措施

(1)有先天生殖道畸形例如阴道横隔、宫颈管闭锁,或后天性的宫颈粘连等引起经血外流受阻时应及时治疗,以免潴留的经血倒流入腹腔。

(2)经期一般不做盆腔检查,如有必要,操作时应轻柔,避免重力挤压子宫。

(3)宫颈部手术应在月经干净后 3 ~ 7 天内进行;负压吸引术最好不做或少做。

(4)由于妊娠可以延缓此病的发生和发展,因此,鼓励已属婚龄或婚后痛经的妇女及时婚育。已有子女者,长期服用避孕药抑制排卵,可使子宫内膜萎缩和经量减少,从而减少因经血及内膜碎屑逆流入腹腔发生子宫内膜异位症的机会。有高发家族史、容易带器妊娠者,宜选择口服避孕药以降低内异症的发病风险。

2. 采用药物治疗或术后需补充药物治疗的患者,需在门诊定期随访,告知患者随访的目的、意义和随访的时间,取得配合。向患者讲解药理知识,使其了解药物的治疗作用,明确使用剂量、服用时间、方法、不良反应及应对措施。

3. 指导患者出院后按期门诊复查,了解术后康复情况,给予妊娠指导、自我保健和健康指导。

4. 避免经期吃酸、冷、辣等刺激性食物。

五、护 理 评 价

1. 患者疼痛症状明显缓解。

2. 未发生手术相关并发症。

3. 患者能复述疾病的治疗与护理配合,对提供的服务满意。

[附]子宫腺肌病

当子宫内膜腺体及间质侵入子宫肌层时,称子宫腺肌病(adenomyosis)。多发生于 30 ~ 50 岁经产妇,约 15% 同时合并子宫内膜异位症,约半数合并子宫肌瘤。虽对尸检和因病切除的子宫作连续切片检查,发现 10% ~47% 子宫肌层中有子宫内膜组织,但其中 35% 无临床症状。子宫腺肌病与子宫内膜异位症病因不同,但均受雌激素的调节。

一、病因

子宫腺肌病患者部分子宫肌层中的内膜病灶与宫腔内膜直接相连,故认为内异症由基底层子宫内膜侵入肌层生长所致,多次妊娠及分娩、人工流产、慢性子宫内膜炎等造成子宫内膜基底层损伤,与腺肌病发病密切相关。由于内膜基底层缺乏黏膜下层,内膜直接与肌层接触,缺乏黏膜下层的保护作用,使得在解剖结构上子宫内膜易于侵入肌层。腺肌病常合并有子宫肌瘤和子宫内膜增生,提示高水平雌激素刺激,也可能是促进内膜向肌层生长的原因之一。

二、护理评估

(一)临床表现

主要症状是月经量过多、经期延长和逐渐加重的进行性痛经,疼痛位于下腹正中,常于经前 1 周开始,直至月经结束。有 35% 患者无典型症状,子宫腺肌病患者中月经过多发生率为 40%~50%,表现为连续数个月经周期中月经期出血量多,一般大于 80ml,并影响女性身体、心理、社会和经济等方面的生活质量。月经过多主要与子宫内膜面积增加、子宫肌层纤维增生使子宫肌层收缩不良、子宫内膜增生因素有关。子宫腺肌病痛经的发生率为 15%~30%。妇科检查子宫呈均匀增大或有局限性结节隆起,质硬且有压痛,经期压痛更甚。无症状时有时与子宫肌瘤不易鉴别。

（二）治疗原则

应视患者症状、年龄和生育要求而定。目前无根治性的有效药物,对于症状较轻、有生育要求及近绝经期患者可试用达那唑、孕三烯酮或 GnRH-a 治疗,均可缓解症状但需要注意药物的副作用,并且停药后症状可复现,在 GnRH-a 治疗时应注意患者骨丢失的风险,可以给予反添加治疗和钙剂补充。年轻或希望生育的子宫腺肌病患者,可试行病灶挖除术,但术后有复发风险;对症状严重、无生育要求或药物治疗无效者,应行全子宫切除术。是否保留卵巢,取决于卵巢有无病变和患者年龄。

第二节 子宫脱垂

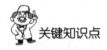

关键知识点

▲ 子宫脱垂轻者无症状,重者可有阴道内肿物脱出及脱出物溃疡、出血伴腰酸、下坠感等症状。

▲ 妇科检查即能明确诊断和分度。

▲ 无症状的 POP-Q Ⅱ 度以内的患者无需治疗。重度伴有症状者需行手术治疗。盆底肌肉锻炼和子宫托放置等非手术治疗适用于所有程度患者。

子宫从正常位置沿阴道下降,宫颈外口达坐骨棘水平以下,甚至子宫全部脱出阴道口以外,称子宫脱垂(uterine prolapse)。

一、病　因

1. 妊娠、分娩,特别是产钳或胎吸助产困难的阴道分娩,盆底筋膜、子宫主、骶韧带和盆底肌肉可能受到过度牵拉而削弱其支撑力量。若产后过早参加重体力劳动,将影响盆底组织张力的恢复,导致未复旧的子宫不同程度下移。多次分娩增加盆底组织受损机会。

2. 慢性咳嗽、腹腔积液、频繁地举重物或便秘而造成腹腔内压力增加,可导致子宫脱垂。肥胖尤其腹型肥胖,也可因腹压增加导致子宫脱垂。随着年龄的增长,特别是绝经后出现的支持结构的萎缩,在盆底松弛的发生和发展中也具有重要作用。

3. 医源性原因,包括没有充分纠正手术所造成的盆腔支持结构的缺损。

二、临床分度

以患者平卧用力向下屏气时子宫下降的程度,将子宫脱垂分为 3 度(图 18-2):

Ⅰ度:轻型:宫颈外口距处女膜缘 <4cm,未达处女膜缘;重型:宫颈已达处女膜缘,阴道

口可见宫颈。

Ⅱ度:轻型:宫颈已脱出阴道口,宫体仍在阴道内;重型:宫颈及部分宫体已脱出阴道口。

Ⅲ度:宫颈与宫体全部脱出阴道口外。

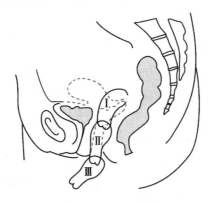

图18-2　子宫脱垂的分度

三、护理评估

(一)临床表现

1. 症状　Ⅰ度患者多无自觉症状,Ⅱ、Ⅲ度患者主要有以下症状。

(1)下坠感及腰背酸痛:是由子宫脱垂牵拉韧带和腹膜以及盆腔充血所致。常在久站、走路与重体力劳动时加重,卧床休息后症状减轻。

(2)肿物自阴道脱出:常在走路、蹲或排便等腹压增加时,阴道口有一肿物脱出。开始时肿物在平卧位休息时可变小或消失,且能自行回缩,随着病情加重,休息后肿物亦不能回缩,需用手还纳至阴道内。当用手也不能还纳时,脱出的子宫及阴道黏膜暴露在阴道口外,严重影响患者行动及生活质量,长期摩擦,可致溃疡及出血,若继发感染则有脓性分泌物。

(3)排便排尿异常:重度子宫脱垂患者常伴有膀胱、尿道膨出,引起排便排尿困难、便秘,残余尿增加,部分患者可发生压力性尿失禁。

(4)性欲及生育功能减退:子宫脱垂患者由于性交不适、疼痛导致性欲减退,子宫不易还纳者可引起生育能力减退。子宫脱垂很少引起月经失调,若子宫能还纳通常不影响受孕。

2. 体征　不能回纳的子宫脱垂常伴有阴道前后壁膨出、阴道黏膜增厚角化、宫颈肥大并延长。

(二)健康史

了解患者有无产程过长、阴道助产及盆底组织撕伤等病史。评估患者有无慢性咳嗽、盆腹腔肿瘤、便秘等病史。

(三)辅助检查

1. 阴道镜检查　可观察宫颈表面有无异型细胞及血管走向的改变;若宫颈明显糜烂可在阴道镜下多点取材活检。

2. 宫颈脱落细胞学检查　为子宫脱垂术前常规检查,如有异常可行宫颈活组织检查。

3. 腹部B超检查　观察子宫大小、形态,宫颈是否延长以及双侧附件情况。

（四）心理社会状况

由于长期的子宫脱出使患者行动不便,不能从事体力劳动,大小便异常、性生活受到影响,患者常出现焦虑、情绪低落;因保守治疗效果不佳而悲观失望,产生自卑感,不愿与他人交往。

（五）治疗原则

除非合并压力性尿失禁,无症状的患者不需治疗。有症状者可采用保守或手术治疗,治疗以安全简单和有效为原则。

1. 保守治疗 用于 Ⅰ 度轻型子宫脱垂、年老不能耐受手术或有生育需求的患者。

（1）支持疗法:加强营养,合理安排休息和工作,避免重体力劳动;积极治疗便秘、慢性咳嗽,消除慢性腹压增加因素。

（2）盆底肌肉锻炼:可增加盆底肌肉群的张力。盆底肌肉(肛提肌)锻炼,也称为 Kegel 锻炼。可用于所有程度子宫脱垂患者,重度者可手术辅以盆底肌肉锻炼治疗。指导患者行收缩肛门运动,用力收缩盆底肌肉 3 秒以上后放松,每次 10～15 分钟,每日 2～3 次。

（3）子宫托治疗:子宫托(图 18-3)是一种支持子宫和阴道壁并使其维持在阴道内而不脱出的工具。多适用于患者全身状况不适宜手术;妊娠期和产后;手术前放置可促进膨出面溃疡的愈合。子宫托分为支撑型和填充型,前者用于程度稍轻患者,后者用于重度患者。

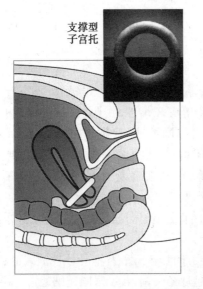
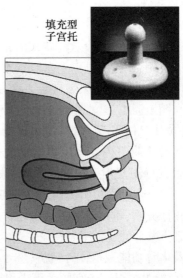

支撑型子宫托　填充型子宫托

图 18-3 各式子宫托

（4）中药和针灸:补中益气汤(丸)等有促进盆底肌张力恢复、缓解局部症状的作用。

2. 手术治疗 凡保守治疗无效或 Ⅱ、Ⅲ 度子宫脱垂者均可考虑手术治疗。根据患者年龄、生育要求及全身健康状况分别采取不同手术方式以缓解症状、恢复正常的解剖位置和脏器功能,有满意的性功能并能够维持效果。常选用曼氏手术(Manchester 手术)、经阴道子宫全切除及阴道前后壁修补术、阴道封闭术、盆底重建手术。

四、主要护理诊断/医护合作性问题

1. 焦虑 与长期子宫脱出影响正常生活及不能预料手术效果有关。

2. 慢性疼痛 与子宫下垂牵拉韧带、宫颈,阴道壁溃疡有关。

3. 排便异常 与阴道前后壁膨出有关。

五、计划与实施

预期目标:患者能表达焦虑的原因,能有效地应对,焦虑程度减轻;患者能应用减轻疼痛的方法;治疗后疼痛消失;排便正常。

(一)一般护理

1. 加强营养,进食高蛋白、高维生素饮食,卧床休息,积极改善患者的一般情况。避免重体力活动,保持大便通畅,积极治疗慢性咳嗽、便秘等增加腹压的原发疾病。指导患者保持外阴清洁、干燥,使用吸水性强、透气性好的纸垫。

2. 教会患者做盆底肌肉、肛门肌肉的运动锻炼,增加盆底肌肉群张力,促进盆底功能的恢复。绝经后妇女可遵医嘱适当补充雌激素,以增加肌肉筋膜组织张力。

(二)专科护理

1. 教会患者子宫托的正确取放方法

(1)放托:嘱患者排尽大小便并洗净双手,取蹲位双腿分开,一手持子宫托盘呈倾斜位进入阴道内,然后将托柄边向内推,边向阴道顶端旋转,使托盘到子宫颈,向下屏气,使托盘吸附于宫颈。然后,将托柄弯度朝前,对正耻骨弓后面。

(2)取托:手捏子宫托柄,上、下、左、右轻轻摇动,等负压消失后向后外方牵拉,子宫托可自阴道滑出。

(3)注意事项:放置前阴道应有一定水平的雌激素作用。绝经后妇女可选用阴道雌激素霜剂,一般在用子宫托前 4~6 周开始应用,并在放托的过程中长期使用。应选择大小合适的子宫托,放置后无脱出又无不适感;每天早上放入,睡前取出,消毒备用,以免过久压迫生殖道导致生殖道糜烂、溃疡甚至瘘;月经期停止使用;上托后分别于第 1、3、6 个月时到医院检查 1 次,以后每 3~4 个月到医院复查。

2. 术前护理 术前 5 天开始行阴道准备,每天坐浴 2 次,一般采取 1:5000 的高锰酸钾或 0.02% 的聚维酮碘(碘伏)液;Ⅱ、Ⅲ度子宫脱垂特别是有溃疡者,行阴道冲洗后局部涂 40% 紫草油或含抗生素的软膏,并勤换内裤。因子宫颈无感觉,易导致患者局部烫伤,应特别注意冲洗液的温度,一般在 41~43℃为宜,冲洗后戴上无菌手套将脱垂的子宫还纳于阴道内,让患者平卧于床上半小时;用清洁的卫生带或丁字带支托下移的子宫,避免子宫与内裤摩擦,减少异常分泌物;积极治疗局部炎症,按医嘱使用抗生素及局部涂含雌激素的软膏。

3. 术后护理 术后应卧床休息 7~10 天;留置尿管 5~7 天;禁饮 6~8 小时,24 小时后进流质,3 天后改半流质,5 天后普食;每日行外阴擦洗两次,注意观察阴道分泌物的特点;应用抗生素预防感染。避免增加腹压的动作,如蹲、咳嗽等;用缓泻剂预防便秘;其他护理同一般会阴部手术患者的护理。

(三)心理护理

子宫脱垂患者由于长期受疾病折磨,往往有烦躁情绪,护士应用亲切的态度对待患者,引导患者说出自身担忧的问题和心理感受,并给予安慰,针对其具体思想活动做好心理疏导,耐心地向患者及家属讲解子宫脱垂的知识和预后;做好家属工作,让家属理解患者,协助患者早日康复。

（四）健康教育

1. 术后休息 3 个月，半年内避免重体力劳动。术后 2 个月返院复查伤口愈合情况；3 个月后再到门诊复查，医师确认完全恢复后方可恢复性生活。

2. 积极开展计划生育，提倡晚婚晚育，防止生育过多、过密。

3. 加强产褥期保健，提倡做产后保健操。

4. 注意饮食结构，避免辛辣刺激性食物，保证营养素和粗纤维素的摄入，积极治疗慢性咳嗽、习惯性便秘，避免长时间腹压增加因素的存在。

六、护理评价

1. 患者能说出减轻焦虑的措施，并能积极应用。

2. 患者自述疼痛减轻或消失。

3. 患者恢复正常排便。

第三节 尿 瘘

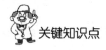

关键知识点

▲ 临床上以膀胱阴道瘘和输尿管阴道瘘最为多见。

▲ 术后护理是保证尿瘘修补手术成功的重要环节。

尿瘘(urinary fistula)又称泌尿生殖瘘(urogenital fistula)，是生殖道与泌尿道之间形成的异常通道，表现为尿液自阴道排出，不能控制。尿瘘可发生在生殖道与泌尿道之间的任何部位，根据解剖位置分为尿道阴道瘘、膀胱阴道瘘、膀胱宫颈瘘、膀胱尿道阴道瘘、膀胱宫颈阴道瘘、输尿管阴道瘘及膀胱子宫瘘(图 18-4)。临床上以膀胱阴道瘘和输尿管阴道瘘最为多见，有时可并存两种或多种类型尿瘘。

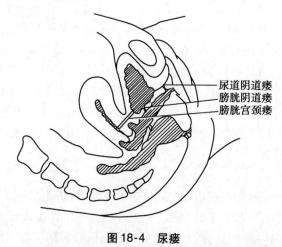

尿道阴道瘘
膀胱阴道瘘
膀胱宫颈瘘

图 18-4 尿瘘

一、病　　因

常见尿瘘为产伤和妇科盆腔手术损伤所致的膀胱阴道瘘和输尿管阴道瘘。尿道阴道瘘通常是尿道憩室、阴道前壁膨出或压力性尿失禁的手术并发症。

1. 产伤　曾经是引起尿瘘的主要原因,如今在发达国家已不存在,现仅发生在医疗条件落后的地区,多因难产处理不当所致。根据发生机制不同,可分为坏死型和创伤型。坏死型尿瘘是由于骨盆狭窄、胎儿过大或胎位异常所致头盆不称,产程延长,特别是第二产程延长者,阴道前壁、膀胱、尿道长时间被挤压在胎头与耻骨联合之间,以致局部组织缺血、坏死脱落而形成;创伤型尿瘘是产科助产手术,尤其是产钳助产或剖宫产手术时操作直接损伤所致。

2. 妇科手术损伤　近年妇科手术所致尿瘘的发生率有上升趋势,经腹部或经阴道手术损伤均可能导致尿瘘。通常是由于手术时分离粘连组织,伤及膀胱、输尿管或输尿管末端游离过度,造成膀胱阴道瘘和输尿管阴道瘘。主要原因是术后输尿管血供减少引发迟发性缺血性坏死而致。

3. 其他　外伤、放射治疗后、膀胱结核、晚期生殖泌尿道肿瘤、子宫托安放不当、局部药物注射治疗等均能导致尿瘘,但并不多见。

二、护理评估

(一)临床表现

1. 症状

(1)漏尿:产后或盆腔手术后出现阴道无痛性持续性流液是最常见、最典型的临床症状。根据瘘孔位置,可表现为持续漏尿、压力性尿失禁、膀胱充盈性漏尿、体位性漏尿等。如膀胱阴道瘘通常不能控制排尿,尿液均由阴道流出;尿道阴道瘘仅在膀胱充盈时才漏尿;一侧性输尿管阴道瘘因健侧尿液仍可进入膀胱,在漏尿同时仍有自主排尿;膀胱内瘘孔极小或瘘道曲折迂回者在取某种体位时可能暂时不漏尿,在体位变更后仍可能出现漏尿。出现漏尿的时间因病因不同而有区别,分娩时压迫及手术组织剥离过度所致坏死型尿瘘,多在产后及手术后3~7天开始漏尿;手术时直接损伤者术后立即开始漏尿;根治性子宫切除的患者常在术后10~21日发生尿瘘,多为输尿管阴道瘘;放射损伤所致漏尿时间晚且常合并粪瘘。

(2)外阴皮肤炎症:由于尿液长期浸渍刺激引起。常发生在外阴部甚至臀部及大腿内侧,可出现湿疹或皮炎,患者感外阴瘙痒、烧灼感,行动不便等。

(3)尿路感染:可合并泌尿道逆行感染,出现尿频、尿急、尿痛等症状。

(4)闭经:约15%的患者出现闭经或月经失调,原因不清,可能与精神创伤有关。

2. 体征　部分患者外阴、臀部及大腿内侧皮肤可见炎症、皮疹,甚至浅表溃疡。可见或进一步检查有尿液自阴道漏出。较大的瘘孔可以触及、看到,瘘孔较小或位于耻骨联合后方难以暴露时,嘱患者取膝胸卧位,咳嗽时可见尿液自瘘孔溢出。

(二)健康史

1. 详细询问患者,了解其有无难产史及盆腔手术史,是否有结核、肿瘤病史及放疗史。

2. 仔细了解发生漏尿的时间和漏尿的表现,结合患者的感受,评估其目前存在的主要问题。

（三）辅助检查

妇科检查以明确瘘孔的部位、大小及其周围瘢痕情况，了解阴道有无狭窄、尿道是否通畅、以及膀胱容积大小等，注意观察尿液自阴道流出的方式。

1. 亚甲蓝试验　目的是诊断患者漏孔位置及类型。将 3 个棉球逐一放在阴道顶端、中 1/3 处和远端。将 300ml 稀释亚甲蓝溶液经尿道注入膀胱，然后逐一取出棉球，根据蓝染棉球是在阴道上、中、下段估计瘘孔的位置。若见到有蓝色液体经阴道壁小孔溢出者为膀胱阴道瘘；自宫颈口流出者为膀胱宫颈瘘；棉球无色提示可能为输尿管阴道瘘。

2. 靛胭脂试验　在亚甲蓝试验不能确诊时，静脉推注靛胭脂 5ml，5～10 分钟内见蓝色液体自阴道顶端流出者为输尿管阴道瘘。

3. 膀胱镜、输尿管镜检查　了解膀胱容积、黏膜情况，有无炎症、结石、憩室，明确瘘孔的位置、大小、数目及瘘孔和膀胱三角的关系等。从膀胱向输尿管插入输尿管导管或行输尿管镜检查，可以明确输尿管瘘的部位。

4. 影像学检查　静脉肾盂造影有助于输尿管阴道瘘及膀胱阴道瘘的诊断。逆行输尿管肾盂造影对于静脉肾盂造影没有发现的输尿管阴道瘘有辅助诊断作用。64 层螺旋 CT 尿路造影（CTU）已成为一种新的、非侵入性检查尿瘘的方法。

5. 肾图　能了解肾功能和输尿管功能情况。

（四）心理社会状况

尿瘘患者漏尿以及外阴皮炎、尿路感染，给患者的工作和生活带来诸多不便。由于担心别人的歧视、嫌弃，患者会表现为不愿出门、社交孤僻；家属和周围人群的不理解会加重患者的心理负担。了解患者对疾病的感受，家属对患者的态度及对漏尿的看法，有利于缓解护理对象的负性情感。

（五）治疗原则

手术修补为主要治疗方式，根据瘘孔类型和部位选择不同途径，绝大部分膀胱阴道瘘和尿道阴道瘘经阴道手术，输尿管阴道瘘则选择经腹手术。如肿瘤、结核所致的尿瘘，应积极治疗原发疾病；器械损伤造成的新鲜瘘孔，一经发现应立即手术；产后和妇科术后 7 日内发生的尿瘘，可留置导尿管持续开放 2～4 周，部分瘘孔有自愈的可能。如因感染、坏死所致尿瘘，当时不能手术或手术失败者，应在 3～6 个月后，待炎症水肿充分消退后再行修补术；结核或肿瘤放疗所致的尿瘘应在病情稳定 1 年后择期手术。手术时间应在月经净后的 3～7 天内，年老体弱不能耐受手术者，应考虑采用尿收集器保守治疗。

三、主要护理诊断/医护合作性问题

1. 皮肤完整性受损　与长期尿液刺激所致外阴皮炎有关。
2. 社交孤立　与长期漏尿，身体有异味，不愿与人交往有关。
3. 自我形象紊乱　与长期漏尿导致精神压力和消极的自我评价有关。

四、计划与实施

预期目标：住院期间，患者外阴皮炎得到控制；患者逐渐恢复正常的人际交往。

（一）一般护理

保持适当体位，一般采取使瘘孔高于尿液面的卧位。保持外阴清洁干燥，鼓励患者多饮

水,每天饮水量不少于3000ml,必要时遵医嘱静脉输液,以保证液体摄入,达到稀释尿液、自动冲洗膀胱的目的,减少酸性尿液对局部皮肤的刺激。

(二)术前护理

除了按一般外阴阴道手术患者准备外,应该积极控制外阴炎症,为手术创造有利条件,促进伤口愈合。

1. 术前3~5天用1:5000高锰酸钾溶液或0.02%的聚维酮碘(碘伏)液等坐浴。有外阴湿疹者坐浴后用红外线照射,然后局部涂抹氧化锌软膏,使局部干燥,待愈合后再行手术。

2. 老年妇女或闭经患者遵医嘱术前口服雌激素半个月或使用雌激素软膏涂擦阴道,促进阴道上皮增生,促进术后伤口愈合。

3. 尿液检查,有尿路感染者应先控制感染,再行手术。

4. 术前30分钟开始应用抗生素预防感染。

5. 必要时术前给予地塞米松,促进瘢痕软化。

(三)术后护理

术后护理是保证尿瘘修补手术成功的关键,除按外阴、阴道手术术后常规护理外,应注意以下几个方面。

1. 会阴护理 保持外阴部清洁干燥,应每日用1:2000新洁尔灭液或1:5000高锰酸钾液会阴擦洗2次/日,或碘伏外阴擦洗2次/日。

2. 体位护理 根据患者瘘孔位置采取相应的体位,使瘘孔处于高位,减少尿液对修补伤口处的浸渍,促进伤口愈合。如膀胱阴道瘘患者应取俯卧位;瘘孔在侧面者应选健侧卧位。

3. 尿管护理 术后留置尿管10~14日,注意保持引流通畅,防止脱落和阻塞,以免膀胱过度充盈影响伤口愈合。尿管拔除前应训练膀胱功能,拔管后协助患者每1~2小时排尿1次,以后逐步延长排尿时间。

4. 术后每日补液3000ml,以增加尿量,起到冲洗膀胱、防止尿路感染的作用。

5. 已服用雌激素制剂者,术后继续服用。

6. 指导患者加强盆底肌锻炼,预防咳嗽便秘等,并尽量避免做增加腹压的动作。

(四)心理护理

多与患者接触,理解其心理感受,不能因异常气味而疏远患者。关心体贴患者,用亲切的言语让其体会到关爱。将治疗和护理计划告诉患者及家属,让其知道手术的必要性,树立信心、消除思想顾虑,积极配合治疗。若家属对患者有偏见者,要积极做好家属的解释工作。

(五)健康教育

1. 向患者说明继续服用雌激素及抗生素等药物的目的。

2. 鼓励患者适当活动,3个月内禁止性生活及重体力劳动。

3. 平衡饮食,粗细搭配,保证摄入高蛋白、高维生素、高纤维素、低脂肪饮食。

4. 每日清洗外阴,勤换内裤,避免外阴皮肤刺激。

5. 出院后如有漏尿者或其他异常,及时就诊。

6. 如手术失败,嘱患者尽量保持外阴清洁,避免外阴皮肤受酸性尿液刺激,告知下次手术时间,保持心情平衡,正确面对疾病,鼓励患者树立信心。

五、护 理 评 价

1. 出院时,患者外阴、臀部的皮疹消失。
2. 患者能与其他人进行正常的沟通与交流。
3. 患者自我肯定,在治疗全过程能积极配合。

第四节　不 孕 症

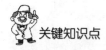

关键知识点

　　▲女性卵母细胞、男性精子和男女生殖道解剖与功能,任何一个环节的异常均可以导致不孕(育)症的发生。
　　▲女方不孕的常见原因有盆腔因素和排卵障碍。
　　▲护理重点是让夫妻双方理解不孕症相关的诊断检查或治疗流程,关注其心理状况及健康教育。

　　女性无避孕有正常性生活至少12个月而未孕,称为不孕症(infertility),男性则称为不育症。不孕症分为原发性和继发性两大类,既往从未有过妊娠史,未避孕而从未妊娠者为原发性不孕;既往有过妊娠史,而后未避孕连续12个月未孕者称继发性不孕。不孕症发病率因国家、民族和地区不同存在差别,我国不孕症发病率为7%~10%。

一、病　　因

　　阻碍受孕的因素包括女方、男方和男女双方或不明原因。

　　1. **女性不孕因素**

　　(1)盆腔因素:约占不孕不育症病因的35%。包括:①输卵管异常、慢性输卵管炎(淋病奈瑟菌、结核分枝杆菌、沙眼衣原体等感染)引起伞端闭锁,或输卵管黏膜破坏,使输卵管完全阻塞或积水导致不孕;②盆腔粘连、盆腔炎症、子宫内膜异位症、结核性盆腔炎等均可引起局部或广泛的疏松或致密粘连,造成盆腔、输卵管功能和结构的破坏;③子宫内膜异位症所致不孕的确切关系和机制尚不完全清楚,多由盆腔和子宫腔免疫机制紊乱导致排卵、输卵管功能、受精、黄体生成和子宫内膜接受性多个环节对妊娠产生影响;④子宫内膜病变,以子宫内膜炎症、粘连、息肉等多见;⑤子宫肌瘤,包括黏膜下子宫肌瘤、体积较大影响宫腔形态的肌壁间肌瘤可对妊娠产生影响;⑥生殖器肿瘤,与不孕的关系并不确定,有内分泌功能的卵巢肿瘤造成的持续无排卵可影响妊娠;⑦生殖道发育畸形,包括子宫畸形(纵隔子宫和双角子宫较为常见)、先天性输卵管发育异常等,可能引起不孕和流产。

　　(2)排卵障碍:占25%~35%。主要原因有:①持续性无排卵;②多囊卵巢综合征;③卵巢早衰和卵巢功能减退;④先天性性腺发育不良;⑤低促性腺激素性性腺功能不良;⑥高催乳素血症;⑦黄素化卵泡不破裂综合征等。

　　2. **男性不育因素**　　主要是生精障碍和输精障碍。

　　(1)精液异常:性功能正常,先天或后天原因所致精液异常,表现为无精、弱精、少精、精子发育停滞、畸精症等。

(2)性功能异常:外生殖器发育不良或勃起障碍、不射精、逆行射精等,使精子不能正常射入阴道内,均可造成男性不育。

(3)免疫因素:男性生殖道免疫屏障被破坏的情况,精子、精浆在体内产生对抗精子抗体,射出的精子产生凝集而不能穿过宫颈黏液。

3. 男女双方因素

(1)缺乏性生活基本知识:男女双方都缺乏性生活基本知识,不了解生殖系统的解剖和生理结构而导致不正确的性生活。

(2)精神因素:夫妇双方过分盼望妊娠,性生活紧张而出现心理压力。此外,工作压力、经济负担、家人患病、抑郁、疲乏等都可以导致不孕。

4. 不明原因不孕 男女双方可能同时存在的不孕因素,占不孕病因的10% ~20%,是一种生育力低下的状态,依靠现今检查方法尚无法确诊。

二、护理评估

(一) 健康史

应从家庭、社会、性生殖等方面全面评估既往史和现病史。

1. 男方健康史 包括询问既往有无影响生育的疾病史及外生殖器外伤史、手术史。如有无生殖器官感染史,如睾丸炎、腮腺炎、前列腺炎、结核病等。手术史包括疝修补术、输精管切除术等病史。了解个人生活习惯、嗜好以及工作、生活环境,详细询问婚育史、性生活情况,有无性交困难。

2. 女方健康史 包括年龄、生长发育史、生育史、同居时间、性生活状况、避孕状况、家族史、手术史、其他病史及既往史。重点是月经史(初潮、经期、周期、经量、痛经等)、生殖器官炎症史(盆腔炎、宫颈炎、阴道炎)及慢性疾病史。对继发不孕,应了解以往流产或分娩情况,有无感染史等。

3. 双方相关资料 包括结婚年龄、婚育史、是否两地分居、性生活情况(性交频率、采用的避孕措施、有无性交困难)、烟酒嗜好等。

(二) 辅助检查

1. 男方检查 在全身检查基础上,应注意外生殖器有无畸形或病变,如阴茎、阴囊和前列腺的大小和形状等。不孕夫妇应首选精液常规检查。正常情况下每次排出精液量为2 ~6ml,平均为3 ~4ml,精液量 <1.5ml 为异常;正常 pH 为7.0 ~7.8,在室温中放置5 ~30 分钟内完全液化,总精子数≥40×10^6/L;精子密度$(20 \sim 200) \times 10^9$/L,精子活率 >50%,正常精子占66% ~88%。

2. 女方检查

(1)卵巢功能检查:包括基础体温测定、宫颈黏液结晶检查、阴道脱落细胞涂片检查、B型超声监测卵泡发育、月经来潮前子宫内膜活组织检查、女性激素测定等,了解卵巢有无排卵及黄体功能状态。

(2)输卵管功能检查:常用的方法有子宫输卵管通液术、子宫输卵管碘油造影、B型超声下输卵管过氧化氢溶液通液术、腹腔镜直视下行输卵管通液(亚甲蓝液)等,有条件者也可采用输卵管镜,了解输卵管通畅情况。输卵管通液术是一种简便价廉的方法,但准确性不高。

新型光纤显微输卵管镜能直视整条输卵管是否有解剖结构的改变,黏膜是否有粘连和损坏,并可进行活检及分离粘连等,能显著改善输卵管性不孕的诊治。

(3)宫腔镜检查:了解子宫内膜情况,能发现宫腔粘连、黏膜下肌瘤、内膜息肉、子宫畸形等。

(4)腹腔镜检查:进一步了解盆腔情况,直接观察子宫、输卵管、卵巢有无病变或粘连,并可结合输卵管通液术,直视下确定输卵管是否通畅,必要时在病变处取活检。

(5)性交后精子穿透力试验:上述检查未见异常时行性交后试验。根据基础体温表选择在预测的排卵期进行。试验前3日禁止性交,避免阴道用药或冲洗。性交后2~8小时内就诊,取阴道后穹隆液检查有无活动精子,验证性交是否成功,再取宫颈黏液观察,每高倍视野有20个活动精子为正常。

(6)免疫检查:是判断免疫性不孕的检查方法。包括精子抗原、抗精子抗体、抗子宫内膜抗体的检查,有条件者可进一步行体液免疫学检查,包括IgG、IgA、IgM等。

(三)心理社会状况

1. 心理影响　一旦患者被确认患有不孕症,可立刻出现"不孕危机"的情绪状态。曼宁(Menning)曾将不孕患者的心理反应描述为震惊、否认、愤怒、内疚、孤独、悲伤和解脱。

(1)震惊:生育能力被认为是女性的自然职能,女性对不孕症诊断的第一反应是震惊。以前使用过避孕措施的女性对此诊断也会感到惊讶。

(2)否认:是不孕患者经常出现的一种心理反应,特别是被确诊为不可治疗性不孕症后患者的强烈反应。如果否认持续时间过久,会影响患者的心理健康。

(3)愤怒:在得到可疑的临床和试验结果时,愤怒可能直接向配偶发泄。是在经历过一系列不孕症检查,而未得出异常诊断结果之后出现的一种心理反应,检查过程中的挫折感、失望感和困窘感会同时暴发。

(4)内疚和孤独:缺少社会支持者常常出现的一种心理反应。有时内疚感可能来源于既往的婚前性行为、婚外性行为、使用过避孕措施或流产。为了不让自己陷入不孕的痛苦状态中,不孕患者往往不再和有了孩子的朋友、亲戚交往,一个人忍受内疚和孤独。这种心理可能导致夫妇缺乏交流、降低性生活的快乐,造成婚姻的压力和紧张。

(5)悲伤:是确诊后患者的一种反应。悲伤源于丧失做孩子的母亲、丧失生育能力等。

(6)解脱:此阶段会出现一些负性的心理状态,如挫败、愤怒、自我概念低下、紧张、疲乏、强迫行为、焦虑、歇斯底里、恐惧、抑郁、失望和绝望。

漫长而繁杂的不孕症的诊断检查极大地影响了患者的生活,包括生理、精神、工作等。许多不孕症的诊断检查往往是介入性的,既引起患者的不适又花费很多的时间,所以在此期间患者往往出现抑郁、丧失自尊、丧失性快感、丧失自信、丧失希望。

2. 生理影响　多来源于激素治疗和辅助生殖技术治疗过程。即使不孕的原因在于男性,但大多数的介入性治疗方案(比如体外胚胎移植术)仍由女性承担,女性不断经历着检查、服药、手术等既费时又痛苦的过程。

3. 社会和宗教的影响　社会和宗教把不孕的责任更多的归结为女性因素,更有一些传统观念认为婚姻的目的就是在于传宗接代。

(四)治疗原则

针对不孕症的病因进行处理;根据具体情况采用辅助生殖技术;中医治疗以补肾益精,

调理冲任为原则,虚者宜温养肾气,补益冲任为主;实者以疏肝解郁或祛瘀化痰为主。此外,需调畅情志,房事有节。

三、主要护理诊断/医护合作性问题

1. 知识缺乏 与缺乏解剖和性生殖知识、缺乏性技巧有关。
2. 自尊紊乱 与不孕症诊治过程中繁杂的检查、无效的治疗效果有关。
3. 社交孤立 与缺乏家人的支持理解,不愿与他人沟通有关。

四、计划与实施

预期目标:患者能理解相关的诊断检查、治疗流程,积极配合医护人员的指导;可以表达对不孕的感受,评价其治疗效果;患者能够寻找自我控制的方法,可以正确评价自我能力,较好与他人沟通。

(一)一般护理

注意生活规律;戒烟酒;注意饮食均衡,加强营养、适当锻炼身体;避免精神紧张等情绪变化,保持健康心态。

(二)正确对待诊断性检查可能引起的不适

子宫输卵管碘油造影可能引起腹部痉挛感,术后持续 1~2 小时后好转。腹腔镜手术后 1~2 小时内可感到一侧或双侧肩部疼痛,可遵医嘱给予可待因或可待因类的药物予止痛。子宫内膜活检后可能引起下腹部的不适感,如痉挛、阴道流血。注意保持外阴清洁,2 周内禁止盆浴和性生活。

(三)用药护理

若患者服用克罗米酚类促排卵药物,护理人员应告之此类药物的不良反应。较多见的不良反应有经间期下腹一侧疼痛、卵巢囊肿、血管收缩征兆(如潮热),少见的不良反应如乏力、头昏、抑郁、恶心、呕吐、食欲增加、体重增加、风疹、皮疹、过敏性皮炎、复视、畏光、视力下降、多胎妊娠、自然流产、乳房不适及可逆性的脱发等。采取的护理措施包括:①教会患者在月经周期遵医嘱正确按时服药;②说明药物的作用及副作用;③提醒患者及时报告药物的不良反应如潮热、恶心、呕吐、头疼等;④指导患者在发生妊娠后立即停药;⑤若服用中药,宜饭后服或少量多次温服,防止损伤脾胃。补益药应文火久煎,鹿角胶、阿胶等应烊化服用,不宜放锅内同煎。

(四)教会患者提高受孕技巧

护理人员应指导患者提高妊娠率的方法:①保持健康状态,如注重营养、减轻压力、增强体质、纠正营养不良和贫血、戒烟、戒毒、不酗酒;②与伴侣进行沟通,谈论自己的希望和感受;③不要把性生活单纯看作是为了妊娠而进行;④在性交前、中、后勿使用阴道润滑剂或进行阴道灌洗;⑤不要在性交后立即入厕,应该卧床休息,并抬高臀部,持续 20~30 分钟,使精子易进入宫颈;⑥掌握性知识,学会预测排卵、选择排卵期前 2~3 天或排卵后 24 小时内性交,增加性交次数(每周 2~3 次)。

(五)心理护理

不孕症对于不孕夫妇来说是一个生活危机。将经历一系列的心理反应,护士应仔细评估不孕症患者所处的心理状态,给予不孕夫妇专业的指导,解除他们心中的疑虑,选择隐蔽

的沟通交流环境与夫妇同时或单独进行心理疏导,护士耐心倾听他们的心声并作出反馈,尊重他们的选择并提供支持。具体护理措施如下:

1. 协助选择人工辅助生殖技术　在不孕诊治过程中,患者往往会考虑治疗方案的选择,医护人员要帮助不孕夫妇了解各种辅助生殖技术的优缺点及其适应证。如配子输卵管内移植(GIFT)、体外受精与胚胎移植(IVF-ET)等具有较高妊娠率,但可以导致异位妊娠的发生率升高,并且辅助生殖技术引起的多胎妊娠发生率增高,可引起早产、胎盘功能低下等不良妊娠结局。

2. 帮助夫妇进行交流　可以使用一些沟通交流技巧,如倾听、鼓励等方法,帮助患者表达自己的心理感受,不要用简单的对错来评价患者的情感。同时,鼓励男方讨论他们和女性不同的心理感受,向男方解释女性面对不孕可能比男性承受更多的压力,若沟通不畅可能导致误解。

3. 提高患者的自我控制感　了解不孕患者过去处理压力的有效方法,指导患者采用放松方式,如适当的锻炼、加强营养、提出疑惑等减轻压力,获得自我控制感。

4. 降低患者的孤独感　不孕患者常常远离朋友和家人而缺乏社会及家庭的支持。护理人员应帮助不孕患者和她们的重要家人进行沟通,提高自我评价。

5. 提高患者的自我形象　鼓励患者维持良性的社会活动如运动、义工等。

6. 正视不孕症治疗的结局　不孕症治疗结局包括:①治疗失败,妊娠丧失。如果是因为异位妊娠导致妊娠失败,患者往往感到失去了一侧输卵管,此时患者会悲伤和痛苦。②治疗成功,发生妊娠。此时期她们的焦虑并没有减少,常常担心在分娩前出现不测,即使娩出健康的新生儿,她们仍需要他人帮助自己确认事实的真实性。③治疗失败,停止治疗。一些不孕夫妇因为经济、年龄、心理压力等因素放弃治疗,可能会领养孩子,护理人员应对她们的选择给予支持。

(六)健康教育

接受婚前教育,介绍与受孕有关的各个环节。教会患者配合检查及自测基础体温,预测排卵期,适宜的性交次数及时间等。预防和治疗妇科疾病,注意经期卫生,避免或减少人工流产手术,避免继发性不孕。帮助患者调适心理,鼓励其纠正一些错误观念,指导患者及家属正确对待不孕问题。

五、护 理 评 价

1. 不孕夫妇陈述获得了正确的有关不孕的信息。
2. 不孕夫妇表现出具有良性的对待不孕症的态度。
3. 患者表达出自己对不孕的感受,包括正性或负性的。

思考题

1. 蒋女士,24岁,因"突发左下腹坠痛3天"入院。患者平时月经规律,4~5天/28~30天,痛经(+),有时需服止痛药缓解。3天前无明显诱因突发左下腹疼痛不适,呈阵发性坠痛,疼痛难忍,无阴道出血,无恶心、呕吐、尿频、尿急等症状,入院后查血常规正常,尿妊娠实验(-),妇科B超检查提示:左附件区囊性占位(大小约5.7cm×5.0cm)。

(1)该患者最可能的医疗诊断是什么?

(2)还需要收集哪些重要信息?

2. 蒋女士完善相关检查后,高度怀疑为左侧卵巢子宫内膜异位囊肿,医嘱:行腹腔镜下左侧附件囊肿剥除术。

(1)写出该患者2个护理诊断/医护合作性问题。

(2)为患者提供腹腔镜术后的护理措施。

3. 吴女士,52岁,G_5P_3,绝经3年,阴道口脱出肿物2年,开始平卧休息时能回纳,近3月来经休息亦不能回纳,大笑、咳嗽时有尿液流出,伴腰酸及下坠感。妇科检查:会阴Ⅱ度陈旧性裂伤,宫颈光滑、肥大,宫颈外口及部分子宫体脱出阴道外口,阴道前壁球形膨出,子宫略小,活动,双侧附件无异常。

(1)该患者最可能的医疗诊断是什么?

(2)还需要收集哪些重要信息?

4. 吴女士诊断为"子宫脱垂Ⅱ度重型、阴道前壁膨出、会阴陈旧性裂伤Ⅱ度",拟行手术治疗。

(1)写出该患者2个护理诊断/医护合作性问题。

(2)为患者提供术前的护理措施。

5. 张女士,30岁,身高140cm,因"孕40周、滞产"行产钳助产分娩,产后10天开始出现阴道流液。妇科检查:外阴已婚经产式,窥开阴道见前壁小孔,有清凉液体溢出,亚甲蓝试验可见液体呈蓝色。

(1)该患者最可能的医疗诊断是什么?

(2)针对该患者,应该给予哪些护理措施?

(王 琼)

第十九章

计划生育妇女的护理

学习目标

识记：
1. 计划生育的主要内容。
2. 避孕方法的分类。
3. 人工流产综合征的定义。

理解：
1. 宫内节育器安置术的放置时间。
2. 药物流产的副作用。

运用：
1. 运用护理程序为人工流产妇女提供护理。
2. 能够对采用宫内节育器避孕的妇女进行正确的健康指导。

计划生育(family planning)是我国的一项基本国策，是通过采取科学的方法实施生育调节，控制人口数量，提高人口素质，使人口增长和经济、资源和社会发展计划相适应。随着 21 世纪中国人口与发展总体目标的提出，实施计划生育与生殖健康优质服务，普及优生优育、生殖健康知识，开展避孕措施的知情选择，加强流动人口计划生育管理等工作已成为人口与经济、社会、资源、环境相互协调的可持续发展的根本保证。为了顺应国情的变化和时代的发展，在 2015 年 12 月 27 日，全国人大常委会表决通过了人口与计划生育法修正案，其主要内容包括：①节育：从 2016 年 1 月 1 日起，全国统一实行全面二孩政策，提倡一对夫妇生育两个子女；②优生优育：通过遗传咨询、出生缺陷干预等方法提高出生人口素质。

节育和优生优育均是计划生育基本国策的重要内容，本章主要介绍节育措施，包括避孕的方法及避孕失败的补救措施。

第一节　计划生育妇女的一般护理

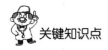
关键知识点

▲ 重视实施计划生育妇女的心理护理及健康知识宣教。

▲ 指导计划生育妇女选择安全、有效、简便、经济、可逆的避孕措施,避免行人工终止妊娠手术,是计划生育工作中的重点内容。

常见的计划生育措施包括避孕措施(工具避孕、药物避孕和其他避孕方法)、绝育措施(女输卵管结扎术、男输精管结扎术等)及避孕失败补救措施(早期人工流产术、中期妊娠引产术)。计划生育措施不仅关系到女性的身心健康,还关系到家庭的幸福和社会的和谐,医务人员要严格掌握其适应证,对计划生育妇女进行正确的指导及护理。

一、护理评估

1. 身体状况　评估妇女的体重、生命体征是否正常,全身及生殖系统有无疾病或畸形。

2. 健康史　了解妇女既往健康状况、月经史、婚育史及药物过敏史、避孕方式、最近一次性交时间;了解既往采取的计划生育措施、拟行计划生育措施及原因。

3. 心理社会状况　了解妇女对拟行计划生育措施的相关知识掌握程度及手术合作程度。由于缺乏对生殖器官的认识和计划生育的相关知识,多数妇女会有紧张、担心影响性生活和生育功能等心理。

4. 辅助检查　必要时行血常规、肝肾功能、凝血功能、心电图、X线检查等。

二、主要护理诊断/医护合作性问题

1. 知识缺乏　缺乏与计划生育措施相关的知识。
2. 焦虑　与担心计划生育措施的副作用有关。
3. 有感染的危险　与侵入性的子宫腔手术操作有关。
4. 潜在并发症:人工流产综合征、出血、子宫穿孔等　与人流术有关。

三、计划与实施

预期目标:妇女了解计划生育的相关知识;焦虑缓解;妇女积极配合计划生育措施,没有发生并发症。

(一)一般护理

为实施计划生育的妇女提供安静、安全及舒适的休息环境;监测生命体征尤其是体温;了解进食、活动及排泄情况并针对性指导。

(二)专科护理

严格掌握计划生育措施的适应证,配合医生给予育龄妇女正确有效的计划生育建议及措施,做好如下医护配合:

1. 宫内节育器安置术、取出术　积极做好术前准备,严格掌握适应证,密切观察术中、术后情况,预防感染的发生。

2. **人工流产术** 术前严格消毒、做好相关物品准备;术中密切观察有无人工流产综合征或子宫穿孔等并发症的表现,一经出现,立即暂停手术,配合医生做好相应抢救措施。

3. **引产术**

(1)术前3天禁止性生活;术前行下腹部及会阴部皮肤准备;术前严格消毒。

(2)引产术后应尽量减少活动,防止突然破水或水囊脱落。注意观察生命体征,严密观察并记录宫缩开始时间、宫缩持续时间、间隔时间、胎心、胎动消失时间及阴道流血等情况。发现临产征象及时送入产房待产。

(3)产后仔细检查软产道及胎盘的完整性,通常待组织排出后常规行清宫术。注意观察产后宫缩、阴道流血及排尿情况。

(4)指导产妇采取回奶措施,嘱其保持外阴清洁,预防感染。

4. **药物流产** 详细讲解药物的使用方法及注意事项,指导受术者正确服药;用药后应严密观察生命体征、阴道流血量、有无妊娠物排出;如出血量多或不全流产者应及时行清宫术;阴道出血时间长者应给抗生素预防感染;为保证安全,药物流产应在具备相应抢救条件的医疗机构或计划生育技术服务机构进行,切不可图方便自行买药在家服用。

(三)心理护理

减轻焦虑,鼓励妇女表达内心感受,关心体贴妇女,帮助改变错误认识,缓解焦虑程度。

(四)健康教育

1. **宫内节育器安置术** ①术后休息3日,1周内避免重体力劳动,2周内禁性生活及盆浴,3个月内经期或大便时注意有无节育器脱落;②注意保持外阴清洁;③病情观察:术后可有少量阴道出血或轻微下腹及腰骶部不适,为正常现象,如出现腹痛、发热、出血多时应随时就诊;④复查:术后1个月、3个月、6个月、1年各复查1次,以后每年复查1次。

2. **宫内节育器取出术** ①取器时间以月经干净3~7天为宜,出血多者随时可取;②术后休息1天,术后2周内禁止性生活和盆浴,并保持外阴清洁。

3. **人工流产术** 保持外阴清洁,负压吸宫术后休息2周,钳刮术后休息2~4周,1个月内禁止盆浴、性生活;有腹痛或出血多者,应随时就诊。

4. **引产术** 产后康复期注意休息,加强营养,保持心情愉快。产后6周内禁止性生活及盆浴,为产妇提供适宜的避孕指导或优生咨询。

5. **药物避孕** 详细讲解药物的使用方法、频次、用量、注意事项;告知激素类药物可能会出现类早孕反应、月经改变、颜面部色素沉着等副作用,症状较重可寻求医护人员的指导和帮助,但不能随意减量、漏服;紧急避孕药只能在无保护性生活后紧急情况下使用,不能代替常规避孕方法。

四、护 理 评 价

1. 受术者能说出所行计划生育措施的目的、注意事项,能向医护人员说出心中的顾虑,紧张焦虑情绪缓解。

2. 受术者能积极配合计划生育措施,及时发现并发症并得到正确有效的处理。

第二节 常用避孕方法

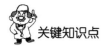
关键知识点

▲ 目前常用的避孕方法有工具避孕、药物避孕和其他避孕。

▲ 节育器是目前我国育龄妇女的主要避孕措施,具有安全、有效、简便、经济、可逆的特点。

▲ 正确使用阴茎套可预防性传播疾病。

避孕是计划生育的重要组成部分,是指采用科学手段使妇女暂时不受孕。主要通过控制生殖过程中的三个关键环节发挥作用:①抑制排卵;②阻止精子与卵子相结合;③使宫腔环境不利于精子获能、生存,或不适宜受精卵着床和发育。目前常用的避孕方法有工具避孕、药物避孕、紧急避孕、安全期避孕等,各有其适应证及优缺点。

一、工具避孕

工具避孕的原理是通过阻止精子和卵子结合或改变宫腔内环境从而达到避孕目的。

（一）宫内节育器（intrauterine device,IUD）

宫内节育器是目前我国育龄妇女主要避孕措施,具有安全、有效、方便、经济、可逆性等特点。主要分为惰性宫内节育器和活性节育器两类(图 19-1)。

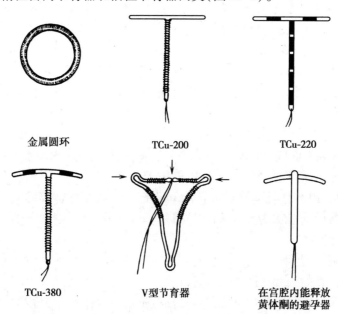

金属圆环 　　 TCu-200 　　 TCu-220

TCu-380 　　 V型节育器 　　 在宫腔内能释放黄体酮的避孕器

图 19-1 常用的宫内节育器

目前我国广泛使用的是活性宫内节育器。活性宫内节育器是第二代宫内节育器,含有活性物质如铜离子、激素及药物等,以提高避孕效果,减少副作用。主要分为含铜宫内节育器和含药宫内节育器两大类。

1. 含铜宫内节育器 是目前我国应用最广泛的宫内节育器。在宫内持续释放具有生物活性、有较强抗生育能力的铜离子而达到避孕。从形态上分为 T 型、V 型、宫型、伞型等多种形态。避孕效果与含铜的面积成正比,临床副作用主要表现为点滴出血。

(1)含铜 T 形宫内节育器(TCu-IUD):是我国临床最常用的 IUD,以塑料做支架,纵杆缠绕铜丝或在纵杆、横臂上套以铜管,尾部带有尾丝便于检查和取出。根据铜圈暴露于宫腔的面积不同可分为 TCu-200、Tcu-220C、Tcu-380A 等。缠绕铜丝的 TCu-IUD 放置年限为 5 ~ 7 年,套铜管型放置时间可达 10 ~ 15 年。

(2)含铜宫型宫内节育器(Vcu-IUD):其外形接近宫腔形态,带器妊娠、脱环率较低,但出血率较高,因此取出率较高。

(3)母体乐(MCu375):以聚乙烯为支架,呈伞状,两弧形臂上各有 5 个小齿,具有可塑性,可放置 5 年。

(4)元宫型宫内节育器:形态更接近宫腔形状,不锈钢丝呈螺旋状,内置铜丝,铜表面积为 $300mm^2$,分大中小号,无尾丝,可放置 20 年左右。

(5)含铜无支架宫内节育器(又称吉妮环):为 6 个铜套串在一根尼龙线上,可适应不同大小子宫,有尾丝,一般人群可放置 10 年。

2. 药物缓释宫内节育器 目前我国主要应用含孕激素 IUD 和含吲哚美辛 IUD 两类:通过将药物储存于节育器内,每日微量释放而达到避孕效果,降低副作用。

3. 避孕原理 宫内节育器的避孕机制尚未完全阐明,主要通过干扰受精卵着床及对精子和胚胎的毒性作用而发挥避孕作用。

(1)子宫内膜长期受到节育器异物刺激引起无菌性炎症反应,产生大量白细胞和巨噬细胞覆盖在子宫内膜表面,阻止受精卵着床。

(2)异物反应可损伤子宫内膜而产生前列腺素,输卵管蠕动减弱,受精卵的运行与子宫内膜发育不同步而影响着床。

(3)子宫内膜局部受压缺血,激活纤溶酶原,使局部纤溶活性增强,囊胚溶解吸收致不孕。

(4)带铜宫内节育器长期缓慢释放的铜离子被宫内膜吸收,局部浓度升高改变内膜依锌酶的活性(碱性磷酸酶和碳酸酐酶),影响 DNA 合成、糖原代谢及雌激素的摄入,使子宫内膜细胞代谢受到干扰,不利于受精卵着床及胚囊发育。

(5)含孕激素宫内节育器所释放的孕酮,可引起子宫内膜腺体萎缩和间质蜕膜化,不利于受精卵着床;孕酮可使宫颈黏液变稠而妨碍精子运行,还可影响精子的代谢,如氧的摄取及葡萄糖的利用过程。

4. 宫内节育器放置术

(1)适应证:凡育龄妇女自愿要求放置且无禁忌证者均可放置。

(2)禁忌证:①妊娠或可疑妊娠;②急、慢性生殖道炎症;③3 个月内有月经过多(左炔诺孕酮-IUD 除外)过频或不规则出血者;④生殖器官肿瘤或畸形、宫腔 <5.5cm 或 >9.0cm(除外足月分娩后、大月份引产后或放置含铜无支架 IUD);⑤宫颈口过松、重度撕裂(铜固定式 IUD 除外)或粘连狭窄者、子宫脱垂Ⅱ度以上者;⑥严重全身性疾病。

(3)放置时间:①月经干净后 3 ~ 7 日无性交;②产后 42 天,会阴伤口已愈合,子宫恢复正常者;③剖宫产术后 6 个月且月经复潮者;④人工流产术后(出血少、宫腔长度小于

10cm 者）。

（4）操作方法：

1）操作前准备：①询问病史,做体格检查、妇科检查；②做好术前咨询,受术者知情并签署同意书；③术前排空小便；④物品准备:安环包（内有阴道窥器 1 个、宫颈钳 1 把、子宫探针 1 把、卵圆钳 1 把、扩宫棒 5-7 号、放环器 1 个、剪刀 1 把、弯盘 1 个、治疗巾 1 张、洞巾 1 张、纱布 4 张、大棉签若干）,无菌手套 1 双,节育器 1 个,聚维酮碘溶液。

2）放置方法：患者排空膀胱,取膀胱截石位。常规冲洗外阴,消毒外阴部及阴道,铺洞巾。双合诊复查子宫大小、位置及附件情况。用阴道窥器暴露宫颈后,从内向外螺旋形消毒宫颈及阴道,以宫颈钳夹持宫颈前唇（前倾前屈子宫可夹持后唇）,用子宫探针顺子宫屈向探测宫腔深度,宫颈管较紧者用宫颈扩张器顺序扩张至 6 号。根据宫腔深度选择合适的节育器型号,用放环器将节育器推至宫腔底部,如为带有尾丝节育器在距宫口 2cm 处剪断。观察无出血后取下宫颈钳及窥器。

（5）护理要点:见本章第一节。

5. 宫内节育器取出术

（1）适应证：①因节育器副作用治疗无效或出现并发症者；②带器妊娠者；③改用其他避孕措施或绝育者；④计划再生育者；⑤放置期限已满需更换者；⑥围绝经期月经紊乱、闭经半年以上者。

（2）禁忌证:患生殖器官急性、亚急性炎症或严重全身性疾病。

（3）操作方法：

1）操作前准备：①询问病史,做体格检查、妇科检查,通过 B 型超声或 X 线检查等方法确定节育环是否在宫腔内、具体位置及型号；②做好术前咨询,受术者知情并签署同意书；③术前排空小便；④物品准备:取环包（内有阴道窥器 1 个、宫颈钳 1 把、子宫探针 1 把、卵圆钳 1 把、扩宫棒 5-7 号、取环钩 1 个、剪刀 1 把、弯盘 1 个、治疗巾 1 张、洞巾 1 张、纱布 4 张、大棉签若干）,无菌手套 1 双,聚维酮碘溶液。

2）取出方法：操作者应查看检查结果,确定宫腔内有无节育器以及具体位置和型号。常规消毒外阴、阴道及宫颈,双合诊妇科检查,有尾丝者,用血管钳夹住尾丝轻轻牵引取出；无尾丝者,先用子宫探针探清 IUD 位置,再用取环钩或长钳牵引取出。若遇取器困难,可在 B 型超声、X 线监视或借助宫腔镜取器。

（4）护理要点:见本章第一节。

6. 宫内节育器副作用及处理

（1）出血:常发生于放置节育器后 1 年内,最初 3 个月内最容易出现。主要表现为月经的改变如经量过多、经期延长或月经周期中期点滴出血。出血原因可能与节育器压迫致子宫内膜和血管内皮细胞损伤,释放大量前列腺素、纤溶酶原激活因子、激肽等物质,使血管通透性增加、纤溶系统活性增加有关,可根据情况给予止血、补铁、抗感染等治疗。如症状较重或持续时间达 3 个月以上无改善者,应考虑取环,安放其他类型或大小的节育环；也可改用其他避孕方法。

（2）腰酸腹胀:若节育器与宫腔大小或形态不符,可引起子宫过度收缩而致腰酸或下腹坠胀。如症状较轻无需处理,重症可休息或按医嘱给予解痉药物。上述处理无效者,应考虑更换合适的节育器为宜。

7. 宫内节育器的并发症及处理

（1）感染：放置宫内节育器时,若无菌技术操作不严或节育器尾丝过长可导致逆行感染,一旦发生感染,应用抗生素积极治疗并取出节育器。

（2）子宫穿孔、节育器异位：如术前未查清子宫位置和大小、术中操作不当,可引起子宫穿孔或节育器异位。哺乳期子宫软也易致穿孔。当发生 IUD 异位时,应及时采取有效措施经腹或经阴道取出。

（3）节育器嵌顿：多因节育器放置时损伤宫壁、放置时间过长、绝经后取 IUD 时间过晚等原因引起。一经确诊应尽早取环,以免引起子宫穿孔、损伤其他临近脏器或感染等后果。

（4）宫内节育器脱落：发生时间多见术后一年内尤其 3 个月内,发生原因多见于未将宫内节育器放置于子宫底;宫内节育器与子宫大小、形态不符;月经过多;术后劳动强度过大等。

（5）带器妊娠：如节育器放置位置不正确、节育器大小与子宫大小不匹配、节育器下移等原因可致带器妊娠。

（二）屏障避孕

屏障避孕是指利用屏障的方法阻止精子与卵子相遇而达到避孕的目的。该方法的优点是对身体无害,不干扰机体生理,若正确使用,避孕效果可靠。

1. 阴茎套　又称男性避孕套,为乳胶薄膜制成的长形套,性生活前套在阴茎上,防止精液流入阴道,是目前男性节育措施中最常用的方法,具有安全有效、方便价廉、可自行掌握等优点,还可预防性病或艾滋病的传播。若使用正确,避孕有效率可达95%。使用前应选择合适型号,并吹气检查有无漏孔;事后必须检查阴茎套有无破裂,若有破裂或使用中发生阴茎套脱落,需采取紧急避孕措施;避孕套为一次性使用,用后弃去。

2. 阴道套　又称女性避孕套（图 19-2）。使用方法:用示指和中指握住避孕套封闭端及内环,轻轻挤压并将内环推入阴道 5～7cm 深处,沿阴道后壁置入后穹隆前方,使外环贴在外阴处,并在外露的套内外加润滑剂或杀精子药。性生活后,握住外环旋转 1 周,使套口封闭,轻轻拉出丢弃。

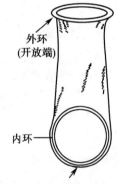

外环（开放端）

内环

图 19-2　阴道套

二、药物避孕

药物避孕是指通过女性服用甾体避孕药以达到避孕目的之方法,其成分主要为人工合成的雌激素及孕激素。

（一）避孕原理

1. 抑制排卵。

2. 改变宫颈黏液性状,不利于精子穿透。

3. 改变子宫内膜形态与功能,不利于孕卵着床。

（二）避孕药种类

目前国内外女用甾体类避孕药更替较快,主要有复方短效口服避孕药、复方长效口服避孕药、速效口服避孕药、长效避孕针及缓释系统避孕药等。

1. 复方短效口服避孕药　为雌、孕激素复方制剂,是问世最早应用最广泛的避孕药物。随着激素避孕的应用日益增多,第三代复方口服避孕药应运而生。根据整个周期中雌孕激素的剂量及比例变化可分为单相片、双相片及三相片3种类型。我国仅用单相片及三相片,适用于同居夫妇,尤其是新婚而暂时无生育意愿的夫妇。

使用方法:①单相片:于月经周期第5日开始服用第一片,每晚1片,连续服药22日,停药7日后服用第二周期。若漏服必须于次晨补服。若漏服2片,补服后需同时加用其他避孕措施。②三相片:于月经周期第3天开始服药,每晚1片,连续服药21日。

2. 复方长效口服避孕药　是以长效雌激素(炔雌醇)与孕激素配伍的复合片,每月服1片,方法简便,具有抑制排卵及一定抗着床作用,复方长效口服避孕药因其激素含量大,副作用多,市场上已很少见。

3. 速效避孕药(探亲避孕药)　此类药物的服用时间不受月经周期限制,适用于探亲夫妇。药物成分除双炔失碳酯外,均为孕激素类制剂或雌、孕激素复合制剂。

4. 长效避孕针　目前有单纯孕激素类和雌、孕激素混合类两种。单纯孕激素类因不含雌激素故可在哺乳期使用,但易并发月经紊乱,雌、孕激素混合类制剂发生月经紊乱较少。

5. 紧急避孕药　是指在无防护措施的性生活或避孕失败后的3天内,通过服药以避免非意愿妊娠的一类避孕措施。目前主要有激素类和非激素类两种。

6. 缓释避孕药　又称缓释系统避孕药。是指将避孕药(主要是孕激素)与具备缓释性能的高分子化合物制成多种剂型,使避孕药在体内持续恒定进行微量释放,起长效避孕作用。目前常用的有皮下埋植剂、阴道药环、皮下微球和微囊避孕针、皮肤避孕贴片等。

7. 阴道用避孕药　此类药物是通过阴道给药,以杀精或改变精子功能达到避孕目的。

(三) 适应证

要求避孕的健康育龄妇女,无使用甾体避孕药的禁忌证者,均可使用。

(四) 禁忌证

1. 严重的心脑血管疾病患者。

2. 肝肾功能不全者。

3. 生殖系统肿瘤患者或原因不明的阴道异常流血者。

4. 哺乳期妇女。

5. 月经失调患者。

6. 其他使用后有严重不良反应的患者。

三、其他避孕方法

1. 安全期避孕法　避开排卵日期前后进行性交而达到避孕目的,称为安全期避孕法。一般妇女月经周期28~30天,在下次月经前14天排卵。由于妇女排卵时间可受情绪、健康状况或外界环境因素等影响而提前或延后,偶可发生额外排卵,故排卵日期不易判断准确,安全期避孕法失败率较高,不推荐常规使用。

2. 免疫避孕法　目前正在研究利用单抗将药物导向受精卵或滋养层细胞,引起抗原抗体免疫反应,达到抗着床目的。国外正在研究抗生育疫苗,通过疫苗达到避孕目的。

第三节　避孕失败补救措施及护理

关键知识点

▲ 人工流产术适用于妊娠 14 周内要求终止妊娠者,分为手术流产和药物流产两种方式。

▲ 引产术适用于妊娠 13 周到不满 28 周之间要求终止妊娠者,主要有依沙吖啶(利凡诺)羊膜腔内注射引产和水囊引产两种方式。

避孕失败补救措施包括药物流产和人工流产(早期妊娠终止方法)及依沙吖啶引产和水囊引产(中期妊娠终止方法)。

一、早期妊娠终止方法

避孕失败后,早期妊娠终止方法主要为人工流产,可分为手术流产和药物流产两种方式。

(一)手术流产

手术流产方法包括负压吸引术及钳刮术。

1. 适应证

(1)负压吸引术适用于妊娠 10 周内要求终止妊娠而无禁忌证者。

(2)钳刮术适用于妊娠 14 周内要求终止妊娠而无禁忌证者。

2. 禁忌证

(1)各种疾病的急性期或严重的全身性疾病。

(2)生殖器官急性炎症。

(3)妊娠剧吐酸中毒尚未纠正。

(4)术前 24 小时内两次测得体温≥37.5℃。

3. 手术过程

(1)物品准备:与放置宫内节育器相同,另加宫颈扩张器 1 套、不同号的吸管各 1 个、小头卵圆钳 1 把、有齿卵圆钳 1 把、刮匙 2 把、人流负压电吸引器。

(2)术前准备:手术者穿清洁工作服,戴口罩帽子。常规刷手戴无菌袖套及手套,整理手术器械。受术者排空膀胱后,取膀胱截石位。常规消毒外阴、阴道,铺消毒洞巾。行双合诊检查子宫位置、大小及卵巢、输卵管情况。更换手套后将阴道窥器置于阴道内暴露宫颈,拭净阴道积液后用 2.5% 碘酊及 75% 酒精消毒宫颈口。

(3)探测宫腔:用宫颈钳夹持宫颈前(或后)唇,持探针依子宫方向探测宫腔深度及子宫位置。

(4)扩张宫颈

1)负压吸引术:以执笔式持宫颈扩张器顺子宫位置方向扩张宫颈,自 5 号起扩张至大于备用吸管 0.5 号或 1 号。扩张时注意用力适度,如宫颈内口较紧,应避免强行扩张,可加用润滑剂。

2)钳刮术:因胎儿较大需采用钳刮及吸管方法终止妊娠,为保证钳刮术顺利进行,应在术前充分扩张宫颈:①术前1~2小时将卡孕栓0.5~1mg置于阴道后穹隆处;②于术前2~3小时口服米索前列腺醇0.4~0.6mg;③于术前24小时将16号或18号无菌尿管1根,慢慢插入宫腔内,露在阴道内的一段尿管用无菌纱包裹,置于后穹隆。

(5)清除宫腔妊娠物

1)负压吸引术:术前先连接吸引管,行负压吸引试验,根据孕周及宫颈口大小,选择适当吸管号,将吸管缓慢送入宫腔,达宫底部后退出少许,寻找胚胎着床部位(若在B超导视下手术,则将吸管开口处对准胚胎着床处吸引),开放负压400~500mmHg(不宜超过600mmHg)。将吸管按顺时针或逆时针顺序转动,并上下移动吸引宫腔1~2周,当感觉子宫缩小,子宫壁粗糙,吸头紧贴宫壁,上下移动受阻时,可折叠皮管阻断负压后退出吸管(注意不要带负压进出宫颈口),若仅见少量血性泡沫而无出血,表示已吸净。必要时用小号刮匙轻刮宫腔一周,特别是宫底和两宫角处。测量术后宫腔深度并与术前宫腔深度相比较。拭净阴道后取出宫颈钳及窥阴器。

2)钳刮术:①扩张宫颈后,用大号吸管或卵圆钳进入宫腔,破膜,待羊水流尽。②夹取胎盘和胎体:将卵圆钳顺宫壁滑入宫底,退出1cm,寻找胎盘附着部位,夹住胎盘,左右轻轻摇动,使胎盘剥离后夹出。取胎体时尽量保持胎儿纵位为宜,避免胎儿骨骼伤及宫壁和宫颈。如妊娠月份较大,也可先取胎儿后取胎盘。③用中号钝刮匙或6~7号吸管清出宫腔残留组织,测量术后宫腔深度,观察宫腔有无活动性出血及子宫收缩情况,纱布拭净阴道,取出宫颈钳和窥阴器。

(6)检查:仔细检查清出的宫腔内容物。查看有无绒毛、胚胎组织或胎儿组织,是否与孕周或孕囊大小相符;分别测量血液及组织物的量;肉眼观察吸出组织异常者,即送病理检查。

4. 手术并发症及防治

(1)子宫穿孔:若器械进入宫腔探不到底部且感觉深度明显超过检查时子宫大小,则提示子宫穿孔。多见于哺乳期子宫、瘢痕子宫、过度倾、屈、畸形子宫,术者技术不熟练所致。术前应查清子宫大小及位置,严格按操作规程认真进行手术,切忌用力粗暴。对子宫软者,术前用缩宫素。一旦发生应立即停止手术,给予静脉滴注缩宫素,并严密观察受术者生命体征,有无腹痛、阴道流血及腹腔内出血征象。子宫穿孔后,若情况稳定,胚胎组织尚未吸净者,可在B超或腹腔镜监护下清宫;尚未进行吸宫操作,可以根据情况观察1周后再清宫;难以排除腹腔内出血或脏器损伤时,应立即剖腹探查,根据损伤情况做相应处置。

(2)人工流产综合征:是指受术者在术时或术后出现心动过缓、心律失常、血压下降、面色苍白、大汗、胸闷甚至发生昏厥和抽搐等症状。主要是由于子宫体、宫颈受机械性刺激导致迷走神经兴奋、冠状动脉痉挛、心脏传导功能障碍所致。其发生与受术者精神紧张,不能耐受宫颈扩张、牵拉和过高的负压有关。因此术前作好受术者的心理护理,缓解紧张情绪,充分扩张宫颈,吸宫时负压适度,进出宫颈口时关闭负压,吸净后勿反复吸刮宫壁,操作轻柔等均有利于预防人工流产综合征。一旦出现应立即暂停手术,给予吸氧,平卧位休息等处理,若症状仍无改善,可静脉注射阿托品0.5~1mg,即可迅速缓解症状。

(3)吸宫不全:人工流产后部分胎儿或胎盘组织残留宫腔为吸宫不全,表现为术后阴道流血超过10天,血量过多,或流血暂停后又有多量出血者,是人工流产后常见的并发症。与子宫位置异常和手术者技术不熟练有关。经 B 型超声检查确诊后无明显感染者即行清宫术,如有感染征象则在控制感染后清宫,刮出物送病理检查,术后继续抗感染治疗。

(4)漏吸:指已确诊为宫内妊娠,但手术时未吸到胚胎或胎盘绒毛,常与孕周过小、子宫过度屈曲、子宫畸形(双子宫)及术者操作技术不熟练等有关。因此,术后检查吸出物未发现胚胎组织时,应复查子宫及位置,重新探测宫腔后行吸引术,如仍未见胚胎组织,应将吸出物送病理检查以排除异位妊娠。

(5)术中出血:多见钳刮术中,因妊娠月份较大,胎盘或胚胎组织不能迅速排出而影响子宫收缩所致。术中扩张宫颈后,可在宫颈注射缩宫素促使子宫收缩,同时尽快钳取或吸出胎盘或胚胎组织。

(6)术后感染:多为吸宫不全、手术时未严格遵守无菌技术操作规程或流产后过早恢复性生活所致。开始表现为体温升高、下腹疼痛、白带混浊或不规则阴道出血等子宫内膜炎症状,以后可以扩散至子宫肌层、子宫附件、腹膜,严重时可导致败血症。患者需半卧位休息,给予全身支持疗法,积极抗感染。宫腔内有妊娠物残留者,应按感染性流产处理。

(7)羊水栓塞:极少见。行钳刮术时,宫颈裂伤、胎盘剥离使血窦开放,羊水进入母体,此时应用缩宫素可促使羊水栓塞发生。临床表现肺动脉高压致心衰,循环呼吸衰竭及休克、出血及衰竭。孕早、中期羊水中有形成分少,即使发生栓塞,症状及严重性均不及晚期妊娠者凶险,死亡率较低。治疗措施见羊水栓塞章节。

(二)药物流产

药物流产采用米非司酮与前列腺素(PG)配伍为目前最佳方案,两者的协同作用不但提高流产成功率,且减少用药剂量。其优点为方法简单,不需宫腔操作,无创伤。

1. 适应证

(1)确诊为正常宫内妊娠,停经天数≤49 天,本人自愿要求使用药物终止妊娠的 18~39 岁健康妇女。

(2)不宜行人工流产术终止妊娠者:生殖道畸形(残角子宫例外)、严重骨盆畸形、子宫极度倾屈、宫颈发育不全或坚韧、瘢痕子宫、产后哺乳期妊娠、多次人工流产等。

(3)对手术流产有顾虑或恐惧心理者。

2. 禁忌证

(1)米非司酮禁忌证:肾上腺疾患、糖尿病等内分泌疾患、肝肾功能异常、妊娠期皮肤瘙痒史、血液疾患和血管栓塞病史、与甾体激素有关的肿瘤。

(2)前列腺素禁忌证:心血管系统疾病、青光眼、胃肠功能紊乱、哮喘、癫痫等。

(3)过敏体质、贫血、妊娠剧吐、吸烟超过每日 10 支或酗酒。

(4)带环怀孕、异位妊娠或可疑异位妊娠。

(5)长期服用下列药物:抗结核药、抗癫痫药、抗抑郁药、巴比妥类药、前列腺素生物合成抑制药等。

3. 用药方法　有两种方法:顿服和分次服。每次服药前后各禁食 1 小时,温开水吞服。

(1)顿服:用药第一日米非司酮 200mg,第三日上午加服前列腺素 0.6mg。

(2)分服:米非司酮 25mg,每日 2 次口服,共 3 日,于第 4 日上午到医院一次顿服米索前列醇 0.6mg,留院观察 6 小时。

4. 副作用 其副作用有恶心、呕吐、下腹痛和乏力等,偶有过敏反应或流产不全大出血发生。产后出血时间过长(约3周左右)和出血量多是其主要副作用。

二、中期妊娠终止方法

指妊娠13周至不足28周之间人工终止妊娠的方法。主要有依沙吖啶(利凡诺)羊膜腔内注射引产和水囊引产两种方式。

(一) 依沙吖啶(利凡诺)羊膜腔内注射引产

利凡诺引产原理是可使胎盘组织变性、坏死而增加前列腺素合成,引起宫颈软化、成熟、扩张及刺激子宫平滑肌收缩;同时药物经胎儿吸收后,损害胎儿主要器官,使胎儿中毒死亡。

1. 适应证

(1)凡妊娠13~27周末要求终止妊娠而无禁忌证者。

(2)因母体患各种疾病(包括遗传性疾病),不宜继续妊娠者。

2. 禁忌证

(1)急、慢性肝肾疾病、心脏病、高血压、血液病患者或全身状况不良不能耐受手术者。

(2)穿刺部位皮肤感染或生殖器官感染尚未治愈者。

(3)子宫体或宫颈瘢痕者。

(4)术前24小时内测体温两次超过37.5℃。

(5)前置胎盘者。

(6)对依沙吖啶过敏者。

3. 术前准备

(1)物品准备:无齿卵圆钳两把、7号或9号腰椎穿刺针1个、5ml注射器2个、弯盘1个、孔巾、纱布、消毒手套。

(2)孕妇准备

1)身心评估:严格掌握适应证及禁忌证。

2)B型超声行胎盘定位及穿刺点定位。

3)术前3天禁止性生活。

4)局部皮肤准备。

4. 操作步骤

(1)排空膀胱后取平卧位,常规消毒、铺巾。

(2)用腰椎穿刺针从B型超声选定的穿刺点或宫底下2~3横指,中线旁空虚部位垂直进针;经过两次落空感后即进入宫腔,固定穿刺针并拔出针芯,见羊水溢出,用注射器回抽出羊水后,将利凡诺50~100mg药液注入羊膜腔内;如回抽见血,暂不注药,重新调整穿刺部位和方向,重复穿刺不能超过2次。

(3)注药后插入针芯迅速拔出穿刺针,局部用无菌纱布压迫数分钟后胶布固定。

(4)第一次注药引产失败,若需行第二次羊膜腔内注射引产时,至少应在72小时后方可再次注药,用药剂量同第一次。如两次引产均失败,采取其他方法结束妊娠。

(二) 水囊引产

水囊引产是将水囊置于子宫壁和胎膜之间,激发宫缩,使胎儿娩出的方法。

1. 适应证　同利凡诺引产。

2. 禁忌证

(1)严重心脏病、高血压及全身状况不良不能耐受手术。

(2)生殖器官感染尚未治愈。

(3)子宫体或宫颈瘢痕、宫颈发育不良。

(4)术前当日两次(间隔 4 小时)测体温超过 37.5℃。

(5)前置胎盘、妊娠期反复阴道流血不能排除胎盘位置异常。

3. 术前准备

(1)受术者的准备、器械、敷料准备同利凡诺宫腔内注入引产。用阴茎套制丝线。

(2)孕妇准备

1)身心评估:严格掌握适应证及禁忌证。

2)B 型超声行胎盘定位及穿刺点定位。

3)术前 3 天禁止性生活。

4)局部皮肤准备。

4. 操作步骤

(1)术前准备:孕妇准备同利凡诺宫腔内注入引产。备好无菌水囊:(将 18 号导尿管插入双层避孕套内 1/3,排出套内及夹层间的空气,用丝线将避孕套口缚扎于导尿管上)。

(2)孕妇排空膀胱取截石位,常规消毒、铺巾,同人工流产负压吸宫术。

(3)暴露宫颈,用扩宫器适度扩张宫颈口。

(4)将水囊末端涂以无菌润滑剂,用敷料镊将水囊送入子宫腔内,使其处于宫壁与胎膜之间,水囊结扎处最好置于宫颈内口以上,如遇出血,则从另一侧放入。

(5)经导尿管缓慢注入生理盐水 300~500ml 后,折叠导尿管,扎紧后放入阴道穹隆部,阴道内填塞纱布。

(6)一般放置 24 小时取出水囊(先将水囊液体放出),放置数小时后开始宫缩,宫缩规律有力时可取出水囊。如宫缩过强、出血较多、胎盘早剥或有感染征象时,应提早取出水囊,并设法结束妊娠,用抗生素预防感染。最长放置不超过 48 小时。

(7)第一次水囊引产失败后,如无异常情况,休息 72 小时后应换其他方法结束妊娠。

(三)中孕引产并发症

1. 全身反应　体温升高偶发,多在用药 24~48 小时后发生,一般不超过 38℃,胎儿排出后体温下降。

2. 产道损伤　少数孕妇可有不同程度的软产道损伤。

3. 胎盘胎膜残留　发生率较低,但为避免胎盘组织残留,多主张胎盘排出后即行刮宫术。

4. 感染　发生率低,但严重感染者可致死亡。

(四)护理要点

见本章第一节。

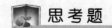

思考题

1. 张女士,行含铜 T 形宫内节育器放置术后,请你给予她正确的健康指导。

2. 试述避孕失败补救措施的种类及适应证。

3. 龙女士,24 岁,已婚,停经6周,尿妊娠试验阳性,因高热一周,曾服多种药物,要求人流。人流时出现恶心、呕吐、出汗、面色苍白。查体:血压 80/60mmHg,心率 46 次/分。

(1)该妇女出现了什么情况?

(2)此时应该配合医生进行哪些应急处理?

(谢玲玲)

第二十章

妇产科常用护理技术

第一节　新生儿常用护理技术

一、新生儿喂养

（一）目的

通过合理喂养，保证新生儿正常生长发育和健康成长。

（二）操作前准备

1. 评估母亲身体状况，评估新生儿身体情况及吞咽吸吮能力。

2. 洗手（剪指甲），清洁乳房，母亲保持愉悦的心情；混合喂养或人工喂养需准备清洁消毒的奶瓶、温水、合适的婴儿配方奶粉。

（三）操作步骤

1. 喂养方式　出生后 6 个月内纯母乳喂养为最佳的喂养方式；如母亲因疾病原因不能哺乳，应选择婴儿配方奶粉哺喂婴儿；如母乳不足，应及时添加婴儿配方奶粉；对有特殊营养问题或疾病的婴儿，应选择特殊的配方奶粉。

2. 开奶时间和喂养次数　正常新生儿生后应尽早哺乳，新生儿出生后第一次吸吮的时间对成功建立母乳喂养十分关键，产后 30 分钟内应帮助新生儿实现第一次吸吮。开奶前不喂任何饮料或糖水。3 月龄内婴儿按需哺乳，每日 8~12 次；3 月龄后逐渐定时，每日 6~8 次，乳量 600~800ml/天；4~6 月龄应定时哺乳，每 3~4 小时一次，每天 5~6 次。

3. 为哺乳母亲提供正确的护理指导。

（1）指导乳母进食营养丰富、富含蛋白质和维生素的食物，生活有规律，保证足够的睡眠和休息，心情愉快。

（2）指导正确的哺乳姿势：除分娩最初几天采用侧卧位或半坐卧位哺乳外，一般采用坐位哺乳。哺乳一侧的脚稍垫高，体位舒适，一手怀抱新生儿，支撑好新生儿并固定好颈部；另一手拇指和其余四指分别放在乳房上、下方，手掌托住乳房。新生儿侧卧直接面向乳房，头及身体呈一直线，脊柱、臀部微曲，身体紧贴母亲，下颌贴乳房；新生儿含住乳头及大部分乳晕但能自由用鼻呼吸。如奶流过急，可用示指、中指轻夹乳晕。哺乳结束时，用手指向下轻按新生儿下颌退出乳头。每次喂哺后将新生儿竖抱,头部紧靠在母亲肩部,轻拍背将空气排出。

（3）如乳头裂伤疼痛明显者,挤出乳汁装入奶瓶喂养婴儿,乳头裂伤处可涂鱼肝油软膏,防止感染。

（4）如果乳汁分泌过多,新生儿吸乳过少,引起乳房胀痛,可用热毛巾湿敷后按摩,于哺乳后吸出剩余的乳汁。

4. 母亲有医学指征不能哺喂母乳,应指导家长进行正确的人工喂养。

（1）选择合适的婴儿配方奶粉:①婴儿配方奶粉:以母乳为标准,对牛奶进行改造的奶制品,营养接近母乳,符合新生儿消化吸收和营养需要,但不具备母乳的其他优点;②早产儿奶粉:为适应早产儿胃肠消化适应能力不成熟、需较多热量及特殊营养素所调配的奶粉;③脱敏奶粉:不含乳糖,适用于先天缺乏乳糖酶及慢性腹泻、哮喘等对乳糖无法耐受的患儿;④水解蛋白奶粉:其营养成分事先水解,可不必经消化即可直接吸收,适用于腹泻、过敏或短肠综合征的患儿。

（2）选择合适的奶瓶和奶嘴:奶瓶以直式为宜,奶头软硬合适,奶孔大小根据吸吮能力而定,一般以奶瓶盛水倒置能连续滴出水滴为宜。

（3）正确调配奶液:洗净双手,奶瓶中先加温水,再加奶粉,选用标准的量勺按正确的比例调配奶液(按说明执行)。

（4）测试乳液温度:乳液温度应与体温相近,哺喂前将乳汁滴在手腕,以不烫手为宜。

（四）注意事项

1. 乳母注意卫生,勤洗澡,每次哺乳前洗净双手。

2. 加强奶具消毒　奶瓶、奶嘴于每次哺喂后清洗、消毒。

3. 乳母不能随便服药　因某些药物可从乳汁排出,如阿托品类、红霉素类、四环素类、水杨酸类、磺胺类及苯巴比妥类等,长期服用可使新生儿中毒,应在医生指导下服药。

4. 判断新生儿摄乳量是否足够　摄乳量足够表现为:新生儿哺乳时能听到咽乳声;哺乳后安静入睡;体重增长正常;每天有一次或少量多次软便,十余次小便。如哺乳时新生儿频频挣扎或哭闹,哺乳后不能安静入睡或极少哭闹,连续睡眠时间超过6~8小时,体重增长不佳,则提示乳量不足。

二、新生儿沐浴

（一）目的

1. 清洁皮肤,促进血液循环,协助皮肤排泄和散热,增进身体舒适。

2. 做全身体格评估,观察、评估新生儿生产时是否有任何异常损伤。

3. 增加皮肤抵抗力,预防尿布疹和感染。

（二）操作前准备

1. 评估新生儿身体情况和皮肤状况,评估母亲有无感染性疾病。

2. 环境准备　关闭门窗,减少对流,维持室温至26~28℃,冬天可备烤灯或电热器以保持温暖的室温。

3. 物品准备　新生儿衣服、包被、大浴巾、毛巾、尿布、浴盆、水温计、38~41℃热水(先放冷水,后放热水,以防烫伤)、新生儿沐浴液(中性或弱酸性,对新生儿眼睛无刺激)、润肤露、护臀膏、婴儿秤、治疗盘内放消毒棉签、75%的酒精、弯盘,根据需要备液状石蜡油、指甲刀等。

4. 操作人员准备 操作者修剪指甲,洗净双手(由于孕妇的血液和羊水可能会对操作者造成威胁,提倡在新生儿首次沐浴时全程戴手套,如母亲有感染性疾病或可能存在感染性疾病时必须戴手套)。

（三）操作步骤

1. 核对新生儿信息,解开新生儿衣服、尿布,用换下的衣服或大毛巾做适当的包裹。以手肘内侧或水温计测量水温。

2. 洗脸 左手掌托住新生儿的头、颈部,手臂环抱背部,将新生儿的臀部夹于腋下;将小方巾沾湿后拧干,分别以小方巾的四个角清洗眼睛、鼻和嘴,第一个角擦洗婴儿眼睛(由内眦往朝外眦),第二个角擦另一只眼睛,第三个角擦鼻翼两侧(自上而下),第四个角擦口唇四周,最后用毛巾的面部清洗耳朵、前额、面颊和下颌。

3. 洗头 以左手拇指及中指(或无名指)分别将新生儿双耳廓折向前方并轻轻压住,堵住外耳道以防水流入耳内;倒适当沐浴露,轻柔按摩头部;用清水洗净,擦干。

4. 清洗躯干 倒适当的沐浴露入浴盆;除去包裹的衣服,并将尿布脱下;以左手横过新生儿背部至左腋下以握住其左手臂,使其头、肩靠在操作者左前臂,右手托住新生儿的臀部,轻轻放入盆中,呈半坐姿;保持左手的握持,用右手按顺序洗颈下、胸、腹、腋下、上肢;以右手从新生儿前方握住新生儿左肩及腋窝处,使其头颈部俯于操作者右前臂,左手清洗新生儿后颈、背部、臀部及下肢;将新生儿继续枕于操作者左前臂,清洗新生儿下肢、腹股沟、会阴、臀部。

5. 擦干测体重 将新生儿放置在备好的大浴巾上擦干全身。检查全身各部位情况;磅秤归零测体重。

6. 穿尿布及衣服 抬高新生儿臀部,垫上尿布,做臀部护理,穿上尿布,尿布往外折,以免摩擦脐带;用75%的酒精棉签由根部往外擦拭脐部;穿衣:先卷起新生儿的衣袖,再从袖口外轻拉出新生儿的手,注意手肘及关节处的安全;修剪新生儿指甲防抓伤,然后包好大浴巾;将新生儿放回婴儿床内保持舒适位,核对新生儿腕带。

7. 整理记录 物品归位,整理环境,洗手;记录体重、脐带、臀部等观察的情况。

（四）注意事项

1. 操作规范、动作迅速、轻柔,最好在10分钟内完成。

2. 沐浴应在新生儿喂奶后1小时进行,沐浴的频率和时间应根据新生儿的个体需要来确定,同时还要结合不同季节和环境洁净程度等综合因素考虑。通常情况下,每天或隔天一次即可。

3. 观察新生儿全身情况,注意皮肤肢体活动等,有异常及时报告和处理。沐浴过程中,注意观察面色、呼吸,如有异常,停止操作。

4. 皮肤褶皱处要清洗干净;注意保暖,避免受凉;测试水温,防止烫伤;不可将新生儿单独留在操作台上,防止坠床。

5. 新生儿头部如有皮脂结痂不可用力去除,可涂液状石蜡、植物油等浸润,待痂皮软化后清洗。

6. 避免使用含碘消毒液,因为可能会造成新生儿筛查中甲状腺功能低下的伪阳性。

三、新生儿抚触

新生儿抚触是指通过抚触者的双手对新生儿全身各部位皮肤进行有顺序、有手法技巧的抚摸和按触,让大量温和的良好刺激通过皮肤传到中枢神经系统,以产生积极的生理效应,有效促进新生儿生理和情感健康发育的方法。

（一）目的

促进智力发育;改善新生儿睡眠;增强机体免疫力;刺激消化功能;促进新生儿与父母情感交流,帮助平复新生儿情绪,满足其情感需求。

（二）操作前准备

1. 评估新生儿身体状况。

2. 环境准备　关闭门窗,调节室温 26~28℃,环境安静,光线柔和,可播放轻柔有节奏的音乐作为背景。

3. 物品准备　平整的操作台(辐射保暖台)、温度计、温和无刺激的润肤油、尿布及衣服、包被。

（三）操作步骤

1. 操作者洗手、剪指甲。

2. 将新生儿放于操作台或辐射保暖台,解开包被和衣服。

3. 在掌心倒少许润肤剂并轻轻揉搓温暖双手。

4. 进行抚触时,动作开始要轻柔,慢慢增加力度,每个动作重复4~6次。

(1)头面部抚触(舒缓脸部紧绷):两拇指指腹从眉间向两侧推至太阳穴处;两拇指从下颌部中央向两侧向上推至耳前划出微笑状;一手轻托新生儿头部,另一只手指腹从新生儿一侧前额发际抚向后枕,避开囟门,中指停在耳后乳突部轻压一下。

(2)胸部抚触(顺畅呼吸循环):两手掌分别放在新生儿胸部的外下方,用右手掌的小鱼际肌向婴儿的右斜上方滑向其右肩,复原;左手以同样方法进行,抚触时应避开乳头。

(3)腹部抚触(有助于肠胃活动):双手指分别按顺时针方向按摩新生儿腹部(右上腹-左上腹-左下腹-右下腹-右上腹),避开脐部和膀胱。

(4)上肢抚触(增加灵活反应):两手握住新生儿一侧手臂,自上臂至手腕轻轻挤捏和搓揉;用拇指从手掌心按摩到手指,并从手指两侧轻轻提拉每个手指;同样方法抚触对侧上肢。

(5)下肢抚触(增加运动协调功能):双手握住新生儿一侧下肢,自股根部至踝部轻轻挤捏和揉搓;用拇指从脚后跟按摩足心至脚趾,并从手指两侧轻轻提拉每个脚趾;同样方法抚触对侧下肢。

(6)背部抚触(舒缓肌肉):新生儿呈俯卧位,以脊柱为中线,两手掌分别于脊柱两侧由中央向两侧按摩,从背部上端开始逐渐下移到臀部,最后由新生儿枕部沿脊椎抚触至腰骶部。

(7)穿好尿布、衣服。

(8)清理用物,洗手。

（四）注意事项

1. 根据新生儿状态决定抚触时间,避免在饥饿和进食 1 小时内进行,最好在新生儿沐浴后、午睡或晚上睡觉前,两次喂奶间,清醒、不疲倦、不过饱、不过饥、不烦躁时进行。

2. 每日抚触 1~2 次,每次 10~15 分钟,注意保暖,保持环境安静。

3. 注意用力适当,开始时要轻轻抚触,逐渐增加力度,避免过轻或过重。

4. 抚触过程观察新生儿的面色、呼吸及反应,如出现哭闹、呕吐、肤色改变等应暂停抚触,若持续 1 分钟以上应完全停止抚触。

5. 抚触传递着爱和关怀,应通过目光、语言等与新生儿进行情感交流。

6. 抚触过程中指导母亲亲自操作并掌握规范的方法,以便回家后继续为新生儿进行抚触。

四、新生儿脐部护理

(一) 目的

保持脐部清洁,预防新生儿脐炎的发生。

(二) 操作前准备

1. 评估新生儿身体情况和脐部状况。

2. 环境准备　关闭门窗,调节室温至 26~28℃。

3. 物品准备　治疗盘内放置棉签、3% 过氧化氢、75% 酒精、生理盐水。

(三) 操作步骤

1. 操作者洗手。

2. 检查腕带,核对新生儿身份信息。

3. 向母亲解释脐部护理的目的,以取得配合。

4. 新生儿取仰卧位,解开衣被,检查脐部情况,观察脐轮有无发红、有无异常分泌物、出血及脐带脱落等情况,按不同情况给予相应的处理:

(1)脐残端脱落前:充分暴露脐部,以棉签蘸生理盐水轻轻擦净脐残端和脐轮;让脐带暴露自然干燥;如脐轮有红肿、脐部有异常分泌物应及时报告医生遵医嘱处理。通常脐部有脓性分泌物时,先用 3% 过氧化氢棉签擦拭脐轮、脐窝、脐部断端处,反复旋转涂擦,直至脐部清洁无泡沫为止,再用生理盐水清洗干净,最后用 75% 酒精消毒脐残端及脐部周围皮肤。

(2)脐残端脱落后:脐脱落后最初几天仍需要观察脐部有无异常分泌物、有无肉芽增生等异常情况,并作相应处理。

5. 更换尿布,穿好衣服。

6. 核对新生儿腕带信息,取合适体位,向家属作健康指导。

7. 整理用物,洗手。

8. 记录新生儿脐部等情况。

(四) 注意事项

1. 操作前应彻底洗手,操作时动作轻柔,注意保暖,防止受凉。

2. 脐带未脱落前,勿强行剥落,结扎线脱落应当重新结扎。

3. 观察脐带有无异常,有异常时根据医嘱给予相应处理。

4. 尿布应包裹于脐部以下,以免尿液回渗造成感染。

5. 做好家属宣教工作,保持脐带清洁干燥。

五、新生儿臀部护理

（一）目的

保持臀部皮肤清洁、干燥、舒适，防止尿液、粪便等对皮肤长时间刺激，预防尿布皮炎的发生或使原有的尿布皮炎逐步痊愈。

（二）操作前准备

1. 评估新生儿情况，观察臀部皮肤状况。

2. 物品准备：尿布、小毛巾、水盆、38~41℃温水或湿纸巾、棉签、根据臀部情况准备鞣酸软膏、药膏或护臀膏。

（三）操作步骤

1. 洗手。

2. 松解包被，解开尿布，一只手抓住新生儿双腿，另一只手用尿片的前半部分较洁净处从前向后擦拭新生儿会阴部和臀部，并将此部分遮盖尿布的污湿部分后垫于臀下。

3. 用婴儿湿巾或蘸温水的小毛巾从前向后清洁臀部皮肤，注意擦净会阴、腹股沟和皱褶处皮肤。

4. 将预防尿布炎或治疗尿布炎的软膏、药物涂抹于臀部，注意涂抹易于接触排泄物或皮肤发红的部位。

5. 提起新生儿双腿，抽出脏尿布。

6. 将清洁的尿布垫于腰下，放下新生儿双腿，系好尿布。可将尿布前部的上端下折，保持脐带残端处于暴露状态。

7. 整理新生儿衣物，操作者洗手，记录。

（四）注意事项

1. 用物准备齐全，避免操作中离开新生儿。

2. 动作轻柔，注意保暖，防止受凉，操作中减少暴露。

3. 尿布应质地柔软、透气性好、吸水性强，并经常更换。

4. 男婴要确保阴茎指向下方，避免尿液从尿布上方漏出。

5. 尿布包裹松紧适宜，大腿和腰部不能留有明显的缝隙，防止排泄物外溢。

六、新生儿听力筛查

（一）目的

新生儿听力筛查是通过耳声发射仪和（或）自动听性脑干反应仪早期发现新生儿听力障碍，是开展早期诊断和早期干预的有效措施，是减少听力障碍对语言发育和其他神经精神发育影响，促进儿童健康发展的有力保障。

（二）操作前准备

1. 家属签署知情同意书。

2. 筛查时间　①出生后24~48小时或3~5天内完成初筛，未通过者及漏筛者于42天内均应当进行双耳复筛，复筛仍未通过者应当在出生后3个月龄内到听力障碍诊治机构接受进一步诊断；②新生儿重症监护病房（NICU）患儿出院前进行自动听性脑干反应（AABR）筛查，未通过者直接转诊至听力障碍诊治机构；③具有听力损失高危因素的新生儿，即使通过听力筛查仍应当在 3 年内每年至少随访 1 次,在随访过程中怀疑有听力损失时,应及时到听力障碍诊治机构就诊。

3. 评估中耳情况,除外有无中耳炎,排除影响筛查结果的各种因素。

4. 环境准备　测试环境安静,噪声控制在 45～50dB 以下。

5. 物品准备　棉签、生理盐水或 75% 酒精、测试仪。

（三）操作步骤

1. 洗手。

2. 核对新生儿身份信息。

3. 清除新生儿外耳道中胎脂和中耳腔的胎性残积物。

4. 受检新生儿处于安静状态,必要时可使用镇静剂。

5. 开机,分别测试两耳。将探头密闭地放置在外耳道 1/3 处,其尖端小孔正对鼓膜,按开始键进行测试,测试完毕后,机器自动显示"pass"即为通过,"refer"为未通过。

6. 整理用物,填写报告单,向家属解释结果。

7. 新生儿听力筛查流程,见图 20-1。

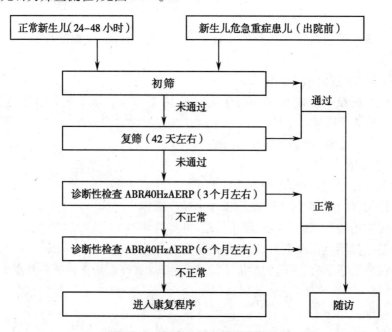

图 20-1　新生儿听力筛查流程图

（四）注意事项

1. 操作环境安静,避免干扰。

2. 如筛查异常或高危新生儿,应及时告知家属复诊时间。

七、新生儿遗传代谢筛查血片采集技术

（一）目的

新生儿代谢性疾病筛查是在症状出现前,对某些严重的先天性或遗传代谢性疾病进行筛查,以期早期诊断、治疗,并最终降低或避免疾病危害。

（二）操作前准备

1. 家属签署知情同意书。

2. 采血时间　①出生满 72 小时且充分哺乳大于 8 次；②因各种原因出院过早、特殊病情需转院诊治、出生体重过轻、病情严重、输血等未能符合采血条件者，原则上应由接产单位对上述新生儿进行跟踪采血，时间最迟不宜超过出生后 1 个月；③输血患儿一般于输血一周后且哺乳满 24 小时后采血。

3. 物品准备　治疗盘内放 75% 酒精、无菌棉球、棉签、专用血片滤纸、一次性采血针、无菌手套、必要时备热毛巾。

（三）操作步骤

1. 血片采集人员清洗双手并佩戴无菌、无滑石粉的手套。

2. 核对新生儿及采血卡片上所有项目信息。

3. 按摩或用热毛巾（39～44℃）热敷足跟，使微血管扩张。

4. 用 75% 乙醇消毒穿刺部位皮肤，待干。

5. 左手大拇指与其他四指呈"C"形握住新生儿足跟；使用一次性采血针以垂直方向刺足跟内侧或外侧，深 2～3mm，用无菌棉球拭去第 1 滴血。

6. 将挤出的血液滴在滤纸上，使血液自然渗透至滤纸背面，避免重复滴血，至少采集 4 个血斑，每个血斑直径大于 8mm。采血过程中给予适度的施压并间歇放松以保持血液的流出。

7. 手持消毒干棉球轻压采血部位止血。

8. 将血片平置在室内清洁处（＜25℃）使其自然晾干呈深褐色后，保存于 4℃ 的冰箱中，及时送检，最迟不宜超过 5 个工作日。

9. 新生儿遗传代谢筛查血片采集技术，见图 20-2。

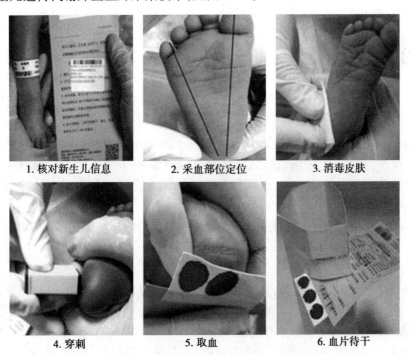

1. 核对新生儿信息　　2. 采血部位定位　　3. 消毒皮肤

4. 穿刺　　5. 取血　　6. 血片待干

图 20-2　新生儿遗传代谢筛查血片采集技术

（四）注意事项

1. 采血针必须一人一针。所有血片应当按照血源性传染病标本对待，对特殊传染病标本，如艾滋病等应当作标识并单独包装。

2. 正常采血时间为出生 72 小时后，7 天之内，并充分哺乳；对于各种原因（早产儿、低体重儿、正在治疗疾病的新生儿、提前出院者等）未采血者，采血时间一般不超出生后 30 天。

3. 血滴自然渗透，滤纸正反面血斑一致。

4. 血斑无污染、无渗血环。

5. 穿刺部位应选择足跟两侧部位，绝对避免穿刺足跟曲部，以免扎到趾神经及跟骨引发骨髓炎等症状。

6. 穿刺时不可过度挤压，避免血比容不均而影响判断。

7. 如家长接到复查通知，表示可疑患病，应尽快带患儿到筛查中心复查，以便尽快确诊与治疗。

第二节 会阴擦洗/冲洗

一、目 的

通过会阴擦洗/冲洗来保持患者会阴及肛周清洁，促进患者的舒适和会阴伤口的愈合，防止生殖系统、泌尿系统逆行感染。

二、适 应 证

1. 各种原因需留置导尿管者。

2. 会阴部手术后患者。

3. 有阴道流液或流血者。

4. 长期卧床患者。

三、操 作 前 准 备

1. 用物准备 治疗车，一次性防水垫巾 1 张，一次性治疗巾 1 张，一次性手套 1 副，会阴擦洗盘 1 个或冲洗壶 1 个，冲洗或擦洗消毒液 500ml（常用 0.02% 聚维酮碘溶液、1：5000 高锰酸钾液等），无菌妇科棉签 1 包，无菌干纱布 2 块，速干手部消毒液，便盆 1 个，医疗垃圾桶 1 个。

2. 护士准备 着装整齐、剪指甲、洗手，备齐用物推治疗车至床旁。

四、操 作 步 骤

1. 核对患者床号、姓名、腕带，评估患者会阴情况，并向其说明会阴擦洗/冲洗的目的、方法，以取得患者的理解和配合。请房内多余人员暂回避，关门窗，拉好围帘，以保护患者隐私，减轻患者心理负担。调节适宜环境温度。

2. 协助患者排空大小便，操作者站患者右侧，脱下左侧裤腿。协助患者取双腿屈膝仰卧位，略外展，暴露外阴，臀下垫防水垫巾、治疗巾，会阴冲洗者再置便盆于臀下。

3. 操作者戴一次性手套,将会阴擦洗盘放至床边,用妇科药液棉签进行擦洗。擦洗的顺序为从内到外,从上到下,按尿道口、阴道口、阴唇、阴阜、大腿内侧、会阴、肛门的顺序擦洗。每擦洗一个部位更换一根棉签,其目的是防止伤口、尿道口、阴道口被污染。擦洗时应注意最后擦洗肛门,并将擦洗后的棉签丢弃。必要时,可根据患者的情况增加擦洗次数,直至干净。最后用干纱布擦干。

4. 擦洗结束后,撤去一次性垫单,协助患者穿好裤子,整理床单位及用物。若行会阴冲洗,应先将便盆放于防水垫巾上,手持消毒棉签,一边冲洗一边擦洗,冲洗第一遍的顺序是自上而下,由外向内,第二遍同会阴擦洗。

五、注意事项

1. 会阴擦洗/冲洗时,观察会阴部及会阴伤口周围组织有无红肿、分泌物及其性质和伤口愈合情况,发现异常及时记录并向医生汇报。

2. 擦洗时,应注意保暖,动作轻柔,询问感受。

3. 产后及会阴部手术的患者,每次排便后均应擦洗会阴,预防感染。

4. 对有留置导尿管者,应注意导尿管是否畅通,避免脱落或打结。

5. 会阴有伤口者,先擦洗伤口部位;注意最后擦洗有伤口感染的患者,以避免交叉感染。

6. 进行会阴冲洗时,应注意用无菌棉签堵住阴道口,防止污水进入阴道,导致逆行感染。

7. 每次擦洗/冲洗前后,护士均需洗净双手,然后再进行下一位患者,并注意无菌操作。

第三节　会阴湿热敷

一、目　的

增强会阴部血液循环和白细胞的吞噬作用,减轻会阴充血水肿,同时促进局部生长、修复,利于外阴伤口的愈合。

二、适应证

1. 会阴部水肿及血肿吸收期。
2. 会阴伤口硬结及早期感染患者。

三、操作前准备

1. 用物准备　治疗车,一次性防水垫巾1张,一次性垫巾1张。消毒弯盘2个,镊子或消毒止血钳2把,无菌纱布数块,红外线灯,加热的50%硫酸镁、95%乙醇,医疗垃圾桶1个。

2. 护士准备　洗手,备齐用物推治疗车至床旁。

四、操作步骤

1. 核对患者的床号、姓名、腕带,并向其解释会阴湿热敷的目的、方法及效果,以取得患者的理解和配合。请房内多余人员暂回避,关门窗,拉好围帘,以保护患者隐私,减轻患者心理负担。调节适宜环境温度。

2. 嘱患者排空大小便,协助患者松解衣裤,暴露热敷部位,臀下垫一次性防水垫巾和一次性垫巾。

3. 热敷部位轻轻敷上浸有热敷溶液的温纱布,然后红外线灯照射,一般3~5分钟更换热敷纱布一次,热敷时间为15~20分钟,也可用热水袋直接放在纱布外。

4. 热敷完毕,移去敷料,观察热敷部位皮肤颜色,用纱布拭干皮肤,协助患者整理好衣裤及床单位。

五、注意事项

1. 会阴湿热敷前应先会阴擦洗或清洗外阴局部伤口。
2. 湿热敷的温度一般在41~48℃。
3. 热敷过程中,要防止烫伤,对休克、虚脱、昏迷及术后感觉不灵敏的患者应特别注意。
4. 热敷后,护士及时评价热敷效果。

第四节 阴道或宫颈上药

一、目 的

治疗各种阴道炎、术后阴道顶端感染及宫颈炎。

二、适 应 证

阴道炎、子宫颈炎或术后阴道残端炎。

三、操作前准备

1. 用物准备 一次性防水垫巾1块、一次性治疗巾1块、一次性手套一副。阴道冲洗用物一套、窥阴器、长镊子、消毒干棉球、带尾大棉球或纱布。

2. 药品准备 常用药物有20%~50%硝酸银溶液、20%或50%铬酸溶液、1%甲紫、丸剂或栓剂、消炎止血粉和抗生素等。

四、操作步骤

1. 核对患者的床号、姓名、腕带,并向其说明阴道或宫颈上药的目的、方法及效果,以取得患者的理解和配合。调节适宜环境温度。

2. 嘱患者排空大小便,请多余人员暂回避,关门窗,拉好围帘,协助患者取膀胱截石位,臀部垫防水垫巾和一次性垫巾。

3. 先行阴道灌洗或擦洗,用窥阴器暴露阴道、宫颈后用消毒干棉球拭去宫颈及阴道后穹隆、阴道壁黏液或炎性分泌物,以使药物直接接触炎性组织而提高疗效。根据病情和药物的不同性状采用以下方法:

(1)阴道后穹隆塞药:用于滴虫性阴道炎、阴道假丝酵母菌病、老年性阴道炎及慢性宫颈炎等患者。可教会患者自己放置,在睡前洗净双手或戴指套,用一手示指将药片或栓剂向阴道后壁推进至示指完全伸入为止。为保证药物局部作用的时间,宜睡前用药,每晚1次,10

次为一疗程。

（2）局部用药：局部所用药物包括非腐蚀性药物和腐蚀性药物，常用于治疗宫颈炎和阴道炎患者。

A. 非腐蚀性药物：治疗阴道假丝酵母菌病的患者常用1%甲紫或大蒜液，每天1次，7～10天为一个疗程；治疗急性或亚急性子宫颈炎或阴道炎的患者常用新霉素、氯霉素。可用棉球或长棉棍蘸药液涂擦阴道壁或子宫颈。

B. 腐蚀性药物：用于治疗慢性宫颈炎颗粒增生性患者。a. 用长棉棍蘸少许20%～50%硝酸银溶液涂于宫颈糜烂面，并插入宫颈管内约0.5cm，稍后用生理盐水棉球擦去表面残余药液，最后用干棉球吸干，每周1次，2～4次为一疗程；b. 用长棉棍蘸20%或100%铬酸溶液涂于宫颈糜烂面，如糜烂面乳头较大的可反复涂药数次，使局部呈黄褐色，再用长棉棍蘸药液插入宫颈内约0.5cm，并保留约1分钟。每20～30天上药1次，直至糜烂面完全光滑为止。

（3）宫颈棉球上药：适用于子宫颈亚急性或急性炎症伴有出血者。操作时，用窥阴器充分暴露子宫颈，用长镊子夹持带有尾线的宫颈棉球浸蘸药液后塞压至子宫颈处，同时将窥阴器轻轻退出阴道，然后取出镊子，以防退出窥阴器时将棉球带出或移动位置，将线尾露于阴道口外，并用胶布固定于阴阜侧上方。嘱患者于放药12～24小时后牵引棉球尾线自行取出。

（4）喷雾器上药：各种阴道粉剂和消炎药如呋喃西林、己烯雌酚等药物均可用喷雾器喷射，使药物粉末均匀散布于炎性组织表面上。

五、注意事项

1. 未婚女性阴道上药时不用窥阴器。

2. 子宫出血者、月经期不宜阴道给药。

3. 应用腐蚀性药物时，必须由护士操作，注意保护好阴道壁及正常组织，以免烧伤正常组织。上药前应将纱布或干棉球垫于阴道后壁及阴道后穹隆。药液涂好后用干棉球吸干，立即如数取出所垫纱布或棉球。子宫颈如有腺囊肿，应先刺破，并挤出黏液后再上药。

4. 棉棍上的棉花必须捻紧，涂药时向同一方向转动，以免棉花落入阴道难以取出。

5. 阴道栓剂最好于晚上或休息时上药，以避免起床后脱出，影响治疗效果。

6. 用药期禁止性生活。

第五节　坐　　浴

一、目　　的

清洁外阴，改善局部血液循环，消除炎症，利于组织修复。

二、适　应　证

1. 外阴、阴道或经阴道行子宫切除术术前准备，清洁局部。

2. 治疗或辅助治疗外阴炎、阴道非特异性炎症或特异性炎症、子宫脱垂的患者。

三、操作前准备

1. 物品准备　无菌纱布 1 块,坐浴盆 1 个,30cm 高的坐浴盆架 1 个。

2. 浴液的配制:

(1)滴虫性阴道炎:常用 0.5% 醋酸溶液、1∶5000 高锰酸钾溶液、1% 乳酸液。

(2)外阴、阴道假丝酵母菌病:2% ~4% 的碳酸氢钠溶液。

(3)老年性阴道炎:0.5% ~1% 的乳酸液。

(4)外阴炎及其他非特异性阴道炎、外阴阴道手术术前准备:可用 1∶5000 高锰酸钾溶液;0.02% 碘伏溶液;中成药液如洁尔阴、肤阴洁等溶液。

四、操作步骤

1. 核对患者的床号、姓名、腕带,介绍坐浴的目的、方法、效果,以取得患者的配合。

2. 根据病情需要按比例配制好溶液 1500 ~2000ml,将坐浴盆置于坐浴架上。调节室温适宜,关门窗,拉好围帘。

3. 嘱患者排空大小便后全臀和外阴部浸泡于溶液中,持续约 20 分钟。结束后用无菌纱布擦干外阴。

五、注意事项

1. 坐浴溶液应严格按比例配制,浓度过高容易造成黏膜烧伤,浓度太低影响治疗效果。

2. 药液温度一般为 41 ~43℃,过高,会烫伤皮肤,过低,会受凉。

3. 月经期、阴道流血者、孕妇及产后 7 天内的产妇禁止坐浴。

4. 坐浴前先将外阴及肛门周围擦洗干净,坐浴时需将臀部及外阴完全浸入药液中,以保证疗效。

（何华云　李 玲）

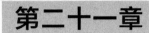

第二十一章

妇产科常用诊疗技术及护理

第一节　经阴道后穹隆穿刺术

经阴道后穹隆穿刺术(culdocentesis)是指在无菌条件下,用穿刺针经阴道后穹隆刺入盆腔,抽取直肠子宫陷凹处积存物进行肉眼观察、化验和病理检查。直肠子宫陷凹是腹腔最低部位,腹腔内的积血、积液、积脓易积存于该处。阴道后穹隆顶端与直肠子宫陷凹贴接,经阴道后穹隆穿刺术是妇产科常用的辅助诊断方法。

一、适　应　证

1. 疑有腹腔内出血,如异位妊娠、卵巢黄体破裂等。
2. 疑盆腔内有积液、积脓,穿刺抽液检查了解积液性质;盆腔脓肿穿刺引流及局部注射药物。
3. 盆腔肿块位于直肠子宫陷凹内,经阴道后穹隆穿刺直接抽吸肿块内容物做涂片或细胞学检查以协助诊断。若怀疑恶性肿瘤需明确诊断时,可行细针穿刺活检,送组织学检查。
4. B 型超声引导下行卵巢子宫内膜异位囊肿或输卵管妊娠部位注药治疗。
5. 在 B 型超声引导下经阴道后穹隆穿刺取卵,用于各种助孕技术。

二、禁　忌　证

1. 盆腔严重粘连,直肠子宫陷凹被粘连块状组织完全占据,并已凸向直肠。
2. 疑有肠管与子宫后壁粘连,穿刺易损伤肠管或子宫。
3. 异位妊娠准备采用非手术治疗时避免穿刺,以免引起感染。

三、操作前准备

1. 充分评估患者病情及自理能力,了解其担心问题,解释后穹隆穿刺的目的及方法,以取得患者的配合;指导患者或家属在知情同意书上签字;告知患者需排空膀胱,取膀胱截石位,清洁外阴。

2. 物品准备　阴道窥器 1 个,宫颈钳 1 把,腰椎穿刺针或 22 号长针头 1 个,长镊子 2 把,5～10ml 注射器 1 支,无菌试管数个、洞巾 1 块、纱布 2 块、棉球若干、手套 1 副,0.5% 聚维酮碘溶液等。

四、操作步骤

1. 患者排空膀胱后取膀胱截石位,外阴、阴道常规消毒,铺巾。阴道检查了解子宫、附件情况,注意阴道后穹隆是否膨隆。

2. 阴道窥器充分暴露宫颈及阴道后穹隆并消毒。宫颈钳夹宫颈后唇,向前提拉,充分暴露阴道后穹隆,再次消毒。

3. 用腰椎穿刺针或 22 号长针头接 5～10ml 注射器,于后穹隆中央或稍偏病侧(最膨隆处),即阴道后壁与宫颈后唇交界处稍下方平行宫颈管快速进针刺入 2～3cm(图 21-1),当针穿过阴道壁有落空感后开始抽吸,如无液体抽出,边抽吸边缓慢退针,必要时适当改变方向。见注射器内有液体抽出时,停止退针,继续抽吸至满足化验检查为止。行细针穿刺活检时采用特制的穿刺针,方法相同。

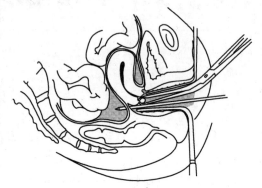

图 21-1　经阴道后穹隆穿刺术

4. 穿刺检查完毕针头拔出后,穿刺点如有活动性出血,可用棉球压迫片刻。血止后取出阴道窥器。

五、注意事项

1. 穿刺前护士要仔细评估患者病情。

2. 穿刺中密切观察患者的生命体征,做好抢救准备。

3. 穿刺点在阴道后穹隆中点,进针方向应与宫颈管平行,深入至直肠子宫陷凹,不可过分向前或向后,以免针头刺入宫体或进入直肠。

4. 穿刺深度要适当,一般 2～3cm,过深可刺入盆腔器官或穿入血管。若积液量少时,过深的针头可超过液平面,抽不出液体而延误诊断。

5. 抽吸物若为血液,应放置 5 分钟,若凝固则为血管内血液;或滴在纱布上出现红晕,为血管内血液。放置 6 分钟后仍不凝固,可判定为腹腔内出血。

6. 有条件或病情允许时,先行 B 型超声检查,协助诊断直肠子宫陷凹有无液体及液体量。

7. 阴道后穹隆穿刺未抽出血液,不能完全除外异位妊娠和腹腔内出血;内出血量少、血肿位置高或与周围组织粘连时,均可造成假阴性。

8. 抽出的液体应根据初步诊断,分别进行涂片、常规检查、药敏实验、细胞学检查等,抽取的组织送组织学检查。

第二节 会阴切开缝合术

会阴切开缝合术(episiotomy)是常用的产科手术,常在阴道助产或会阴条件较差时采用,常用的术式有:会阴后-侧切开(postero-lateral episiotomy)、会阴正中切开(median episiotomy)两种(图21-2,图21-3)。

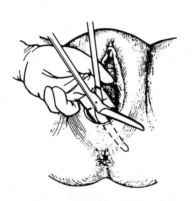
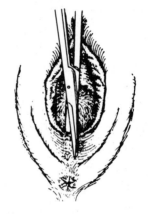

图21-2　会阴左后-侧切开　　　　　　图21-3　会阴正中切开

一、适 应 证

1. 行胎头吸引术,产钳助产术,臀位助产术时。
2. 肩难产发生时。
3. 会阴体较短、会阴肌肉组织厚重、会阴坚韧、水肿、有瘢痕等或胎头过大者。
4. 第二产程延长或胎儿窘迫或母体存在严重合并症/并发症等需要尽快结束分娩者。
5. 早产时(预防胎儿颅内出血)、巨大儿、胎位异常时(臀位、面先露)等。

二、操作前准备

1. 充分评估胎儿大小、产妇的理解与配合度、会阴条件及产程情况。
2. 产妇取膀胱截石位,常规消毒外阴,铺巾,实施导尿术。
3. 物品准备　接产包、会阴侧切剪、灭菌手套、2-0 缝合线、3-0 缝合线、纱布、导尿所需物品及会阴局部麻醉所需物品等。
4. 人员准备　熟练的助产人员。

三、操作步骤

1. 麻醉　常采用会阴局部皮下浸润麻醉(图21-4)及阴部神经阻滞麻醉(图21-5)两种。

363

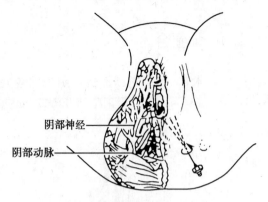

图21-4　会阴部皮下浸润麻醉

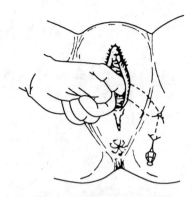

图21-5　阴部神经阻滞麻醉

2. 会阴切开　在会阴切开前先行会阴部麻醉再切开。①切开时机：在胎头着冠横径3~4cm或前后径4~5cm时，估计切开后1~2次宫缩胎头能娩出。②切开时将左手示、中指放入阴道置于胎先露和会阴体之间，撑起拟切开处侧阴道壁并推开胎儿先露部，防止损伤胎儿。右手持会阴侧切剪刀或钝头直剪刀，剪刀一叶置于阴道内，另一叶置于阴道外，剪刀叶与皮肤垂直放置。宫缩时胎头着冠，阴道充分扩张、会阴体变薄，若行侧切，从会阴后联合中线向左侧45°方向剪开，长4~5cm，但如会阴高度膨隆时，剪开角度应为60°，避免损伤肠管；若正中切开，则自会阴后联合向肛门方向剪开，长约2cm，切口至少需要离肛门括约肌前缘1cm。③切开后用干纱布压迫止血。④按接产流程完成接生。

3. 缝合　①对好光源，暴露会阴，缝合前仔细检查软产道，除切开以外的其他撕裂伤，如宫颈等，如果有撕裂伤应先进行缝合止血。②先用带尾纱布填塞阴道，避挡宫腔流出的血液，上推子宫，充分暴露切口部位，利于有效缝合。③会阴切口按解剖部位逐层缝合。阴道黏膜层缝合：用示、中指撑开阴道壁，暴露阴道黏膜切口顶端和整个切口，选用"2-0"可吸收线自切口顶端前0.5cm开始缝合，连续缝合或间断缝合，不留死腔，一直缝合至阴道口。④对齐处女膜缘：左侧处女膜内缘进针至右侧处女膜外缘出针，左侧处女膜外缘进针至右侧处女膜外缘出针。⑤选用"2-0"可吸收线间断缝合会阴肌肉及皮下脂肪层。⑥选用细丝线间断缝合皮肤，或用3-0可吸收线做连续皮内缝合皮肤。

4. 检查　①缝合完毕，小心取出带尾纱布；②必须检查切口有无渗血或血肿，阴道内有无纱布残留；③作肛门指检，如有缝合线穿过直肠黏膜应拆除重新缝合。

四、注意事项

1. 做好会阴切开操作的医患沟通，得到产妇理解与配合。
2. 切开前先行导尿术，排空膀胱并做好会阴局部麻醉，减轻产妇疼痛。
3. 会阴切开后皮肤和黏膜切口长短应一致。
4. 缝合时选用合适的缝合线，不留死腔。
5. 严格遵循无菌操作原则。
6. 操作过程中注意隐私保护和人文关怀。
7. 缝合后一定要做肛门指检，及早发现有无纱布遗留及缝合穿透肠壁。
8. 教会产妇做缩肛运动及会阴护理方法；观察伤口有无肿胀、疼痛等异常征象。

第三节 阴道助产术

一、产钳助产术

产钳助产术是产科常用的阴道助产术,用产钳(forceps)牵引胎头帮助娩出胎儿的手术。根据胎头下降位置分为:高位、中位、低位及出口产钳术四种。临床常用低位及出口产钳术,以减轻母儿的损伤,保障母儿安全,较好解决阴道分娩困难。产钳由左右两叶组成,每叶分为钳叶、钳茎、钳锁和钳柄四部分(图21-6)

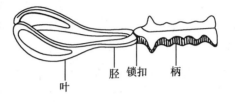

图 21-6 常用产钳及其结构

叶　胫　锁扣　柄

（一）适应证

1. 产妇患有各种合并症或并发症,需缩短第二产程者,如妊娠合并心脏病,心功能Ⅰ~Ⅱ级患者、哮喘、妊娠期高血压疾病等。宫缩乏力,第二产程延长。

2. 胎头吸引术失败,评估可行产钳助产者。

（二）操作前准备

1. 施行产钳术时,必须进行充分评估,评估包括以下内容:①胎膜已破;②宫口必须开全,阴道检查扪不到宫颈边缘;③胎头已经衔接,无明显头盆不称,在耻骨联合上方扪不到胎头,阴道检查胎头颅骨无明显重叠,其矢状缝已与骨盆出口前后径平行或接近;④胎先露高位 S ≥ +3,且阴道检查时操作人员的手能扪及胎儿耳廓;⑤先露部应是枕先露或顶先露,或者是面先露的颏前位,或者用于臀位后出头;⑥胎儿存活。

2. 医患双方进行充分术前沟通,征得知情同意并于签字后实施。

3. 物品准备　接产无菌包、产钳、无菌手套、新生儿抢救物品准备(见第十一章第三节)、0.5%碘伏消毒液、一次性尿管或气囊尿管、集尿袋。

4. 人员准备　操作熟练的助产人员 2 名、新生儿复苏 2 人,接产巡回护理人员至少 1 名;产妇取膀胱截石位安置于产床上。

（三）操作步骤

1. 按照接产流程消毒产妇会阴,铺巾(方法同正常接产操作)。

2. 给予导尿,排空膀胱。

3. 行会阴双侧阴部神经阻滞麻醉。

4. 阴道检查　再次确定宫口已开全,判断胎先露位置高低 ≥ +3(术者右手拇指在阴道外,其余四指置于阴道,中示指指尖可触及胎儿耳廓)、胎方位(枕横位时要排除前不均倾)、排除头盆不称等。

5. 阴道检查确认助产术可行后,给予会阴切开术。

6. 建立静脉通道。

7. 产钳放置　①用灭菌润滑剂(常用石蜡油)润滑两叶产钳及助产者双手,再将两叶产钳扣合确定左右叶及上下方向;②左叶产钳的放置:右手拇指以外的四指伸入阴道左侧壁与胎头之间,查清胎儿耳廓再次确定胎方位,左手以执笔式握持左叶产钳垂直向下,凹面朝胎先露侧,沿右手掌和胎头之间,顺势向下推送产钳,慢滑行到胎头左侧颞部时向下轻压钳柄,使钳叶与钳柄处于水平,右手退出阴道。助手固定,并保持钳柄位置不变;③右叶产钳的放置:左手伸入阴道右侧壁与胎头之间,右手握持右叶产钳同前,慢滑行到胎头右侧颞部,并与左叶产钳的位置对称,左手退出;④扣合产钳:产钳放置位置正确时,左右两叶产钳锁扣合容易;若不易扣合,轻轻调整右叶产钳,仍不能扣合,应重新放置,不可强行扣合。

8. 牵引 牵引前将手伸入阴道了解钳叶与胎头之间有无宫颈组织嵌入,并再次检查产钳位置。宫缩时,指导产妇屏气,助手用右手保护会阴,操作者沿骨盆轴向外、向下缓慢牵拉,当胎儿枕部位于耻骨联合下时,向上缓慢牵引(图21-7)。

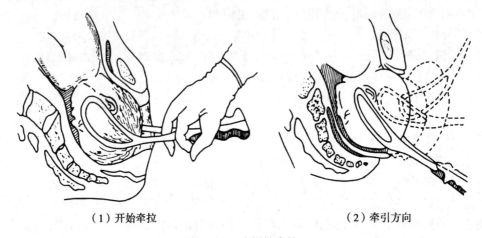

(1)开始牵拉　　　　　　　　　　　　　(2)牵引方向

图21-7　产钳的牵拉

9. 取出产钳 胎头枕部娩出后(即胎儿双顶径露出阴道口时)应取产钳。松开钳扣,先取右叶,再取左叶,按照自然分娩机制协助胎儿娩出。

10. 产钳助产术结束,胎盘娩出、伤口缝合、新生儿护理同正常接产处理流程。

(四)注意事项

1. 实施产钳助产术前必须做好知情同意告知和签字。

2. 实施助产操作前必须充分评估阴道助产条件。

3. 产钳必须准确置于胎头两侧面,扣合良好。若扣合不好或牵拉时钳叶滑脱,反复两次不成功,若胎心正常应考虑行剖宫产术。

4. 牵引可以在宫缩屏气时进行,宫缩间歇松开钳扣,减少胎头受压。

5. 术时行双侧会阴阻滞麻醉或持续性硬膜外麻醉,使阴道及会阴松弛,行会阴切开,保护会阴,避免会阴撕伤。

6. 牵引时要持续均匀用力,切忌左右摇摆,否则易造成母儿损伤。

7. 操作前后应评估膀胱充盈度,建议术前导尿,术后保留导尿。

8. 助产操作前评估胎儿情况,做好新生儿复苏准备。

二、胎头吸引术

胎头吸引术是将胎头吸引器(vacuum extractor)置于胎头,形成一定负压后吸住胎头,通过牵引协助胎儿娩出的一种手术。常用的吸引器有金属直形和牛角形空筒两种(图21-8)。

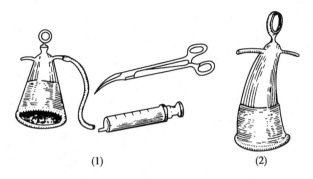

图21-8　常用的胎头吸引器
(1)直形空筒胎头吸引器;(2)牛角形空筒胎头吸引器

(一) 适应证

1. 缩短第二产程者,尤其是产妇身体状况不宜于第二产程屏气者,如产妇合并心脏病、妊娠期高血压疾病、哮喘及有子宫手术史者。

2. 宫缩乏力,第二产程延长者。

3. 胎儿窘迫,需要尽快结束分娩者。

4. 轻度骨盆狭窄导致胎头内旋转受阻,如持续性枕后(横)位,需要旋转胎头者。

(二) 操作前准备

1. 施行胎头吸引术时,必须进行充分评估,包括以下内容:①胎膜已破;②宫口开全或接近开全;③无明显的头盆不称;④胎头最大横径达坐骨棘水平及以下;⑤只用于顶先露,而不适用于面先露、额先露、胎头高直位等异常头位。

2. 医患双方进行充分术前沟通,征得知情同意并于签字后实施。

3. 物品准备　接产无菌包、胎头吸引器一套、0.5%碘伏消毒液、一次性尿管、无菌手套、新生儿抢救物品准备(见第十一章第三节)。

4. 人员准备　操作熟练的助产人员1~2名、新生儿复苏人员2名、接产巡回护理人员至少1名;产妇取膀胱截石位安置于产床上。

(三) 操作步骤

1. 按照接产流程消毒产妇会阴,铺巾(方法同正常接产操作)。

2. 给予导尿,排空膀胱。

3. 检查吸引器有无损坏、漏气,橡皮套是否松动,并将橡皮管接在吸引器的空心管柄上,连接负压装置。

4. 行会阴双侧阴部神经阻滞麻醉。

5. 阴道检查　确定宫口已开全或近开全,判断胎头为顶先露,且胎头骨质部分已达坐骨棘水平及以下,排除禁忌证。

6. 根据产妇会阴条件,必要时行会阴切开。

7. 放置吸引器　①在吸引器胎头端涂消毒石蜡油,左手分开两侧小阴唇,暴露阴道口;②以左手掌侧向下撑开阴道后壁,右手持吸引器将胎头端向下压入阴道后壁前方,然后示

367

指、中指掌面转向上,挑开阴道右侧壁,使吸引器右侧缘滑入阴道内;③左手指转向上,提拉阴道前壁,使吸引器上缘滑入阴道内,最后拉开左侧阴道壁,使吸引器胎头端完全滑入阴道内并与胎头顶端紧贴。

8. 检查吸引器放置情况　操作者一手扶持吸引器并稍向阴道内推压,使吸引器与胎头始终紧贴,另一手示指、中指伸入阴道内沿吸引器胎头端与胎头衔接处摸一周,检查二者是否紧密连接,有无软产道组织受伤,并将胎头吸引器牵引柄与胎头矢状缝一致,作为旋转标志。

9. 抽吸空气形成负压　①注射器抽吸法:操作者左手扶持吸引器,不可滑动,由助手用50 或 100ml 空针逐渐缓慢抽气,使胎头在缓升的负压下,逐渐形成一产瘤,一般抽出空气150ml 左右,如胎头位置较高,可酌情增加,负压形成后用血管钳夹紧橡皮接管,然后取下空针管;②电动吸引器抽气法:将吸引器牵引柄上的橡皮管与电动吸引器的橡皮管相接,打开吸引器抽气,胎头位置低可用 40kpa(300mmHg)负压,胎头位置较高或胎儿较大,估计分娩困难者可用 60kpa(450mmHg)负压,一般情况可用 50.7kpa(380mmHg)负压。

10. 牵引与旋转吸引器　①操作者一手轻轻握持吸引器的牵引柄,缓慢用力试牵引,检查吸引器是否有漏气,衔接是否良好;②再次确认不漏气后,以握式或拉式在宫缩时沿骨盆轴方向牵拉,先向外后牵引(目的使胎头离开耻骨联合),然后向上牵引。宫缩间歇时停止牵引,保持吸引器不随头回缩,宫缩时再行牵引。若为枕后位或枕横位者在牵引的同时缓慢旋转胎头,使枕部转至前位娩出。

11. 取下吸引器　胎头枕部娩出后,即应拔开橡皮管,消除吸引器内负压,取下吸引器,按正常接产操作娩出胎头。

12. 胎吸助产术结束,胎盘娩出、伤口缝合、新生儿护理同正常接产处理流程。

(四) 注意事项

1. 实施胎吸助产术前必须做好知情同意告知和签字。

2. 实施助产操作前必须充分评估骨盆情况,头盆相称与否及胎方位。

3. 操作前应评估膀胱充盈度,必要时术前导尿。

4. 在负压形成时不能急于牵引,待产瘤形成后再牵引则不易滑脱。

5. 持续负压吸引不应过长,牵引时间限于 5 ~ 10 分钟,不宜超过 10 分钟,不超过 3 ~ 5次宫缩,若牵引困难或者牵引时滑脱两次,应立即改用产钳助产术或剖宫产。

6. 正确牵引,始终保持吸引器与胎头垂直,不可左右摇摆晃动。牵引时应根据先露所在平面,宫缩时沿骨盆轴方向缓慢持续用力牵引,持续性枕横位或枕后位,要协助旋转胎头,宫缩间歇时停止牵引,保持吸引器不随胎头回缩。

7. 正确放置吸引器,检查是否夹住产道软组织,避免漏气滑脱。

8. 牵引过程中注意保护会阴。

9. 做好新生儿复苏准备,胎儿娩出后遵医嘱肌内注射维生素 K_1,预防颅内出血。

10. 整个操作过程注意保护隐私、给予人文关怀,严格无菌操作技术。

三、臀位助产术

臀位是异常胎位中较常见的一种,包括混合臀位、单臀位、单足臀位、双足臀位。胎儿臀小于头,臀位经阴道分娩时易发生脐带脱垂、后出头困难而造成对胎儿的损害,一般采用剖宫产分娩,较少采用经阴道分娩。臀位助产是指胎儿先露部为臀位时,助产者通过牵引协助胎儿躯干、上肢、胎头等顺利经阴道娩出的辅助技术。

（一）适应证

1. 具备下列条件者　孕龄≥34 周、单臀或混合臀、估计胎儿体重 2000～3500g(尤其适合于经产妇)、骨产道及软产道无异常、无其他剖宫产指征。

2. 死胎或估计胎儿于出生后难于存活者。

3. 无禁忌证而孕妇及其家属要求施行者。

（二）操作前准备

1. 备好用物　导尿包、接产包、会阴阻滞麻醉用物、无菌手套、新生儿复苏用物、后出头产钳及药品。

2. 持续电子胎心监护。

3. 产妇取膀胱截石位,外阴消毒,导尿。

4. 行阴道检查再次判断臀位类型、宫口开全与否、先露高低、有无脐带脱垂。

5. 双侧阴部神经阻滞麻醉。

6. 初产妇臀位或会阴较紧的经产妇,行会阴切开术。

7. 作好新生儿复苏抢救准备。

（三）操作步骤

1. 堵臀　主要用于混合或单臀先露。要点是常规消毒外阴后,用无菌巾折叠后覆盖阴道口,宫缩时适度用力堵住阴道外口,阻止胎足娩出阴道,促使胎臀下降,有助于宫口和软产道充分扩张。产妇自主向下屏气用力且堵臀者手掌感觉相当冲力时即可准备助产。

2. 娩出臀部　宫口开全,胎儿粗隆间径已达坐骨棘以下,宫缩时胎先露逼近会阴时,(必要时作会阴切开)嘱产妇尽量用力,术者放开手,胎臀及下肢即可顺利娩出。

3. 娩出肩部　术者用治疗巾包住胎臀及下肢,双手拇指放在骶部,其余各指握持胎髋部,缓慢牵引并旋转(骶左前向左旋转 45°,骶右前向右旋转 45°),使骶部边下降边转至正前方,以利双肩进入骨盆入口。当脐部娩出时,将脐带轻轻向外拉出数厘米,以防脐带绷得过紧影响胎儿血供。继续向外、向下牵引胎儿躯干的同时,慢慢将胎背转回原侧位,以使双肩径与骨盆出口前后径一致。于耻骨联合下可见腋窝时即可用下述方法之一娩出胎肩。①如欲先娩前肩,术者将胎臀向下牵引,前肩及上肢多可自然娩出,然后举胎体向上,后肩及上肢即可滑出阴道。亦可先娩后肩再娩前肩。如上肢不能自然娩出,术者可以二指进入产道,压迫胎儿肘部使其弯曲,胎手即可自然娩出。②一旦见到胎儿腋部,即将胎儿肩胛外侧缘向胎儿脊柱方向推,胎儿一侧上肢便可经过胎儿前胸自然滑出。③按上述任一方法娩出一侧胎肩及上肢后,再将胎体旋转 180°,在旋转过程中另一肩及上肢即可自然娩出。

4. 娩出胎头　胎背转至前方,使胎头矢状缝与骨盆出口前后径一致,当胎头枕骨达耻骨联合下时,将胎体向母亲腹部方向上举,甚可翻至耻骨联合上;胎头以枕部为支点,使胎儿下颌、口、鼻、眼、额相继娩出。

（四）注意事项

1. 产程中一般不作人工破膜,除非在胎儿即将娩出时。出现胎膜破裂时应及时听胎心并作阴道检查了解有无脐带脱垂。

2. 宫口开大 6cm 时开始堵臀,宫缩时堵,宫缩间歇放松。

3. 临产后羊水中混有胎粪并不提示胎儿有缺氧,因胎儿腹部受压可能会有粪便排出。

4. 产程中出现宫缩乏力,产程进展缓慢,胎儿窘迫,脐带脱垂胎儿尚存活,应适时进行剖宫产,宫口开全后先露位置仍高,估计经阴道分娩有困难者均应以剖宫产结束分娩。

5. 宫口已开全,胎臀下降至阴道内且阴道得以充分扩张,估计胎臀即将娩出时才准备接产,避免后出头困难。

6. 胎儿脐部娩出后一般应于 5~10 分钟内结束分娩,以免因脐带受压时间过长而致新生儿缺氧。

7. 胎儿娩出后常规检查有无新生儿产伤及产妇产道损伤情况。

第四节 手取胎盘术

采用人工的方法协助胎盘胎膜娩出,防止产后出血。

一、适应证

1. 胎儿娩出后,胎盘部分剥离引起子宫短时间大量出血 >150ml 时。

2. 胎儿娩出 >30 分钟,经使用缩宫素或操作者用左手放在腹部耻骨联合上方,手向头侧推子宫,右手轻轻牵拉脐带,重复两次后胎盘仍然未剥离者。

3. 疑有副胎盘残留时。

二、操作前准备

1. 建立静脉通道,酌情准备配血及输血。

2. 胎盘未娩出或因出血多需要行手取胎盘术时,及时与产妇沟通,取得其配合。

3. 用物准备 灭菌手套、0.5% 碘伏消毒液、一次性尿管、子宫收缩药物。

4. 人员准备 对手取胎盘术操作熟练的助产人员;产妇以膀胱截石位安置于产床上。

三、操作步骤

1. 外阴再次消毒,操作者更换无菌手套。

2. 排空膀胱。

3. 操作者左手通过腹壁握住宫底,右手五指并拢呈圆锥形状沿脐带伸进宫腔,触到胎盘边缘或胎盘剥离处,用手尺侧朝胎盘母面,以钝性方式从胎盘边缘或剥离处开始缓慢分离,直至胎盘与子宫分离(图 21-9)。

4. 确认胎盘已全部剥离后,操作者用左手牵拉脐带,协助胎盘娩出。

5. 当胎盘娩出至阴道口时,双手捧住胎盘向一方向旋转,尽可能使胎膜完全剥离。也可用血管钳夹住胎膜向一方向旋转牵拉协助胎膜随胎盘同时

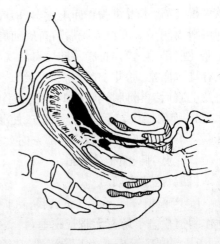

图 21-9 手取胎盘术

娩出。

6. 胎盘娩出后遵医嘱使用子宫收缩药物,帮助子宫收缩,减少出血。

7. 仔细检查胎盘、胎膜是否完整,有无副胎盘。

8. 若发现有缺损应用右手徒手清理宫腔,清除残留胎盘组织或胎膜。

9. 若胎盘与宫壁粘连,不易剥离,应考虑植入性胎盘,避免强行牵拉造成子宫内翻。

四、注意事项

1. 操作前做好有效医患沟通。

2. 胎盘未娩出前切忌强行牵拉脐带,减少胎盘部分剥离、脐带断裂、子宫内翻等并发症。

3. 胎盘娩出后立即给予子宫收缩剂加强宫缩,减少出血。

4. 操作完毕后,助产人员应将操作中特殊情况如实记录于病历文书中,如胎盘粘连部位,剥离时顺利与否,有无缺损,缺失面积等。并及时与产妇和家属沟通,让其理解与配合。

5. 行手取胎盘术后常规使用抗生素预防感染。

6. 术后密切观察产妇生命体征,子宫收缩情况及阴道流血情况,及时发现异常并处理。

第五节 剖宫产术

剖宫产术(cesarean section)是指经腹壁切开子宫将胎儿取出的手术。解决孕产妇因不能自阴道分娩的难产,挽救胎儿生命,确保母儿安全。

一、适应证

1. 孕(产)妇 妊娠期严重并发症/合并症,如:子痫前期(重度)、中央性前置胎盘、胎盘早剥、心脏病;剖宫产手术史不宜阴道试产者等。

2. 胎儿 多胎妊娠、巨大儿、胎儿窘迫、脐带脱垂、胎位异常、头盆不称等。

二、术前护理

1. 心理护理 术前向其介绍手术采用的麻醉方式,手术过程,解释术前准备内容及需要时间,必要的检查等,使产妇了解手术前准备过程及如何配合,降低孕产妇焦虑或紧张情绪。

2. 饮食指导 择期剖宫产时指导孕妇术前6~8小时禁食禁饮,若产妇为紧急剖宫产应评估进食的量和种类,给予安置胃肠减压。

3. 遵医嘱完成药物敏感试验、交叉配血等。

4. 术前监测孕妇生命体征,同时评估胎儿宫内安危状况。

5. 皮肤准备 术前30分钟备皮并清洗手术区域皮肤,推荐备皮后使用消毒液擦拭手术区域皮肤一次。有条件者帮助孕妇沐浴一次。

三、术前交接

1. 核实孕妇身份,协助更换手术病员服,叮嘱孕妇取下活动义齿、发夹、首饰。

2. 检查手术前准备是否完善,包括询问孕妇药物过敏史、查看配血情况、剖宫产手术同意书、手术核查表等。

3. 与手术室工作人员交接 双方核对孕妇信息,包括姓名、年龄、住院号、床号,查看腕带;交接病历资料及术中带药。

4. 责任护士铺好麻醉床,准备好术后监护用物等。

四、术后护理

1. 床边交接班 在病床旁核对产妇信息(姓名、年龄并查看腕带);将产妇安置在病床上;交接手术过程、麻醉类型、术中用药、出血、生命体征情况;责任护士核实产妇生命体征,检查管道(输液管、尿管等),查看伤口、宫底高度与阴道流血等情况;病历资料交接,双方确认无误后完成交接签字。

2. 观察病情 根据护理级别,制订护理计划,提供相应的剖宫产术后护理措施:①生命体征观察:术后前 2 小时内,每 30 分钟监测一次血压、心率、呼吸、氧饱和度;术后 2~8 小时内可每小时监测生命体征一次,术后 8~24 小时内可每 2 小时监测生命体征一次,建议使用心电监护仪;②专科护理:密切观察子宫收缩、宫底高度、阴道流血情况,术后 2 小时内每 30 分钟观察一次,若产妇病情平稳,2 小时后可每 2~4 小时观察一次。按压宫底时要注意右手护着腹部伤口,左手轻轻下推宫底,判断宫底高度及感触子宫硬度和轮廓。

3. 一般护理 ①体位:术后 6~8 小时取平卧位并腹部沙袋加压,6 小时后协助产妇床上翻身活动,促进肠蠕动恢复及预防下肢深静脉血栓。根据病情轻重和产妇恢复程度,逐渐增加活动范围及活动量。②吸氧:可给予低流量(3L/min)吸氧。③伤口、引流管的护理:术后应观察伤口敷料是否干燥、有无渗血、渗液及感染征象,如有异常立即报告医生;每班观察和交接留置的各种管道,如固定是否稳妥,有无折叠,引流是否通畅、引流物的颜色、量、气味,发现异常及时报告医生并给予相应的处理;保留尿管 24 小时,指导产妇在尿管拔出 4~6 小时内自解小便,防止产后尿潴留发生。④术后每天用 1/5000 的高锰酸钾冲洗会阴,每日 2 次。⑤饮食指导:剖宫产术后每班观察产妇肛门排气及有无腹胀情况,根据产妇恢复状况给予饮食指导,一般术后 6~8 时后可进食流质饮食、少量多餐,肛门排气后逐渐过渡至自然分娩饮食。

4. 母乳喂养指导 无母乳喂养禁忌者,将产妇安置好后,评估产妇乳头条件,清洗乳房后协助新生儿行母婴皮肤接触及早吸吮 30 分钟。指导产妇哺乳技巧,鼓励产妇勤哺乳及坚持夜间哺乳,每天母乳喂养次数不少于 8 次,每次吸吮时间为 15~30 分钟。

5. 遵医嘱用药 术后常规使用抗生素预防感染(术后第二天复查血常规未提示异常则停用)、子宫收缩药物预防产后出血。

6. 新生儿护理 剖宫产出生的新生儿按高危儿护理。

7. 心理护理 帮助产妇及家属尽快适应相应的角色,每日根据产妇恢复情况给予相应的心理支持。

8. 出院指导 剖宫产术后 2~3 天,产妇恢复良好可予以出院,特别交代产妇回家后伤口自我观察和护理、返院随访和拆线时间,其余出院指导同正常分娩。剖宫产妇女严格避孕 2 年。

五、注意事项

1. 熟悉剖宫产手术指征,有利于做好术前及术后健康教育。

2. 手术前后注意孕产妇身份识别。

3. 照护产妇的过程中注意人文关怀,保护隐私。

4. 做好母儿安全防护措施。

第六节　生殖道细胞学检查

女性生殖道细胞通常指阴道、宫颈管、子宫及输卵管的上皮细胞。临床上常通过检查女性生殖道脱落上皮细胞反映其生理及病理变化。生殖道上皮细胞包括阴道上段、宫颈阴道部、子宫、输卵管的上皮细胞,其中以阴道上段、宫颈阴道部的上皮细胞为主。生殖道上皮细胞受卵巢激素的影响出现周期性变化,妊娠期亦有变化。因此,检查生殖道脱落细胞既可反映体内性激素水平,又可协助诊断生殖道不同部位的恶性肿瘤及观察其治疗效果,是一种简便、经济、实用的辅助诊断方法。但生殖道脱落细胞学检查找到恶性细胞也只能作为初步筛选,不能定位,需要进一步检查才能确诊;而未找到恶性细胞,也不能完全排除恶性肿瘤可能,需结合其他检查综合考虑。

一、适　应　证

1. 早期宫颈癌筛查,30 岁以上已婚妇女应每年检查 1 次。

2. 宫颈炎症需除外癌变者。

3. 卵巢功能检查,适用于卵巢功能低下、功能失调性子宫出血、性早熟等患者。

4. 怀疑宫颈管恶性病变者。

5. 胎盘功能检查,适用于疑似妊娠期间胎盘功能减退的孕妇。

二、禁　忌　证

1. 生殖器官急性炎症。

2. 月经期。

三、物　品　准　备

阴道窥器 1 个,宫颈刮片(木质小刮板)2 个或宫颈刷 1 个,载玻片 2 张、无菌干燥棉签及棉球,装有固定液(95% 乙醇)标本瓶 1 个或新柏氏液(细胞保存液)1 瓶。必要时准备10ml 注射器 1 个,0.9% 氯化钠注射液 1 瓶。

四、操作步骤

1. 阴道涂片　主要是了解卵巢功能或胎盘功能。受检者取膀胱截石位。

(1)已婚妇女:用未涂润滑剂的阴道窥器扩张阴道,一般在阴道上 1/3 段侧壁,用无菌干燥棉签轻轻刮取分泌物及浅层细胞(避免混入深层细胞而影响诊断),薄而均匀地涂在载玻片上,置于95% 乙醇溶液中固定。

(2)未婚妇女:将卷紧的无菌棉签在 0.9% 氯化钠溶液中浸湿,再用湿棉签深入阴道上1/3 段侧壁轻卷取细胞,取出棉签横放载玻片上,向一个方向滚涂,置于95% 乙醇溶液中固定。

2. 宫颈刮片 筛查早期宫颈癌的重要方法。取材应在宫颈外口鳞-柱状上皮交接处，以宫颈外口为圆心，用木质小刮板轻轻刮取1周，避免损伤组织引起出血而影响检查结果。如白带过多，应先用无菌干棉球拭净后再刮取标本，然后均匀地涂在玻片上并固定。该法所获取的细胞数量较少且制片效果不理想。

3. 宫颈管涂片 用于了解宫颈管内状况。先用无菌干棉球将宫颈表面分泌物拭净，用小型刮板放入宫颈管内，轻轻刮取一周后涂片并固定。此法缺点同宫颈刮片，获取细胞数目较少，制片效果不理想。最好使用"细胞刷"（cytobrush）置于宫颈管内，达宫颈外口上方10mm左右，旋转360°刷取宫颈管上皮后取出，旋转细胞刷，将细胞均匀地涂于玻片上立即固定或洗脱于保存液中。薄层液基细胞学检查（thinprep cytologic test，TCT），所制备单层细胞涂片效果清晰，阅片容易，与常规制片方法比较，改善了样本收集率并使细胞均匀分布在玻片上。此外，该技术一次取样可多次重复制片并可供高危型HPV DNA检测和自动阅片。

4. 宫腔吸片 疑宫腔内有恶性病变时，可采用宫腔吸片，较阴道涂片及诊刮阳性率高。选择直径1~5mm不同型号塑料管，一端连于干燥消毒的注射器，用大镊子将塑料管另一端送入宫腔内达宫底部，上下左右转动方向，轻轻抽吸注射器，将吸出物涂片、固定、染色。取出吸管时停止抽吸，以免将宫颈管内容物吸出。宫腔吸片标本中可能含有输卵管、卵巢或盆腹腔上皮细胞成分。亦可用宫腔灌洗法，用注射器将10ml无菌0.9%氯化钠注射液注入宫腔，轻轻抽吸洗涤内膜面，然后收集洗涤液，离心后取沉渣涂片。此法简单，取材效果好，特别适合于绝经后出血妇女，与诊刮效果相比，患者痛苦小，易于接受，但取材不够全面。

五、结果评定及临床意义

（一）正常女性生殖道脱落细胞的种类及其在内分泌检查方面的应用

1. 鳞状上皮细胞 阴道与宫颈阴道部被覆的鳞状上皮相仿，均为非角化性的分层鳞状上皮。上皮细胞分为底层、中层和表层，其生长与成熟受体内雌激素水平影响。细胞由底层向表层逐渐成熟，各层细胞的比例随月经周期中雌激素的变化而变化。临床上常用嗜伊红细胞指数（eosinophilic index，EI）、成熟指数（maturation index，MI）、致密核细胞指数（karyopyknotic index，KI）及角化指数（cornification index，CI）来代表体内雌激素水平。EI是计算鳞状细胞中表层红染细胞的百分率，指数越高，提示上皮细胞越成熟。MI是计算鳞状上皮3层细胞百分比，按底层/中层/表层顺序写出，在阴道细胞学卵巢功能检查中最常用。底层细胞百分率高称为左移，提示不成熟细胞增多，雌激素水平下降；表层细胞百分率高称为右移，提示成熟细胞增多，雌激素水平升高。正常情况下，育龄妇女宫颈涂片中表层细胞居多，基本无底层细胞。卵巢功能低落时出现底层细胞，若底层细胞<20%，提示轻度低落；底层细胞占20%~40%，提示中度低落；底层细胞>40%，提示高度低落。KI是指鳞状上皮细胞中表层致密核细胞的百分率，KI越高，提示上皮细胞越成熟。CI是指鳞状上皮细胞中的表层嗜伊红性致密核细胞的百分率，指数越高，提示上皮细胞越成熟。

2. 柱状上皮细胞 分为宫颈黏膜细胞和子宫内膜细胞两种，在宫颈刮片及宫颈管涂片中均可见到。

3. 非上皮成分 不属于生殖道上皮细胞，如吞噬细胞、白细胞、淋巴细胞、红细胞等。

（二）生殖道脱落细胞在妇科疾病诊断方面的应用

生殖道脱落细胞涂片有助于对闭经、功能失调性子宫出血、流产及生殖道感染性疾病等的诊断。根据细胞有无周期性变化、MI 结果和 EI 数值推断闭经病变部位、功能失调性子宫出血类型以及流产疗效评价,也可根据细胞的形态特征推断生殖道感染的病原体种类,如 HPV 感染可见典型的挖空细胞。

（三）生殖道脱落细胞在妇科肿瘤诊断方面的应用

癌细胞主要表现在细胞核、细胞形态以及细胞间关系的改变。癌细胞的细胞核增大、深染及核分裂异常等;细胞形态大小不等,形态各异,排列紊乱等。生殖道脱落细胞学诊断的报告形式主要有分级诊断及描述性诊断两种。目前我国多用分级诊断(巴氏 5 级分类法)。近年来更推荐应用 TBS 分类法及其描述性诊断。

1. 阴道细胞学巴氏 5 级分类法

（1）巴氏 Ⅰ 级:正常。为正常阴道细胞涂片。

（2）巴氏 Ⅱ 级:炎症。细胞核增大,核染色质较粗,但染色质分布尚均匀。一般属良性改变或炎症。

（3）巴氏 Ⅲ 级:可疑癌。主要是核异质,表现为核大深染,核形不规则或双核。

（4）巴氏 Ⅳ 级:高度可疑癌。细胞有恶性特征,但在涂片中恶性细胞较少。

（5）巴氏 Ⅴ 级:发现多量典型的癌细胞。

巴氏分级法存在以级别表示细胞改变的程度容易造成假象、对癌前病变缺乏客观标准及不能与组织病理学诊断名词相对应等缺点。

2. TBS 分类法及其描述性诊断内容　为使细胞学诊断与组织病理学术语一致,使细胞学报告与临床处理密切结合。1988 年美国制订阴道细胞 TBS(the Bethesda system)命名系统,1991 年被国际癌症协会正式采用。TBS 分类法包括标本满意度的评估和对细胞形态特征的描述性诊断。对细胞形态特征的描述性诊断内容包括:①良性细胞学改变:包括感染及反应性细胞学改变;②鳞状上皮细胞异常:包括未明确诊断意义的不典型鳞状上皮细胞、鳞状上皮细胞内病变(分低度、高度)和鳞状细胞癌;③腺上皮细胞异常:包括不典型腺上皮细胞、腺原位癌和腺癌;④其他恶性肿瘤细胞。

六、护理要点

1. 向受检者讲解有关生殖道脱落细胞检查的知识,使其积极配合检查。准备好检查所需物品,采用一次性阴道窥器和宫颈刮片,载玻片应经脱脂处理。取标本的用具必须无菌干燥。

2. 受检者于采集标本前 24 小时内禁止性生活、阴道检查、阴道灌洗及用药。

3. 取脱落细胞标本时动作应轻、稳、准,避免损伤组织引起出血。若阴道分泌物较多应先用无菌干棉球轻轻拭净后再取标本。

4. 涂片必须均匀地向一个方向涂抹,禁忌来回涂抹,以免破坏细胞。

5. 作好载玻片标记,标本应立即放入装有 95% 乙醇固定液标本瓶中固定并及时送检。

6. 向受检者说明生殖道脱落细胞检查结果的临床意义,嘱其及时将病理报告结果反馈给医师,以免延误诊治。

第七节　宫颈活组织检查

宫颈活组织检查简称宫颈活检,是自宫颈病变处或可疑部位取小部分组织进行病理学检查,绝大多数宫颈活检可以作为诊断最可靠的依据。常用的取材方法有局部活组织检查和诊断性宫颈锥形切除术。

一、局部活组织检查

(一) 适应证

1. 宫颈脱落细胞学涂片检查巴氏Ⅲ级及Ⅲ级以上者;宫颈脱落细胞学涂片检查巴氏Ⅱ级经抗感染治疗后复查仍Ⅱ级者;TBS分类为鳞状上皮细胞异常 LSIL 及以上者。

2. 阴道镜检查时反复可疑阳性或阳性者。

3. 疑有子宫颈癌或慢性特异性炎症(结核、尖锐湿疣、阿米巴等),需进一步明确诊断者。

(二) 禁忌证

1. 阴道、子宫、宫颈及盆腔有急性或亚急性炎症。

2. 妊娠期或月经期。

3. 有血液病等出血倾向者。

(三) 物品准备

阴道窥器1个,宫颈活检钳1把,长镊子2把,带尾棉球或带尾纱布卷1个,洞巾1块,棉球及棉签若干,手套1副,复方碘溶液,装有固定液(10%甲醛溶液)标本瓶4~6个及0.5%聚维酮碘溶液。

(四) 操作步骤

1. 嘱患者排空膀胱,取膀胱截石位,用0.5%聚维酮碘溶液消毒外阴,铺无菌洞巾。

2. 放置阴道窥器,充分暴露宫颈,用干棉球拭净宫颈黏液及分泌物,局部消毒。

3. 用活检钳在宫颈外口鳞-柱状交接处或特殊病变处取材。可疑子宫颈癌者,在宫颈按时钟位置3、6、9、12点4处钳取组织。临床已明确为子宫颈癌,只为明确病理类型或浸润程度者可做单点取材。为提高取材准确性,可用复方碘溶液涂擦宫颈阴道部,选择不着色区取材,或在阴道镜引导下行定位活检。

4. 手术结束时以带尾棉球或带尾纱布卷局部压迫止血。

5. 将所取组织分别放在标本瓶内,并做好部位标记。

(五) 护理要点

1. 术前应向患者讲解手术的目的、过程和注意事项,以取得患者积极配合。

2. 术中及时为医师传递所需物品,观察患者反应,给患者以心理上的支持。

3. 术后嘱患者注意观察有无阴道出血,24小时后自行取出带尾棉球或带尾纱布卷,保持会阴部清洁,1个月内禁止性生活及盆浴。

4. 告知患者及时领取病理报告单并及时反馈给医师。

二、诊断性宫颈锥切术

(一) 适应证

1. 宫颈刮片细胞学检查多次找到恶性细胞,而宫颈多处活检及分段诊刮病理检查均未发现癌灶者。

2. 宫颈活检为 CINⅢ需要确诊,或可疑为早期浸润癌,为明确病变累及程度及决定手术范围者。

（二）禁忌证

同宫颈局部活组织检查。

（三）物品准备

无菌导尿包1个，阴道窥器1个，宫颈钳1把，宫颈扩张器4~7号各1个，子宫探针1个，长镊子2把，尖手术刀1把(或高频电切仪1台，环形电刀1把，等离子凝切刀1把，电凝球1个)，刮匙1把，持针器1把，圆针1枚，肠线，棉球及棉签若干，洞巾1块，无菌手套1副，标本瓶1个，复方碘溶液及0.5%聚维酮碘溶液。

（四）操作步骤

1. 受检者在硬膜外或蛛网膜下腔麻醉下取膀胱截石位，消毒外阴阴道后铺无菌洞巾。

2. 导尿后，用阴道窥器暴露宫颈，并消毒阴道、宫颈及宫颈外口。

3. 以宫颈钳钳夹宫颈前唇向外牵引，用宫颈扩张器逐号扩张宫颈管，用刮匙刮取宫颈内口以下的颈管组织，刮取物装入标本瓶。涂碘液于宫颈表面，在病灶或碘不着色区外0.5cm处用尖刀做环形切口，深约0.2cm，按30°~50°向内作宫颈锥形切除。根据不同的手术指征，可深入宫颈管1~2.5cm，呈锥形切除。也可采用环形电切术(LEEP)行锥形切除。

4. 于切除组织12点处做一标记，装入标本瓶中以10%甲醛溶液固定，送病理检查。

5. 用无菌纱布卷压迫创面止血。若有动脉出血，可用肠线缝扎止血，也可加用明胶海绵或止血粉止血。

6. 将行子宫切除术者，子宫切除手术最好在锥切术后48小时内进行，可行宫颈前后唇相对缝合封闭创面止血。若短期内不能行子宫切除或无需做进一步手术者，应行宫颈成形缝合术或荷包缝合术，术毕探查宫颈管。

（五）护理要点

1. 术前配合医师告知患者手术应在月经干净后3~7天内进行。向患者及家属说明手术过程，耐心解答患者提出的问题，以减轻其内心恐惧或压力。

2. 术中配合医师做好导尿、止血、标本标记与固定。

3. 术后留患者在观察室内观察1小时，注意观察有无阴道出血、头晕及血压下降等异常反应。

4. 嘱患者休息3日，遵医嘱应用抗生素预防感染；保持会阴部清洁，禁性生活及盆浴3个月。

5. 嘱患者注意观察阴道出血情况，若出血多立即就诊；术后6周到门诊探查宫颈管有无狭窄。

第八节 诊断性刮宫

诊断性刮宫简称诊刮，是诊断宫腔疾病最常采用的方法。其目的是刮取子宫内膜和内膜病灶行活组织检查，作出病理学诊断。怀疑同时有宫颈管病变时，需对宫颈管及宫腔分别进行诊断性刮宫，简称分段诊刮。

一、适应证

1. 子宫异常出血或阴道排液需证实或排除子宫内膜癌、子宫颈管癌，或其他病变如流产、子宫内膜炎等。

2. 无排卵性功能失调性子宫出血或怀疑子宫性闭经，在月经周期后半期确切了解子宫内膜改变和子宫内膜结核。

3. 不孕症行诊断性刮宫有助于了解有无排卵，并能发现子宫内膜病变。

4. 宫腔内有组织残留或功能失调性子宫出血长期多量出血时，彻底刮宫有助于诊断，并有迅速止血效果。

二、禁忌证

1. 滴虫、假丝酵母菌感染或细菌感染所致急性阴道炎、急性子宫颈炎，急性或亚急性盆腔炎性疾病。

2. 体温 >37.5℃。

三、物品准备

无菌诊刮包1个(内有宫颈钳1把,长镊子2把,子宫探针1个,卵圆钳1把,宫颈扩张器4~8号各1个,大小刮匙各1把,弯盘1个,取环器1个,洞巾1块,纱布2块)棉球及棉签若干,阴道窥器1个,无菌手套1副,装有固定液标本瓶2~3个,0.5%聚维酮碘溶液。

四、操作步骤

1. 患者排尿后取膀胱截石位,双合诊查明子宫位置及大小。

2. 常规消毒外阴,铺洞巾。阴道窥器暴露宫颈,消毒宫颈及宫颈外口,宫颈钳钳夹宫颈前唇或后唇,用探针测量宫颈管及宫腔深度。

3. 按子宫屈向,用宫颈扩张器自4号开始至8号逐一扩张宫颈管,使刮匙能进入宫腔。

4. 用刮匙由内向外沿宫腔前壁、侧壁、后壁、宫底和两侧宫角部刮取组织。若高度怀疑刮出物为癌组织,应停止刮宫,以免引起出血及癌扩散。若怀疑子宫内膜结核,应注意刮取两侧宫角部。

5. 将刮出的组织装入标本瓶中送检。

6. 为区分子宫内膜癌和子宫颈管癌需行分段诊刮时,先不探测宫腔,用小刮匙首先刮宫颈内口以下的颈管组织,然后按一般诊断性刮宫处置,将颈管和宫腔组织分开送检。

五、护理要点

1. 术前向患者讲解诊断性刮宫的目的和过程,解除其思想顾虑。出血、穿孔和感染是诊刮的主要并发症,要做好输液、配血准备。

2. 嘱患者术前5天禁止性生活。了解卵巢功能时,术前至少应停用性激素1个月,以避免错误结果。

3. 不孕症或功能失调性子宫出血患者应选在月经前或月经来潮6小时内刮宫,以判断有无排卵或黄体功能不良。

4. 术中让患者学会做深呼吸等一些放松技巧,帮助其转移注意力,以减轻疼痛。

5. 协助医师观察并挑选刮出的可疑病变组织并固定,做好记录及时送检。

6. 术后嘱患者保持外阴部清洁,2 周内禁止性生活及盆浴,按医嘱服用抗生素。

7. 1 周后到门诊复查并了解病理检查结果。

第九节　辅助生殖技术及护理

辅助生殖技术(assisted reproductive techniques,ART)也称为医学助孕,指在体外对配子和胚胎采用显微操作技术,帮助不孕夫妇受孕的一组方法,包括人工授精、体外受精-胚胎移植及其衍生技术等。然而,由 ART 带来的技术本身以及社会、伦理、道德、法律等诸多方面的问题也日益突出,其应用的安全性值得深入探讨。

一、辅助生殖技术

(一) 人工授精

人工授精(artificial insemination,AI)是将精子通过非性交方式注入女性生殖道内,使其受孕的一种技术。按精液来源不同分两类:①丈夫精液人工授精(artificial insemination with husband sperm,AIH);②供精者精液人工授精(artificial insemination by donor. ,AID);按国家法规,目前 AID 精子来源一律由国家卫生计生委认定的人类精子库提供和管理。

1. 人工授精的适应证　具备正常发育的卵泡、正常范围的活动精子数目,健全的女性生殖道结构,至少一条通畅的输卵管的不孕(育)症夫妇,均可以实施人工受精治疗。

(1)AIH 适应证:主要适用于:①男性因少精、弱精、液化异常、性功能障碍、生殖器畸形等不育;②宫颈因素不育;③生殖道畸形及心理因素导致性交不能等不育;④免疫性不育;⑤原因不明不育。

(2)AID 的适应证:主要适用于:①不可逆的无精子症、严重的少精症、弱精症和畸精症;②输精管复通失败;③射精障碍;④男方和(或)家族有不宜生育的严重遗传性疾病;⑤母儿血型不合不能得到存活新生儿。

2. AID 供精者的选择条件　①智商高,身体素质好,已婚已育的青壮年自愿者;②无遗传性疾病和遗传性疾病家族史;③供受精双方互相不认识;④供受精双方血型最好相同;⑤供精者五官端正,体格健壮,最好与受方夫妇双方相似。

3. AID 的管理　由于供精者精液人工授精实施中存在很多伦理问题,所以国家卫生计生委规定实施 AID 的医疗机构需要经过特殊审批后方可实施此项技术;为了防止近亲婚配,严格控制每一位供精者的冷冻精液,最多只能使 5 名妇女受孕。①建立供精者档案;②人工授精前对采集的供精者精液进行常规检查;③取精前禁欲 5~7 天,要求 24 小时内禁饮含乙醇饮料;④供精者泌尿生殖道性病检查;⑤已使受精者受孕达 5 人次时,不能再使用此供精者的精液。

4. AID 的安全性　性传播疾病是 AID 的主要危险。因为沙眼衣原体可以通过 AI 传给受精者而造成许多不良后果,如盆腔炎性疾病、异位妊娠或输卵管梗阻性不孕等,因此,必须对供精者尿道取材进行沙眼衣原体检查;而 HIV 感染后 3 个月血清才呈阳性反应,故美国生殖学会禁止用新鲜精液而必须采纳冷冻精子 AI 技术。

5. AI 的禁忌证 目前尚无统一标准。一般包括:①患有严重全身性疾病或传染病;②严重生殖器官发育不全或畸形;③严重宫颈糜烂;④输卵管梗阻;⑤无排卵。

6. 人工授精主要步骤

(1)收集及处理精液:用干净无毒取精杯经手淫法取精。根据世界卫生组织的标准,在 Makler 精子计数器上计算精子的浓度和活动度。

(2)促进排卵或预测自然排卵的规律:排卵障碍者可促排卵治疗,单用或联合用药。预测排卵的方法包括:①月经周期史;②基础体温测定;③宫颈黏液;④B 型超声卵泡监测;⑤实验室生化检查 E_2、LH。

(3)选择 AI 时间:受孕的最佳时间是排卵前后的 3~4 天。一般通过宫颈黏液、B 型超声、基础体温等综合判断排卵时间,于排卵前和排卵后各注射一次为好。

(4)方法:人工授精的妇女取膀胱截石位,臀部略抬高,妇科检查确定子宫位置,以阴道窥器暴露子宫颈,无菌棉球拭净宫颈外口周围黏液,然后用 1ml 干燥无菌注射器接人工授精的塑料管,吸取精液 0.3~0.5ml,通过插入宫腔的导管注入宫腔内受精。

7. 人工授精的妊娠率 妊娠率与妇女选择、诊断标准、精液处理、授精时间、统计方法等相关。对于精子质量较好、性交时精液未能接触宫颈的 AIH,妊娠率可达到 80% 以上,而精子质量差或因宫颈因素行 AIH 者妊娠率偏低。采用新鲜精液人工授精比冷冻精液的妊娠率高,但存在感染某些疾病的危险性。

(二)体外受精与胚胎移植

体外受精-胚胎移植(in vitro fertilization and embryo transfer, IVF-ET),俗称为“试管婴儿”。指从妇女卵巢内取出卵子,在体外与精子发生受精并培养 3~5 日,再将发育到卵裂期或囊胚期阶段的胚胎移植到宫腔内,使其着床发育成胎儿的全过程。

1. 适应证

(1)输卵管堵塞性不孕症(原发性和继发性):为最主要的适应证。如患有输卵管炎、盆腔炎致使输卵管堵塞、积水等。

(2)原因不明的不孕症。

(3)子宫内膜异位症经治疗长期不孕者。

(4)输卵管结扎术后子女发生意外者或输卵管吻合术失败者。

(5)多囊卵巢综合征经保守治疗长期不孕者。

(6)其他:如免疫因素不孕者、男性因素不孕者。

2. 术前准备 详细了解和记载月经史和近期月经情况、妇科常规检查,进行 B 型超声检查、诊断性刮宫、输卵管造影、基础体温测定、女性内分泌激素测定、自身抗体检查及抗精子抗体检查、男方精液检查、男女双方染色体检查以及肝肾功能检查、血尿常规检查等。

3. 体外受精-胚胎移植的主要步骤

(1)促进与监测卵泡发育:采用药物诱发排卵以获取较多的卵母细胞供使用。采用 B 型超声测量卵泡直径,测定血 E_2、LH 水平,监测卵泡发育。

(2)取卵:于卵泡发育成熟尚未破裂时,经腹或经阴道穹隆处以细针(B 型超声指引下)穿刺成熟卵泡,抽取卵泡液找出卵母细胞。

(3)体外受精:将卵母细胞和精子在模拟输卵管环境的培养液中受精,受精卵在体外培养 2~5 日,形成卵裂期或囊胚期胚胎。

（4）胚胎移植：将体外培养至卵裂期或囊胚期胚胎进行子宫腔内胚胎移植。

（5）移植后处理：卧床 24 小时，限制活动 3～4 日，肌注黄体酮行黄体支持，胚胎移植 2 周后测血或尿 hCG 水平确定妊娠，移植 4～5 周后 B 型超声检查确定宫内临床妊娠。按高危妊娠加强监测管理。

（三）配子输卵管内移植

配子输卵管内移植（gamete intrafallopian transfer，GIFT）是直接将卵母细胞和洗涤后的精子移植到输卵管壶腹部的一种助孕技术，是继 IVF-ET 之后发展起来的比较成熟的助孕技术之一。1984 年首先由美国的 Asch 等报告成功。

1. 适应证

（1）原因不明不孕症：曾经是 GIFT 的主要适应证。不孕原因可能是精子的运输、受精能力异常、输卵管伞的拾卵功能障碍或卵泡未破裂黄素化综合征等。

（2）男性不育：大多数为少精或弱精症。

（3）免疫不孕：免疫球蛋白中的 G 抗体可抑制受精，精子数量越多，抗原越多，愈能激发免疫反应。

（4）子宫内膜异位症：药物或手术失败后均可用 GIFT 或 IVF 治疗，轻、中度子宫内膜异位症较合适，而重度子宫内膜异位症成功率低。

（5）其他因素的不孕症：如宫腔的异常、宫颈不孕和不排卵等也可用 GIFT 治疗。

2. 配子输卵管内移植的步骤

（1）诱发超排卵：方案与 IVF 相同，应根据妇女的年龄、病因和以往治疗的反应决定治疗方案和 HMG 的用量。

（2）监测卵泡：目的是观察卵巢对促性腺激素治疗的反应，以决定 HMG 的用量、注射时间等。

（3）处理精子：采卵前 2 小时取精液。

（4）采卵：采卵时间一般在注射 HMG 后 34～36 小时。

（5）移植配子：移植的卵细胞数与妊娠率有关。

3. 配子输卵管内移植的优点　GIFT 的优点是输卵管是受精的最佳自然环境，精、卵受外界环境有害因素的影响最小。

4. 配子输卵管内移植的缺点　只适用于至少有一条正常输卵管的妇女，以及对失败病例无法确定失败原因是否归因于受精失败。此外，GIFT 有卵子受精和胚胎发育情况不明及移植配子时需全身麻醉或用腹腔镜等缺点，而且费用也比 IVF-ET 要昂贵。

5. IVF 和 GIFT 的选择　对于有一条正常输卵管的妇女可以行 IVF，也可以行 GIFT。目前认为，IVF 是主要和初步的选择，可以首先证实卵子和精子的受精能力。如果 IVF 已经证实受精成功但仍未受孕，可用 GIFT。

（四）宫腔内配子移植

宫腔内配子移植（gamete. intrauterine transfer，GIUT）是指将精子和卵子取出体外之后不进行体外受精，而直接将一定数量的精子和卵子移植入宫腔内从而使妇女受孕的一种助孕技术。

1. 适应证　主要适用于双侧输卵管阻塞或功能丧失的不孕症妇女。

2. 宫腔内配子移植的步骤　促超排卵，监测卵泡发育，收集卵子，处理精液，最后移植配子。移植后卧床2小时,并限制活动3~5天。根据不同情况,用黄体酮或hCG或二者合用进行黄体支持治疗。

（五）供胚移植

供胚来源于IVF-ET中多余的新鲜胚胎和冻存胚胎,受者与供者的月经周期需同步。适用于卵巢功能不良或患有严重遗传病妇女。

二、常见并发症

辅助生殖技术的孕产期并发症主要是由于药物刺激超排卵过程所引起,常见的有卵巢过度刺激综合征、卵巢反应不良、多胎妊娠、流产或早产,以及超排卵药物应用与卵巢和乳腺肿瘤的关系。

（一）卵巢过度刺激综合征

卵巢过度刺激综合征(ovarian hyperstimulation syndrome,OHSS)是一种由于诱发超排卵所引起的医源性并发症。指诱导排卵药物刺激卵巢后,导致多个卵泡发育、雌激素水平过高及颗粒细胞的黄素化,引起全身血流动力学改变的病理情况。在接受促排卵药物的患者中,约20%发生不同程度卵巢过度刺激综合征,重症者1%~4%。

根据临床表现及实验室检查,可将OHSS分为轻、中、重度:①轻度:症状及体征通常发生于注射hCG后7~10天。主要表现为腹部胀满,伴食欲缺乏、乏力,血$E_2 \geq$水平1500pg/ml,卵巢直径可达5cm。②中度:有明显下腹胀痛、恶心、呕吐或腹泻,伴有腹围增大,体重增加≥3kg,明显腹腔积液,少量胸腔积液,血E_2水平≥3000pg/ml,双侧卵巢明显增大,直径达10cm。③重度:腹胀痛加剧,患者口渴多饮但尿少,恶心、呕吐甚至无法进食,疲乏、虚弱、腹水明显增多,可因腹水而使膈肌上升或胸水致呼吸困难,不能平卧,卵巢直径≥12cm,体重增加≥4.5kg,严重者可出现急性肾衰竭、血栓形成及成人呼吸窘迫综合征甚至死亡。若未妊娠,月经来潮前临床表现可停止发展或减轻,此后上述表现迅速缓解并逐渐消失。一旦妊娠,OHSS将趋于严重,病程延长。

（二）卵巢反应不足

与OHSS相反,卵巢反应不足表现为卵巢在诱发超排卵下卵泡发育不良,卵泡数量或大小或生长速率不能达到药物的要求。主要表现为治疗周期应用HMG 25~45支,但直径达到14mm的卵泡数目<3个,血E_2水平<500pg/ml。

（三）多胎妊娠

多胎妊娠是诱发超排卵常见的并发症。多胎妊娠容易出现妊娠期高血压疾病、羊水过多、重度贫血、胎膜早破、流产、早产等,从而增加围生儿的病死率。同时,多胎妊娠需要增加产科和新生儿科的重症监护,家庭的医疗开支增大,对孕产妇及其配偶,家庭的各种短期、长期的情感和精神压力过大,容易使人陷于沮丧。

（四）自然流产

IVF-ET的流产率可达25%~30%,可能与以下因素有关:女方的年龄偏大,其卵细胞的染色体畸变率较高;多胎妊娠;诱发超排卵后的内分泌激素环境对胚胎发育的影响;黄体功能不全及胚胎自身发育异常等。

（五）卵巢或乳腺肿瘤

由于使用大剂量的促性腺激素,使不孕症妇女反复大量排卵及较长时间处于高雌激素和孕激素的内分泌环境,有可能导致卵巢和乳腺肿瘤的机会增多。

(六)疾病传染

辅助生殖技术采用一系列培养液,在制作、运输和操作过程中都有可能造成污染,从而引起疾病传染。污染的血清或培养液有可能造成胚胎、母体以及实验室和临床人员间交叉污染。在人工授精与胚胎移植过程中,有可能将男方所患传染病或携带病原传染给女方,如肝炎病毒、人类免疫缺陷性病毒、梅毒螺旋体等。

三、护 理 要 点

1. 详细询问健康史　包括年龄、既往不孕症治疗时的并发症病史、超排卵治疗情况(促性腺激素的剂量、卵泡数量、一次助孕治疗中卵子数量、血清雌二醇峰值、使用 hCG 的日期、取卵的日期、胚胎移植中胚胎的数量)、症状的发生、发展以及严重程度。必须要询问的表现有:腹部症状、胸部症状、消化道症状、尿量、体重,并检查四肢有无凹陷性水肿。

2. 咨询常做的辅助检查　包括血常规、凝血酶原时间、血电解质、肝功、肾功、阴道超声检查。如有气促、胸痛或胸部体检异常,行胸部摄片;如有呼吸症状,必须查氧饱和度。

3. 严密观察　中重度 OHSS 住院患者,每 4 小时测量生命体征,记录出入量,每天测量体重和腹围,每天监测血细胞比容、白细胞计数、血电解质、肾功能。防止继发于 OHSS 的严重并发症,如卵巢破裂或蒂扭转、肝功能损害、肾功能损害甚至衰竭、血栓形成、成人呼吸窘迫综合征等。加强多胎妊娠产前检查的监护,要求提前住院观察,足月后尽早终止妊娠。

4. 配合治疗　遵医嘱对中重度 OHSS 住院患者静脉滴注白蛋白、低分子右旋糖酐、前列腺素拮抗剂。对卵巢反应不足的患者可以遵医嘱使用 HMG,合用生长激素或生长激素释放激素,然后再进行诱发超排卵治疗。多胎妊娠者进行选择性胚胎减灭术。

5. 积极采取预防措施

(1)预防 OHSS:注意超排卵药物应用的个体化原则,严密监测卵泡的发育,根据卵泡数量适时减少或终止使用 HMG 及 hCG,提前取卵。对有 OHSS 倾向者,按医嘱于采卵日给予静脉滴注白蛋白,必要时可以放弃该周期,取卵后行体外受精,但不行胚胎移植而是将所获早期胚胎进行冷冻保存,待自然周期再行胚胎移植。

(2)预防卵巢反应不足:增加外源性 FSH 的剂量,提前使用 HMG 等。

(3)预防自然流产:合理用药;避免多胎妊娠;充分补充黄体功能;移植前进行胚胎染色体分析;防止异常胚胎的种植;预防相关疾病。

第十节　妇产科内镜检查

内镜检查是用连接于摄像系统和冷光源的内镜,窥探人体体腔及脏器内部,观察组织形态、有无病变,同时可取活组织行病理学检查,以明确诊断。妇产科常用的内镜有阴道镜、宫腔镜和腹腔镜,此外,还有输卵管镜和胎儿镜等。

一、阴道镜检查

阴道镜是体外双目放大镜式光学内镜。阴道镜检查(colposcopy)是将充分暴露的外阴、阴道及宫颈光学放大 10～40 倍,直接观察肉眼看不到的较微小病变(异型上皮、异型血管和早期癌变),取可疑部位活组织检查,以提高宫颈疾病确诊率。阴道镜分光学阴道镜和电子阴道镜。

（一）适应证

1. 宫颈刮片细胞学检查巴氏Ⅱ级以上,或 TBS 提示上皮细胞异常者。

2. HPV DNA 检测 16 或 18 型阳性者。

3. 宫颈锥切术前确定切除范围。

4. 妇科检查怀疑宫颈病变者。

5. 宫颈、阴道和外阴病变治疗后复查和评估。

6. 可疑外阴、阴道上皮内瘤样变;阴道腺病、阴道恶性肿瘤。

（二）物品准备

阴道镜,阴道窥器 1 个,宫颈钳 1 把,宫颈活检钳 1 把,刮匙 1 把,弯盘 1 个,标本瓶 4 个,纱布 4 块,棉球及妇科棉签若干,1%复方碘液,3%醋酸溶液。

（三）操作步骤

1. 患者排尿后取膀胱截石位,阴道窥器充分暴露宫颈阴道部,用棉球擦净宫颈分泌物。

2. 打开光源,调整阴道镜目镜以适合观察,镜头放置距阴道口 10cm,调节焦距至物像清晰,观察宫颈外形、颜色、血管及有无白斑。必要时用绿色滤光镜片并放大 20 倍观察,可使血管图像更清晰,用红色滤光镜片可进行更精细的血管检查。

3. 在宫颈表面涂 3%醋酸溶液,柱状上皮在醋酸作用下水肿,微白呈葡萄状,以此鉴别宫颈鳞状上皮和柱状上皮。再涂以复方碘液,正常鳞状上皮呈棕褐色,不典型增生和癌变上皮因糖原少而不着色。涂 40%三氯醋酸可使尖锐湿疣呈刺状突起,与正常黏膜界限清楚。

4. 在不着色的可疑病变部位取多点活检送病理检查。

（四）护理要点

1. 阴道镜检查前应排除阴道毛滴虫、淋病等感染。急性阴道、宫颈炎症或检查部位出血均应先治疗。

2. 检查前 24 小时内避免性交及阴道、宫颈操作和治疗。

3. 检查前向患者介绍阴道镜检查的过程及可能出现的不适,减轻其心理压力。

4. 阴道窥器不能涂润滑剂,以免影响检查结果。

5. 将活检组织及时固定、标记并送检。

二、宫腔镜检查

宫腔镜检查(hysteroscopy)是应用膨宫介质扩张宫腔,通过插入宫腔的光导玻璃纤维窥镜直视观察宫颈管、宫颈内口、子宫内膜和输卵管开口的生理和病理变化,并可对可疑病变组织准确取材送病理检查。宫腔镜分硬镜和软镜,硬镜又分直管镜和弯管镜。

（一）适应证

1. 异常子宫出血。

2. 不孕症、反复流产及怀疑宫腔粘连者。

3. 评估 B 超及子宫输卵管碘油造影检查发现的宫腔异常。

4. IUD 定位。

5. 宫腔镜手术前常规检查。

（二）禁忌证

1. 急性及亚急性生殖道炎症。

2. 严重心肺功能不全或血液疾患不能耐受检查者。

3. 近期(3 个月内)有子宫穿孔或子宫手术史

4. 宫颈瘢痕不能充分扩张者;宫颈裂伤或松弛致灌流液外漏者。

5. 月经期及活动性子宫出血。

（三）物品准备

阴道窥器 1 个,宫颈钳 1 把,敷料钳 1 把,卵圆钳 1 把,子宫探针 1 根,刮匙 1 把,取环器 1 个,宫颈扩张器 4～8 号,小药杯 1 个,弯盘 1 个,纱球 2 个,纱布 2 块,5% 葡萄糖溶液 1000ml,庆大霉素 8 万 U1 支,地塞米松 5mg2 支,宫腔镜等。

（四）操作步骤

1. 患者排尿后取膀胱截石位,消毒外阴及阴道,铺无菌巾。阴道窥器暴露宫颈,再次消毒阴道、宫颈。宫颈钳夹持宫颈前唇。

2. 探针探查宫腔,了解宫腔深度和方向,扩张宫颈至大于镜体外鞘直径半号,使镜管能够进入宫腔。

3. 接通液体膨宫泵,排空管内气体,将宫腔镜按其宫颈管轴径缓慢插入宫腔,以调整压力至 120～150mmHg,向宫腔内灌注 5% 葡萄糖液,冲洗宫腔至流出液清亮。按需要调整液体流量和宫腔内压力,移动宫腔镜按顺序检查宫腔和宫颈管。

4. 在退出过程中检查宫颈内口和宫颈管,取出宫腔镜。

（五）并发症

主要包括子宫穿孔、泌尿系及肠管损伤、出血、过度水化综合征、盆腔感染、心脑综合征和术后宫腔粘连等。

（六）护理要点

1. 检查前仔细询问病史,糖尿病患者应选用 5% 甘露醇液膨宫。术前需进行全身检查、妇科检查、宫颈脱落细胞学和阴道分泌物检查。

2. 月经净后 1 周检查为宜,因此时子宫内膜薄且不易出血,黏液分泌少,宫腔病变易见。

3. 检查中注意观察受检者反应,给予其心理支持。配合医师控制宫腔总灌流量,葡萄糖液体进入受检者血液循环量不应超过 1L,否则易发生过度水化综合征。

4. 检查后嘱受检者卧床休息 30 分钟,观察并记录其生命体征、有无腹痛等。术后口服抗生素 1～2 天预防感染。

5. 受检者保持会阴部清洁,2 周内禁止性生活及盆浴。

三、腹腔镜检查

腹腔镜检查(laparoscopy)是将腹腔镜经腹壁插入腹腔,通过视屏观察盆、腹腔内脏器的形态、有无病变,必要时取活组织进行病理学检查,以明确诊断。

（一）适应证

1. 怀疑子宫内膜异位症,腹腔镜检查是该病最准确的诊断方法。

2. 不明原因急、慢性腹痛与盆腔痛及治疗无效的痛经者。

3. 不孕、不育患者,可明确或排除盆腔疾病,了解输卵管通畅程度,观察排卵状况。

4. 绝经后持续存在小于 5cm 的盆腔肿块。

5. 计划生育并发症的诊断,如节育器异位、腹腔脏器损伤等。

6. 辅助生育技术治疗前了解输卵管是否阻塞。

（二）禁忌证

1. 严重心、肺功能不全。

2. 盆腔肿块过大,超过脐水平或妊娠大于 16 周者。

3. 弥漫性腹膜炎或怀疑腹腔内广泛粘连。

4. 腹腔内大出血。

5. 凝血系统功能障碍。

6. 晚期卵巢癌。

7. 大的腹壁疝、膈疝。

（三）物品准备

阴道窥器 1 个,宫颈钳 1 把,巾钳 4 把,卵圆钳 2 把,子宫探针 1 根,细齿镊 2 把,止血钳 4 把,刀柄 1 把,组织镊 1 把,持针器 1 把,小药杯 2 个,缝合线,圆针及角针,刀片,棉球、棉签若干,纱布 8 块,内镜,CO_2 气体,举宫器,2ml 注射器 1 支,2% 利多卡因 2 支,腹腔镜设备等。

（四）操作步骤

1. 行硬膜外麻醉。

2. 消毒腹部皮肤及外阴阴道后,放置导尿管和举宫器。

3. 人工气腹　将气腹针于脐孔中央与腹部皮肤呈 90° 穿刺进入腹腔,以流量 1～2L/min 速度注入 CO_2 气体,调整患者为头低臀高(倾斜度 15°～25°),充气至腹腔压力达到 12～15mmHg 停止充气,拔出气腹针。

4. 放置腹腔镜并观察　切开脐孔下缘皮肤 1cm,将套管针从切口处垂直穿刺入腹腔,拔出套管针芯,将腹腔镜自套管插入腹腔,打开冷光源按顺序检查盆腔内各器官。并可行输卵管通液或病灶活检。

（五）并发症

1. 大血管损伤　误伤肠系膜后大血管或腹壁下动脉,引起大出血。

2. 脏器损伤　误伤输尿管、直肠等。

3. 与气腹相关的并发症　如皮下气肿、肩痛等。

4. 其他并发症　如穿刺口不愈合或术后尿潴留等。

（六）护理要点

1. 术前准备

(1)协助医师掌握检查指征及完善术前检查。

(2)向患者讲解腹腔镜检查的目的、操作步骤及注意事项,使其了解检查的先进性和局限性,积极配合检查。

(3)术前一日晚肥皂水灌肠,术前半小时行腹部皮肤准备,注意清洁脐孔。

(4)术日晨禁食、禁饮。

2. 术中护理　注意观察患者生命体征的变化,发现异常及时报告医师,若盆腔视野不清,调整患者体位为头低臀高 20°。

3. 术后护理

（1）拔除导尿管，嘱患者尽早自行排尿。卧床休息半小时后即可下床活动，以尽快排出腹腔气体。向其说明出现肩痛及上腹不适等症状是因腹腔内残留气体刺激膈肌所致，会逐渐缓解或消失。

（2）患者术后当日进食半流质，次日进食正常饮食。

（3）注意观察患者生命体征及穿刺口有无红肿、渗出。

（4）按医嘱给予抗生素。

（5）指导患者术后 2 周内禁止性生活。

（王龙琼　王　琼　李　玲）

妇女病普查普治及劳动保护

一、妇女病普查普治

(一) 普查的意义、对象及内容

1. 意义　妇女病普查普治工作能及早发现女性常见病、多发病,落实预防措施,降低其发病率,并及早开展普治,提高女性健康水平。因此,普查是贯彻预防为主的方针,保护女性健康的一项极为重要的措施。

2. 对象　一般将已婚到老年期的女性作为普查对象,35 岁以上每 1～2 年普查一次,中老年妇女以防癌为重点。

3. 内容

(1) 病史填写:年龄、孕次、产次、月经史、婚育史、妇科既往病史等。

(2) 妇科检查:包括外阴、阴道、宫颈、宫体及双侧附件检查,阴道分泌物检查、宫颈细胞学检查、B 型超声检查。当普查发现异常时,应进一步进行阴道镜检查、宫颈活组织检查、分段诊刮术、CT、MRI 等特殊检查。

(3) 乳房检查:先观察乳房的皮肤颜色、局部有无凹陷、橘皮样改变或溃疡,乳头有无血性液体溢出。再用手掌面平坦地揉压乳房,检查有无肿块,然后检查腋窝及锁骨上淋巴结有无肿大。若扪及肿块,应进一步查清其大小、硬度、活动度及压痛等。检查记录方法:一般按内上、外上、内下、外下、尾部、乳头、乳晕的顺序描述。

(4) 资料统计:每年(隔年)普查的资料能反映女性个体和群体健康状况的动态变化。积累资料并进行统计分析比较,能及时发现防治效果和存在问题,指导防治对策的制定和实施。

(二) 普治的内容和方式

普查的目的是为了早发现、早诊断、早治疗,以保护女性的健康,所以普查必须结合普治。

1. 普治的内容　积极治疗慢性宫颈炎、阴道炎、女性肿瘤等常见病和多发病。

2. 普治的方式

(1) 在普查中同时进行:对可疑宫颈癌者应同时进行活组织检查。简单的常见病需在普查中同时进行治疗,如,宫颈糜烂的局部治疗;宫颈小息肉做摘除术后送病理检查;阴道炎者当即给药,指导其做自助阴道灌洗及阴道上药。

(2) 先查后治:对普查时不能同时治疗的妇女,嘱其到医院治疗,也可组织医疗队再到当地治疗,查和治的时间要求不超过 3 个月。

二、普查普治的随访

普查普治的随访工作是定期通过各种方式与患者取得联系,了解治疗落实情况和治疗效果,亦可早期发现复发,争取早治疗。通过随访,积累资料进行分析研究,不断提高妇科病防治水平。

(一)随访方式 门诊随访、电话访、信访或登门访。

(二)随访内容

1. 宫颈刮片 宫颈刮片检查结果为巴氏Ⅱ级者局部治疗后,普查时(1~2 年)复查涂片。宫颈刮片检查结果为巴氏Ⅲ级以上活检阴性者,需 3 个月复查涂片或必要时复查活检。

2. 生殖器恶性肿瘤 癌症患者治疗后需定期随访。于治疗后第 1 年内分别于 3 个月、6 个月及 1 年时复查,以后每年 1 次,如随访中发现异常应及时治疗。

3. 子宫脱垂Ⅱ、Ⅲ度及尿瘘 一般手术治疗,术后 6 个月随访 1 次。

4. 乳房肿块 较小的乳房肿块,已排除恶性者,需定期随访每 1~2 个月 1 次,最好在月经期后进行,经随访后仍不能排除赘生肿块者,可做活检以明确诊断。

三、劳 动 保 护

在职业性有害因素的作用下,妇女的生殖器官和生殖功能可能受到影响,并且可以通过妊娠、哺乳等影响胎、婴儿的健康。因此,我国政府十分重视保护劳动妇女的健康。目前已建立较完善的妇女劳动保护和保健法规,如 1988 年颁发了《女职工劳动保护规定》,1990 年颁布与之配套的《女职工禁忌劳动范围规定》,1992 年颁布《中华人民共和国妇女权益保障法》,1995 年颁布《中华人民共和国母婴保健法》等多部法律,标志着我国妇女劳动保护工作进入了法治阶段,现将有关法律法规部分内容简介如下:

1. 月经期 女职工在月经期不得从事卸装、搬运等重体力劳动及高处、低温、冷水、野外作业及用纯苯作溶剂而无防护措施的作业;不得从事连续负重(每小时负重次数在 6 次以上者)单次负重超过 20kg、间断负重每次负重超过 25kg 的作业。

2. 妊娠期 妇女怀孕后在劳动时间进行产前检查,可按劳动工时计算;妊娠期不得加班,妊娠满 7 个月后不得安排夜班劳动;不得从事工作中频繁弯腰、攀高、下蹲的作业;不允许在女职工怀孕期、产期、哺乳期降低基本工资或解除劳动合同。

3. 产假 女职工怀孕未满 4 个月流产的,享受 15 日产假;怀孕满 4 个月流产的,享受 42 日产假。女职工顺产假为 98 天,其中产前休息 15 日,难产增加产假 15 日,生育多胞胎的,每多生育 1 个婴儿,增加产假 15 日,女职工执行计划生育可按本地区本部门规划延长产假。

4. 哺乳期 哺乳时间为 1 年,用人单位应当在每日的劳动时间内给予两次哺乳时间,每次哺乳时间单胎 30 分钟;有未满 1 周岁婴儿的女职工,不得安排夜班及加班。

5. 围绝经期 女职工应该得到社会广泛的体谅和关怀;经医疗保健机构诊断为围绝经期综合征者,经治疗效果不佳,已不适应现任工作时应暂时安排其他适宜的工作。

6. 其他 妇女应遵守国家计划生育法规,但也有不育的自由;各单位对妇女应定期进行以防癌为主的妇女病普查、普治;女职工的劳动负荷,单人负荷一般不得超过 25kg,两人抬运不得超过 50kg。

(王 琼)

参考文献

[1] 郑修霞. 妇产科护理学. 5 版. 北京：人民卫生出版社，2012.

[2] 谢幸，苟文丽. 妇产科学. 8 版. 北京：人民卫生出版社，2013.

[3] 沈铿，马丁. 妇产科学. 3 版. 北京：人民卫生出版社，2015.

[4] 王玉琼. 母婴护理学. 2 版. 北京：人民卫生出版社，2012.

[5] 周雨桦. 产科护理学. 7 版. 北京：新文京开发出版股份有限公司，2014.

[6] 崔焱. 儿科护理学. 5 版. 北京：人民卫生出版社，2012.

[7] 邵肖梅，叶鸿瑁，丘小汕. 实用新生儿学. 4 版. 北京：人民卫生出版社，2011.

[8] 史良俊. 儿科护理学. 2 版. 西安：第四军医大学出版社，2012.

[9] 张玉侠. 实用新生儿护理学. 北京：人民卫生出版社，2015.

[10] 中华医学会妇产科学分会产科学组. 胎膜早破的诊断与处理指南（2015）. 中华妇产科杂志，2015，50（1）：161-167.

[11] 中华医学会妇产科学分会妊娠期高血压疾病学组. 妊娠期高血压疾病诊治指南（2015）. 中华妇产科杂志，2015，50（10）：721-728.

[12] 中华医学会妇产科学分会产科学组，中华医学会围产医学分会妊娠合并糖尿病协作组. 妊娠合并糖尿病诊治指南（2014）. 中华妇产科杂志，2014，49（8）：561-569.

[13] 中华医学会妇产科学分会产科学组. 妊娠期肝内胆汁淤积症诊疗指南（2015）. 中华妇产科杂志，2015，31（7）：1575-1578.

[14] 中华医学会妇产科学分会产科学组. 产后出血预防与处理指南（2014）. 中华妇产科杂志，2014，49（9）：8-11.

[15] 邹丽颖，范玲. 羊水栓塞诊治进展. 中国实用妇科与产科杂志，2011，27（2）：151-153.

推荐网站

1. http://www.cmcha.org/index.html
2. http://www.china-obgyn.net/
3. http://www.zgfyjk.com/

中英文名词对照索引